BIBLIOTHÈQUE

DE

CHIRURGIE CONTEMPORAINE

PUBLIÉE SOUS LA DIRECTION

DE A. RICARD et E. ROCHARD

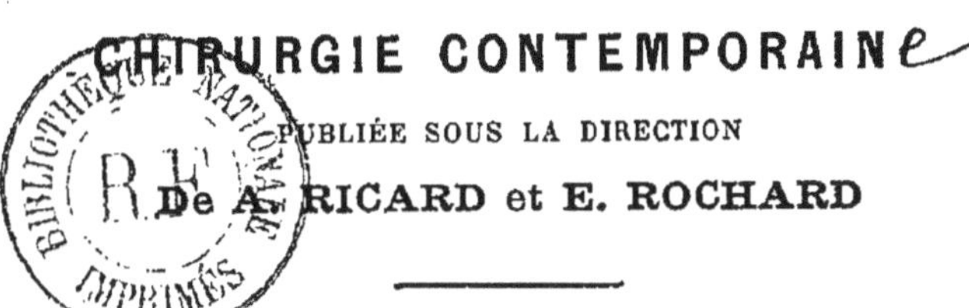

CHIRURGIE GÉNÉRALE

DES MUSCLES, DES TENDONS,

DES BOURSES SÉREUSES ET DE LA PEAU

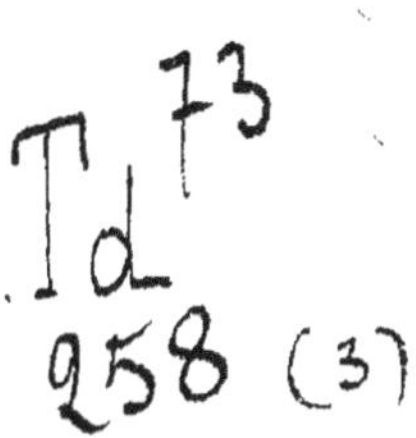

CHIRURGIE GÉNÉRALE

DES MUSCLES

DES TENDONS

DES BOURSES SÉREUSES ET DE LA PEAU

PAR

P. MAUCLAIRE

Professeur agrégé à la Faculté de médecine de Paris,
Chirurgien des Hôpitaux.

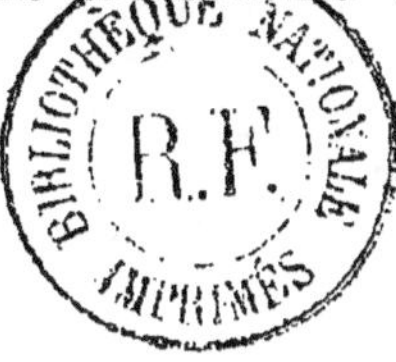

Avec 79 figures dans le texte.

PARIS

OCTAVE DOIN, ÉDITEUR

8, PLACE DE L'ODÉON, 8

1901

BIBLIOTHÈQUE

DE

CHIRURGIE CONTEMPORAINE

Publiée sous la direction de

A. BROCA	ET	**E. ROCHARD**
Professeur agrégé à la Faculté de médecine de Paris, Chirurgien de l'hôpital Saint-Louis		Chirurgien des Hôpitaux de Paris

---

1. **Infections, traumatismes et diathèses,** par P. VILLEMIN, Chirurgien des Hôpitaux de Paris.

2. **Les tumeurs,** par le Professeur Simon DUPLAY et CAZIN, Chef de laboratoire à la Faculté de Médecine de Paris.

3. **Chirurgie générale des muscles, des tendons, des bourses séreuses et de la peau,** par P. MAUCLAIRE, Professeur agrégé à la Faculté de Médecine de Paris, Chirurgien des Hôpitaux.

4. **Chirurgie des artères, des veines, des lymphatiques et des nerfs,** par J. BOUGLÉ, Chirurgien des Hôpitaux de Paris.

5. **Chirurgie générale des os,** par P. RICHE, Chirurgien des Hôpitaux de Paris.

6. — — **des articulations,** par MORESTIN, Chirurgien des Hôpitaux de Paris.

7. — **du crâne,** par A. DEMOULIN, Chirurgien des Hôpitaux de Paris.

8. — **de la face,** par A. GUINARD, Chirurgien de l'Hôpital Dubois.

— **du cou et du rachis,** par P. SÉBILEAU, Professeur agrégé à la Faculté de Médecine de Paris, Chirurgien des Hôpitaux.

10. **Chirurgie du thorax et des mamelles**, par WALTHER, Professeur agrégé à la Faculté de Médecine de Paris, Chirurgien de la Pitié

11. — **de l'abdomen en général, du pancréas et de la rate**, par P. MICHAUX, Chirurgien de l'Hôpital Lariboisière.

12. — **du foie**, par E. SCHWARTZ, Professeur agrégé à la Faculté de Médecine de Paris, Chirurgien de l'Hôpital Cochin.

13. — **de l'estomac et de l'intestin**, par TUFFIER, Professeur agrégé à la Faculté de Médecine de Paris, Chirurgien de l'Hôpital Beaujon.

14. — **du gros intestin, du rectum et de l'anus**, par GÉRARD-MARCHANT, Chirurgien de l'Hôpital Boucicaut.

15. — **des hernies**, par E. ROCHARD, Chirurgien de l'Hôpital d'Ivry.

16 et 17. — **des voies urinaires**, 2 volumes, par P. BAZY, Chirurgien de l'Hôpital Beaujon.

18. — **de l'appareil génital de l'homme**, par J. ARROU, Chirurgien des Hôpitaux de Paris.

19. — **de l'utérus, du vagin et de la vulve**, par G. RICHELOT, Professeur agrégé à la Faculté de Médecine de Paris, Chirurgien de l'Hôpital Saint-Louis.

20. — **des annexes de l'utérus**, par FAURE, Professeur agrégé à la Faculté de Médecine de Paris, Chirurgien des Hôpitaux.

21. — **du membre supérieur**, par LYOT, Chirurgien des Hôpitaux de Paris.

22 et 23. — **du membre inférieur**, par RIEFFEL, Chef des Travaux anatomiques à la Faculté de Médecine de Paris, Chirurgien des Hôpitaux.

24 et 25. — **Technique chirurgicale**, par A. RICARD, Professeur agrégé à la Faculté de Médecine de Paris, Chirurgien de l'Hôpital Saint-Louis et LAUNAY, Chirurgien des Hôpitaux de Paris.

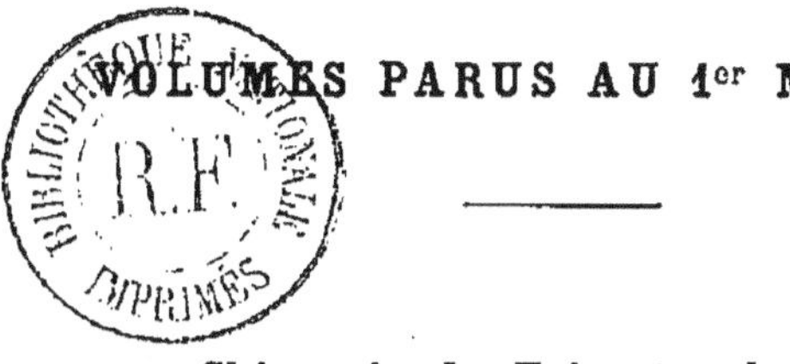

VOLUMES PARUS AU 1er MAI 1901

E. Schwartz, **Chirurgie du Foie**, 1 vol. de 550 pages, avec 58 figures dans le texte. . . . . 7 fr.

P. Villemin, **Infections, Traumatismes et Diathèses**, 1 vol. de 550 pages, avec figures tirées en couleurs dans le texte. 7 fr.

J. Bouglé, **Chirurgie des artères, de veines, des lymphatiques et des nerfs**, 1 volume de 500 pages, avec 96 figures dans le texte. . . . . 6 fr.

P. Mauclaire, **Chirurgie générale des muscles, des tendons, des bourses séreuses et de la peau**, 1 volume de 425 pages, avec 79 figures dans le texte . . . . 6 fr.

J. Arrou, **Chirurgie de l'appareil génital de l'homme**, 1 vol. de 350 pages, avec figures dans le texte . . . . . . 5 fr.

PRÉFACE

La première partie de ce livre complète l'étude de la chirurgie de l'appareil locomoteur, elle a trait à la chirurgie générale des muscles, des tendons, des synoviales tendineuses et des bourses séreuses. Ces différents organes contribuent à mettre en mouvement les leviers osseux de la locomotion et de la station ; c'est dire qu'ils sont sujets à bien des maladies spontanées ou traumatiques. Le mouvement est nécessaire à la vie et au bon fonctionnement de presque tous nos organes ; mais notre organisme si perfectionné ne doit pas en abuser, car un organe fatigué est un organe qui se laisse facilement infecter ; l'étude des myosites et des synovites confirmera cette donnée préliminaire.

La deuxième partie étudie ce que l'on pourrait appeler la dermatologie chirurgicale ; on verra combien les lésions traumatiques, infectieuses, parasitaires et trophiques de la peau nécessitent les soins du chirurgien. La peau est pour l'organisme la première barrière contre les attaques traumatiques ou infectieuses du monde extérieur ! Ici encore le domaine de la chirurgie s'est agrandi aux dépens de la médecine. Les recherches récentes sur l'actynomicose et la botryomycose ont expliqué bien des faits cliniques anormaux. Le nombre des maladies dont la nature infectieuse ou parasitaire est reconnue maintenant augmente sans cesse. Le système nerveux a pris aussi une grande part dans la pathogénie des dermatoses. Enfin les dermopathies symptomatiques d'une altération de l'état général, théorie de Bazin, existent sans aucun doute, mais elles ne sont pas aussi fréquentes que le croyait le célèbre dermatologiste de l'École de Saint-Louis.

Dans nos descriptions nous avons essayé de faire la part égale entre la théorie et la pratique et cela dans le but de nous mettre à la portée de tous. D'ailleurs, à notre avis, le vrai médecin ne doit pas négliger la théorie s'il veut faire de la bonne pratique.

Notre ami De Bovis, professeur à l'École de Médecine de Reims, a bien voulu nous donner quelques dessins originaux et nous analyser de nombreux travaux étrangers : anglais, allemands, russes, polonais, suédois ; nous ne saurions trop le remercier de son extrême complaisance.

CHIRURGIE GÉNÉRALE
DES MUSCLES, DES TENDONS
DES BOURSES SÉREUSES
ET DE LA PEAU

AFFECTIONS CHIRURGICALES
DES MUSCLES

Les muscles, organes actifs de l'appareil locomoteur, sont sujets à des traumatismes soit directs (*contusions* et *plaies*) soit indirects (*ruptures sous-cutanées* et *hernies*). Ils sont très vasculaires, aussi ils sont assez fréquemment le siège de localisations congestives, infectieuses ou néoplasiques, c'est-à-dire de *myosites*, de *kystes hydatiques* ou de *tumeurs*.

CHAPITRE PREMIER
LÉSIONS TRAUMATIQUES

I. — TRAUMATISMES DIRECTS (RUPTURES TRAUMATIQUES)

1° CONTUSION DES MUSCLES

La contusion musculaire ne prête qu'à des considérations restreintes, car son histoire et son évolution cliniques sont difficiles à séparer de celles de la contusion en général.

Les *causes* sont les mêmes *traumas limités* (coups de bâton, coups de pied de cheval, coups de corne). *traumas étendus* (passage d'une roue de voiture, tamponnement, chute d'un lieu élevé, le soi-disant « vent du boulet » etc...).

Il s'agit là de violences externes ; mais, avec l'attrition des muscles par les fragments osseux d'une *fracture* ou par les extrémités articulaires, dans les *luxations*, le mécanisme est inverse.

Certaines conditions anatomiques peuvent favoriser l'action traumatique : HUGUIER, parlant des armes à feu de son temps, remarquait, que les désordres étaient beaucoup plus étendus, quand les muscles sont protégés par des plans aponévrotiques résistants. Cette opinion est encore acceptable pour la contusion, mais pour les armes à feu contemporaines elle est inexacte De même, un muscle contracturé souffrira beaucoup plus d'un traumatisme qu'un muscle relâché.

Avec ALISON et LEJARS[1], on peut distinguer quatre degrés à la contusion musculaire.

1er degré. *La stupeur musculaire.* — Elle est au muscle ce qu'est la commotion cérébrale à l'encéphale. Mais résulte-t-elle d'une hypérémie, d'une anémie ou d'une inhibition ? Nous n'en savons rien.

2e degré. *L'infiltration sanguine avec ruptures fibrillaires.* — La rupture des fibrilles entraîne celle des mailles vasculaires, qui les embrassent. Un hématome se forme ; mais, à ce degré, il est fort léger à moins de circonstances particulières : varices profondes, comme nous en avons vu plusieurs cas à la jambe, déchirure concomitante et accidentelle d'un vaisseau important, hémophilie, etc...

3e degré. *La rupture partielle et l'hématome.* — Ici, un ou plusieurs faisceaux constituants ont été rompus : entre les fibres divisées s'accumule du sang en grande abondance ; un caillot se dépose, et remplit le vide laissé par la rétraction des fibres divisées.

4e degré. *La rupture totale.* — Tantôt le trait de séparation est net, comme s'il s'agissait d'une division par un instrument tranchant ; tantôt, le muscle est réduit, en une sorte de bouillie. C'est là la rupture *traumatique,* bien différente de la rupture *dynamique* que nous étudierons plus loin. Elle est fort rare :

[1] F. LEJARS. Traité de chirurgie de DUPLAY-RECLUS, I, p. 746.

Regeard [1], dans son excellente thèse, ne compte que 13 cas de rupture traumatique contre 132 cas de rupture dynamique.

Du côté de la peau on note en même temps des désordres variables, allant de la contusion simple à la plaie contuse et à l'escarification traumatique.

Symptômes. — La *stupeur musculaire* se manifeste par un état parétique ou paralytique passager, rendant le membre engourdi ou impotent. Expérimentalement, elle est précédée de quelques soubresauts musculaires, auxquels fait suite le relâchement. On sait combien sont communs ces soubresauts dans les fractures et peut-être faut-il les rattacher à la contusion musculaire.

Dans les *ruptures partielles*, on observe une *douleur* vive et fixe, réveillée par la pression ou la contraction, accompagnée de *gonflement* et d'une *ecchymose* cutanée. L'ecchymose d'origine musculaire est tardive, grâce aux plans aponévrotiques qui recouvrent le foyer sanguin. Elle ne se montre donc qu'au bout de deux ou trois jours; sa coloration, pâle d'abord, ne se fonce que par degrés. Pour qu'il en soit autrement, il faut une déchirure simultanée de l'aponévrose. Le gonflement est le symptôme de l'*hématome* : ce dernier, à peine gros comme une noix dans les ruptures légères, envahit parfois le membre entier, si le ou les muscles sont écrasés, contus sur une vaste surface. L'abondance de l'épanchement sanguin masque souvent les ruptures, durant les premiers jours : et le doigt n'arrive pas à sentir d'*encoche* entre les fibres divisées.

Dans les *ruptures totales*, surtout si le muscle est superficiel, l'*écartement* des bouts musculaires se voit, ou l'*encoche* se sent aisément. Un exemple typique est celui de Reverdin [2], où le bord d'une malle avait rompu le biceps, et refoulé le moignon musculaire tout au haut du bras, en « raclant » la face antérieure de l'humérus. Nous avons observé un cas absolument semblable.

[1] Regeard. Des ruptures musculaires. Thèse de Paris, 1880.

[2] Jacques Reverdin. Rupture sous-cutanée du biceps. *Rev. méd. de la Suisse Rom.*, 20 mars 1889, p. 162.

Durant la période de réparation, les ruptures un peu étendues deviennent facilement apparentes, grâce à la résorption de l'hématome. Ce sont, avec les ruptures complètes, les seules qui puissent troubler la fonction : le muscle s'atrophie ; sa cicatrice peut se souder aux tissus voisins et déterminer des rétractions musculaires avec attitudes vicieuses : équinisme, par exemple, comme dans un cas de A. RICHET [1]. Dans certaines circonstances, la rupture traumatique est suivie de la production d'un « os-

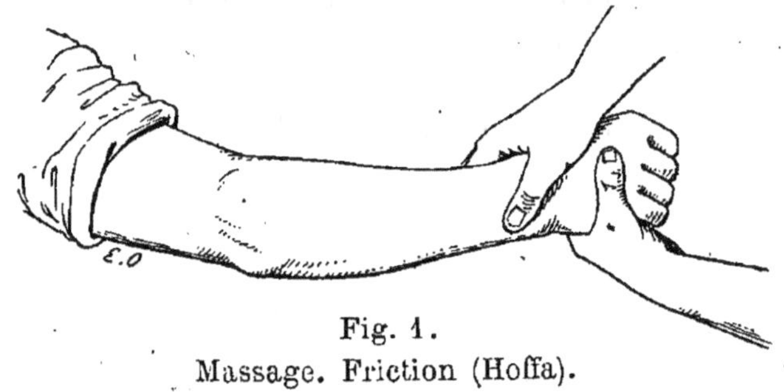

Fig. 1.
Massage. Friction (Hoffa).

téome [2] ». Enfin, la hernie musculaire, vraie (LEGUEU) [3] ou fausse, mais surtout la fausse, est une complication assez commune.

La suppuration de l'hématome, la rupture des gros vaisseaux, ne se voient qu'assez rarement.

Le *pronostic* de la contusion musculaire est bénin. Il n'a de gravité que s'il se produit une rupture totale.

Le *diagnostic* n'est pas toujours très aisé. La stupeur musculaire peut être confondue avec les *paralysies éphémères* de J. SIMON [4] : mais, ces dernières, dues à une sorte d'entorse ou de

---

[1] A. RICHET. Contusion violente du mollet. Déchirure du triceps sural. *Gaz. des hôp.*, 1886, n° 108, p. 861.

[2] AURÉGAN. Etude sur les hématomes musculaires. Thèse de Bordeaux, 1891-1892, n° 7, p. 52 et 65.

[3] F. LEGUEU. Hernies musculaires. *Congrès fr. de Chir.*, 25 oct. 1895. C'est plutôt une pseudo-hernie (voy. *Hernies*).

[4] J. SIMON. Les paralysies éphémères. *Gaz. des hôp.*, 1874, n° 125, p. 993.

distension tendineuse, ne s'accompagnent pas de douleurs ou de gonflement dans le corps du muscle. Les *paralysies traumatiques*

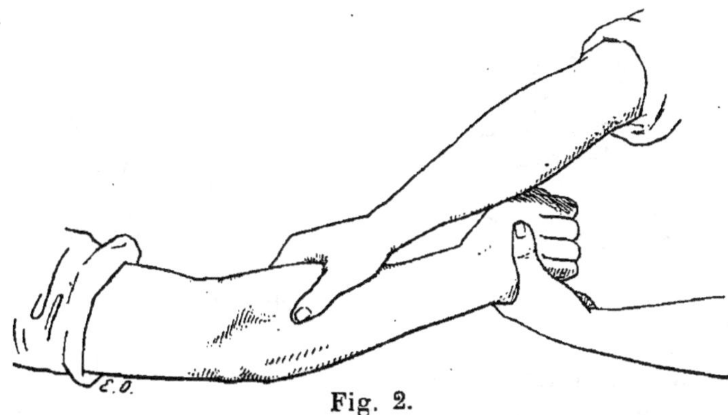

Fig. 2.
Massage. Friction et pression avec le talon de la main.

fonctionnelles, observées par EHRET[1] sur les muscles péroniers, sont probablement sous la dépendance de troubles à la fois

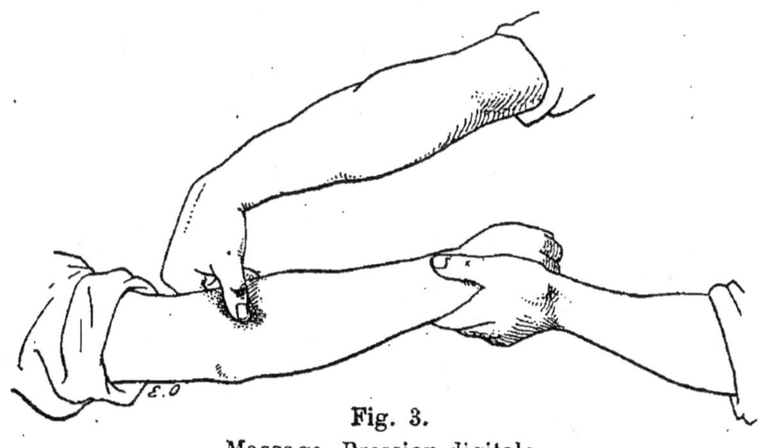

Fig. 3.
Massage. Pression digitale.

musculaires et nerveux ; elles n'apparaissent d'ailleurs qu'au

[1] EHRET. Ueber eine funktionelle Lähmungsform der Peronealmuskeln traumatischen Ursprungs. *Arch. f. Unfallheilk*, 1898, Bd. II, Heft 1.

cours de la convalescence des fractures, qui les déterminent. Le diagnostic est plus difficile, quand les facteurs traumatiques et

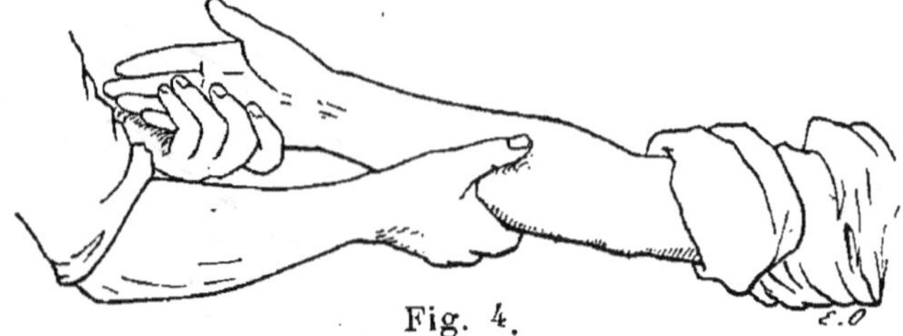

Fig. 4.

Massage. Pincement.

nerveux se combinent dans ce qu'on appelle l'*hystéro-trauma-tisme* (rail-way brain, rail-way spine etc...). L'exploration

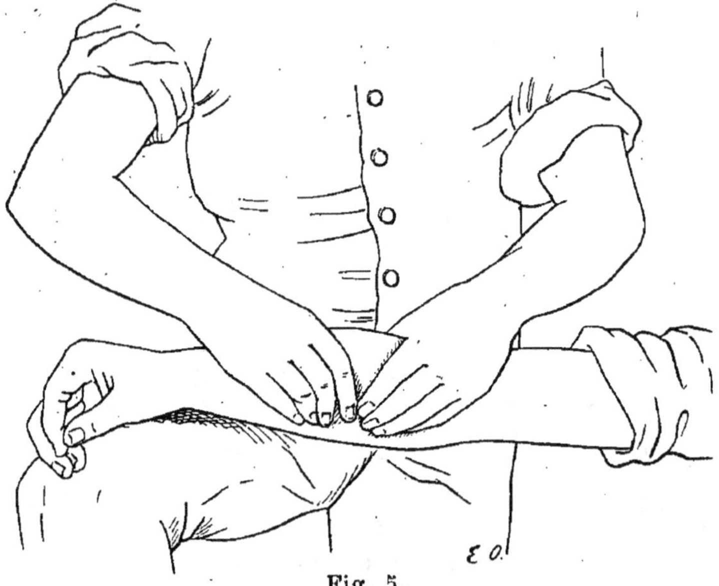

Fig. 5.

Massage. Pincement bimanuel.

méthodique des muscles, supposés contus, permettra d'apprécier la part qui leur revient.

Dans le cas de A. Richet, le gonflement du mollet était tel

(passage d'une roue de voiture), qu'on pouvait penser à un *ané-vrisme diffus traumatique ;* mais l'absence de souffle, de battements, d'expansion, l'intégrité des battements artériels en aval de la contusion évitèrent l'erreur.

Les *hernies musculaires vraies* ou dynamiques ont des caractères très nets, comme nous le verrons. Quant aux hernies trau-

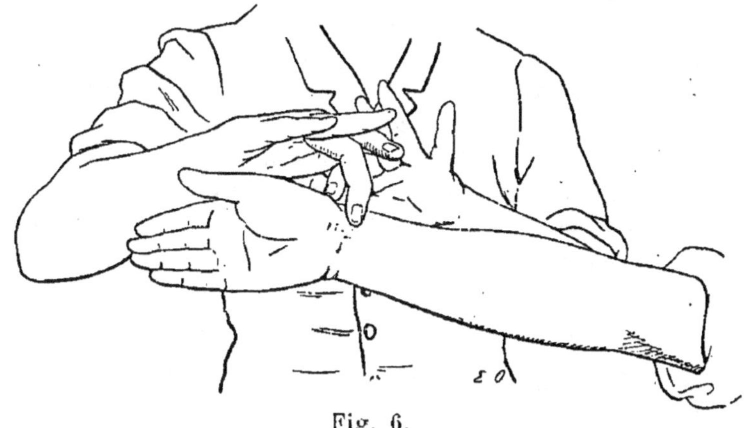

Fig. 6.
Massage. Pincement superficiel. Effleurage (Hoffa).

matiques, elles peuvent être une conséquence de la contusion : on trouvera plus loin les éléments de cette distinction.

Traitement. — Il consiste simplement dans le repos, la compression et le massage (fig. 1, 2, 3, 4, 5, 6).

S'il y a rupture, on pourra tenter la suture musculaire, malgré tout ce qu'elle a d'aléatoire. Elle a donné pourtant un excellent résultat à COLLE [1].

A. RICHET dut faire la ténotomie du tendon d'Achille pour une rupture du triceps sural, vicieusement cicatrisée et suivie d'équinisme.

[1] P. COLLE. Rupture sous-cutanée totale du triceps huméral. *Bull. méd. du Nord*, 1896, n° 6, p. 177.

2° Plaies des muscles

Division. — On peut distinguer : des piqûres, des plaies par instruments tranchants, des plaies contuses, des arrachements.

Des *piqûres* nous ne dirons qu'un mot : un trocart, une épée, une pointe acérée quelconque ne déterminent que des désordres minimes ; car, les fibres s'écartent et le trajet de l'instrument vulnérant est tout au plus marqué par un filet ecchymotique. Il est vrai, que certains agents, tels un couteau, une écharde de bois, agissent encore en tranchant ou contondant, mais pour ne pas nous répéter inutilement, nous n'insistons pas sur ces lésions mixtes, Quant aux piqûres proprement dites, elles guérissent sans laisser de traces, à moins que leur trajet ne soit infecté et ne vienne à suppurer.

§ 1. — Plaies par instruments tranchants

Elles n'offrent d'intérêt et une certaine gravité que lorsque le muscle est divisé suivant une direction plus ou moins transversale. Sinon, l'agent vulnérant ne fait qu'écarter les fibres ; à peine en sectionnera-t-il quelques-unes.

Les *causes* sont faciles à deviner : coups de sabre, coups de faux, coups de rasoir, coups de couteau, engrenages ou scies circulaires [1].

L'hémorragie n'est abondante, que si la lame tranchante a dépassé les limites du muscle et de sa gaine, pour aller blesser les troncs vasculaires de la région. Les signes principaux sont *l'écart des bouts musculaires* et *l'impotence*. Les conditions, les variations de cet écart, la mollesse relative du muscle, quand on le fait contracter, etc., seront étudiées avec les ruptures.

Il va sans dire, que cette plaie musculaire est passible de toutes les complications habituelles des plaies.

Quant à la réparation du muscle, elle se fait par l'intermédiaire d'un tissu cicatriciel : une bande fibreuse, plus ou moins

[1] Signalons pour l'avoir observé plusieurs fois le coup de couteau profond de la face antérieure de la cuisse chez les garçons bouchers qui découpent un morceau de viande sur leur genou.

longue, large ou résistante, réunit les deux bouts musculaires.
Comme dit F. LEJARS, le muscle devient digastrique. Cette

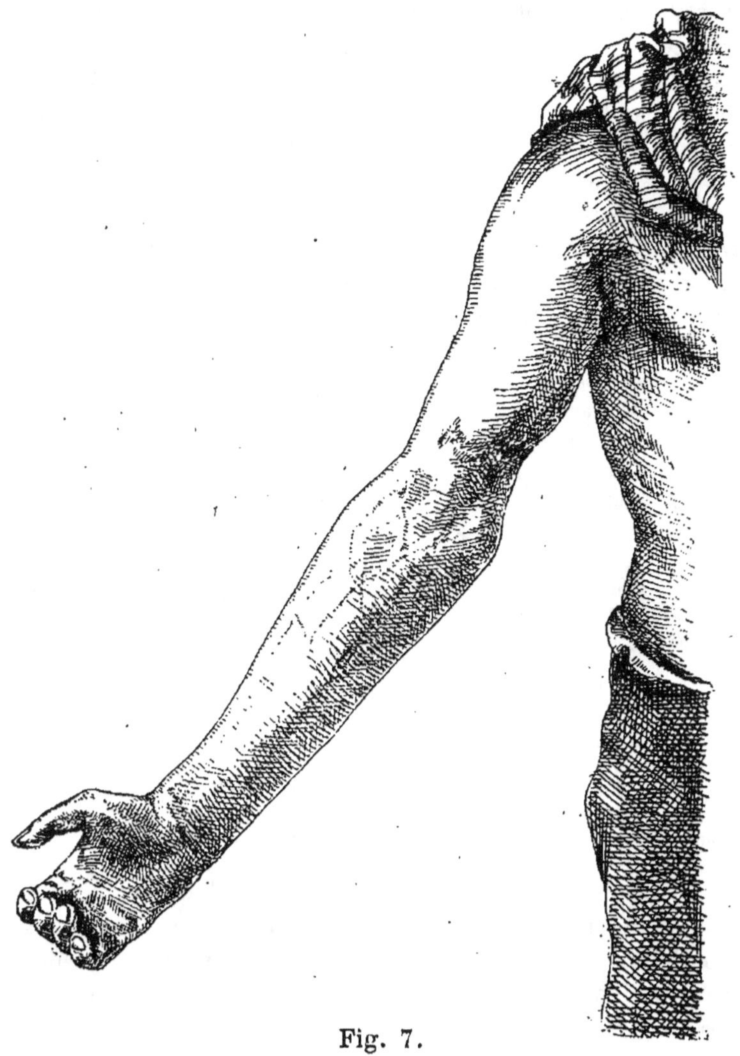

Fig. 7.

Plaie contuse du biceps ; blessure simultanée de l'artère humérale
et du nerf médian. Atrophie de l'avant-bras et de la main ; attitude
en griffe (DE BOVIS).

sorte d'intersection tendineuse se comportera différemment
selon les cas : courte, linéaire, elle fera l'effet d'une suture

1.

idéale et la fonction demeurera intacte; longue ou adhérente, si la plaie a suppuré, elle gênera l'action musculaire; le corps charnu s'atrophiera. Mais, il est des adhérences sans grande conséquence : celles qui se font à la peau, par exemple, s'étirent peu à peu grâce à l'extrême souplesse et à la mobilité des muscles. La section de l'aponévrose peut entraîner pour plus tard la production d'une hernie musculaire (LEHMANN) [1].

Quant à la régénération du tissu musculaire elle est encore douteuse, le muscle étant un organe très complexe.

Le *traitement* idéal c'est la suture. GALIEN l'aurait mise un des premiers en pratique. Malheureusement, la *suture primitive* n'a pas donné jusqu'ici des résultats bien brillants. Elle ne

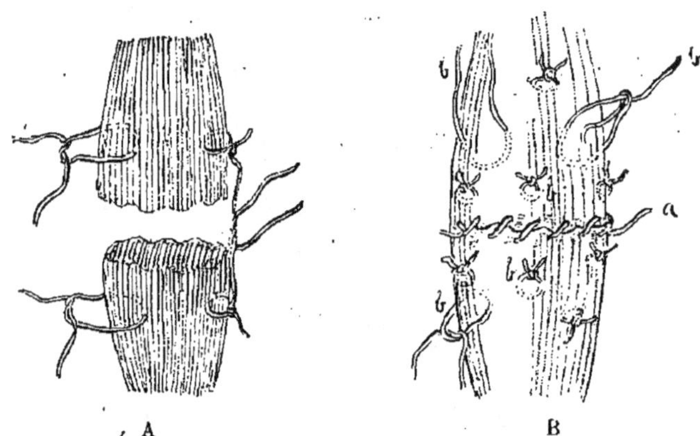

Fig. 8.
Suture musculaire (schéma) (DE BOVIS).

A, placement et nouage des fils musculaires. — B, a, surjet au catgut sur la déchirure aponévrotique; b, points de capiton unissant le muscle et l'aponévrose.

réussit guère qu'avec les muscles courts ou adhérents à leur enveloppe aponévrotique. Les grands muscles longs sont doués d'une élasticité et d'une rétractilité trop grandes et font céder les sutures, qui coupent ou effilochent leurs fibres. Cependant WALLÆRT et FOLLET [2] ont eu deux beaux succès par la suture

---

[1] LEHMANN. Beitrag zur kasuistik der muskelhernien. *Monatschr. f. Unfallheilk,* 1897, n° 12.

[2] WALLAERT. De la suture des plaies musculaires. *Bull. méd. du Nord,* 1896, n° 2, p. 58.

musculaire. L'essentiel est de comprendre dans la suture un bon bourrelet musculaire. On pourrait tenter mieux encore avec des nœuds de sutures comme dans la néphropexie, et en capitonnant ensuite muscle et aponévrose DE BOVIS (fig. 8). On pourrait également attendre de bons effets de la *suture secondaire*. Dans ce cas, on trouverait les deux bouts musculaire recouverts d'un tissu fibreux, qu'on respecterait en partie de façon à affronter surfaces fibreuses contre surfaces fibreuses ; on éviterait ainsi les sutures peu solides passées en plein muscle.

En cas d'échec ou d'absence de suture, on refoulera l'une vers l'autre les extrémités musculaires, en donnant aux membres une attitude favorable au relâchement musculaire et on tâchera d'immobiliser le tout au moyen d'un solide bandage.

§ 2. — PLAIES CONTUSES ET ARRACHEMENTS

Une contusion assez violente pour détruire la peau et mettre à jour, du même coup, le foyer de contusion musculaire réalise la plaie contuse. On n'a donc pour se figurer celle-ci qu'à joindre le tableau de la contusion en général, décrit ailleurs, au tableau de la contusion musculaire simple.

Ces *plaies contuses* offrent ici, comme partout, une certaine gravité, en dehors même des complications, dont elles sont si souvent atteintes. Le muscle est dilacéré, broyé, quelquefois même partiellement arraché ; cela se voit dans les accidents par engrenages, morsures de cheval, gros projectiles de guerre, etc.

Les *plaies par arrachements* s'observent à la suite des grands traumas enlevant un membre ou un segment de membre. Dans ce dernier cas, les tendons résistent souvent et entraînent avec eux des lambeaux musculaires situés bien au-dessus du lieu de la section. Mais, on comprend quelle place occupe la lésion musculaire en face de pareils désordres.

Les *armes à feu* de petit calibre créent un type de lésions un peu spécial. Avec les armes actuelles, l'aponévrose est perforée assez nettement ; mais l'aspect de la perforation varie avec la structure de l'aponévrose ; ses fibres sont-elles parallèles, il n'y a guère qu'une boutonnière ; sont-elles quadrillées, l'orifice prend l'aspect d'une petite fenêtre à bords frangés, etc. L'orifice apo-névrotique de sortie est généralement plus grand. Quant au tra-jet intra-musculaire, il est toujours plus considérable que le diamètre de la balle, en raison de la rétraction des fibres mus-culaires divisées. D'après Delorme [1], les lésions se borneraient au trajet et à son voisinage immédiat. Si la balle rencontre un os sur sa route, on sait qu'elle fait des esquilles autant de pro-jectiles nouveaux, pour le plus grand dommage des tissus placés sur leur chemin.

Ces plaies musculaires, même en chirurgie d'armée, n'ont qu'une importance médiocre. S'il s'agit de simples sétons, le muscle se cicatrise sans encombre, souvent même sans suppu-ration. Par contre, si des organes importants, vaisseaux, nerfs ou muscles, sont simultanément atteints, la plaie musculaire n'est plus que secondaire (fig. 7).

Elle se cicatrise donc par première ou seconde intention et, pourvu qu'il n'y ait pas perte de substance considérable et des adhérences intimes ou profondes, la fonction n'est guère entravée.

II. — TRAUMATISMES INDIRECTS, RUPTURES MUSCULAIRES

Division. — Un muscle peut se rompre de trois façons diffé-rentes : par suite d'une violence agissant directement sur son corps charnu, *ruptures traumatiques;* par une traction exagérée sur l'une de ses extrémités, *ruptures par arrachement ou par élongation;* par une contraction violente, *ruptures dynamiques.* Les premières sont une complication de la contusion et ont déjà été étudiées. Les secondes le seront en partie avec les arrachements tendineux; mais il existe, dans ce groupe, des rup-tures ayant un mécanisme un peu spécial : nous en dirons un mot avant d'aborder les ruptures dynamiques.

1° Ruptures musculaires par distension

Les ruptures musculaires par distension ne se produisent que

[1] E. Delorme Traité de chirurgie de guerre, Paris, 1888, I, p. 435,

dans des circonstances exceptionnelles ; dans les cas de réduction de luxations anciennes ou chez le nouveau-né. Du temps de

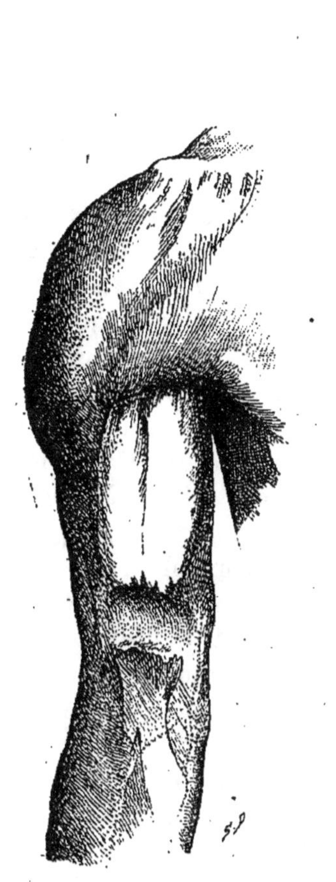

Fig. 9.
Rupture du tendon du biceps
(LEJARS).

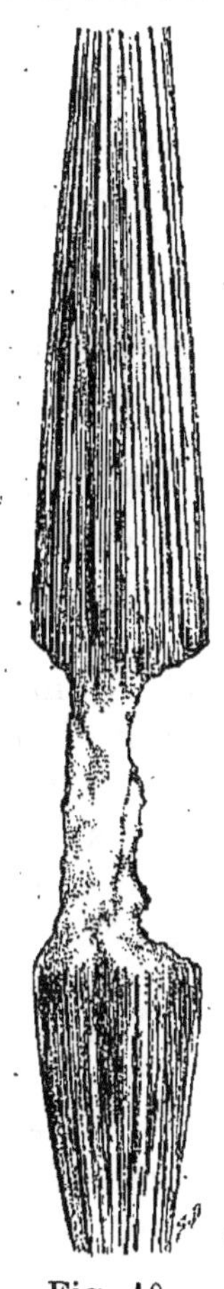

Fig. 10.
Rupture du couturier.
Cicatrice fibreuse.
(Musée Dupuytren.)

PERCY[1], le redressement forcé du torticolis par la suspension semble avoir rendu cet accident assez commun. Dans les luxa-

[1] Rapport de PERCY sur le mémoire de JEAN SÉDILLOT, in *Journ. gén. de méd. et de chir.*, juillet 1817, LXI, p. 66.

tions anciennes, les muscles sont sclérosés et atrophiés d'où leur rupture ; il en résulte parfois d'énormes hématomes. Chez le nouveau-né, les muscles sont sains, mais grêles, et le corps tellement extensible, que la limite de l'extensibilité musculaire peut être facilement dépassée. Les ruptures n'ont été observées jusqu'ici qu'au niveau du muscle sterno-mastoïdien. Elles ont donné lieu à quelques discussions ; parfois en effet, on peut voir, quelques heures seulement après l'accouchement, une tumeur musculaire, très probablement hématique, comme l'a constaté SKREZCKA ; mais il arrive encore plus souvent peut-être, qu'on ne voit rien tout d'abord et ce n'est que quinze jours, trois semaines après, qu'on observe une petite *tumeur* musculaire qui siège le plus souvent sur le *sterno-mastoïdien* vers la partie moyenne ; si nous en jugeons par les cas que nous avons observés, elle porte plutôt sur le faisceau sternal seul. Cette tumeur se résout le plus souvent, comme l'ont vu maintes fois accoucheurs (CHARPENTIER)[1] et médecins[2]. Mais elle peut, dit-on, laisser après elle un *torticolis*. C'est un fait que nous n'avons pas noté cependant dans plusieurs cas que nous avons observés.

Elle est plus commune après les accouchements par le siège ou au moyen du forceps. D'après KUESTER, il y aurait plutôt torsion qu'élongation du muscle, ce qui explique la possibilité de rencontrer ce petit accident après un accouchement normal.

F. TAYLOR, CLARKE, sans grande raison, semble-t-il, mirent la syphilis en cause[3]. Il est beaucoup plus probable, qu'il s'agit soit d'un hématome (TARDEUS, SKREZCKA), soit d'une myosite noueuse greffée sur lui (BLACHEZ et PLANTEAU)[4].

[1] CHARPENTIER. Traité pratique des accouchements, 2° édit., Paris, 1890, II, p. 817.

[2] BLACHEZ, C. PAUL, etc. *Soc. méd. des hôp.*, 14 nov. 1884, p. 359. — *Soc. méd. de Genève*, in *Rev. méd. de la Suisse Rom.*, 1889, n° 11, p. 766. GAUDIER. *Bulletin médical du Nord*, 1895.

[3] PAUL ROBIN. Tumeurs fibreuses du muscle sterno-mastoïdien chez le nouveau-né (myosclérose). Thèse de Paris, 1897-1898, n° 185. DURANTE se croit cependant en droit d'incriminer la syphilis (*Soc. Anat.*, 21 janvier 1898, p. 85).

[4] BLACHEZ et PLANTEAU. *Gaz. hebd. de méd. et de chir.*, 1876, n° 20, p. 305.

Les résolutifs, quelques frictions ou l'expectation simple suffiront pour traiter cette *tumeur du sterno-mastoïdien*, comme on la désigne quelquefois.

2° RUPTURES MUSCULAIRES DYNAMIQUES

A) RUPTURES DANS LE CORPS DU MUSCLE

Définition. — Il est d'usage de définir les « ruptures musculaires », des solutions de continuité se produisant sous l'influence de leur contraction ; mais on devrait dire : *à l'occasion* de leur contraction, car la contraction n'est pas la condition unique de leur déchirure.

Historique. — Leur étude est récente. J.-L. PETIT est le premier, qui ait indiqué la possibilité des ruptures musculaires : « Si les apophyses sont plus fortes, la rupture se fera dans les muscles ou dans les tendons. » Mais c'est là tout ce qu'il en dit. Quant aux mémoires inédits de ROUSSILLE-CHAMPSERU (1781) et de FAGUER (1782), nous ne les connaissons que par SÉDILLOT.

Avec les travaux de Jean SÉDILLOT[1] chaque fait nouveau est publié avec une pathogénie nouvelle. Malheureusement, les auteurs et SÉDILLOT lui-même ne distinguent pas toujours exactement les ruptures musculaires et tendineuses. C'est avec A. NÉLATON[2], que nous voyons apparaître une division et une physiologie pathologique exactes.

Tous ces faits ont été synthétisés à différentes périodes dans des monographies importantes (BRIQUET, UHDE, RÉGEARD)[3], auxquelles il faut ajouter les nombreuses contributions de la

---

[1] J. SÉDILLOT. De ruptura musculari. *Acte latin* (thèse), 1786, Paris.

[2] A. NÉLATON. Eléments de pathologie externe, Paris, 1844, p. 572.

[3] BRIQUET. Thèse de Paris, 1848. C. UHDE. Zur Kasuistik subkutaner Rupturen der Muskeln u. Sehnen. *Arch. f. klin. Chir.*, XVI, 202. REGEARD. *Loc. c.*

chirurgie militaire, entre autres celle de CHARVOT et COUIL-
LAUD[1].

Étiologie. — La rupture partielle et peu étendue est un accident très commun. Mais les ruptures étendues ou totales sont
rares : dans sa thèse, RÉGEARD n'a pu en colliger que 132 cas.
Les tendons se rompent beaucoup plus facilement.

Les ruptures appartiennent au *sexe masculin* et à l'*âge adulte*
d'une manière presque exclusive. La raison en est facile à comprendre.

Le *siège* des ruptures varie et on ne saurait le préciser d'une
manière absolue, car on ne peut se fier à des statistiques faites
d'observations isolées, comme celle de RÉGEARD : les ruptures
des muscles du tronc seraient, d'après lui, les plus communes.

En tout cas, les ruptures siègent de préférence sur les *muscles
longs et forts :* biceps, droit antérieur de l'abdomen, adducteurs,
muscles du mollet, des gouttières, etc... Dans chaque muscle on
retrouve des lieux d'élection : région sous-ombilicale, pour les
droits, tiers inférieur ou moyen pour les adducteurs, partie
moyenne pour le biceps.

Ces ruptures se produisent à l'occasion d'une contraction violente et sans doute un peu désordonnée, comme celles qui ont
lieu dans *un effort*, dans un *faux-pas*, dans les *chutes* d'un lieu
élevé[2]. Dans les efforts, un facteur important est la *surprise* ou
l'*inexpérience*, qui engendrent une contraction asynergique des
différents faisceaux ou groupes musculaires.

La prédominance régionale des ruptures, les efforts qui les
produisent, expliquent le caractère *professionnel* d'un grand
nombre d'entre elles : telles le « mouton » ou rupture des muscles cervicaux dorsaux chez les débardeurs[3], les ruptures des

---

[1] CHARVOT et COUILLAUD. Etude sur les ruptures musculaires chez
les cavaliers. *Revue de chir.*, 1887, p. 325, 448.

[2] WEINLECHNER. *Kaiser-königl. ärzll. Wien. Gesellsch.*, 5 juin 1896,
et *Sem. méd.*, 1896, n° 30, p. 238.

[3] BOURGOUGNON. Ruptures et contractions musculaires des ouvriers
chargeurs. Thèse de Paris, 1875.

cavaliers (adducteurs), des cultivateurs (grands obliques de l'abdomen) [1]. On pourrait mettre dans cette classe les ruptures, survenant chez la femme pendant les efforts de l'accouchement.

Un muscle, plus au moins dystrophié, se rompra beaucoup plus aisément qu'un muscle sain : par exemple, sur des membres anciennement fracturés (HARTMANN [2], BUNNER [3]) ou atteints de myosite.

La rupture musculaire peut enfin être considérée comme *symptomatique*, dans le tétanos, l'épilepsie, l'éclampsie.

Mécanisme. — BICHAT et DELPECH expliquaient la rupture par l'allongement forcé du muscle. Pour JEAN SÉDILLOT, la rupture musculaire était le résultat de l'élasticité inégale et de sens contraire du muscle et de son tendon ; aussi considère-t-il la rupture musculaire comme un décollement musculo-tendineux. A. NÉLATON montra au contraire, que c'est bien en plein muscle que se fait la rupture musculaire. De même que REYDILLET et CRUVEILHIER, il accuse la *contraction brusque et violente* du muscle. Depuis, les théories gravitent autour de ce facteur, qui est certainement le plus important. CHARVOT et COUILLAUD ont insisté à bon droit sur l'*asynergie* musculaire, résultat de la surprise ou de l'inexpérience, et sur ce qu'on pourrait appeler l'*interversion* des pôles d'insertion fonctionnelle des muscles. L'asynergie a pour effet de laisser à un seul muscle ou même à quelques fibres d'un muscle tout le travail à produire. L'interversion fonctionnelle est la transformation d'un pôle d'insertion habituellement mobile en un pôle fixe et vice versa ; les exercices de gymnase abondent en manœuvres de ce genre. On

[1] RICOCHON. De quelques ruptures musculaires professionnelles (grand oblique chez les cultivateurs ; attaches vertébrales du rhomboïde et angulaire de l'omoplate). *Poitou méd.*, 1888, XVII, p. 37.

[2] H. HARTMANN. Note sur un cas de hernie musculaire. *Revue de chir.*, juin 1893, p. 508.

[3] BUNNER. *Kaiser-königl ärztl. Verein in Wien.*, 10 janvier 1896.

comprend, que l'individu et le muscle inexpérimentés témoigneront de leur inhabileté, le premier, par de la maladresse, le second, peut-être par une rupture.

Deux facteurs doivent encore entrer en ligne de compte, facteurs négligés ou omis jusqu'ici : la *distension* et le *traumatisme* du muscle contracturé. Un muscle se rompt, non seulement parce qu'il se contracte, mais parce qu'il est en même temps violemment sollicité de s'étendre. Une observation de LYOT[1] met ce mécanisme bien en évidence : un domestique chargé d'un poids de 200 kilog., glisse, et, en tombant, se fend en arrière de la jambe gauche ; il se fait une rupture des adducteurs du même côté.

Dans une chute en faisant le grand écart, un malade que nous avons observé se rompit les trois adducteurs, le couturier, le droit interne et le droit antérieur !

Quant au traumatisme, il agira, par exemple, comme chez le cavalier : une recrue, dont les adducteurs sont à droite et à gauche craintivement bandés comme un arc, ne retombera pas en vain et cela dès milliers de fois, sur cette corde rigide.

Anatomie pathologique. — La rupture est partielle ou totale : elle siège ou bien en plein corps musculaire ou bien au voisinage du point où muscles et tendon s'unissent ensemble. Entre les fibres divisées et rétractées s'accumule du sang en quantité variable : il se coagule, puis se résorbe peu à peu et ne masque bientôt plus l'hiatus musculaire. Ces lésions fort simples ont été plusieurs fois observées au cours d'interventions chirurgicales précoces.

Plus tard, la rupture ancienne peut devenir invisible, au moins à l'œil nu. Nous verrons bien des hernies musculaires faire hésiter, au point de vue de la classification, justement parce que la cicatrice musculaire a disparu. Ceci se voit surtout dans les ruptures partielles. Dans les ruptures plus graves les foyers hémorragiques ne se résorbent qu'incomplètement ou lentement, et il ne reste qu'une bouillie brunâtre : leur paroi, épaisse et

[1] LYOT. Rupture du moyen adducteur. *France méd.*, 1890, n° 14, p. 214.

fibreuse, est entourée d'une zone d'infiltration embryonnaire et de dégénérescence musculaire, avec formation de cellules géantes (CORNIL et TOUPET) [1].

Dans les ruptures totales, l'écart est trop sensible, pour que la cicatrice devienne invisible ; une bride fibreuse, plus ou moins longue, pouvant atteindre 10 centimètres (FARABEUF) et peut-être plus, relie les deux bouts musculaires.

Les histologistes se sont demandés si la fibre musculaire se régénérait. Ce qu'on peut dire, c'est que dans les ruptures par-tielles, les organes vitaux d'un muscle (vaisseaux et nerfs) sont trop peu lésés pour amener des dégénérescences, et très probablement les fibres se régénèrent (ASKANAZY) [2]. Mais, dans les ruptures complètes expérimentales, HAYEM a montré que le fragment musculaire distal s'atrophie et se réduit à l'état de moignon fibreux ; dans ce cas, en effet, il semble que le bout inférieur du muscle perd toute possibilité de rece-voir par une voie détournée, suffisamment large, l'influx ner-veux, qui le maintienne en relations avec les centres trophi-ques.

Symptômes. — La *douleur* est le premier signe de la rup-ture musculaire ; mais elle peut, dans les ruptures partielles, ne devenir sensible que le soir ou le lendemain de l'accident. Dans les ruptures un peu étendues ou complètes, elle a un cachet assez particulier : le blessé éprouve subitement une douleur vive, profonde, avec sensation de déchirure, d'arrachement, de cra-quement, comparée à un coup de fouet, à un coup de bâton, à un coup de pistolet. Elle reste d'ordinaire localisée.

Cette sensation aiguë est suivie *d'impotence*, impotence dont la cause est double. Tantôt, elle n'a d'autre origine que la dou-leur, la rupture étant trop limitée pour réduire le muscle à

[1] CORNIL et TOUPET. Des hématomes en général et des hématomes musculaires en particulier. *Soc. Anat.*, 1896, et *Arch. des sc. méd.*, nov. 1896, n° 6.

[2] ASKANAZY. Zur Regeneration der quergestreiften Muskelfasern. *Arch. für. path. Anat.*, 1892, CXXV, 3.

l'inaction ; tantôt, elle est réelle, le muscle ayant été rompu suivant toute son épaisseur.

Douleur et impotence, apparente ou absolue, obligent les malades à prendre certaines *attitudes* caractéristiques : pour les muscles abdominaux, ils marchent le tronc courbé en avant et les mains appuyées sur leur bas-ventre ; pour les muscles du tronc, on les voit le buste légèrement incliné, marchant à petits pas et sans balancement. Au cou, les ruptures des muscles de la nuque obligent à une sorte d'attitude basse et résignée, qui, jointe au gonflement de la région, a trouvé une traduction populaire très imagée : le « mouton ». Dans les ruptures des adducteurs, le blessé traîne sa jambe et immobilise sa hanche à la façon d'un coxalgique au début.

Dans les premiers instants qui suivent le traumatisme ou longtemps après, c'est-à-dire avant le développement de l'hématome ou après sa disparition, on peut sentir ou voir l'*encoche musculaire*. Les fibres sectionnés, en se rétractant, laissent un vide où le doigt et même plusieurs peuvent s'enfoncer : avec des fibres longues et une gaine aponévrotique peu adhérente, on conçoit que cet écart des fragments musculaires soit considérable. Il augmente par la contraction. Le palper réveille, au niveau même de la brèche, une douleur vive.

Au-dessus et au-dessous, on ne cause qu'une douleur médiocre, en explorant la *double tuméur musculaire*, qui borne l'encoche. Ces deux tumeurs, d'un relief léger, sont mollasses et ne durcissent que faiblement, lors des contractions.

S'il s'agit de muscles profonds, on n'a guère pour se guider que le symptôme douleur, l'impotence et l'interrogatoire du malade. Un peu plus tard, il est vrai, l'hématome et l'ecchymose viendront s'y joindre.

L'*hématome*, en se collectant dans le vide créé par la brèche musculaire, atténue ou masque celle-ci. Sur un membre variqueux, cet hématome peut atteindre des dimensions considérables comme nous l'avons observé plusieurs fois.

L'*ecchymose* se montrera dès le premier jour s'il s'agit d'un muscle superficiel ou dont la gaine aura été simultanément rompue. Elle sera tardive au contraire s'il s'agit d'un muscle profond. Dans le premier cas, elle aura d'emblée une coloration foncée, bientôt violacée : elle ne sera guère qu'une traînée jaune ou jaune verdâtre dans le second.

Marche. — Elle est généralement simple. Au bout d'un certain temps, l'hématome se résorbe et un « cal » fibreux réunit les deux bouts du muscle divisé. Ce cal est plus ou moins long, plus ou moins court, selon l'écart primitif, les adhérences consécutives ou le traitement suivi. Mais à moins de division complète, de cicatrisation vicieuse, ou de longueur démesurée de la bandelette intermusculaire, la fonction n'est que peu ou pas troublée. L'hématome peut subir un accroissement progressif, capable d'en imposer pour un néoplasme (CARRIVE) [1].

Par contre, dans les divisions complètes, on voit souvent le bout inférieur s'atrophier et le muscle perdre alors une grande partie de sa force.

Complications. — On signale d'ordinaire les *hémorragies* graves ; mais il s'agit là d'une complication bien rare.

La *suppuration* de l'hématome musculaire est la conséquence d'une infection surajoutée, le plus souvent hématogène, puisque le foyer de la rupture est généralement fermé. C'est ainsi que RECLUS [2] a vu suppurer un hématome des droits, chez une malade atteinte d'un érysipèle intercurrent. Dans la thèse de ROESELER (Paris, 1875), sont rapportées un certain nombre de ces suppurations ; dans la plupart, de même que dans celui plus récent de DIEU [3], il s'agissait d'hématomes du psoas. J'ai observé un cas semblable, qui fut pris pour une appendicite suppurée. Dans d'autres circonstances (KULM), on peut incriminer la marche comme favorisant l'infection de l'iléon utérine.

A l'abdomen, les ruptures musculaires entraînent parfois la production d'une ou de plusieurs *hernies ventrales* (cas d'AMIAUD).

[1] CARRIVE. Sur un point particulier de l'évolution des hématomes musculaires. Thèse de Lyon, 1897-1898, n° 21.

[2] P. RECLUS. *Congrès fr. de chir.*, 3 avril 1891.

[3] DIEU. *Soc. de chir.*, 9 mars 1892.

Les *ostéomes* et les *hernies musculaires traumatiques consécutives*, sont des complications à signaler.

Pronostic. — Le pronostic de la rupture musculaire est en somme bénin : les ruptures totales, seules, exposent à un certain degré d'incapacité fonctionnelle, mais que contre-balancent souvent les suppléances musculaires.

Toutefois il est des cas où cette suppléance détermine des douleurs à distance par excès de fonctionnement des muscles non habitués à ce surmenage. Dans le cas de ruptures musculaires multiples de la cuisse, rapporté ci-dessus page 18, la boiterie persista plusieurs années. L'atrophie musculaire consécutive est à peu près inévitable malgré l'électrisation et le massage.

Diagnostic. — Il est généralement facile ; la localisation exacte de la douleur permet à elle seule d'éliminer l'*entorse*, la *rupture tendineuse*, les *arrachements apophysaires*. Dans certaines régions, les méprises sont cependant possibles : dans un cas de rupture du grand droit, RICHARDSON[1], croyant à une *hernie inguinale étranglée*, incisa le foyer ; certains symptômes abdominaux, présentés par le malade, expliquent son erreur.

Nous avons observé dans la région inguinale des tumeurs irréductibles consécutives à un violent effort des muscles de la paroi abdominale. Les tumeurs, survenues deux à trois jours après l'accident, disparaissaient progressivement et facilement ; dans un cas seulement, on vit apparaître, au niveau de l'orifice externe du canal inguinal, une petite coloration bleuâtre. Nous avons même senti une augmentation d'épaisseur du cordon spermatique, augmentation qui s'atténuait au fur et à mesure que l'on arrivait au testicule. Nous avons noté ces *hématomes inguinaux* sur plusieurs malades, venant simplement à la consultation de l'hôpital. Il s'agit sans doute de ruptures musculaires, qu'on pourrait, si l'on n'est prévenu, prendre encore pour des hernies ; le sang était descendu au long du cordon spermatique.

[1] S.-B. RICHARDSON. Rupture of the right rectus abdominis muscle operation and recovery. *Am. Journ. Med. Sc.*, 1857, p. 41.

De même les hématomes du psoas, surtout s'ils viennent à suppurer, pourraient en imposer pour une pérityphlite. (DIEU).

Quant aux ruptures partielles, surtout celles de la masse sacro-lombaire, on est bien souvent porté à n'y voir que des lumbagos dits rhumatismaux. Un examen attentif fera éviter cette erreur.

Traitement. — Il consiste dans le repos et l'immobilisation, c'est-à-dire, en un bandage approprié, permettant au muscle de se réparer avec un cal fibreux aussi court que possible. Le membre sera donc placé dans une attitude telle, que les deux bouts musculaires se rapprochent naturellement : par des pressions on essaiera de les rapprocher encore. Le plus difficile est de conserver le résultat acquis par ces manœuvres : les anciens chirurgiens appliquaient alors un garrot sur les deux moignons musculaires. Ce procédé doit être assez mal supporté : le mieux est donc encore l'immobilisation simple ; mais, comme pour les os, elle devra comprendre les deux articulations avoisinantes.

Les ruptures légères peuvent se passer d'appareils. Repos et massage léger pendant les premiers jours, pour favoriser la résorption de l'hématome, courants induits plus tard pour lutter contre l'atrophie. GÜBLER et P. BROCA conseillaient ceux-ci dès le premier jour ; mais nous craindrions un peu d'aggraver ou de compléter la rupture.

Si l'écart des fragments musculaires demeure considérable, si la gêne fonctionnelle est grande, la *suture musculaire* est parfaitement indiquée. DELORME[1] l'a tentée ; dans un premier cas il eut une récidive ; dans le second, en multipliant et étageant ses sutures, il fut plus heureux ; FOLLET[2] (de Lille) obtint aussi un bon résultat.

[1] E. DELORME. *Soc. de chir.*, 31 oct. 1894, et *ibid.*, 31 mars 1897.

[2] In thèse FAUCOMPRÉ. Quelques considérations à propos du traitement des ruptures musculaires. Thèse de Lille, 1894-1895, n° 111.

B) Ruptures des muscles a leurs insertions,
(arrachements musculo-périostés), ostéomes musculaires[1]

Les lésions que nous allons décrire devraient peut-être rentrer dans la pathologie des tendons. Plusieurs raisons s'y opposent cependant ; dans les arrachements musculo-périostés, le tendon lésé n'offre aucune ressemblance avec ceux du cou-de-pied ou du poignet ; ce sont des tendons courts, plats, emmêlés de fibres musculaires. De plus, celles-ci peuvent également se rompre tout au voisinage de l'os. On n'a donc rien, qui rappelle les ruptures tendineuses, telles qu'on les décrit d'habitude. D'autre part, « ces ruptures d'insertion » ont une évolution bien particulière, qui ne permet pas de les décrire avec les ruptures en plein muscle.

Etiologie. — Au point de vue étiologique, il n'y a cependant rien à ajouter à ce que nous avons dit plus haut (p. 16).

Remarquons simplement le *siège* : adducteurs de la cuisse surtout, brachial antérieur à ses insertions coronoïdiennes, droit antérieur de l'abdomen à ses insertions pubiennes ; tels sont les muscles les plus ordinairement lésés. Il est exceptionnel de rencontrer cette variété de ruptures en d'autres points : deltoïde ou grand pectoral (Podravsky, Dieu)[2], coraco-brachial (Hutchinson[3], à la suite d'une luxation de l'épaule). La désinsertion des adducteurs avant de réduire la luxation congénitale de la hanche est le plus souvent une rupture musculo-périostée.

Celle-ci est un accident que nous dirions exclusivement spécial à l'homme sans le cas de Hutchinson et celui de Lundin et Lundberg[4],

---

[1] Remarquons que les Allemands décrivent souvent l'ostéome musculaire sous le nom de *myosite ossifiante*.

[2] Cité par A. Schmid. De l'ostéome des muscles de la cuisse chez les cavaliers. *Revue de chir.*, sept. 1890, p. 730.

[3] Hutchinson. *Soc. de chir. de Londres*, 13 janvier 1899, in *Presse méd.*, 1899, n° 10, p. 50 (annexe).

[4] Iwar Lundin et Ivor Lundberg. Fall af osteom i musculus pectoralis major. *Upsala läkareför. förhandl.*, 1887-1888, XXIII, p. 380.

observé sur le grand pectoral d'une jeune fille de dix-neuf ans. On ne les observe aussi que rarement avant l'âge adulte ; SALMANN[1] en a publié un cas chez un jeune garçon : le commémoratif d'un traumatisme faisait défaut.

Les ruptures musculo-périostées de la cuisse sont les plus communes et l'apanage presque exclusif des cavaliers (*ostéome des cavaliers, Reiter-Knochen* de BILLROTH). Les fantassins seraient surtout exposés à l'ostéome du coude, qu'on appelle en allemagne : *Exercier-Knochen*[2].

La contusion musculaire, comme nous l'avons fait remarquer[3], peut aboutir au même résultat. Enfin, l'entorse et la luxation du coude sont les causes les plus fréquentes de l'ostéome dans l'armée française.

Anatomie pathologique. — L'ostéome est de l'os véritable, pourvu de canaux de HAVERS, d'ostéoplastes et même d'une capsule périostée (ALBERTIN)[4]. Sa *structure* est spongieuse avec parfois une petite table externe compacte (fig. 12).

Sa forme est généralement allongée, fusiforme, en fer de lance (fig. 11) ; mais son *volume* véritable est plus ou moins masqué et exagéré par la gangue fibreuse qui l'entoure. Il n'en atteint pas moins des dimensions très appréciables: 3 pouces (BILLROTH), 12 centimètres (HELFERICH), 13 centimètres (FAVIER), 19 centimètres (SIEUR). Au début, ce ne sont que de simples noyaux osseux (RAMONET)[5].

Les *rapports* avec l'os sont instructifs. Tantôt l'ostéome fait corps avec l'os. Il n'est donc pas toujours mobile, comme le dit A. SCHMIT. Au coude, il est aussi le plus souvent fixe comme

[1] SALMANN. Klinische und anatomische Beiträge zur myositis ossificans. *Deut. militärärztl. Zeitschr.*, 1898, Heft 2.

[2] Le véritable « Exercier-Knochen » siège à *gauche* et serait dû aux chocs répétés du canon du fusil dans le maniement d'armes.

[3] Voyez aussi MEINHOLD. Osteom in extensor cruris quadriceps. *Deut. militärärztl. Zeits*, 1887, p. 340.

[4] ALBERTIN. Prov. méd., 1890, n° 34, p. 399.

[5] F. RAMONET. Hémato-ostéome du moyen adducteur. *Arch. de méd. et de ph. milit.*, 1893, XXI, p. 456

nous avons pu nous en convaincre sur le malade de M. Picqué [1]. Ces ostéomes fixes sont en somme de véritables périostites trau-

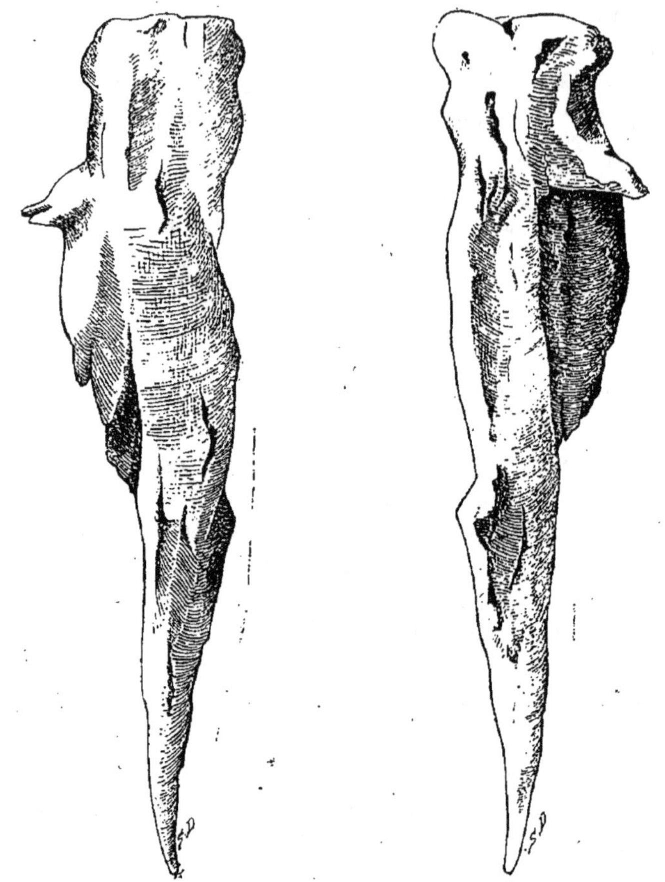

Fig. 11.
Ostéome musculaire du moyen adducteur.

matiques. Dans d'autres cas, l'ostéome est relié à l'os par un fort trousseau fibreux. Enfin, à un troisième degré, l'ostéome, placé quelquefois en plein muscle n'est plus uni à l'os que par un simple ruban fibreux, qu'on trouve presque toujours indiqué

[1] Picqué. *Soc. Chirurgie*, 8 nov. 1899.

dans les observations ou dissections soignées. Au voisinage ou autour de lui, on peut observer les signes connus de toute rupture musculaire : hématomes récents ou anciens, brides cicatricielles, déchirures aponévrotiques, pseudo-hernies muscu-

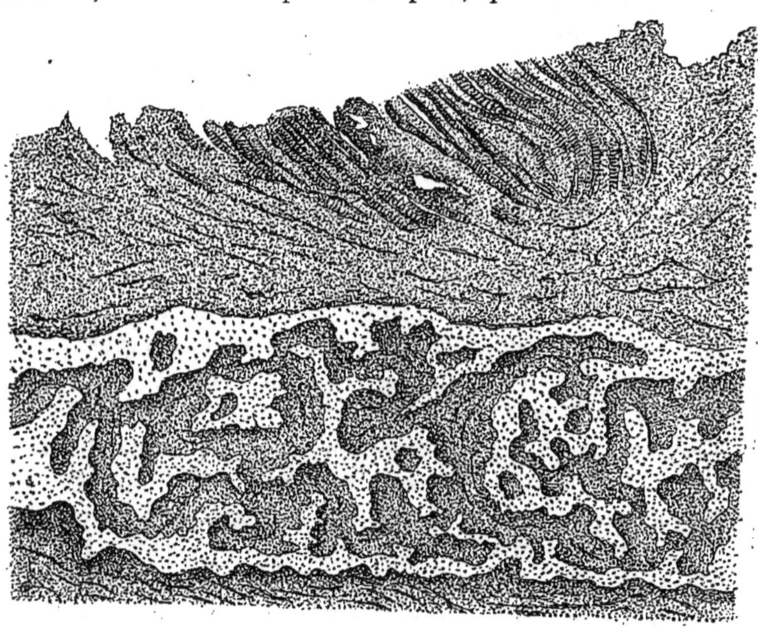

Fig. 12.
Coupe d'un ostéome musculaire (BERTHIER).

laires, etc. Dans une observation de C. LEHMANN, il y avait, tout autour de l'ostéome, des masses lipomateuses[1].

Physiologie pathologique. — Nous n'avons rien de particulier à dire du *mécanisme*, qui est le même que dans les ruptures musculaires. Les luxations du coude forment cependant exception ; c'est l'épiphyse humérale inférieure qui opère la *désinsertion* du brachial antérieur ; dans l'entorse, le muscle cède comme céderait un ligament, à l'une ou l'autre de ses extrémités, le plus souvent à l'extrémité inférieure.

[1] C. LEHMANN. Ein Fall von myositis ossificans lipomatosa. *Deut. Med. Woch.*, 1888, n° 36, p. 733.

Les faisceaux fibro-musculaires sont donc violemment tiraillés par l'action simultanée d'une brusque contraction et d'un traumatisme ; ils se déchirent et emportent, ou non, une parcelle du périoste sur lequel ils s'insèrent. Si le périoste est respecté, la rupture évoluera comme celle que nous avons décrite au paragraphe précédent. Si le périoste a cédé, il est entraîné par la rétraction des fibres rompues, et, après un stade cartilagineux (Coyne[1], Berthier), il va donner naissance plus ou moins loin à cet os ectopique, qui a si longtemps intrigué les chirurgiens[2].

L'examen des faits cliniques ou anatomiques permet cependant de concevoir d'emblée le mécanisme indiqué. L'ostéome ne se voit en effet que sur certains muscles, muscles dont la fibre va pour ainsi dire jusqu'à l'os. Il est exceptionnel sur les muscles à long tendons. De plus, à côté des variétés franchement ectopiques, c'est-à-dire, perdues en plein muscle, on trouve toute une série d'ostéomes se rapprochant de l'os plus ou moins, ou faisant corps avec lui. Enfin, une sorte de « gubernaculum fibreux » les relie presque toujours à l'os, même quand ils sont apparemment libres.

Orlov[3] est venu donner à cette conception une base expérimentale, en reproduisant des « *Reiter-Knochen* » chez des lapins ; il lui suffisait en effet de détacher une parcelle périostique avec les fibres y adhérant, de tétaniser celles-ci par la faradisation, pour amener la rétraction du faisceau détaché, et d'attendre ensuite quelques semaines, pour trouver un ostéome. D'autre part, aucun expérimentateur n'a pu obtenir d'ostéomes par la section pure et simple d'un muscle en pleine portion charnue ou musculo-fibreuse.

Virchow et Favier[4] accusaient la profession antérieure du blessé ; Helferich admettait une prédisposition ; A. Schmit

---

[1] Coyne. Examen histologique d'un ostéome enlevé par M. Ferrox. *Jour. méd. de Bordeaux.*, 11 juin 1893, n° 24, p. 282.

[2] Voir le rapport de L. Picqué sur les observations de Loyson. *Soc. de Chir.*, 8 nov. 1899.

[3] Orlov. Ueber Ostéome der Adductoren bei den Kavalleristen. *Wien. klin. Woch.*, 22 décembre 1888, p. 1098.

[4] Favier. De l'ostéome des abducteurs chez les cavaliers. *Arch. de méd. et de ph. milit.*, 1888, XI, p. 393 et 499.

incriminait vaguement la croissance. Quant aux théories, admises jusqu'ici, elles choquent un peu nos idées en anatomie générale ; avec SEYDELER, CHARVOT[1], BOPPE[2], peut-on admettre que le caillot « *s'organisera* » et passera de la fibrine à la fibre, de la fibre au cartilage et du cartilage à l'os ? et d'autre part, avec VOLKMANN, FERRON[3], NIMIER faudrait-il y voir l'effet d'une « *myosite ossifiante* » ? Mais OLLIER[4] a démontré depuis longtemps, qu'il n'y a pas d'os véritable sans tissu osseux ou périoste préexistant ; or l'ostéome est un os vrai. Quant à la théorie de BARD (fructification de cellules résiduales), c'est forcément une hypothèse.

DELORME[5] a fait une objection très sérieuse, en combattant à la Société de chirurgie les conclusions d'ORLOV, admises comme possibles par P. BERGER[6], défendues en France par BERTHIER et SIEUR et leur élève CAPMAS[7], et tout récemment par REYNIER[8]. Il a employé des tractions de 100 à 150 kilogrammes sans pouvoir produire de décollements périostiques ; le muscle se déchire et c'est tout. Mais BICHAT, et plus près de nous, SALLEFRANQUE[9] ont démontré, qu'un muscle vivant est de 6 à 8 fois plus résistant qu'un muscle mort. D'autre part, nos muscles ne sont-ils pas exposés à supporter des tractions supérieures à 150 kilogrammes ? Leur contraction ne brise-t-elle pas quelquefois les os ? Mais ces conditions de violence exceptionnelles ne

[1] CHARVOT. Etude clinique sur les dépôts sanguins du pli du coude. *Rev. de chir.*, 1884, p. 705.

[2] G. BOPPE. Deux cas d'ostéome musculaire chez des cavaliers. *Arch. de méd et de ph. milit.*, 1892, XIX, p. 125.

[3] In thèse AURÈGAN. *Loc. c.*, Bordeaux, 1891-1892, n° 7.

[4] L. OLLIER. *Traité des résections*, I, p. 58.

[5] DELORME. *Soc. de chir.*, 4 juillet 1894.

[6] *Soc. de chirurgie*, 27 déc. 1893.

[7] A. CAPMAS. Pathogénie des ostéomes musculaires. Thèse de Lyon, 1896-1897, n° 5 (série 2).

[8] REYNIER. Les ostéomes musculaires. *Presse méd.*, 1899, n° 47, p. 285.

[9] A. SALLEFRANQUE. De la rupture sous-cutanée du biceps brachial d'origine traumatique. Thèse de Paris, 1886-1887, n° 72.

sont peut-être pas nécessaires ; car la rupture se produit surtout dans les mouvements asynergiqnes, où la totalité de l'effort vient se concentrer peut-être sur un seul faisceau musculaire.

Symptômes. — Le futur ostéome ne s'annonce au début que par les signes connus de la rupture musculaire.

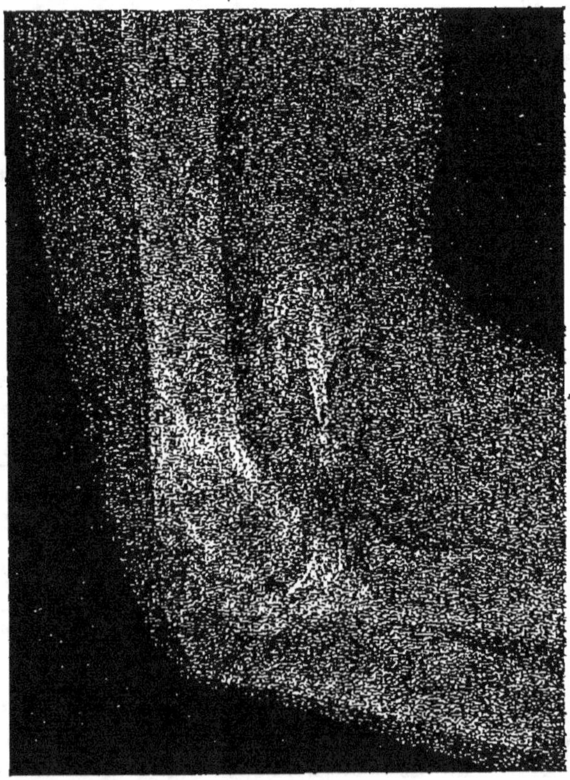

Fig. 13.

Radiographie d'un ostéome du brachial antérieur (LOISON).

Peu à peu l'empâtement des premiers jours se dissipe, et il reste une *masse dure*, dont les contours et la consistance s'accusent avec une netteté de plus en plus grande. Un ostéome peut être déjà bien développé au bout de deux ou trois mois. Cette tumeur, est à peu près *indolente, fixe* ou *mobile*, d'un volume, qui va s'accroissant et peut atteindre les formes ou les dimensions d'un œuf de pigeon, de poule, de dindon ou plus encore. Souvent elle paraît indépendante; mais souvent aussi un palper attentif retrace le *pédicule* jusqu'à l'os. Sa *consistance* est dure, uniforme, osseuse, bien qu'il entre dans sa composition une bonne

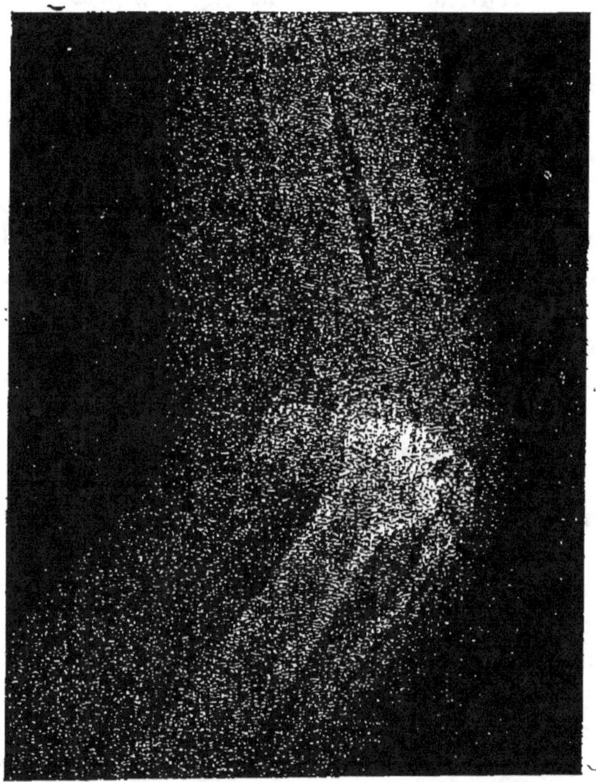

Fig. 14.

Radiographie d'un ostéome du triceps et du brachial antérieur
(LOISON).

part de tissu fibreux; généralement uniques, ils peuvent être doubles (A. SCHMIT, RIGAL).

. Les *symptômes fonctionnels* sont graves. Avec les ostéomes des adducteurs la marche est gênée et l'équitation impossible. Au pubis, ils rendent les efforts douloureux; au coude, ils entravent la flexion. La contraction du muscle éveille en tout cas des douleurs sourdes, profondes, qui aggravent d'autant l'impotence.

Le *pronostic* est donc sérieux. Le *diagnostic* se fait grâce à la dureté spéciale de la tumeur, au commémoratif traumatique et au siège de prédilection. On pensera à la possibilité d'une *exostose de croissance*. La radiographie facilitera le diagnostic (fig. 13 et 14, de Loison).

Traitement. — On a dit avoir obtenu des améliorations par le massage, la compression, l'électrolyse. Mais le moindre défaut de ces méthodes est qu'elles sont longues et peu ou point curatives. L'ablation s'impose par conséquent sans aucun doute. C'est une opération parfois assez délicate, en raison de la profondeur de l'ostéome. Nous ne voyons pas la nécessité d'enlever le muscle entier, comme le veut HELFERICH, car les récidives sont rares.

III. — MYOCÈLES. HERNIES MUSCULAIRES

Sous ce nom sont comprises deux lésions fort différentes, distinguées seulement depuis le rapport de FARABEUF à la Société de chirurgie à propos du mémoire de LARGER (1881). Les unes ne sont en effet que la complication d'une rupture, traumatique ou dynamique, les autres se développent plus ou moins spontanément, sans qu'il y ait rupture du muscle. D'où leur division en : *hernies vraies* ou dynamiques (sans rupture) et hernies traumatiques ou *pseudo-hernies* (avec rupture musculaires).

1° MYOCÈLES DYNAMIQUES
(h. vraies)

Définition. — La myocèle vraie ou dynamique se caractérise par la saillie d'un muscle ou d'une portion de muscle, sain d'ailleurs, à travers l'aponévrose usée ou perforée.

Historique. — Elle a été confondue longtemps avec la fausse hernie. A. Nélaton[1] même ne voulait pas l'admettre. C'est Farabeuf qui a eu le mérite de l'isoler. Depuis, elle a été étudiée à des points de vue divers : pathogénique et critique (Nimier[2], Morange[3]), thérapeutique (Choux)[4], expérimental (A. Guinard)[5].

Etiologie. — La hernie dynamique paraît être infiniment rare. Choux en avait réuni 23 cas en 1893. A l'heure actuelle, on en compte une trentaine de soi-disant telles. Mais Morange, qui s'est livré à une critique consciencieuse des observations parues, n'en retient qu'une douzaine ; les autres sont douteuses ou manifestement traumatiques.

Ces hernies siègent sur les muscles puissants, longs et obligés de fournir des contractions répétées. C'est dire qu'elles auront souvent un caractère *professionnel* : écuyers, rameurs, porte-faix. On relève parfois, dans leur étiologie, un traumatisme, un effort violent (Weill)[6], ou une sorte de contusion chronique ; Sédillot[7] a vu en effet une hernie musculaire de l'avant-bras chez une marchande ambulante, habituée à porter sur ce segment de membre son ballot de marchandises ; et Tédenat[8] a publié l'observation d'un bateleur, qui, à force de laisser tomber des poids sur son biceps produisit à la longue, c'est le cas de le dire, un « double muscle ».

[1] A. Nélaton. Traité de pathogénie externe, Paris, 1854, I, p. 575.

[2] Nimier. De la hernie et de la pseudo-hernie musculaires. *Arch. gén. de méd.*, 1882, X, p. 285.

[3] O. Morange. Etude sur la hernie musculaire. Thèse de Paris, 1893-1894, n° 248.

[4] Choux. De la cure chirurgicale des hernies musculaires. *Revue de Chir.*, juin 1893, p. 485.

[5] A. Guinard. Des hernies musculaires. *Gaz. hebd. de méd. et chir.*, 1888, n° 14, p. 214.

[6] J. Weill. Hernie musculaire du premier adducteur de la cuisse gauche. *Rec. de mém. de méd. et de chir. milit.*, 1881, XXXVI, p. 612.

[7] Sédillot. *Gaz. méd. de Strasbourg.*, 1859, p. 146.

[8] Tédenat. Lipomes et hernies musculaires. *Montpell. méd.*, 20 février 1892, n° 8, p. 148. Ce cas est cependant un peu complexe ; car il y avait en même temps tumeur intra-musculaire (lipome).

Mécanisme. — La hernie musculaire vraie, c'est-à-dire, sans déchirure concomitante du muscle, peut se produire de deux façons : par déchirure ou par usure de l'aponévrose.

La *déchirure* aponévrotique par simple contraction de muscles est à peu près impossible. L'élasticité relative des aponévroses, le volume total à peu près invariable du muscle même contracturé, le relâchement des muscles voisins, qui permettent à tel ou tel de « tirer la couverture » à lui (FARABEUF), quand il se contracte, expliquent la rareté de cet accident.

Les hernies par *usure* sont le cas ordinaire. L'aponévrose est usée par un traumatisme chronique (cas de SÉDILLOT, TÉDENAT, etc.) ou bien par le ventre du muscle lors de ses contractions [1]. Mais, après ce que nous avons dit, on ne s'étonnera pas de la rareté de l'usure. Elle ne devrait même jamais se produire, si le schéma de FARABEUF était rigoureusement exact, c'est-à-dire, s'il ne se contractait jamais qu'un seul muscle à la fois ; mais la synergie musculaire est toujours en jeu (BAUDIN) [2] ; les « ventres » de plusieurs muscles se gonflent à la fois et les gaines sont toutes plus ou moins distendues ; on verra céder alors celle du muscle, qui s'est le plus fortement contracturé. La hernie par usure est donc une *hernie de faiblesse* (FARABEUF) de l'aponévrose.

A. GUINARD a pu reproduire des hernies musculaires en excisant l'aponévrose des muscles longs du lapin ; ces expériences sont intéressantes en ce qu'elles ont confirmé la symptomatologie énoncée par FARABEUF.

Anatomie pathologique. — L'antisepsie a permis de l'observer directement dans les myocèles. L'observation de GAZIN [3]

---

[1] Il est entendu qu'un muscle n'augmente pas de volume en se contractant ; mais la répartition de son volume change, d'où la production du ventre, c'est-à-dire du gonflement apparent du muscle.

[2] BAUDIN. Contribution à l'étude de la hernie musculaire spontanée. *Rec. de mém. de méd. et chir. milit.*, 1882, XXXVII, p. 319.

[3] GAZIN. Ostéome d'un adducteur. *Arch. de méd. et de ph. milit.*, 1892, XX, p. 122.

en est le véritable type. Le membre étant en abduction, on vit le moyen adducteur, recouvert de sa gaine, dessiner une masse oblongue, large de $0^m,05$, écartant et soulevant les bords très amincis de la déchirure aponévrotique. La hernie se réduisait par le retour progressif du membre à la position normale, et on constatait alors qu'il n'existait pas une boutonnière aponévrotique, au sens propre du mot, mais des *bords usés* se perdant sur le pourtour de la masse musculaire herniée. L'aponévrose était réduite à son niveau à une pellicule très légère, blanchâtre, et qui semblait formée de fibres parallèles.

Symptômes. — La hernie vraie, sauf de rares exceptions, ne s'établit que progressivement. Une fois constituée, et le muscle étant placé dans la flexion légère, on observe une *tumeur*, grosse comme un œuf au maximum, sans modification du côté du tégument. Cette tumeur est mollasse, sensible, à large base. Elle est réductible et l'on perçoit alors, cerclant son ancienne base, un anneau circulaire ou ovalaire, mais dont les bords sont rarement nets ou tranchants ; c'est l'*anneau herniaire* aponévrotique. Quand le muscle est fortement étiré, la myocèle disparaît ; elle persiste ou augmente un peu dans le cas contraire. Dans les contractions statiques, c'est-à-dire sans effet utile, la hernie disparaît encore. Dans les contractions dynamiques, elle durcit un peu, sans augmenter de volume ou même elle diminue.

La hernie musculaire vraie ne produit qu'une gêne fonctionnelle insignifiante ; elle est plus choquante que gênante. Cependant le malade de BAUDIN se fatiguait vite et ressentait des *crampes*, lorsque ses adducteurs avaient dû se contracter.

2° MYOCÈLES TRAUMATIQUES

(pseudo-hernies)

Etiologie. — Ici l'étiologie est toute différente de la hernie vraie, mais toute pareille à celle de la contusion (LEGUEU, LEIBOLD)[1]

[1] LEIBOLD. Ein Fall von subkutaner Ruptur des Erector Trunci. *Arch. f. Unfallheilk,* 1897, II, 1.

ou de la rupture. C'est à la suite de ce dernier accident, et surtout des *ruptures partielles*, qu'elles s'observent le plus souvent ; elles sont assez communes, en comparaison des myocèles vraies qui sont rares.

Anatomie pathologique et mécanisme. — Le traumatisme ou la contraction musculaire peuvent rompre à la fois muscle et gaine ; si dans l'orifice de la déchirure aponévrotique [1] s'engage une portion de muscle rompu, la hernie traumatique sera constituée.

Mais deux cas peuvent se présenter : ou bien les fibres herniés vont demeurer indépendantes et persister sous forme de bourgeon-musculaire, ou bien elles vont se ressouder au corps du muscle ; dans le premier cas, nous aurons une hernie traumatique vulgaire ; dans le second, nous aurons tous les signes d'une myocèle dynamique ou hernie vraie, bien que son origine soit toute différente : ce sera une *pseudo-hernie* devenue une *hernie vraie.*

Symptômes. — Le bourgeon musculaire hernié ayant perdu sa continuité avec le corps du muscle, dans la majorité des cas, nous trouverons une tumeur, ronde ou ovoïde, molle, réductible, mais qui *persiste sans changement de volume* dans la flexion légère ou l'extension [2]. Dans la flexion complète, elle *augmente ;* elle *durcit*, sans changer de volume, dans la contraction statique ou dynamique : elle peut alors cependant se rapprocher des insertions auxquelles elle est encore reliée.

Les caractères de cette hernie traumatique sont, comme on le voit, tout l'opposé de ceux de la myocèle vraie. Il y aurait en plus deux petites nuances : l'*orifice aponévrotique* de celle-ci

---

[1] Il peut exister deux orifices (cas de H. HARTMANN). Note sur un cas de hernie musculaire. *Rev. de chir.*, juin 1893, p. 508.

[2] D'après DELORME, la tuméfaction serait due pour une bonne part aux reliquats de la rupture musculaire : hématomes, kystes, scléroses, etc., et à la contracture musculaire, d'où la possibilité de croire à une myocèle traumatique, alors qu'il n'y en a pas. *Soc. de chir.*, 13 décembre 1893.

serait plus régulier, moins tranchant que dans la pseudo-hernie [1], et la *réductibilité* de la tumeur serait moins parfaite avec la myocèle traumatique, à cause des adhérences cicatricielles qui s'établissent entre elle et l'aponévrose rompue.

Au point de vue *pronostic*, elles ne sont pas plus graves l'une que l'autre. Cependant les douleurs et partant la gêne fonctionnelle seraient un peu plus grandes dans la hernie traumatique ou pseudo-hernie.

Diagnostic. — Les deux variétés de myocèle s'opposent assez facilement l'une à l'autre, pour que nous n'insistions pas sur leur diagnostic. Il est vrai, que la *hernie traumatique* ou *pseudo-hernie* peut simuler parfaitement la hernie vraie, si la continuité du muscle s'est à peu près rétablie ; mais l'interrogatoire, quand les souvenirs du malade ont quelque précision, permettent la différenciation. Dans la région des muscles obliques de l'abdomen, VELPEAU [2] crut à une *hernie intestinale*. En cas de doute, il n'y aurait guère lieu cependant de recourir au procédé de l'épingle de RICHET [3] : celle-ci ne serait bonne qu'à crever une anse intestinale. Mais aux membres on pourrait s'assurer ainsi de la nature contractile de la tumeur. Le procédé n'a pas d'ailleurs une valeur pathognomonique : une tumeur que couvrirait un simple faisceau musculaire, donnerait les mêmes signes qu'un myocèle

Le diagnostic différentiel n'est pas en effet toujours aisé et elle serait un peu longue la liste des erreurs commises. La plus commune est celle qui attribue la tumeur à un *lipome*. Mais un examen attentif et quelques notions anatomiques et physiologiques permettent d'éviter la méprise. Un lipôme musculaire se déplacera bien avec le muscle, mais il n'offrira pas les phénomènes de réductibilité et les variations de volume propres aux hernies musculaires.

[1] Ce rebord est dit « cartilagineux » dans un cas de hernie double des adducteurs : A. DETHY. *Arch. méd. belges*, 1890, n° 4, p. 229.

[2] Cité par CHARRET. Thèse de Paris, 1857.

[3] Dans les tumeurs supposées musculaires, A RICHET proposait d'enfoncer la pointe d'une épingle : ses oscillations, au moment des contractions, devaient permettre de conclure à une hernie.

Rappelons le cas exceptionnel de Tédenat, où coexistaient une hernie et un lipôme.

Traitement des myocèles. — Qu'elles soient vraies ou fausses, le même traitement leur convient. Il est palliatif ou curatif.

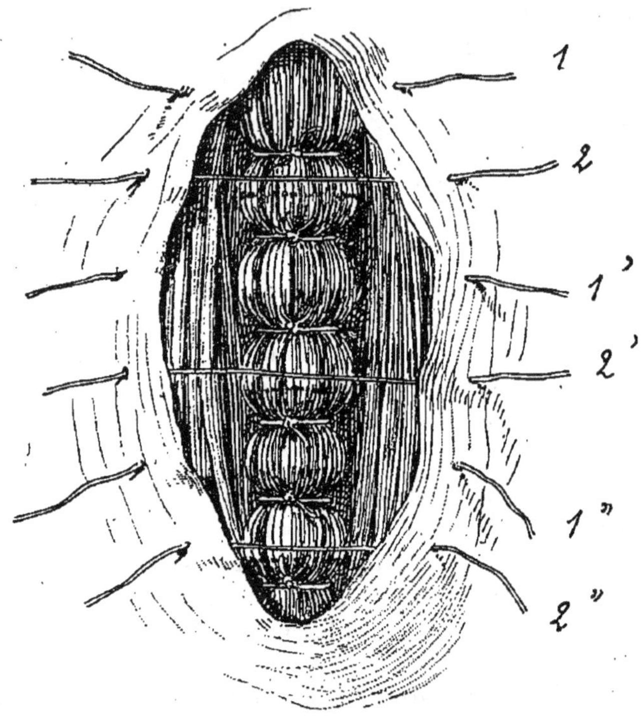

Fig. 15.

Suture dans les hernies musculaires (Choux).

1, 1', 1'', fils embrassant dans leur anse à la fois muscle et aponévrose. — 2, 2', 2', fils ne prenant que l'aponévrose. — Les fils déjà noués sont des sutures perdues passées en plein muscle. Toutes les sutures sont au crin de Florence.

Palliatif, il consistera en le port d'un bandage, bas, brassard ou cuissard.

Curatif, il se propose de faire disparaître, du même coup, difformité et gêne fonctionnelle. Giess [1] serait le premier à l'avoir

[1] Giess. Zwei behandelte Fälle von hernia muscularis. *Berl. klin. Woch.,* 15 mars 1886, p. 174.

employé. Dans un cas, il se borna à réséquer la portion du muscle herniée et il eut une récidive ; dans le second, il fit la résection du muscle, la suture de l'aponévrose et il eut un succès. Depuis, la cure radicale a été tentée plusieurs fois, mais souvent on note une tendance à la récidive ou une récidive franche (NIMIER [1], HARTMANN, SELLERBECK, GAZIN). CHOUX [2] emploie la technique suivante : il embrasse le muscle par une série de points de suture perdus au crin de Florence ; ils ont pour effet de réduire la hernie et de la maintenir, grâce au travail de sclérose, qu'ils déterminent autour d'eux : puis il suture l'aponévrose (fig. 15). Il serait utile de conseiller au malade le port d'un bandage, pendant quelques semaines après l'opération, absolument comme pour la hernie.

Enfin on pourra parfois buter l'anastomose musculaire si la suture des deux bouts musculaires est impossible (voy. WELKER, thèse Paris, 1900).

[1] NIMIER. De la cure radicale des hernies musculaires. *Mercredi méd.*, 20 janvier 1892.

[2] CHOUX. De la cure radicale des hernies musculaires. *Revue de chir.*, juin 1893, p. 485.

CHAPITRE II

LÉSIONS INFECTIEUSES

(INFECTIONS MUSCULAIRES)

I. — MYOSITES

Définition. — La myosite est l'inflammation ou infection des muscles. Mais ici, comme partout, c'est le tissu conjonctif, ce tissu à tout faire, qui est le propagateur de l'inflammation, dont l'élément noble, la fibre musculaire, ne souffre que secondairement.

Nous passerons en revue, au point de vue chirurgical, d'abord, les myosites *aiguës*, puis les myosites *chroniques*.

1° MYOSITES AIGUËS

Historique. — La myosite fut longtemps méconnue ou négligée, à tel point que ZENKER appelle le muscle le « prolétaire de l'économie » !

BOYER et RICHERAND ont soupçonné la myosite. PORTAL indiqua un de ses signes cliniques le plus important : l'induration. GENDRIN l'étudia expérimentalement.

Dans une deuxième phase de l'historique, on discuta surtout ses relations avec le rhumatisme. VILLENEUVE, VALLERAUD DE LA FOSSE, BÉRARD, qui observèrent des myosites suppurées, les considéraient cependant comme de nature rhumatismale.

Avec TESSIER (1838), VALLEIX, TROUSSEAU, on parle au contraire de *diathèse purulente*, et la myosite était ainsi ballottée du rhumatisme à la pyoémie, quand parut le premier travail d'ensemble, celui de DIONIS DES CARRIÈRES [1]. On trouve encore dans

[1] DIONIS DES CARRIÈRES. Etude sur la myosite. Thèse de Paris, 1851, n° 8.

une leçon de Velpeau [1], dans la thèse d'agrégation de A. Desprès (1866), quelques notions sur les myosites chirurgicales.

Mais, avec le microscope et la bactériologie apparaissent de nombreux travaux ceux de Zenker, de Hayem, sur les myosites infectieuses secondaires, puis ceux de Nicaise [2], de Guermonprez, de Brunon, [3], de Larger [4], sur les myosites infectieuses primitives. En Allemagne, durant la même période naissait un nouveau nom, sinon une nouvelle maladie : la dermatomyosite (Unverricht).

Division. — Comme on peut s'en douter par cet aperçu historique, il est difficile de faire des myosites un seul bloc. La myosite aiguë peut se manifester de trois façons différentes, suivant son trait dominant : comme un processus purement local, comme une infection spéciale, à la fois générale et locale, comme la conséquence d'une maladie générale préexistante. Autrement dit : *myosite localisée* ou simplement *myosite ; myosite symptomatique ou métastatique; myosite par infection générale.*

A. Myosite localisée. — C'est la forme essentiellement chirurgicale, celle dans laquelle l'infection est locale dans son origine, dans ses manifestations et, le plus souvent, dans son évolution.

Étiologie. — La myosite localisée est primitive ou secondaire.

Au nombre des myosites *secondaires* on peut citer celles qui succèdent à un trauma, à une rupture musculaire, à un abcès profond (voy. *Plaies, Contusions, Pseudo-hernies*).

La myosite *primitive*, la plus intéressante des deux, se ren-

---

[1] Velpeau. De la myosite. *Gaz. des hôp.*, 1853, p. 600.

[2] Nicaise. De la myosite infectieuse. *Revue mens. de méd. et de chir.*, 1877, p. 51.

[3] R. Brunon. De la myosite infectieuse. Thèse Paris, 1886-87, n° 178.

[4] J.-E. Larger. De la polymyosite infectieuse aiguë. Thèse de Paris, 1890-1891, n° 354.

contre chez les sujets *jeunes* et *adultes* du sexe *masculin*, c'est-à-dire, ceux qui peinent et fatiguent. On trouve souvent mentionnés, au titre prédisposant ou déterminant, le *surmenage*, les *mouvements forcés*, le *refroidissement*, la *misère physiologiqu e*. Dans quelques cas, la myosite a un caractère *professionnel* : telle serait la « mamelle » des forgerons (abcès musculaire du gran d pectoral gauche).

Le *siège* est assez variable : les muscles du membre inférieur (psoas et mollet surtout), ceux de la racine du bras ou de l'épaule, paraissent les plus atteints, c'est-à-dire, les muscles soumis au travail le plus pénible.

Anatomie pathologique. — Les lésions, que nous allons décrire ici, sont à peu près les mêmes dans les trois variétés de myosites aiguës. Leur description suffira donc une fois pour toutes.

Avec Hayem on peut distinguer dans les lésions de la myosite deux formes, qui ne sont souvent que les deux degrés d'un même processus.

1° *Forme hyperplasique*. — Le tissu conjonctif inter et péri-fasciculaire est le siège d'une infiltration embryonnaire plus ou moins abondante; il est épaissi, vascularisé, etc... Il présente en un mot les signes habituels à toute inflammation. Quant aux fibres musculaires de la zone inflammatoire, elles sont atrophiées, granuleuses : leur striation disparaît; les noyaux musculaires se multiplient, pénètrent dans le sarcolemme et à l'intérieur de la fibre. Plus tard celle-ci se vacuolise en son centre et il ne reste plus bientôt qu'un étui sarcolemmatique (Hobbs)[1]. Ailleurs, la fibre, de plus en plus granuleuse et cireuse, se fragmente en petits blocs, qui sont eux-mêmes finalement résorbés. Ces divers degrés d'altérations s'échelonnent plus ou moins régulièrement du centre du foyer vers la périphérie.

Le muscle atteint est grisâtre, terne, dur, mais cassant. Il se résout en une sorte de bouillie, sous le doigt qui le presse. S'il existe une plaie, la surface du muscle est recouverte de

---

[1] J. Hobbs. Note sur la myosite infectieuse d'origine traumatique. *Journ. de méd. de Bordeaux*, 28 février 1897, n° 9, p. 105.

bourgeons charnus, partis du péri- ou de l'endomysium conjonctif.

2° *Forme suppurée*. — Le pus se forme d'abord aux dépens des éléments conjonctifs ou des foyers apoplectiques, si communs dans les myosites symptomatiques. Mais bientôt des fragments musculaires se mêlent au pus.

L'abcès musculaire se collecte en un point quelconque du muscle, souvent à la périphérie de la gaine : comme dit OLLIER [1], il y a « périmyosite ». Un bourrelet induré le limite ; ses parois, anfractueuses et grenues, sont formées par les fibres restantes, recouvertes d'un tissu de granulation. Le pus est blanchâtre ou jaune, parfois sanieux et rougeâtre, quand il dérive de la fonte suppurative d'un hématome ou de petits infarctus hémorragiques.

Pathogénie. — La pathogénie des myosites aiguës localisées est la même que celle des infections circonscrites de la peau ou du tissu cellulaire. Un trauma, un effort, le refroidissement, le surmenage déterminent dans tel ou tel muscle un « locus minoris resistentiæ... ». Une excoriation, une plaie ou la voie sanguine amènent dans le foyer les germes infectieux, nécessaires pour transformer le désordre mécanique en une infection subaiguë, aiguë, plastique ou suppurée.

Symptômes. — Le malade tout d'abord éprouve de la *douleur* dans l'exécution de certains *mouvements*. Peu à peu cette douleur et cette gêne augmentent : la première, d'abord vague et diffuse, se cantonnne nettement dans un muscle ou une portion de muscle ; le palper la réveille sourde et gravative, au début ; aiguë et lancinante, plus tard. En même temps, le membre prend d'instinct certaines *attitudes*, mettant le muscle dans le relâchement : flexion de la cuisse et rotation externe légère dans la psoïtis, adduction du bras dans la myosite du pectoral, attitude du torticolis, dans celle du sterno-mastoïdien, etc.

---

[1] L. OLLIER. Observations de suppuration musculaire. *Gaz. des Hôp.*, 1873, n° 52, p. 411.

Comme signes physiques on note la sécheresse de la peau, mais parfois aussi des *sueurs locales* profuses (Guermonprez) [1], un *œdème cutané léger*, rénitent et élastique au début, quelques *macules rougeâtres* (Guermonprez). Le réseau des veines sous-cutanées peut être dilaté comme dans les suppurations profondes de l'ostéomyélite. Enfin, le muscle constitue une *tumeur dure, ligneuse* (Velpeau), à volume et contours anormaux.

Les symptômes généraux apparaissent avec l'accentuation des signes physiques; ils n'ont rien de spécial. On observe de la fièvre avec son cortège habituel de troubles gastro-intestinaux, de courbature, d'agitation. Leur intensité dépend de celle de l'infection.

Marche. — Jusqu'ici il n'y a eu que myosite hyperplasique. Elle peut se résoudre, laissant parfois derrière elle une myosite chronique. Si elle doit suppurer, la fièvre prend le type bien connu; les grandes oscillations, en même temps que les douleurs augmentent d'acuité. La peau devient franchement œdémateuse, les macules s'élargissent, forment des plaques livides et l'on sent finalement, sur un point du muscle, une petite tumeur, grosse comme une noix ou un œuf de pigeon. Elle est fluctuante, mais bordée d'une zone d'induration ligneuse. Son sommet se rapproche de la peau, qui devient de plus en plus mince et violacée, jusqu'au moment où elle se perfore pour laisser passer un pus blanc ou crémeux, quelquefois sanieux. D'après Velpeau, cette évolution est lente à se faire : il faudrait de huit à quinze jours au pus pour se collecter, un mois et demi ou deux, à l'abcès, pour se tarir.

La guérison survient donc lentement et la fonction du muscle, pour peu que la myosite ou l'abcès aient eu quelque étendue, sera fortement compromise.

Cependant, cette forme de myosite est habituellement bénigne. Després, en disant que « l'abcès musculaire est très grave et que jusqu'ici la mort a suivi cette lésion », visait sans doute d'autres

[1] Guermonprez. Contribution à l'étude de la myosite. *J. des sc. méd. de Lille*, nov. 1879, p. 849 et 969.

formes ou les résultats parfois si décevants de la chirurgie
pré-antiseptique.

B. MYOSITES SYMPTOMATIQUES, MÉTASTATIQUES. — Ce sont par définition des myosites *secondaires*. On les observe surtout à la
suite de la *fièvre typhoïde*, où elle frappe de préférence les grands
droits de l'abdomen[1]. On les a encore observés au cours de la
variole, le scorbut, l'érysipèle, de l'infection puerpérale, la
blennorrhagie[2], etc... La rougeole elle-même n'échappe pas à
cette complication (GAUCHER et MARIAGE)[3].

La *pathogénie* de ces myosites symptomatiques est de nos
jours fort claire. L'altération du sang et du muscle, qu'invo-
quait HAYEM, est réalisée par les toxines ; et d'autre part, les
microbes vont former au sein des fibres musculaires de véritables infarctus. Ces myosites sont remarquables en effet, par
la fréquence des ruptures fibrillaires et l'abondance des foyers
apoplectiques. Elles ne passent qu'assez rarement à la suppuration, sauf pendant la période de convalescence. Car ces myosites symptomatiques restent jusque-là inaperçues : la stupeur
du malade, la violence des accidents généraux les masquent dans
la période aiguë de la maladie.

Quelques recherches bactériologiques incriminent surtout les
espèces microbiennes pyogènes : staphylocoques dorés, dans les
cas de LAVERAN[4], de BOISSON et SIMONIN[5], streptocoques dans
ceux de WÆTZOLD[6] (femmes en couches).

[1] CHANTEMESSE. *Traité de médecine Charcot-Bouchard*, I, p. 766.
Voyez aussi P. KIEFFER. *Les ruptures musculaires spontanées dans
la fièvre typhoïde*. Thèse de Paris, 1894-95, n° 127.

[2] BRAQUEHAIE et SERVEL. La myosite blennorrhagique. *Ann. des
org. gén. ur.*, 1898, décembre.

[3] E. GAUCHER et MARIAGE. Myosites rubéoliques. *Bull. et mém. Soc.
méd. des Hôp.*, 13 juin 1890, p. 555.

[4] A. LAVERAN. *Ibid.*, 27 février 1891.

[5] BOISSON et SIMONIN. Myosites infectieuses. *Arch. de méd. et de
ph. milit.*, 1895, XXV, p. 122.

[6] WÆTZOLD. Ueber acute post-partum Polymyositis. *Zeitschr. f.
klin. Med.*, 1893, XXII, 6.

Leur symptomatologie se rapproche de celle des suivantes, pendant la période aiguë de la maladie originelle, alors qu'elles sont plus ou moins diffuses, ou bien de celle des précédentes, quand il se forme, pendant une convalescence, des foyers circonscrits.

Le pronostic dépend de la cause. Les myosites blennorrhagiques sont ordinairement bénignes et suppurent rarement.

C. MYOSITES PAR INFECTION GÉNÉRALE. — Les myosites infectieuses doivent être considérées comme l'expression locale d'une infection générale.

Historique. — Plus ou moins ignorées ou confondues par les cliniciens, anciens, elles sont menacées, grâce aux tendances analytiques actuelles d'un véritable morcellement.

RENNES, DANCE, DUPLAY, il y a longtemps déjà, avaient signalé des myosites s'accompagnant d'éruptions cutanées. Plus près de nous, NICAISE observa un cas de myosite *phlegmoneuse*. Pendant ce temps UNVERRICHT[1], HEPP[2], WAGNER, PLEHN, FRÆNKEL[3] décrivaient ce qu'on a appelé depuis la *dermatomyosite aiguë*. Enfin nous devons à LARGER une étude de la *polymyosite*, à SENATOR et HOFFMANN, des observations de *neuromyosite*.

Pathogénie. — Tous ces faits ne sont pas absolument comparables; ils ont cependant quelques traits communs. Le tableau clinique est celui d'une maladie générale et les lésions anatomiques sont assez comparables. Les éruptions cutanées, qui les accompagnent et pour lesquelles on a créé le mot de dermatomyosite, ne sont en somme que la traduction d'un état infectieux

[1] UNVERRICHT. Polymyositis acuta progressiva. *Zeitschr. f. klin. Med.*, Bd. XII, Heft 5 et 6.

[2] Paul HEPP. Ueber Pseudotrichose, eine besondere Form in acuter parenchymatöser Polymyositis. *Berl. klin. Woch.*, 1887, nos 17 et 18, p. 297 et 322. — E. WAGNER. Ein Fall von acuter polymyositis. *Deut. Arch. f. klin. Med.*, 1887, XI, 241.

[3] FRÆNKEL. De la dermatomyosite. *Soc. de méd. int. de Berlin*, 8 janvier 1894.

absolument comme dans les septicémies. La bactériologie peut-
être nous renseignera mieux un jour ; Frænkel, Brunon[1] ont
trouvé le streptocoque, Boulloche[2], le pneumocoque, et Martinotti[3] a reproduit des myosites expérimentales avec des staphylocoques, pris chez un aliéné mort de suppurations multiples.
Mais, en attendant que la clinique permette une analyse parallèle à celle de la bactériologie, il est prudent de ne pas morceler
le groupe par une division prématurée.

Il est difficile de répondre à la question de la porte d'entrée
et de la localisation des germes. On peut admettre, que, grâce
au microbisme latent et à certains facteurs locaux ou généraux
dépressifs, il se fait une infection hématogène, dont myosites,
éruptions cutanées ou autres signes ne sont que l'expression.
Certains des cas, rapportés comme exemples de myosites infectieuses, de dermato-myosites ou de polymyosites, ne sont même
à tout prendre que des accidents pyémiques et métastatiques ;
les malades de Scriba[4] venaient d'avoir ou avaient des furoncles
ou des abcès dentaires ; parmi ceux de Frænkel, deux avaient
une otite purulente et une troisième un goitre suppuré.

Etiologie. — De ces myosites infectieuses, nous ne connaissons guère que les facteurs prédisposants : misère, alcoolisme,
surmenage, marche forcée, crises épileptiques, refroidissements?
(Busch)[5]. Rappelons pour mémoire les suppurations préexis-

---

[1] Brunon. Quelques recherches sur la nature microbienne et la
pathogénie de la myosite infectieuse primitive. *Normandie méd.*,
15 juillet 1891, n° 15, p. 293.

[2] Boulloche. Note sur un cas de polyarthrite suppurée et de myosite, déterminées par le pneumocoque. *Arch. de méd. exp. et d'anat.
path.*, 1892, n° 2, p. 252.

[3] Martinotti. Ueber Polymyositis acuta verursacht durch einen
staphylococcus. *Centralbl. f. Bakter.*, 1898, XXIII, p. 877.

[4] Scriba. Ueber die Ætiologie der Myositis acuta. *Deut. Zeitschr. f.
Chir.*, 1885, XXII, p. 498.

[5] Busch. Ein Fall von multipler, acuter, eitriger myositis. *Wien.
med. Presse*, 1890, n° 25, p. 1004.

tantes : furoncles, otites, strumites, etc. Dans un cas de Litten [1], il y avait eu intoxication par l'oxyde de carbone.

Anatomie pathologique. — Le muscle est tuméfié et dur, la fibre cassante, le tissu cellulaire interfasciculaire œdématié, d'aspect un peu gélatineux. La fibre musculaire est terne, jaunâtre. Les foyers hémorragiques ne sont pas rares, au point même de transformer le muscle entier en une sorte d'infarctus [2].

Tel est l'aspect dans les formes les plus malignes, qui peuvent faire mourir la malade avant d'en arriver à la suppuration. Quand celle-ci se produit, une sérosité sanieuse, puriforme ou franchement purulente s'infiltre entre les faisceaux musculaires et en fait une véritable éponge.

Dans un cas de Foucault, examiné par Hayem, on trouva une quantité énorme de globules blancs infiltrés entre les faisceaux et les fibres. Celles-ci, d'une fragilité émorne, étaient granuleuses ou vitreuses et se fragmentaient en blocs irréguliers et multiples.

Symptômes. — Dans ces myosites infectieuses les symptômes généraux prédominent. Ils commencent par un frisson, de la fièvre, un état gastrique prononcé, avec sensation de courbature généralisée. Il y a déjà des douleurs dans certains muscles.

A la *période d'état*, la température est toujours élevée, il y a des sueurs parfois profuses, de la prostration. Sur la peau s'observent des *éruptions* d'aspects divers : simples macules, grands placards rouges, éruptions ortiées, purpura. Cette éruption peut siéger en un point quelconque du corps, être généralisée, ou se manifester seulement au niveau de la myosite. Elle peut aussi faire défaut. Du côté du tissu cellulaire sous-cutané, on observe cet œdème dur, particulier, qui caractérise les myosites profondes ; les muscles, car la forme *polymyositique* est la plus

---

[1] Litten. *Soc. de méd. int. de Berlin*, 19 février 1894.

[2] A., Prinzing. Ein Fall von polymyositis acuta hæmorragica. *Münch. med. Woch*, 1890, n° 48, p. 846.

commune, sont durs, tuméfiés, douloureux. Ils obligent le malade à conserver des attitudes variables, selon les cas. La *rate* est tuméfiée.

Marche. — La prostration, la fièvre peuvent aller en augmentant et le malade succombe au milieu de symptômes adynamiques, absolument comme un typhique. Ce dénouement survient parfois avec une rapidité presque foudroyante, en quatre ou cinq jours. On s'explique alors, qu'on ne rencontre pas toujours la suppuration ; mais elle n'en survient pas moins dans quelques cas rappelant le « typhus des membres » (WHALTHER)[1] ou dans les formes subaiguës (NEUMANN)[2].

Dans d'autres cas, la guérison survient, mais jusqu'ici elle a été rarement observée : les formes légères passent peut-être inaperçues. Elle peut d'ailleurs se faire attendre très longtemps : deux ans et demi dans un cas de B. LEWY[3]. Si la suppuration se produit, les muscles demeurent frappés d'atrophie (BUSCH).

Comme *complications* on peut citer les arthrites purulentes (FRÆNKEL, BOULLOCHE), la névrite (HOFFMANN[4], LEVY-DORN)[5], l'ophtalmie suppurée, la suppuration des glandes salivaires (PFISTER)[6] ; mais tous ces accidents sont certainement sous l'influence de la même cause pyogène et constituent des variantes cliniques beaucoup plus que des complications. Par contre, il survient souvent des broncho-pneumonies, dues aux troubles de la déglutition, quand les muscles pharyngiens sont envahis par l'infection. Citons encore les néphrites parmi les complications.

---

[1] E. WHALTHER. Ueber idiopatische acute eiterige Muskelentzündung. *Deut. Zeitschr. f. Chir.*, 1887, XXV, p. 260.

[2] H. NEUMANN. Ein höchst eigenthümlicher Fall von polymyositis subacuta suppurativa. *Deut. med. Woch.*, 13 juin 1895.

[3] B. LEWY. *Soc. de méd. int. de Berlin*, 19 février 1894.

[4] HOFFMANN. Congrès des neurol. et méd. aliénistes de l'Allemagne du Sud. In *Trib. méd.*, 1894, n° 10, p. 603.

[5] LÉVY-DORN. *Berl. klin. Woch.*, 2 sept. 1895.

[6] E. PFISTER. Beitrag zur Lehre von den septischen Erkrankungen, etc. *Arch. f. klin. Chir.*, 1895, XLIX, 3.

Diagnostic. — Les difficultés du diagnostic tiennent pour une bonne part à ce que l'affection est mal connue. Elle peut être confondue avec la fièvre typhoïde, le rhumatisme, la grippe, l'ostéomyélite. L'erreur ne sera évitée que par la découverte des foyers douloureux et du gonflement musculaire. La *trichinose* se sépare de la dermatomyosite par la marche de l'infection dans les muscles : elle commence par ceux de la tête ou du tronc, pour s'étendre ensuite aux membres, tandis que la dermatomyosite suit une marche inverse et respecterait *toujours*, d'après UNVER-RICHT, *les muscles de la langue, de l'œil, du cœur et le diaphragme*. Cette règle a été malheureusement infirmée par quelques faits. L'*infection farcinomorveuse* est parfois difficile à éliminer. Dans un cas (POTAIN) on n'y parvint qu'avec peine ; l'interrogatoire et la bactériologie seront d'un grand secours. Enfin il ne faudra pas omettre de chercher si la toxhémie, qui nous occupe, n'a pas quelque origine latente, permettant de l'assimiler à une vraie pyoémie.

Le *pronostic* de ces myosites infectieuses est très grave : la lésion locale n'est pour ainsi dire rien, tandis que la maladie générale est tout.

Traitement. — Aussi le chirurgien est-il en face d'elles quelque peu désarmé. Tant qu'il n'y a pas d'abcès collecté, il faut se contenter de la thérapeutique médicale. La quinine, les antiseptiques internes seraient encore les meilleurs agents thérapeutiques.

Comme médication topique on pourra utiliser les onctions mercurielles, l'enveloppement ouaté ou le pansement humide.

Dès que la suppuration apparaît, on incise les foyers au fur et à mesure de leur formation, peut-être vaudrait-il mieux inciser le foyer même avant l'apparition de la suppuration.

Si la guérison survient, après ou sans suppuration, on se trouvera souvent en présence d'une myosite chronique.

2° Myosites chroñiques[1]

A. Myosites scléreuses. — L'inflammation ou infection chronique des muscles est actuellement moins négligée, grâce aux nombreux adeptes de la méthode de Thure-Brandt, c'est-à-dire grâce au massage. Les travaux suédois sur cette question sont très nombreux.

Historique. — La myosite scléreuse fut décrite tout d'abord par Froriep[2] et Virchow[3]. En France, Jaccoud[4] lui consacre quelques pages sous le titre de : « Rhumatisme musculaire. »

C'est une étiquette analogue qu'elle garde dans les publications des auteurs suédois (Bergmann, Helleday) ou allemands (Kreiss[5], Krukenberg[6], Ewer[7], Hackenbruch, Strauss). Cette épithète discutable a eu pour effet, en France, de faire négliger par les chirurgiens tout ce qui s'y rapporte. D'autre part, dans le groupe bâtard et mal étudié des rhumatismes chroniques, on ne trouve généralement que des données incomplètes.

Anatomie pathologique. — La myosite chronique est caractérisée par l'apparition dans les muscles de *traînées* ou de *nodosités scléreuses*. Ce tissu fibreux est pauvre en cellules migratrices, peu vasculaire, et englobe dans son épaisseur un certain nombre de fibres musculaires ; elles sont naturellement atrophiées ou

---

[1] Nous avons placé parmi les infections musculaires, les myosites chroniques (myosite scléreuse et myosite ossifiante) quoique leur nature infectieuse ne soit pas démontrée.

[2] Froriep. Die rheumatische Schwiele. *Weimar*, 1843.

[3] R. Virchow. *Virchow's Archiv.*, 1852, IV.

[4] Jaccoud. *Traité de Pathol. int.*, 5° édit., 1877, p. 522.

[5] Kreiss. Ein Fall von primäre Muskelschwiele der Wadenmuskulatur. *Berl. klin. Woch.*, 20 déc. 1886, p. 877.

[6] Krukenberg. Ueber die rheumatische Schwiele. *Berl. klin. Woch.*, 10 oct. 1887, p. 777.

[7] Léopold Ewer. Einige Bemerkungen über die rheumatische Schwiele, *ibid.*, 28 février, p. 150.

dégénérées. On peut y trouver aussi des filets nerveux (Gades) [1]; sur les bords de l'hyperplasie fibreuse, les fibres musculaires reprennent leurs caractères normaux et elles s'épuisent à la surface de cette néoformation comme sur un tendon.

La myosite chronique peut revêtir trois types topographiques principaux :

a) *Myosite régionale*. — Elle frappe tout un groupe musculaire, et le processus scléreux s'étend aux gaines, aux aponévroses, au périoste et jusqu'au tissu cellulaire sous-cutané.

b) *Polymyosite*. — Dans ce cas ce sont des muscles du cou, des bras, de la cuisse ou de la jambe qui sont pris simultanément.

c) Enfin la *myosite localisée à un seul muscle*.

Au point de vue des caractères extérieurs des lésions, on peut distinguer la *myosite diffuse* ou *infiltrée* et la *myosite noueuse* (*rheumatische muskelschwiele* des Allemands, *knötig myitis* des Suédois). Le siège serait le plus souvent dans les muscles de la nuque, du cou, des lombes et des fesses.

Etiologie. — Dans les formes primitives l'étiologie est assez obscure : la syphilis, l'alcoolisme, l'artériosclérose ne sont que peu ou point en cause. Le *refroidissement* ou le *trauma* sont le plus souvent mentionnés. La *fatigue*, le *surmenage professionnel* de certains muscles sont encore incriminés : les crampes des écrivains (Norström) ou dés pianistes (Reymond) [2] n'auraient dans certains cas pas d'autre cause. Peut-être faut-il lui rattacher aussi les parésies des joueurs de tambour [3]. Dans une observation, il y avait coïncidence de coliques saturnines (Strauss) [4].

Comme exemples de myosites secondaires, on peut citer un

[1] Cité par Nathvig. *Zeitschr. f. orthopad. Chir.*, Bd. IV, Heft, 4.

[2] C. Reymond. Myosite chronique. *Rev. méd. de la Suisse Romande* 20 nov. 1892, n° 11, p. 722.

[3] Walter von Zander. *Paralysies professionnelles des tambours*. Thèse de Berlin, 1891.

[4] H. Strauss. Ueber die sogenannte rheumatische Muskelschwiele. *Berl. klin. Woch.*, 1898, n°s 5 et 6, p. 89 et 121.

cas de Schlesinger[1] : myosite des jumeaux par rupture de veines variqueuses.

En tout cas, ce serait chez les *adultes* et chez les hommes que l'on observe le plus souvent ces myosites chroniques.

Pathogénie. — On ne saurait rien affirmer au sujet de la pathogénie. Si dans quelques cas on peut accuser les modifications subies par la fibre charnue grâce au traumatisme, dans les autres, on est réduit à incriminer l'influence bien vague du rhumatisme. Dans un fait jusqu'ici isolé, des noyaux de myosite noucuse donnèrent une culture pure de staphylocoques blancs (Bertelsmann)[2].

Symptômes. — Qu'elle envahisse un ou plusieurs muscles, la myosite peut se présenter sous deux formes : myosite *diffuse* ou infiltrée, myosite *noueuse*. Les deux variétés peuvent d'ailleurs se combiner.

Dans la forme *infiltrée*, le muscle est épaissi, induré, plus ou moins ligneux, un peu douloureux à la pression, au repos, et davantage pendant la contraction. Pour apprécier les signes objectifs, il faut naturellement mettre le muscle dans le relâchement et même avoir un certain doigté.

Dans la myosite *noueuse*, le muscle est plus ou moins induré, mais il existe surtout un *noyau dur*, ou un *chapelet de nouures*, d'autant mieux appréciables que le muscle est plus relâché, moins scléreux, et le palper plus adroit. La surface de ces nodosités est lisse, ou à peine bosselée : l'ensemble est élastique, indolent à la pression. Le volume est celui d'une noix ou d'une datte. En les mobilisant, ce qui est relativement facile, et en les refoulant vers la profondeur, on sent parfois une sorte de *grincement*.

Le tableau clinique de la myosite scléreuse ou noueuse paraît

[1] Schlesinger. *Club méd. de Vienne*, 16 nov. 1898, in *Presse méd.*, 1898, n° 97, p. 157 (annexe).

[2] Bertelsmann. Ein Fall von sogenannte rheum. Muskelschwiele (*Münch. med. Woch.*, 1898, n° 32).

donc bien simple. En réalité, il n'en est rien. Suivant son siège, elle peut s'accompagner du cortège symptomatique, en apparence, le plus étrange : Metzger, Helleday, Norström ont vu disparaître, avec la myosite qui les causait, des migraines paroxystiques ; Norström a vu également des quintes de toux opiniâtres s'en aller avec des nodosités du grand pectoral. Nous avons cité plus haut les crampes professionnelles ! Ivar Lundberg[1] put guérir un malade traité depuis longtemps pour les troubles les plus divers, qui n'étaient dus qu'à de la myosite du psoas. Et non sans raison peut-être, Rabagliati[2] place dans les muscles de l'abdomen la cause de certaines ovarialalgies... Dans un cas de Strauss, on crut à une sciatique.

Le *diagnostic* est donc souvent très délicat. On ne doit donc plus négliger ces douleurs rhumatismales, ces névralgies fonctionnelles, ces accidents nerveux, dont la terminologie vague ne sert bien souvent qu'à masquer des myosites. Leur histoire n'est d'ailleurs qu'à peine ébauchée ; car c'est elles, qu'on retrouve encore, dans nombre de torticolis, de pieds bots ou de scolioses.

Abandonnées à elles-mêmes, elles causent en effet l'atrophie, les rétractions musculaires. Le *pronostic* est donc assez sérieux.

Traitement. — Norström appelle le massage : « le spécifique des myosites ». Il y a probablement dans cet enthousiasme de spécialiste une certaine part d'exagération ; car Strauss, par exemple, déclare n'avoir pas obtenu la disparition complète des nodosités musculaires. Mais si elles ne disparaissent pas toujours, elles se réduisent souvent et ne deviennent plus gênantes.

Le massage est donc le traitement de choix ; on peut y joindre les onctions dites résolutives (mercurielles ou iodurées), les fomentations chaudes, la révulsion (pointes de feu), la faradisation. Les iodures à l'intérieur seraient un utile adjuvant.

Si ces moyens échouent à l'égard d'une tumeur circonscrite et

----

[1] Ivar Lundberg. Fall af myitis i musculus psoas major. *Upsala läkareför. förhandl.*, 1887-1888, XXIII, p. 380.

[2] A. Rabagliati: *Assoc. méd. Brit.*, 1894, in *Sem. méd.*, 1894, n° 44, p. 356.

solitaire, on a la ressource du traitement chirurgical ; Hilde-
brandt, dans un cas de Strauss, a ainsi enlevé, avec le plus
heureux résultat, une nodosité musculaire.

B. Myosite ossifiante [1]. — Dégagée des ossifications partielles
et locales, qu'on observe quelquefois autour d'un cal exubérant
d'une vieille arthrite déformante ou d'un vieil ulcère, la myosite
ossifiante est une sorte de dystrophie aboutissant à transformer
peu à peu les muscles en massifs ostéofibreux. Elle est encore
appelée pour cette raison : *progressive* ou *généralisée*.

Historique. — La première observation est celle de Rodgers
de New-York (1833). En 1839, Testelin et Dambressi [2] publièrent
en France un second cas. Puis, vient une série d'observations,
dues toutes à des auteurs étrangers : Virchow, Münchmeyer, Von
Mosetig, Kummer, pour ne citer que les plus connus. L'observation de Weil [3], qui est la seconde observée dans notre pays,
concerne un Roumain.

Étiologie. — Il est donc évident que la race joue un rôle :
les sujets de race germanique fournissent les six septièmes des
cas. Le sexe *masculin* (4 fois sur 3) et les *sujets jeunes* sont les plus
atteints : l'affection débute le plus souvent avant ou vers quinze
ans ; dans un cas de Kümmel, elle apparut quatorze jours après
la naissance. D'autre part, le cas de Kronecker [4] (cinquante-
quatre ans) est une véritable exception.

[1] Pour ceux qu'intéresse cette curieuse maladie citons le mémoire
de Kissel (*Vratch*, 1893, n° 32, p. 883), qui contient plusieurs observations non indiquées dans les travaux français les plus récents,
et celles de Crawford, *in Presse méd.*, 1899, n° 20, p. 99 (annexes),
celle de Jones, *ibid.*, n° 26, p. 128 (annexes) et celle de Nicolaysen,
Norsk. mag. f. lägevidensk., avril 1899.

[2] Testelin et Dambressi. *Gaz. méd. de Paris*, 2ᵉ série, VII, p. 170.

[3] Le sujet de cette observation a intelligemment mis à profit ses
loisirs, en s'exhibant dans toutes les cliniques de l'Europe. Lins-
meyer, Virchow, Kraske, Lépine, Weill lui ont servi l'ont présenté
à Vienne, Berlin, Fribourg, Lyon, Paris, etc.

[4] Kronecker. *Soc. de méd.*, Berl., 6 mars 1889, et *Sem. méd.*, 1889,
n° 11, p. 87.

Cette myosite est extrêmement *rare;* Nissim[1] n'en comptait récemment que 49 cas. Sa *nature* est inconnue. Florschütz incriminait le traumatisme; mais, on ne peut pas plus s'en prendre à lui qu'à la syphilis. Quant à la « diathèse ossifiante » de Virchow, aux troubles de croissance de Helferich, ce ne sont que des mots. Récemment, L. Pincus a ressuscité la théorie traumatique en incriminant les manœuvres obstétricales ; mais il admet en même temps une vulnérabilité, aussi spéciale qu'inconnue, du périoste[2]. Quant aux altérations médullaires, elles ne sont encore rien moins que démontrées (Eichhorst)[3].

Stempel[4] explique la myosite progressive par la persistance de débris mésodermiques au sein du muscle et leur évolution ultérieure dans le sens de l'ossification; cette théorie cadre assez mal avec les observations anatomiques.

Anatomie pathologique. — Comme l'a remarqué Mays, il y a *périmyosite* beaucoup plus que myosite. La fibre musculaire peut être en effet parfaitement saine (Fürstner)[5]. L'ossification se développe d'abord dans les gaines, pour marcher ensuite concentriquement vers le muscle, qui s'atrophie et se réduit de plus en plus, mais, sans disparaître complètement. Von Zöge-Manteuffel[6] a présenté un squelette sur lequel cette disposition

---

[1] J. Nissim. *De la myosite ossifiante progressive.* Thèse de Paris, 1897-1898, n° 272.

[2] L. Pincus. Die sogenannte myositis progressiva ossificans multiplex ; eine Folge von Geburtläsion. *Deut. Zeitschr. f. Chir.,* XLIV, Heft. 1 et 2, p. 179, 240, 1896.

[3] H. Eichhorst. Ueber die Beziehungen zwischen myositis ossificans und Rückenmarkskrankheiten. *Arch. f. path. Anat.,* CXXXIX, Heft 2, 1895. D'autant plus que ces observations se rapportent à des ostéomes beaucoup plus qu'à des myosites.

[4] Stempel. Mittheil. aus der Grenzgeb. der Med. u. Chir., 1898, III, Heft 3 et 4.

[5] Fürstner. Ueber einige seltenere Veränderungen im Muskelapparat. *Arch. f. Psych. u. Nervenkr.,* Bd. XXVII, Heft 2, 1896.

[6] Von Zöge-Manteuffel. *Congrès allemand de chirurgie,* 28 mai 1896.

était très nette. Selon la comparaison de A. Desprès, le muscle est comme pétrifié.

La marche de l'ossification n'est pas absolument régulière : elle commence parfois au beau milieu du muscle, à distance de ses insertions ; mais il n'est pas encore démontré que le tissu osseux puisse prendre naissance directement aux dépens des fibres musculaires. Quant aux os, ils sont atteints d'ostéoporose (Mays) et même d'ostéomalacie (Bruck).

Münchmeyer a montré, que la myosite passe, au point de vue macroscopique et histologique, par deux degrés : infiltration embryonnaire, puis ossification, avec sclérose et chondropoïèse intermédiaires. C'est en effet à de l'*os vrai* qu'elle aboutit.

Symptômes. — Cette maladie étrange s'annonce souvent par des symptômes inflammatoires ; la peau rougit, devient sensible et les mouvements sont douloureux dans la région que s'apprête à envahir la myosite. Cette petite poussée se calme, mais on trouve ensuite le muscle induré, noueux, en même temps que les crêtes ou saillies osseuses s'accentuent ou poussent de nouvelles apophyses. Les nouures peuvent se ramollir et suppurer[1].

Ces poussées inflammatoires se répètent à intervalles plus ou moins éloignées. Bientôt le malade est plaqué d'une sorte de carapace osseuse, offrant çà et là des reliefs ou des enfoncements et couvrant des régions entières, même aussi vastes que celle du thorax (Weill, Virchow[2]). Les muscles tout d'abord atteints sont ceux de la nuque et du dos : la tête se fléchit, le dos se voûte, il y a parfois de la scoliose (Kümmel).

Ces malades se développent mal ou tardivement : une malade de Münchmeyer n'était pas réglée à vingt-deux ans. Quant aux *troubles fonctionnels*, leur gravité est facile à comprendre : c'est le passage à l'état fossile en pleine vie, d'autant plus que les

[1] Cas de A. Kissel. Cas de myosite ossif. progr. chez un enfant d'un an et sept mois. Vratch, 1893, n° 32, p. 883 et cas de Rabek, *Gazeta lekarska*, 1891, n° 45.

[2] Virchow. *Soc. de méd. Berl.*, 20 juillet 1898 et *Berl. klin. Woch.*, 1898, n° 34, p. 758. Ce malade fut déjà présenté en 1894. Dans l'intervalle, il s'exhiba comme « homme de pierre ».

articulations sont parfois synostosés (von Zöge-Manteuffel).
L'invasion du masséter est à peu près constante, d'où la nécessité pour les malades de se faire arracher une dent ou deux afin

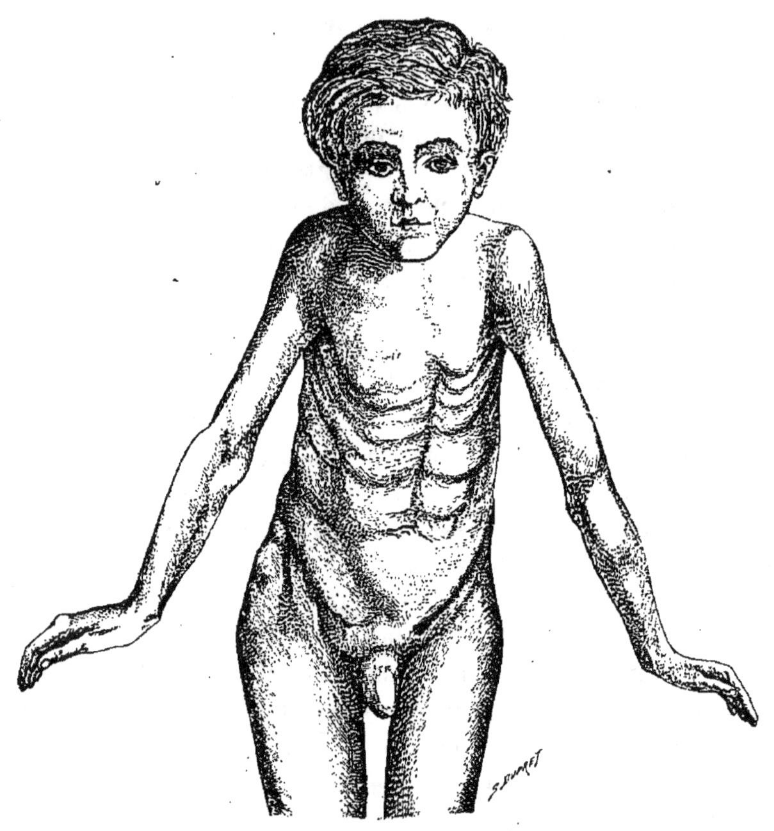

Fig. 16.
Myosite ossifiante progressive (Kummel).

de pouvoir s'alimenter. La respiration est aussi grandement gênée ; elle devient de plus en plus superficielle et incomplète ; il s'ensuit des bronchites, des congestions, des pneumonies, qui emportent le malade.

La *durée* de cette affection peut être très considérable ; elle se chiffre par années. Par contre, les sujets atteints jeunes, et sur-

tout ceux qui le seraient vers la puberté (PINTER), ne dépasse-
raient guère leur vingtième année.

Signalons enfin quelques associations bizarres : le malade de

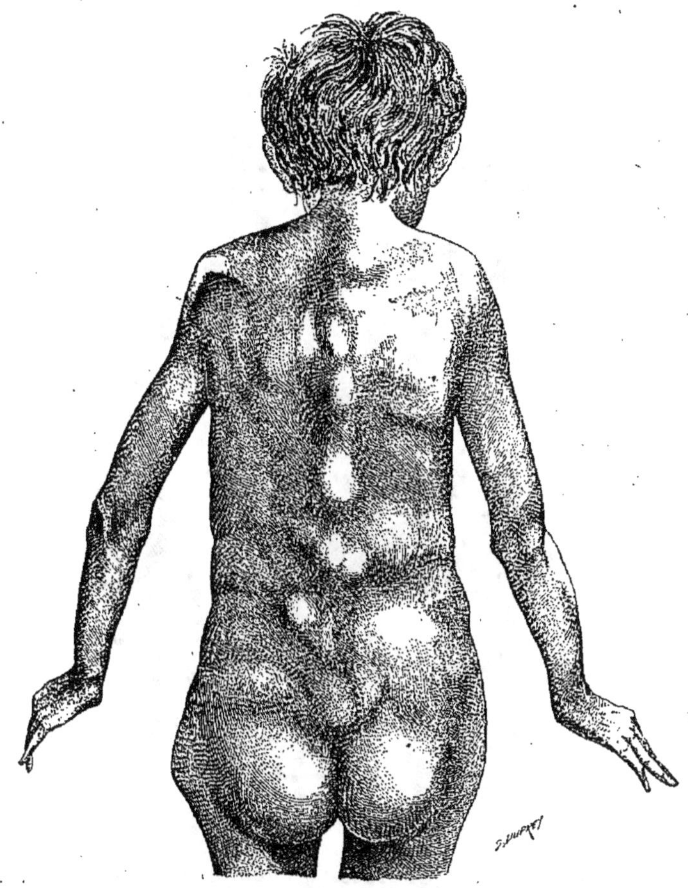

Fig. 17.
Myosite ossifiante progressive (KUMMEL).

BRUCK[1] présente de l'*ostéomalacie*, son poids est de 32 kilogrammes ; celui de JACOBY[2] a du *nystagmus* et de l'*artérioscle-*

---

[1] BRUCK. *Soc. de méd. de Berlin*, 6 mai 1896.

[2] JACOBY. *Soc. de méd. de Berlin*, 20 juillet 1898, et *Berl. klin. Woch.*,
1898, n° 34, p. 758. Voir RAMMSTEDT. *Archiv. f. klin. Chirurgie*, 1900.

rose. Un troisième de FLORSCHUTZ est épileptique, et un quatrième, ataxique (SCHWARTZ) [1].

Le *traitement* de cette affection est absolument médical. Mais

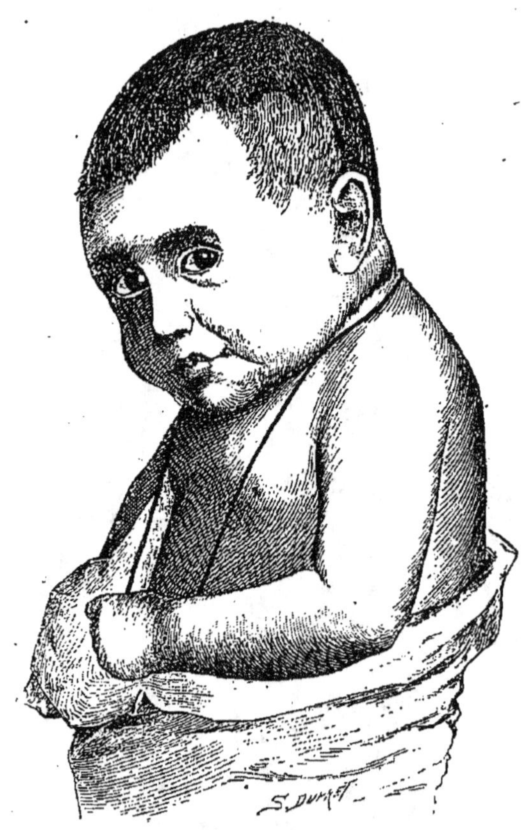

Fig. 18.

Myosite ossifiante progressive chez un enfant (KISSEL).

il attend encore son spécifique. On a naturellement donné les iodures, mais sans succès. Si le chirurgien intervient, ce ne peut être qu'au titre palliatif, pour enlever une arête osseuse trop gênante (HAWKINS, POLLARD) ; l'évolution n'en continue pas moins d'ailleurs.

[1] E. SCHWARTZ. Myositis ossificans progressiva. *Deut. med. Woch.*, 1885, n° 50.

II. — TUBÉRCULOSE DES MUSCLES

Historique. — Jusqu'à ces dernières années l'infection tuberculeuse des muscles était plus acceptée que démontrée. Les observations anciennes de LATOUR, BÉRARD, DENONVILLIERS, celles même
de LINHARDT (1851), n'étaient admises qu'avec réserve par les
auteurs classiques (DESPRÈS, HAYEM, LE DENTU). HABERMAAS[1] et
MÜLLER[2] publièrent les premiers des observations authentiques.
Mais c'est surtout à DELORME[3], que nous devons une bonne description. Depuis, les cas se sont singulièrement multipliés (J. RE-
VERDIN[4], LEJARS[5], MORESTIN[6]). LANG et DE QUERVAIN[7] lui ont
consacré un important travail d'ensemble et G. GÉRARD[8] vient
d'étudier récemment la tuberculose des muscles de l'abdomen.

Étiologie. — Cette affection, très rare, jusqu'à ces dernières
années, l'est beaucoup moins depuis qu'on la recherche. DELORME,
en l'espace de quelques années, en a rencontré cinq cas, LANG
et DE QUERVAIN, huit, et on en compte trente-trois cas dans les
thèses réunies d'EMERY et de GROUT[9].

Elle est primitive ou secondaire.

La myosite tuberculeuse *secondaire* est fort commune; elle se

[1] HABERMAAS. Inaug. Dissert. Tübingen, 1885.

[2] MULLER. *Beiträge zur klin. Chir.*, 1886.

[3] E. DELORME. De la myosite tuberculeuse. *Congrès de chirurgie*,
3 avril 1891.

[4] J. REVERDIN. *Ibid.*

[5] LEJARS. Sur un cas de tuberculose musculaire propagée aux
synoviales tendineuses. *Congrès pour l'ét. de la tub.*, 1893.

[6] MORESTIN. *Soc. Anat.*, 1896.

[7] O. LANG et F. DE QUERVAIN. Ueber haematogene Muskeltuberku-
lose. *Arch. f. klin. Chir.*, 1893, XLVI, Heft 1, p. 97.

[8] G. GÉRARD. Les abcès froids intramusculaires de l'abdomen, etc.
Gaz. des Hôp., 1898, n° 31, p. 288.

[9] L.-E. EMERY. *De la tuberculose des muscles.* Thèse de Paris, 1896-
1897, n° 544. — Ch. GROUT. *Contribution à l'étude de la myosite*
tuberculeuse. Thèse de Paris, 1896-1897, n° 602.

rencontre surtout au pourtour des foyers ostéo-articùlaires de la tuberculose.

La myosite *primitive* est moins fréquente : c'est élle que nous aurons sur tout en vue. Mais, cette myosite primitive est souvent secondaire.

Le plus souvent, il existe en effet un foyer bacillaire primaire : adénite, tuberculose viscérale ou articulaire, d'où est partie l'infection. Comme nous l'avons démontré dans un autre travail [1], la tuberculose chirurgicale se propage le plus souvent la voie lymphatique ; mais, d'après LANG et DE QUERVAIN, la myosite tuberculeuse ferait plutôt exception et serait surtout *hématogène*.

Si nous laissons de côté les facteurs étiologiques communs à toute tuberculose, ceux qui restent sont assez insigniflants : traumatisme, efforts musculaires, travail habituel du même muscle. Dans un cas (BUCHANAN) la tuberculose se serait greffée sur un hématome. Les malades appartiennent surtout à la *classe ouvrière* et à l'*âge adulte* et sont surtout des hommes.

Quant au *siège*, on peut dire que la tuberculose frappe surtout les grands muscles longs des membres ou du tronc : triceps brachial, triceps fémoral, fléchisseurs des doigts, grand droit de l'abdomen, etc.

Anatomie pathologique. — DELORME admet quatre formes, qu'on peut en somme ramener à deux : *forme circonscrite, forme diffuse.*

Dans la *forme circonscrite* on rencontre : soit un *tubercule cru,* c'est-à-dire une masse généralement solitaire, compacte, grise, (le mastic de vitrier de NÉLATON) et plus ou moins facilement énucléable ; soit un *abcès froid,* qui n'est autre que la réunion de plusieurs tubercules ramollis et suppurés. Le premier a le *volume* d'un pois à un œuf de pigeon ; le second peut atteindre les dimensions des deux poings réunis. Il perfore quelquefois l'aponévrose pour venir se propager ensuite sous la peau (LANG et DE QUERVAIN) : c'est l'abcès en bouton de chemise.

Dans la *forme diffuse* le muscle entier est infecté. Dans la

[1] MAUCLAIRE. Thèse Paris, 1893, 1ʳᵉ partie.

variété *fongueuse parenchymateuse* de Delorme, il est remplacé par une sorte de tissu fongueux, mêlé de sanie et de pus. Dans la variété *scléreuse massive*, le muscle est blanc rosé, formant une masse lardacée et fibroïde ; les fibres musculaires ont presque disparu et l'on ne trouve partout que des tubercules. On pourrait comparer cette masse à ces séquestrations massives de l'ostéomyélite tuberculeuse ou *tubercule nécrosique* de Könsig.

Le microscope n'a révélé jusqu'ici que la tuberculose du périmysium et de l'endomysium ; la fibre disparaît ou s'atrophie, mais est-ce du fait de la toxine tuberculeuse ou dégénère-t-elle simplement par la destruction de son atmosphère celluleuse ? C'est un point encore à élucider.

Symptômes. — Le *début* est insidieux, comme dans toute tuberculose. Lang et de Quervain donnent une grande importance à la *douleur* : elle serait souvent très vive. en même temps qu'une des premières manifestations de la maladie.

Suivant les caractères objectifs de la *période d'état,* on peut distinguer trois types : il existe un *noyau,* un *abcès* ou une *infiltration* du muscle.

Le *noyau,* ferme, élastique, généralement solitaire, peut néanmoins exister dans plusieurs muscles à la fois.

L'*abcès froid* se révèle par ses caractères habituels ; fluctuation, indolence, absence de fièvre ou fièvre légère, intégrité primitive des téguments.

L'*infiltration* se reconnaît à l'induration diffuse du muscle, alors même qu'il est dans le relâchement.

Les *symptômes fonctionnels* sont les mêmes que dans les myosites chroniques ; quant aux *symptômes généraux*, ils sont ou peuvent être ceux de toute tuberculose.

Ceux-ci facilitent le *diagnostic* qui peut être ou très facile ou très difficile. Chez un sujet sain en apparence, on aura quelque peine à rapporter l'infiltration ou le nodule à sa véritable origine : la douleur vive, peut-être, éviterait une confusion avec les myosites chroniques ou avec les tumeurs des muscles : lipomes, fibromes, etc. De même les abcès froids pourront en imposer pour un kyste hydatique ou une collection d'origine osseuse, surtout quand ces abcès froids musculaires émigrent, contournant le fémur, comme dans un cas de Lejars[1]. Le diagnostic est au contraire plus aisé, quand il y a quelque part dans l'organisme un foyer tuberculeux : adénites, ostéites, synovites des gaines tendineuses (Lejars, Leclerc).

Le *pronostic* est naturellement fort grave. Une guérison chirurgicale n'est pas une garantie pour l'avenir : un malade de Le Dentu[2] mourut, peu de temps après une opération très heureuse, d'un mal de Pott sous-occipital. Delorme, Lejars rapportent également des cas de tuberculose généralisée consécutive.

Traitement. — Il est soumis aux mêmes lois que celui de la tuberculose en général. Avec un bon terrain, on peut tenter l'évidement, l'abrasion ou la résection du segment musculaire ; on cautérisera le foyer au thermocautère, au chlorure de zinc ; on pansera à l'iodoforme avec drainage prolongé. Faut-il enlever tout le muscle comme le conseillent Lang et de Quervain ? Oui, s'il est entièrement malade. Sinon, c'est là un travail et un dégât bien inutiles.

III. — SYPHILIS DES MUSCLES

La syphilis peut atteindre les muscles soit à la période secondaire, soit à la période tertiaire.

A) Période secondaire

On observe à cette période deux sortes d'accidents : les *myosalgies* et les *contractures*.

A. Myosalgies. — Bien qu'elles soient rattachées à cette période de la syphilis, il n'est pas rare de les rencontrer en

[1] F. Lejars. *Leçons de Chirurgie*. Paris, 1895, p. 197.
[2] In Émery. *Loc. cit.*

même temps que le chancre initial, ou au contraire beaucoup plus tard, lors du tertiarisme.

Ces myosalgies consistent en des *douleurs musculaires*, plus ou moins erratiques ou localisées. Elles affectent un siège assez varié, pour qu'on ait pu décrire un torticolis, un lumbago, une psoïtis syphilitiques. J. ROLLET rattache même à des myosalgies occipito-frontales les céphalées syphilitiques.

Elles sont assez irrégulières dans leur marche et il semble, que le nervosisme joue dans leur apparition ou leur intensité un certain rôle. Quoi qu'il en soit, elles provoquent, en commun avec les lésions syphilitiques, des douleurs surtout nocturnes, et elles cèdent au traitement spécifique, notamment à l'iodure.

B. CONTRACTURES. — Il s'agit là d'un accident assez rare, mais qui semble avoir été observé dès les premières études de la syphilis : J. de VIGO et ULERICH de HÜTTEN, en parlent déjà, celui-ci à bon escient ; A. PARÉ, FRACASTOR et, après eux, tous les syphiligraphes en font mention. Mais c'est à RICORD, BOUISSON, NOTTA, et plus récemment à MAURIAC[1], que revient le mérite d'une description précise des contractures.

Elles apparaissent du 2° au 12° mois de l'infection (J. PROST)[2] ; il ne semble pas qu'elles soient le privilège des syphilis malignes. CESBRON (th. Paris, 1878) accusait dans quelques cas l'*humidité* ou le *refroidissement* comme cause prédisposante. Elles peuvent siéger partout, mais les contractures du *biceps droit* sont les plus communes. Ajoutons, que MAURIAC les a observées surtout dans les cas de *syphilis névropathiques*, c'est-à-dire chez les sujets se livrant à « l'observation craintive et méticuleuse » de leur maladie.

La contracture syphilitique s'installe insidieusement. Ce n'est d'abord qu'une simple *gêne* rendant le sujet inhabile ; puis survient la *douleur*, à l'occasion des mouvements, ce qui conduit le malade à fléchir peu à peu son articulation. Si nous pre-

---

[1] Ch. MAURIAC. Myopathies syphilitiques. *Ann. de Dermat.*, 1876, VII.

[2] J. PROST. Contribution à l'étude des myopathies syphilitiques (contracture du biceps). Thèse de Paris, 1891-1892, n° 12.

nons pour type la contracture du biceps, nous voyons ce *muscle contracté en boule*, *l'articulation du coude fléchie*, quelquefois à angle droit ou même à angle aigu, et le malade réduit de ce fait à une *impotence* presque complète. Mais, elle n'est pas absolue : le malade peut, *sans douleur, achever la flexion* de sa jointure ; mais il ne peut pas compléter l'extension ; si le médecin cherche à l'obtenir par des mouvements passifs, il réveille une douleur vive et n'aboutit à aucun résultat. On ignore si cette contracture cède au sommeil chloroformique ; en tout cas, l'application de la bande d'Esmarch (Prost) ne la modifie nullement. En dehors des douleurs provoquées par l'extension, il en existe aussi de *spontanées*, que réveille la pression ; elles siègent surtout dans la région musculo-tendineuse inférieure du biceps : Mauriac signale aussi un point douloureux *périolécranien*, siégeant entre l'olécràne et l'épitrochlée. La *palpation* du muscle ne fait d'ailleurs rien découvrir d'anormal ; l'*exploration électrique* semble indiquer une diminution du pouvoir excito-moteur.

La *marche* de cette affection est assez singulière. Elles peut se prolonger des mois, comme elle peut disparaître du jour au lendemain, quitte à revenir ensuite. Dans un cas de Notta, la contracture, non traitée, aboutit à une attitude vicieuse persistante (fléchisseur des doigts).

Ces particularités font supposer, qu'en plus d'une lésion musculaire probable, il y a, dans ces contractures, un élément psychique. Mais cette lésion musculaire quelle est-elle ? est-ce une gomme en voie d'évolution (Rollet), une sorte de dyscrasie de la fibre musculaire grâce au virus syphilique (Mauriac), c'est ce qu'on ne saurait dire, tant que nous manquerons d'examens anatomiques et histologiques.

La théorie importe peu d'ailleurs ; grâce au traitement ioduré on fait disparaître ces contractures.

La syphilis secondaire peut encore frapper les muscles, mais d'une manière tout indirecte : les amyotrophies progressives, locales ou généralisées, qu'on a signalées, relèvent sans doute de myélites et de méningo-myélites syphilitiques de la période secondaire : la même lésion s'observe à la période tertiaire.

B) Période tertiaire

Astruc (1777) est le premier, semble-t-il, qui ait décrit les gommes musculaires. Ph. Boyer, Sidney Jones et surtout Ricord et Bouisson (de Montpellier) ont éclairci leur étude, qui a été complétée par les travaux des anatomo-pathologistes Lebert, Robin, Virchow, Lancereaux. Dans les articles ou monographies de J. Rollet [1], Jullien, Mauriac, Fournier, Lewin, Gillet [2], se trouvent synthétisées les données qui s'y rapportent.

Étiologie. — La myosite tertiaire est assez *rare* : Jullien n e l'a vue que 6 fois sur 214 cas de syphilis tertiaire.

Elle est due le plus souvent à la *syphilis acquise;* mais elle peut être congénitale ou héréditaire tardive ; Fournier admet même la possibilité d'une syphilis de seconde génération. Cette syphilis « a progenie in progeniem » expliqueraient les cas, assez communs d'ailleurs, où la syphilis est niée et où l'on ne trouve pas trace d'accidents antérieurs.

Par la date de son apparition, la syphilis musculaire se rapproche quelquefois singulièrement de la période secondaire, à tel point qu'elle peut être considérée comme un accident *secondo-tertiaire* ou de transition (Karewski) [3]. Dans les cas types, c'est de la 3e à la 5e année qu'elle se montre.

Le *siège* est des plus variés : d'une manière générale ce sont les *muscles longs et actifs*, qui sont le plus souvent frappés (Virchow). Neumann [4] ajoute le sphincter externe de l'anus et de fait nous en avons observé un cas. Rappelons que Buisson mettait au compte de myosites syphilitiques certains rétrécissements du rectum.

---

[1] *Dict. encyclop. des sc. méd.* Art. : *Syphilis.*

[2] Gillet. Thèse de Nancy, 1898-1899, n° 11.

[3] Karewski. *Soc. de méd. int. de Berlin*, 20 février 1889 et *Sem. méd.*, 1889, n° 9, p. 69.

[4] Neumann. Zur Kasuistik der myositis syphilitica. *Vierteljahreschr. f. Dermat. u. Syph.*, 1888, p. 18.

Anatomie pathologique. — La myosite syphilitique est *scléreuse* et *diffuse* ou *gommeuse*, souvent *scléro-gommeuse*. Nous n'insistons pas sur ses lésions, qui participent à la fois des lésions de la myosite vulgaire et de celles des syphilomes ; un tissu embryonnaire infiltre en effet le périmysium et l'endomysium ; il se sclérose, tout en formant des gommes, dont le centre dégénère et aboutit à une petite cavité pleine d'un liquide jaune, filant et à la longue purulent. Quant à la fibre musculaire, elle réagit d'une manière analogue à celle que nous avons déjà décrite pour les myosites.

Symptômes. — Les deux variétés anatomiques, que nous venons d'indiquer, se révèlent en clinique de manière différente.

Myosite scléreuse ou diffuse. — Le muscle est *infiltré*, induré ; parfois *ligneux* (BRAMANN)[1], douloureux, surtout la nuit ; il en résulte des *attitudes vicieuses* en *flexion*, pour les membres. Au cou ce sera l'attitude du torticolis ; aux lombes, l'attitude penchée, en avant ou de côté. Une variété de myosite scléreuse, qu'il est important d'avoir présente à l'esprit, est celle qui frappe les temporaux et les masséters et aboutit ainsi à la constriction des mâchoires (GUYOT)[2] : les exemples en sont devenus assez nombreux. Nous en avons noté un cas des plus nets ; le résultat du traitement spécifique confirma le diagnostic.

Myosite gommeuse. — La myosite gommeuse évolue comme une petite tumeur musculaire. Il se forme une *nodosité*, occupant le plus souvent la *région musculo-tendineuse*, ne déterminant que des douleurs ou des troubles fonctionnels peu marqués, sauf certains cas exceptionnels. Dans un cas de ZAMBACO, par exemple, la gomme empiétait en même temps sur le trajet du nerf cubital, d'où rétraction et engourdissement du membre

---

[1] BRAMANN. *Soc. de méd. Berl.*, 23 janvier 1889, in *Sem. méd.*, 1889, n° 5, p. 37.

[2] GUYOT. Du resserrement de la mâchoire due à la syphilis. Myosite du masséter, etc. *Soc. méd. des hôp.*, 1873, 2ᵉ série, X, p. 229.

et des deux derniers doigts. Dans un autre (SPIELMANN)[1], une myosite gommeuse des extenseurs de l'avant-bras simulait assez bien, moins la symétrie, la paralysie saturnine. Les gommes du sphincter externe provoquent des douleurs aiguës et du ténesme lors de la défécation (NEUMANN).

La nodosité gommeuse est ferme, élastique au toucher, à limites un peu diffuses. Souvent solitaire et unique, elle peut occuper deux muscles symétriques, ce qui est un bon signe de syphilis ; son siège d'élection est le sterno-cléido-mastoïdien. Le même muscle peut être rempli de gommes nombreuses ; c'est ce qu'on voit, par exemple, à la langue : tout le monde connaît la comparaison de CLARKE et FOURNIER : « la langue rembourrée de noisettes ».

Marche. — Les myosites *scléreuses*, livrées à elles-mêmes, aboutissent à l'atrophie du muscle. Les *gommes* sont peut-être moins dangereuses : souvent elles s'enkystent ou demeurent stationnaires pendant des mois ou des années. Mais la marche progressive est plus fréquente : au bout d'un certain temps, le centre de la tumeur gommeuse se ramollit, s'ulcère et une fistule presque intarissable s'établit. Des gommes nouvelles se développent parfois autour du premier foyer : le muscle peut être ainsi disséqué par tous ces foyers, quand ils viennent à suppurer (LOBÉAC)[2], et il en résulte des tumeurs étendues n'ayant plus rien de syphilitique au premier abord.

On comprend, en pareil cas, les difficultés du *diagnostic*. FEULARD[3] a raconté les péripéties d'un malade, atteint d'une gomme volumineuse du triceps crural et fuyant devant une amputation de cuisse, proposée par deux chirurgiens différents : on avait

---

[1] SPIELMANN *Soc. de méd. de Nancy,* 13 juillet 1898, et *Rev. méd. de l'Est,* 1898, n° 18, p. 566.

[2] J. LOBÉAC. Myosite gommeuse disséquante. *Journ. des mal. cut. et syph.,* in *France méd.,* 1898, n° 39, p. 610.

[3] FEULARD. Gomme volumineuse du triceps crural. *Soc. dermat. et syph.,* 12 février 1891. Aventure analogue d'un malade de GUYOT (gomme de la cuisse). *Soc. méd. des hôp.,* 10 juillet 1885.

cru sans doute à un sarcome. Köhler [1] a évidé une vaste tumeur syphilitique embrassant les pectoraux et allant jusque sous l'omoplate; dans un second cas, il s'en prit à une tumeur syphilitique des muscles de l'abdomen et ne s'arrêta que devant les prolongements qu'elle envoyait dans le diaphragme. L'examen des pièces lui montra son erreur et le traitement spécifique acheva rapidement la guérison de ses malades.

La gomme limitée et circonscrite sera plus difficile encore à diagnostiquer avec les tumeurs des muscles.

Il n'y a vraiment qu'un critérium : l'épreuve du traitement spécifique ; car les gommes ne sont pas toujours ulcérées, leur ulcération n'est pas toujours typique, surtout si elle est ancienne, et le commémoratif d'accidents primaire ou secondaire peut faire défaut ou être nié volontairement ou involontairement.

Le *pronostic* n'a donc de gravité que par l'ancienneté des lésions aboutissant à l'atrophie du muscle, par la méconnaissance de leur nature, ou par la malignité de la syphilis : une terminaison fatale est donc exceptionnelle (ISRAEL) [2]. Le *traitement* mixte ou ioduré, précoce, est une garantie presque sûre de guérison. On n'oubliera donc pas de prescrire son emploi dans les cas douteux de tumeurs musculaires, de torticolis, de lumbagos, de constrictions des mâchoires etc... Avec la diffusion contemporaine de la syphilis, on évitera bien des mécomptes ou des opérations inutiles.

[1] KOHLER. *Berl. klin. Woch.*, Muskelsyphilis, 1892, n⁰ˢ 8 et 9, p. 162 et 174.

[2] J. ISRAEL. *Soc. de méd. de Berl.*, 20 février 1889, in *Sem. méd.*, 1889, n⁰ 9, p. 69.

CHAPITRE III

INFECTIONS PARASITAIRES DES MUSCLES

Ces infections parasitaires sont représentées par les kystes hydatiques, l'actinomycose et la trichine. Nous n'étudierons ici que la première variété. La trichine est une lésion médicale. L'actinomycose sera étudiée plus loin avec les maladies chirurgicales de la peau.

KYSTES HYDATIQUES

Historique. — Ce serait GODEFROY BIDLOO, qui aurait opéré et rapporté le premier cas, publié (1699-1708). Ce fait, longtemps isolé, a été suivi par ceux de JANNIN, DUPUYTREN, GRÆFE, ANDRAL, etc... Mais de longs intervalles séparent toutes ces observations et aucune étude d'ensemble ne les relie encore.

Avec le rapport de FERNET à la Société anatomique (1865), puis la thèse d'agrégation de A. DESPRÉS (1866), le travail de BERGMANN, 1871) commence la période didactique. Elle est presque close par la thèse très complète d'ÉMILE MARGUET [1]. Depuis, l'on ne peut guère citer que des observations éparses : celles de LANNELONGUE, LAGOUTTE, REBOUL, LEHNE, MORESTIN, BERTELÉ, THIÉRY, BAIETTA et RIZZINI, etc. [2].

[1] E. MARGUET. Kystes hydatiques des muscles volontaires. Thèse de Paris, 1887-1888, n° 255.

[2] LANNELONGUE. *Soc. de chir.*, 1er et 8 février 1888. — ROCHET. *Prov. méd.*, juillet 1888. — LAGOUTTE. *Gaz. des hôp.*, 1892, n° 145, p. 1362 (grand dentelé). — REBOUL. *Congrès de chir.*, 1894 (divers). — LEHNE. *Arch. f. klin. Chir.*, 1896, LII, Heft 3 (région lombaire ; phénomènes paralytiques par compression de la moelle). — MORES-

Étiologie. — « Cave canem, » comme dit Marguet au début de ce chapitre. Le chien est en effet le premier facteur étiologique de l'échinococcose : grâce à la cohabitation et aux « privautés » de cet animal domestique.

Finsen explique la plus grande fréquence du kyste hydatique chez la *femme*, précisément par la vie plus confinée, qu'elle mène, ce qui l'expose davantage à la contagion (quatre fois sur trois). Mais John Davis Thomas (de Victoria, Australie) renverse la proportion à l'avantage du sexe masculin [1].

Les enfants sont rarement atteints : l'*âge adulte*, entre vingt et vingt-cinq ans, est le plus frappé. Quant au *pays*, on sait que l'Islande et l'Australie sont, présentement les terres classiques de l'échinocoque; les chiens, dans ces deux pays, sont infectés par le tænia dans une proportion variant de 28 p. 100 à 40 p. 100.

Les *professions* ne semblent pas exercer une grande influence. Quant au *traumatisme*, il pourrait, soit localiser le tænia, soit accélérer son évolution (Schwartz) [2].

Le kyste hydatique des muscles est encore assez rare : Marguet n'a pu en réunir que 130 cas bien authentiques.

Par rapport aux autres localisations des hydatides, celles des muscles se tiendraient à 1,90 p. 100. Elles sont parfois secondaires, chronologiquement du moins, à une autre manifestation hydatique (plèvre, Reboul).

Physiologie pathologique. — S'il est possible d'admettre pour les kystes du foie une migration de la larve vers le foie, cette conception devient inadmissible pour les

tin. *Soc. anat.*, 1897, p. 123 (biceps). — E. Bertelé. Thèse de Lyon, 1896-1897, n° 33, 2° série (face). — Thiéry. *Gaz. des hôp.*, 1897, n° 12, p. 109 (grand pectoral). — B. Baietta et A. Rizzini. *Gaz. degli Osped. e. delle clin.*, 1898, n° 4 (hanche). — H. Villard. Thèse de Paris, 1890-1891, n° 330. — Minelle (de Bovis). *Union méd. du Nord-Est*, 1900.

[1] En Australie (province de Victoria) le chien de berger, qui a crû et multiplié avec les troupeaux, qu'il garde, infecte souvent les bergers.

[2] Ed. Schwartz. Traumatisme et kyste hydatique. *Arch. gén. de méd.*, 1884, XIII, p. 605.

autres organes et en particulier pour les muscles. Aussi, depuis longtemps, CRUVEILHIER, COBBOLD, JACCOUD se prononçaient en faveur du transfert par voie sanguine.

Ce mécanisme explique très bien la fréquence des kystes du foie, puis celle des kystes du poumon ; dans les deux cas les réseaux capillaires tendent leurs mailles au-devant de l'hydatide et l'arrêtent au passage. Elle échappe parfois, grâce à son faible volume, à son étirement ou à la dilatation accidentelle d'un capillaire ; mais c'est pour tomber dans de nouveaux réseaux capillaires ceux du cerveau, des muscles, des os, etc... La richesse vasculaire des muscles fait, qu'ils tiennent un assez bon rang parmi les localisations de troisième ordre du parasite. Les muscles les plus atteints, sont naturellement ceux, dont le volume et la richesse vasculaire sont les plus considérables.

Que le traumatisme puisse jouer le rôle d'agent de localisation ou de fixation, c'est possible et admissible, d'après quelques expériences (KLENCKE) ou faits cliniques (ED. SCHWARTZ); mais c'est une question demandant de nouvelles études, de même que celle des métastases hydatiques.

Anatomie pathologique. — La répartition des kystes serait la suivante :

Muscles de la tête et du cou	. . . .	9
— du tronc	. . . .	50
— des membres supérieurs	. . . .	20
— des membres inférieurs	. . . .	51

La distribution est donc à peu près proportionnelle au volume des régions. Mais dans chacune d'elles il y a des muscles privilégiés ; ce sont : à la tête, le temporal ; au tronc, les deltoïdes, les pectoraux, le trapèze, les sacro-lombaires, les fessiers; aux membres supérieurs, le biceps; aux membres inférieurs, les adducteurs. Dans chaque muscle le kyste est toujours plus ou moins refoulé vers un des bords.

Il est rare qu'il y ait plus *d'un seul muscle* atteint. Par contre, on peut trouver *plusieurs kystes* dans le même muscle. GARU-

LANOS [1] en a trouvé de quarante à cinquante. *Le kyste est cependant généralement unique.*

Le *volume* est variable. La *forme* est ovoïde, mais, après la dissection ou l'ouverture du kyste, on trouve souvent des bosselures et des *diverticules;* l'ensemble figure quelquefois une vessie à colonnes (MARGUET).

Dans la *structure* du kyste il y a lieu de considérer sa paroi fibreuse, *coque* ou *adventice*, sa paroi propre ou *membrane hydatique* et son *contenu.*

L'*adventice* est une *coque fibreuse* stratifiée, due à la sclérose réactionnelle du voisinage. Son épaisseur peut atteindre un demi-centimètre. Sa face externe se continue avec le tissu conjonctif lâche inter-fasciculaire, et elle est recouverte d'un réseau vasculaire assez riche ; LEHNE y a trouvé des cellules géantes. La face interne, parfois irrégulièrement tomenteuse, est en rapport avec la *membrane hydatique.*

Celle-ci est gélatiniforme, transparente, hyaline, ou blanche et opaque comme de l'albumine cuite, friable et formée de minces feuillets superposés. Elle n'adhère pas à la coque fibreuse par sa face externe. Sur sa face interne on peut trouver des échinocoques. Au microscope, les lamelles de cette membrane sont finement granuleuses et montrent leur stratification avec une grande netteté.

Le *contenu* est un liquide, en général clair comme de « l'eau de roche »; mais on l'a vu jaune, jaune-paille, citron, ou argenté. Dans ce liquide nagent des *vésicules hydatides* (9 fois sur 10) et leur volume varie du *grain* de millet à l'œuf de poule. Très petite, elles peuvent exister par milliers, au point que le liquide fait même défaut (GUELLIOT, ROUSTAN, PANAS, M. BEAUDOUIN). Au point de vue *clinique*, le liquide est surtout riche en NaCl ; il ne contient pas d'albumine en général et tant que les hydatides sont vivantes ; son opalescence ou sa purulence indiquent la mort ou la régression du parasite.

Par leur volume les kystes hydatiques sont susceptibles d'user

---

[1] M. GARULANOS. Das Vorkommen von multiplen Muskelechinokokken, nebst Bemerkungen über die Verbreitung der letzteren im Organismus. *Deut. Zeitschr. f. Chir.*, XLVIII, p. 372, 1898.

ou de *perforer les os*, surtout les os plats ; les os épais·ou compacts réagissent de préférence par l'*ostéite*, suivie parfois de *nécrose*. Dans un seul cas (CRUVEILHIER), on nota des adhérences aux vaisseaux.

Au cours de son évolution, le kyste peut *suppurer ;* c'est un mode de guérison naturelle. CRUVEILHIER admet aussi, que la membrane adventice peut étouffer l'hydatide en se rétractant et s'hypertrophiant. On l'a vue se calcifier, peut-être s'ossifier (BLANDIN).

Symptômes. — Le kyste hydatique reste longtemps latent. Il peut s'annoncer par quelques *troubles fonctionnels,* qui consistent en de la *gêne* et des *douleurs* pendant les contractions musculaires. Mais la douleur peut exister aussi spontanément, prendre les allures d'une sciatique, d'une névralgie intercostale, ou du plexus brachial.

Les *signes objectifs* font souvent leur apparition d'une manière brusque ; par exemple, à la suite d'un effort, dans lequel le malade aura éprouvé quelquefois une sensation de craquement (rupture musculaire concomitante ?). La tumeur varie du *volume* d'une olive à celui d'une tête d'adulte ; on en a vu occuper toute la face postérieure de la cuisse (BRASSART, TILLAUX) ; une autre contenait huit litres de sérosité (BOYRON). Mais en dehors de ces cas excessifs, le volume est en moyenne celui d'un œuf ou du poing. La *forme* est généralement ovoïde. La *consistance* est habituellement dure ; mais, comme le fait remarquer LANNELONGUE, il faut se mettre en garde contre la tension musculaire. La *fluctuation* est fréquente, mais très loin d'être constante. Quant au *frémissement hydatique,* il est d'une telle rareté qu'on le cite à titre d'exception : un malade de NEISSER le percevait lui-même en marchant. Enfin la tumeur est *mobile* et offre les *caractères des tumeurs musculaires :* fixité et quelquefois disparition pendant la contraction statique, grâce au durcissement du muscle, siège sous-aponévrotique, mobilité pendant la contraction dynamique. Les *téguments* sont normaux à moins d'inflammation ou d'infection surajoutée.

Marche. — Morestin a observé l'*urticaire* dans un cas de kystes du biceps en voie de dégénération. Nous avons indiqué le siège *sous-aponévrotique* du kyste ; mais, c'est un caractère qui disparaît avec le progrès de la tumeur ; celle-ci use parfois les aponévroses et vient faire saillie directement au-dessous de la peau. Quelques observateurs ont signalé des variations de volume du kyste (Guttmann, M. Müller), ce qui est dû peut-être aux variations de l'osmose à travers la membrane germinale (Bertelé).

Il est difficile de dire d'avance, quelle sera l'évolution finale des kystes ; certains sont stationnaires ; chez d'autres, le parasite meurt, et la collection s'enkyste définitivement. Mais, chez le plus grand nombre, la tumeur augmente progressivement de volume.

Certaines *complications* viennent modifier la marche : les compressions vasculaires ou nerveuses, la nécrose des os et surtout l'infection et la suppuration du kyste. Enfin l'hydatide musculaire n'est parfois qu'une manifestation de l'échinococcose généralisée (Scholtz)[1].

Diagnostic. — Il est des plus difficiles. Cette remarque, on peut d'ailleurs la répéter pour presque toutes les affections musculaires chroniques, aboutissant à la formation d'une tumeur, au sens vulgaire du mot.

La fluctuation, par exemple, est inconstante. La ponction exploratrice elle-même a été souvent négative l'aiguille pouvant glisser sur la surface externe de la paroi. On peut donc hésiter entre une *myosite noueuse*, un *syphilome*, un *néoplasme*, pour ne signaler que les principales confusions. On devra éliminer d'abord le syphilome par l'épreuve du traitement spécifique. Dans la myosite noueuse, on pourra trouver un commémoratif

---

[1] Scholtz. Ein Fall von multiplen Muskel-Echinokoccus combiniert mit Eingeweide-Echicococcen (Mittheil. aus den Hamburg. Staats krankenanst., 1897, 1, 2). Au voisinage de la colonne vertebrale on peut observer l'usure des vertèbres puis la compression de la moelle avec toutes ses conséquences. Cfr. H. Villard, Kystes hydatiques de la région sacro-lombaire. Thèse de Paris, 1890-1891, n° 338.

de fatigues, de traumas musculaires ; il ne sera pas rare de rencontrer, soit dans le muscle considéré, soit dans d'autres parties du corps, des signes de myosite diffuse ou noueuse ; enfin, le massage, les bains, les douches amélioreront la myosite ; tandis qu'ils augmenteront le volume du kyste hydatique. ·

Pour éliminer les néoplasmes, il faut faire la ponction exploratrice ; nous parlons bien entendu de néoplasmes libres, non adhérents, ni dégénérés ; car, dans ce dernier cas, le diagnostic serait un peu plus aisé. On a bien dit (MARTINET) que le kyste hydatique affectionne le voisinage des vaisseaux ; mais ceci est également vrai pour les kystes des lymphangiomes congénitaux. Il faut donc en somme conclure à la nécessité de la ponction exploratrice.

Terminons ces remarques par l'aphorisme de DENONVILLIERS, rappelé par LANNELONGUE : « *Une tumeur qui siège dans les muscles, régulière, à évolution plus ou moins lente, dure, est presque toujours un kyste hydatique.* » TRÉLAT disait : « *Une tumeur dure et ronde.* »

Le *pronostic* est bénin de toutes façons : cliniquement et opératoirement. Il y a eu parfois des récidives (cas de BOUREL-RONCIÈRE et TILLAUX, de GARULANOS), mais une seconde intervention a été suivie de guérison définitive.

Traitement. — Nous ne pouvons passer en revue les procédés supprimés du fait de l'antisepsie : injections iodées, séton, substances réputées hydaticides (iodure de potassium, chlorure de sodium, teinture de Kamala). Il faut avoir recours au bistouri. Si le kyste n'est pas infecté, on pourra grâce à sa coque, l'*énucléer* facilement ; s'il est infecté, suppuré et ouvert, il faudra le *disséquer*. Cette dissection peut être rendue délicate par le voisinage de gros faisceaux vasculo-nerveux. L'opération sera moins typique avec les gros kystes multiloculaires ayant envoyé des prolongements un peu partout ; la masse enlevée, il faut alors curetter la région (A. RICHET), drainer ou panser à plat, et se tenir prêt à traiter une récidive.

Rappelons que, même dans les kystes des muscles, les ponctions, ou les opérations radicales, peuvent être suivies d'urticaire (TAVEL, GUELLIOT).

CHAPITRE IV

TUMEURS DES MUSCLES

Il faut laisser de côté l'*hypertrophie* des muscles, pour laquelle, d'ailleurs, on serait embarrassé de dire, où commence l'état pathologique. Un sujet, observé par Lequer[1], s'exhibait cependant comme « l'homme-muscle ». D'autre part, dans une observation bien extraordinaire de Mickulicz[2], l'hypertrophie musculaire parut donner lieu à des compressions nerveuses : il s'agissait d'un torticolis avec hypertrophie fonctionnelle du sterno-mastoïdien opposé et troubles névralgiques divers, dont la seule cause apparente était le volume du muscle hypertrophié.

Les tumeurs vraies, c'est-à-dire les néoplasmes, sont primitives ou secondaires.

1° Néoplasmes primitifs

Les tumeurs primitives des muscles sont *rares*. On a cependant rencontré dans des muscles, presque toutes les variétés de tumeurs, bénignes ou malignes.

Angiomes. — Les angiomes musculaires sont surtout des angiomes *caverneux*. On les a rencontrés un peu partout et l'on ne peut pas indiquer d'élections particulières pour la trentaine

---

[1] Lequer. August Maul oder der Muskelmensch. *Berl. klin. Woch.*, 26 juillet 1887. Voir aussi *Saltarino : Alenormutäten*. Dunaldorf, 1900.

[2] In Kader. Langjährige Neuralgie des rechten Plexus Cervic. und bracch. in Folge von narbiger Verkürzung des linken Kopfknickers, etc. *Mittheil. aus den Grenzgeb. der Med. und Chir.*, 1897, II, Heft 5.

de cas que nous avions réunis dans un travail antérieur[1]. Ils forment des tumeurs plus ou moins diffuses, mais d'une étendue généralement restreinte. Dans le cas de WARNEK[2], le droit antérieur de l'abdomen était cependant envahi sur toute sa hauteur.

Les muscles atteints peuvent offrir, si l'infiltration néoplasique est assez étendue, une coloration feuille-morte, signe de dégénérescence. Dans un cas de MARGARUCCI[3], un angiome des muscles jumeaux avait déterminé un hyperostose du tibia, en sorte que la tumeur était mi-partie osseuse, mi-partie vasculaire.

Le *diagnostic* ne fut, paraît-il, précisé qu'une fois (LISTON) et encore il y avait en outre une tumeur érectile cutanée.

LIPOMES. — Les lipomes de la langue ont été ces temps derniers l'objet de quelques études (PONCET). Du côté des extrémités ou du tronc on peut citer les cas de VOLKMANN, FARABEUF, HARTMANN, etc. MALENÇON[4] en a réuni une dizaine d'exemples. On pourrait y ajouter celui de JALAGUIER[5].

Une localisation assez commune paraît être le biceps brachial et le biceps crural. Dans le cas de RECLUS, la tumeur était symétrique; nous avons cité plus haut un cas de TÉDENAT, dans lequel le lipome s'accompagnait de hernie musculaire.

Ces tumeurs restent généralement libres et facilement énucléables au sein des fibres musculaires, qu'elles repoussent excentriquement.

MYXOMES. — Les myxomes, dont il n'existe que quelques cas, peuvent donner lieu à des récidives : quatre opérations succes-

[1] P. MAUCLAIRE et R. DE BOVIS. *Loc. cit.*, p. 34. Voir aussi MUSCATELLO, Rivista Venezia, 1894.

[2] L.-N. WARNEK. Ein Fall von Angioma hypertrophicum, etc. *Centralbl. f. Chir.*, 1896, n° 8, p. 183.

[3] O. MARGARUCCI. In *Centralbl. f. Chir.*, 1899, n° 5, p. 158. Citons encore trois cas de D. PUPOVAC. (*Arch. f. klin. Chir.*, Bd. LIV, Heft 3, 1897).

[4] A. MALENÇON. Contribution à l'étude des lipomes intra-musculaires. Thèse de Paris, 1895, n° 245.

[5] JALAGUIER. Lipome intramusculaire de la cuisse à marche rapide. Forme et limites de la tumeur révélées par la radiographie. *Bull. et mém. Soc. de Chir.*, 1899, XXV, p. 235.

sives dans un cas de König[1]. Vilpelle[2] a présenté un énorme myxo-sarcome du pectoral pesant 3 kilog. 600.

Comme exemple d'*ostéome* vrai, c'est-à-dire dégagé de toute origine traumatique ou périostique, nous ne connaissons que l'observation de Hepp[3], et celle de Bender (Soc. Anat., 1900, p. 752) : dans ce dernier cas, l'ostéome s'était formé autour d'un corps étranger (aiguille d'acier). La pièce de Hepp occupait l'extenseur du gros orteil ; elle avait 19 centimètres de long, 4-5 de large. Recueillie chez un tuberculeux, elle commençait à offrir des signes de carie.

ENCHONDROMES. — Si on laisse de côté les cas d'enchondromes généralisés, les tumeurs similaires paraissent exceptionnelles dans les muscles (observations de Schutz et Secourgeon, éminence thénar ; Manec, triceps crural ; Volkmann, triceps brachial[4] ; Honsell[5], deltoïde.

FIBROMES. — Les observations sont rares et contestées. Nous avons vu en effet que la « knotiga myitis » (myosite noueuse, Muskelschwiele) peut former des noyaux fibreux, qu'il est aisé de prendre pour des fibromes. Nous avons, pour notre part, rencontré un fibrome dans la masse des adducteurs, chez une jeune femme de vingt-trois ans ; mais son point de départ était périostique, si l'on en jugeait par les quelques liens fibreux le rattachant au fémur. Zagato[6] publia comme *fibromyome* musculaire une tumeur encapsulée, extraite des muscles sacro-lombaires d'un jeune paysan.

[1] Cité par Lejars. *Loc. cit.*, p. 801.

[2] Vilpelle. Myxocarcome du grand pectoral. *Bull. Soc. Anat.*, juin 1889, p. 472.

[3] Hepp. Ostéome du m. extenseur du gros orteil. *Bull. Soc. Anat.*, décembre 1897, p. 957.

[4] Cités d'après Lejars. *Loc. cit.*, 801.

[5] B. Honsell. Enchodrom des Deltamuskels. *Beitr. z. klin. Chir.*, 1899, XXIII, Heft 1.

[6] Zagato. Estirpazione diun fibromioma... del muscolo extensor trunci. *Gazz. degli Osped.*, 1898, n° 85.

Myomes. — Il n'est pas encore démontré que le tissu musculaire strié puisse donner naissance à des tumeurs formées à ses propres dépens. L'école lyonnaise, à la suite de M. Bard, tend cependant à donner le nom de myomes malins à des tumeurs, qu'on aurait regardées jusqu'ici comme des sarcomes des muscles.

Les différentes variétés de tumeurs, que nous venons d'énumérer, sont des tumeurs généralement bénignes et encapsulées. On peut donc les extirper facilement tout en respectant l'intégrité des fibres musculaires, ou tout au moins, des plus essentielles à la fonction. Il n'en n'est pas de même pour les suivantes.

Sarcomes. — Ils sont, après ou avec les angiomes les néoplasmes musculaires, les plus fréquents. Et cette coïncidence est assez curieuse, si l'on se rappelle les idées de Pilliet sur l'origine angioblastique des sarcomes.

Morin[1], en totalisant les observations de ses devanciers, a pu en réunir 31 cas ; de Bovis[2] a cité récemment un cas nouveau, remarquable par la présence d'un petit noyau osseux au sein de la tumeur; jusqu'ici on n'avait observé que des sarcomes calcifiées.

Les sarcomes musculaires ne sont peut-être que des sarcomes d'origine aponévrotique. Au point de vue macroscopique, ils adhèrent en effet presque toujours à la face interne (et parfois à la face externe de la gaine du muscle. D'autre part, les examens histologiques ne semblent pas autoriser une conclusion ferme sur la participation et encore moins l'origine musculaire du sarcome. Les fibres semblent dégénérer et se désagréger au loin devant le néoplasme, sans qu'on retrouve en leur lieu et place de nouveaux foyers sarcomateux.

[1] Ch. Morin. Observations cliniques et an. path. sur le sarcome musculaire. Thèse de Paris, 1895-1896, n° 447.

[2] R. de Bovis. Fibro-sarcome intramusculaire du fléchisseur superficiel de l'avant-bras. *Bull. Soc. Anat.*, déc. 1898, p. 751. Certains auteurs lyonnais appellent fibromes malins ce qu'ailleurs on appellerait sarcome (Cfr. A. Nové-Josserand. Thèse de Lyon, 1895-1896, n° 1149).

Le *diagnostic* est très obscur, pour ne pas dire impossible, tant que le néoplasme n'a pas rompu la barrière aponévrotique, qui le bride. Dès qu'il commence à végéter au dehors d'elle, on se retrouve dans le cas d'un sarcome des parties molles.

Le *pronostic* est fatal à plus ou moins brève échéance. Les variétés fibreuses (CHRISTIANI) sont les plus bénignes.

Dans le cas de DE BOVIS, on se contenta de l'extirpation du muscle ; un an après il fallut amputer pour une récidive[1].

Nous ne parlons pas du *carcinome* ou de l'*épithéliome* des muscles, qui est rien moins que démontré. Il est même théoriquement inadmissible, d'après la loi de RATHKE, puisque le muscle est d'origine mésoblastique.

Ce que nous avons dit du *sarcome* nous aurions pu le dire pour toutes les autres tumeurs. Dans l'*histogénèse* de ces divers néoplasmes, la fibre musculaire semble jouer un rôle passif : le phénomène initial se passe dans le périmysium et les atrophies ou dégénérescences de la fibre sont généralement considérées comme secondaires.

2° NÉOPLASMES SECONDAIRES

Les néoplasmes secondaires des muscles sont peu intéressantes au point de vue chirurgical.

Ce sont des tumeurs malignes, sarcomes, épithéliomes, carcinomes. Cette invasion se fait :

1° Par *continuité* ;

2° Par *métastase*, c'est-à-dire par une série d'embolies cancéreuses, et le tissu musculaire n'est pas d'ailleurs le seul envahi.

Comme l'ont démontré CORNIL et RANVIER et plus récemment CHRISTIANI, la fibre musculaire elle-même ne joue très probablement qu'un rôle passif et secondaire : elle dégénère et se désagrège au fur et à mesure de l'extension du néoplasme.

Nous ne pouvons entrer dans la description de ces tumeurs secondaires des muscles : le diagnostic est d'ailleurs facilité par

[1] Communication orale.

le fait d'une tumeur cancéreuse déjà existante ou opérée précédemment. Quant à l'intervention, il ne saurait en être question : le traitement, à cette période d'extension ou de généralisation des cancers, ne peut guère être que palliatif, à moins d'ulcération ou d'excès de volume. C'est alors une opération de bienfaisance et non de complaisance.

AFFECTIONS CHIRURGICALES
DES TENDONS

CHAPITRE PREMIER

LÉSIONS TRAUMATIQUES DES TENDONS

Nous nous bornons à signaler les *contusions* des tendons, qui
ne donnent pas lieu à des symptômes particuliers.

Quant aux *plaies*, elles peuvent comme toujours se subdiviser
en : piquantes, tranchantes et contondantes. En réalité, il n'y a
que deux plaies : celles qui interrompent la continuité tendineuse et celles qui la conservent pas. Toute la pathologie traumatique des tendons doit donc s'ordonner par rapport aux *sections* tendineuses complètes ou incomplètes.

1° PLAIES ET SECTIONS TENDINEUSES

Historique. — GALIEN avait fait des tendons des « noli me
tangere ». Cette doctrine attribuait donc aux plaies tendineuses
le plus fâcheux pronostic. Peu importent les causes de cette
crainte (confusion avec les plaies des nerfs, les accidents septiques des synovites suppurées, etc.); mais elle s'était si profondément imprimée dans les esprits, qu'elle a vécu jusqu'au
commencement de ce siècle.

Cependant, quelques opérateurs hardis touchaient aux tendons; mais ce n'est vraiment qu'au début du XIX⁰ siècle, que

cédèrent les anciens préjugés, défendus encore par PIBRAC, LOUIS, SABATIER, etc.

Étiologie. — Les instruments piquants ne peuvent produire que des plaies insignifiantes, au point de vue de la fonction. Les plaies par instruments *tranchants* ou *contondants* sont donc les plaies tendineuses par excellence, les seules qui peuvent déterminer une solution de continuité.

On connaît les instruments *tranchants*, qu'ils soient industriels (couteaux, faux, tranchets, faucheuses mécaniques[1]), accidentels (tessons de bouteille, carreaux de vitre, lame de tôle), ou chirurgicaux (ténotomies à ciel ouvert ou fermé).

Les instruments *contondants* sont représentés par les balles, éclats d'obus ou de pierre, engrenages, scies, etc.

Ce sont les tendons des doigts, du dos de la main, du poignet qui sont les plus atteints, vu leur situation exposée et la faible épaisseur des parties molles qui les recouvre.

Cet accident peut s'observer à tout âge : mais ce sont encore les *adultes* du sexe *masculin*, et les classes ouvrières, qui présentent le plus grand nombre des accidents.

Anatomie pathologique. — Les caractères de la plaie tendineuse varient avec l'instrument. Formé de fibres longitudinales, le tendon se laissera traverser par une pointe ou une lame dirigée parallèlement à ses fibres, sans présenter des désordres appréciables. Un petit projectile, au niveau des gros tendons, pourrait même se forer un trajet et laisser néanmoins la fonction intacte. Quand les agents tranchants ou contondants prennent le tendon en écharpe, les fibres se rompent ou sont tranchées, soit partiellement, soit en totalité.

Dans les sections complètes[2], les bouts tendineux sont nets, mâchés ou effilochés, avec ou sans perte de substance, selon les circonstances. Une lame affilée fait une coupure nette ; une

---

[1] BUCHANAN. Traumatic section of both tendones Achillis. *J. of the Amer. med. Astac.*, 12 juillet 1890.

[2] Ce sont les seules que nous aurons maintenant en vue.

balle emporte le fragment ; une scie ou un engrenage déchirent beaucoup plus qu'ils ne coupent.

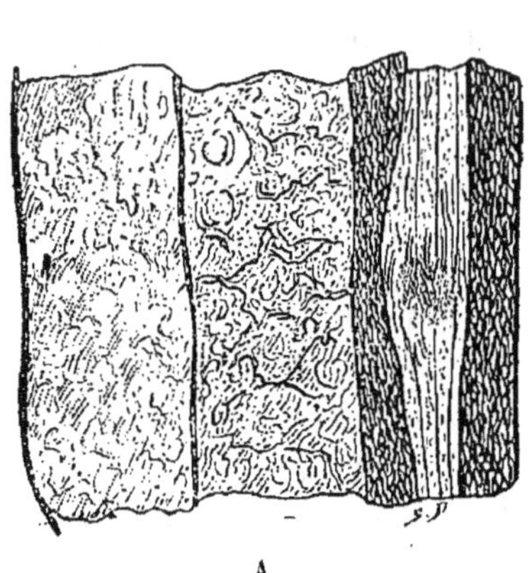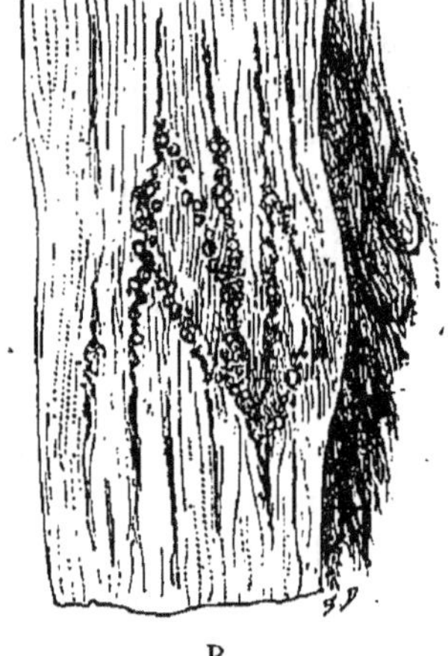

A

B

Fig. 19.

Tendon extenseur du médius sectionné et suturé (Reboul).

Coupe longitudinale du tendon du médius sectionné et suturé (Reboul).

Les tendons glissent dans des fourreaux séro-conjonctifs : ceux-ci peuvent être également tranchés, ce qui a de l'importance au point de vue clinique et fonctionnel.

Enfin la blessure des vaisseaux de la région détermine la production d'un petit hématome. Les vaisseaux du tendon ou de la gaine n'ont presque aucune importance chirurgicale. Mais en dehors des gaines on peut trouver des faisceaux vasculo-nerveux, dont les tendons sont les satellites. Il y a dans ces rapports une source possible de complications graves et connexes.

Physiologie pathologique. — Une des premières conséquences de la blessure tendineuse c'est l'*écart* des extrémités sectionnées. Cet écart est dû à la rétraction du bout musculaire. Mais des conditions anatomiques multiples font varier cet écartement. Il est tout d'abord proportionnel à la longueur des fibres charnues du muscle : il égalerait en moyenne le tiers de cette longueur (BUGNION)[1] : 6 à 7 centimètres, par exemple, pour un fléchisseur des doigts.

Il dépend ensuite de la région (WALTER)[2]. Les muscles peuvent être en effet divisés en trois groupes : *a*, ceux qui possèdent un sac séreux complet : tels les muscles de la gouttière carpienne; *b*, ceux qui ont des mésotendons : fléchisseurs au niveau des doigts, par exemple; *c*, enfin, ceux qui sont simplement entourés par du tissu cellulaire plus ou moins lâche, véritable ébauche de gaine synoviale. Parmi ces derniers, il y a même une sous-variété à établir : le triceps fémoral et le biceps huméral, sont en effet rattachés par des *expansions* ou des *ailerons* aux os ou parties voisines. On comprend que les résultats de la section seront différents dans tous ces cas.

Les bouts tendineux séparés vont se souder l'un à l'autre de nouveau si l'écart n'est pas trop considérable. Il y aura *reconstitution* du tendon. Y aura-t-il *régénération ?*

Cette question a vivement passionné anatomistes et chirurgiens. ADAMS et VELPEAU admettaient cette régénération; quant aux éléments de sa réparation, le tendon les puisait dans l'*organisation du caillot* (HUNTER) et dans les blastèmes, cette matière amorphe, véritable « alma mater » de l'histogénèse de HENLE et ROBIN. Mais on s'aperçut vite que le phénomène et son explication n'était pas aussi simple, ni aussi facile. GUTERBOCK attribuait la pièce intercalaire des cicatrisations tendineuses au bourgeonnement des deux bouts tendineux. BOUVIER, VELPEAU, PIROGOFF, DEMBOWKI et BIZZOZERO la firent surtout provenir du tissu péritendineux : gaine et atmosphère conjonctives. Les recherches histologiques de BUSSE, VIERING, YAMAGIWA[3] ont montré

---

[1] A propos d'une communication de KRAFT. Un cas de suture tendineuse illégitime. *Rev. méd. Suisse. Rom*, 1894, XIX, p. 626.

[2] F. WALTER. Ueber die functionelle Prognose der Sehnennaht. *Arch. f. klin. Chir.*, 1888, XXXVII, p. 157.

[3] OTTO BUSSE. Untersuchung der feineren Vorgänge bei der Heilung von Sehnen-wunden, besonders nach der Tenotomie der Achillessehne. *Deut. Zeitschr. f. Chir.*, 1891-1892, XXXIII, p. 30. W. VIERING. Experimentelle Untersuchung über die Regeneration des

que la reconstitution et la régénération tendineuse est en somme assez complexe, et que tous les éléments voisins y participent.

Voici ce qu'on observe au microscope : vers le troisième ou le quatrième jour, qui suit la section, les cellules tendineuses, au niveau de la section, deviennent troubles ; VIERING leur donne le nom de « cellules dormantes » et YAMAGIWA voit dans cet état une conséquence des lésions nutritives produites par le traumatisme. Parmi les cellules dormantes, les unes meurent, les autres tendent à revenir à l'état embryonnaire. Mais, pendant ce temps, les vaisseaux péritendineux bourgeonnent et déversent dans et autour des bouts tendineux une masse abondante de leucocytes ; il se forme ainsi peu à peu un véritable tissu de granulation. Ce travail congestif a pour effet, d'autre part, d'amener une multiplication des cellules fixes tendineuses demeurées saines. A l'œil nu, les phénomènes réparateurs se traduisent par un renflement léger des extrémités coupées du tendon et par un certain ramollissement de leur tissu.

Les extrémités bourgeonnantes du tendon marchent donc à la rencontre l'une de l'autre, et se renforcent en route de tous les éléments, qu'ils peuvent rencontrer dans les tissus voisins ; c'est un phénomène analogue à celui qui se passe dans la constitution des cals osseux. Au bout d'une à trois semaines, selon l'écart, la soudure s'établit et du tissu fibreux remplace progressivement le tissu embryonnaire.

Ce tissu fibreux est-il du tendon ? Non, disaient GUTERBOCK et DEMBOWSKI ; oui, disaient ADAMS et VELPEAU. Une chose certaine c'est qu'à l'œil nu cette cicatrice peut, avec le temps, devenir invisible (PÉRIER)[1]. Après trois mois, dans les ténotomies expérimentales, on a déjà de la peine à reconnaître ce tissu intercalaire même au microscope : il ne se distingue que par

Sehnengewebes. *Arch. f. pathol. Anat.*, 1891, CXXV, Heft 2, p. 252. K. YAMAGIWA. Zellenstudie an sich regenerirendem Sehnengewebe. *Arch. f. pathol. Anat. u. Phys.*, 1893, CXXXV, 2, p. 308.

[1] PÉRIER. Suture tendineuse : présentation de pièce. *Soc. de chir.*, 3 oct. 1889.

une richesse cellulaire et vasculaire plus grande, et une orientation un peu différente des vaisseaux (Busse).

Dans la réalité, il semble que la possibilité de reconnaître l'ancienne plaie dure plus longtemps ; dans un cas de Reboul [1], la pièce avait un an et cependant, à juger par le dessin, la solution de continuité était des plus reconnaissables (fig. 19).

Nous avons fait remarquer, que tous les éléments du voisinage concouraient à la restauration du tendon. Nous ajouterons, que l'irritation de ces éléments (gaines, tissu conjonctif) serait jusqu'à un certain point, nécessaire à la prompte et solide cicatrisation du tendon. C'est ce qui semble ressortir des expériences de Pirogoff, Dembowski, Volkmann sur l'action du sang épanché dans le foyer de section ; le sang, devenu corps étranger, irrite les enveloppes du tendon et celles-ci fournissent alors une contribution plus riche à sa réédification. Les expériences et les opérations de greffes tendineuses, à l'aide de substances inertes, confirment cette hypothèse. Ajoutons cependant que Busse n'a rien observé de pareil, en ce qui concerne le sang, et Adams soutenait déjà cette opinion contraire.

Les muscles ne sont pas indifférents aux traumatismes de leurs tendons. Krauss a pu y déceler de la myosite ; bien que ce point ait été un peu négligé, il serait intéressant de voir si les expériences de Joachimstal [2] se réalisent dans la pratique.

Symptômes. — Les signes d'une section tendineuse sont assez typiques ; ce sont l'attitude et l'impotence fonctionnelle, l'écart des bouts tendineux et la rétraction du muscle ; enfin quelques signes communs à tout traumatisme : plaie, hémorragie douleur, etc.

Les *signes fonctionnels* sont donc les plus importants. Le membre ou le segment de membre, mise en jeu par le tendon,

---

[1] Reboul. Section du tendon extenseur du médius, etc. *Bull. Soc. Anal.*, nov. 1889, p. 573.

[2] Après Roux, Joachimstal a montré que la diminution de longueur ou de force du tendon a pour effet une diminution corrélative de la portion charnue et vice versa. *Cfr. Centralbl. f. Chir.*, 1896, p. 843, et 1897, p. 104 et 576.

est inerte. Mais cette *impotence* n'est pas toujours évidente dans les cas de section d'un seul tendon ou de suppléance par les muscles sains. L'impotence peut être encore masquée, au point de vue fonctionnel, grâce aux ailerons ligamenteux, aux expansions tendineuses : si la rupture siège au-dessous de ces dernières, la contraction musculaire peut être encore efficace. A la main, la section des extenseurs donnera un de ces nombreux types de griffes, qui évoquent tout de suite la pensée d'une lésion de l'appareil locomoteur ou nerveux.

L'*écart* est plus ou moins perceptiblé, selon que le tendon est plus ou moins gros ou sous-cutané. Les extrémités tendineuses se sentent comme deux petites cordes relâchées, « folles », et ne se tendant plus, quand le muscle se contracte : entre les extrémités de ces deux cordelettes est un espace vide ou comblé par quelques caillots, crépitant sous le doigt. Au tendon d'Achille, l'écart devient visible à l'œil nu. Avec les tendons fléchisseurs dans la gaine carpienne, le tibial postérieur, le fléchisseur du pouce derrière la malléole interne, etc., l'écart atteint facilement 8 à 10 centimètres (Czerny). Là où les gaines sont remplacées par des enveloppes cellulo-fibreuses (dos de la main, du pied) et là où existent des expansions ligamenteuses (droit antérieur de la cuisse, tendon d'Achille, biceps), l'écart est moindre. Mais si le traumatisme, par un heureux hasard, a épargné les expansions, la contraction musculaire peut quelquefois les rompre.

Nous n'insistons pas sur les autres signes : si la *plaie* est largement béante, on pourra voir les extrémités tendineuses sectionnées ; l'*hémorragie* interne ou externe n'est abondante que par exception, et la *douleur* est généralement insignifiante, les tendons étant à peu près insensibles (Haller).

Marche. — En dehors de toute complication et de toute intervention chirurgicale, la plaie du tendon peut se cicatriser, mais avec une « rallonge ». Cette rallonge sera longue ou courte, selon que l'écart aura été plus ou moins considérable ; elle pourra même, dans les cas heureux et sous l'influence d'une attitude rationnelle, être réduite à fort peu de chose et rendre au muscle toute son efficacité. Dans les premiers temps, elle constitue une bandelette épaissie, sorte de *cal provisoire*, qui disparaît avec le temps, lorsque le *cal définitif* s'est formé, c'est-à-dire, quand le tissu embryonnaire, du début est parvenu au type tendineux presque pur (HOUZÉ) [1]. La terminaison est moins heureuse, quand la rallonge fibreuse a une minceur et une longueur telle, que l'action du muscle se trouve annihilée; autant dire qu'il n'y a pas eu cicatrisation, ce qui arrive quelquefois : le muscle entraîne avec lui son tronçon tendineux, qui va se souder quelque part à une aponévrose, à une capsule articulaire, au périoste; si la plaie suppure, il se forme des adhérences. Les *adhérences* à la peau n'ont pas toujours un mauvais résultat. Nous verrons CHASSAIGNAC en tirer partie au point de vue chirurgical.

Complications. — *Plaies nerveuses* et plaies tendineuses se compliquent volontiers mutuellement dans certaines régions (carpe, cou-de-pied). La plaie tendineuse s'aggrave encore souvent par la *multiplicité des tendons coupés*.

La *suppuration des gaines* est à redouter là où elles existent. On connaît assez leur gravité, qui peut aboutir à l'annihilation fonctionnelle d'un membre. Mais, en dehors de ces grandes suppurations, on peut en observer de plus discrètes, de plus limitées : le tendon sera dépouillé de la matrice fibro-vasculaire qui l'engaine ; ses fibres s'atrophient, se désagrègent et se mortifient au milieu du foyer suppurant (*exfoliation* tendineuse), d'où pertes de substance, d'abord, et plus tard, adhérences vicieuses, scléroses étendues, atrophies des tronçons tendineux. Cette exfoliation n'a pas toujours des conséquences aussi fâcheuses : il se fait une sorte de vaginoplastie naturelle, qui rétablit tant bien que mal la continuité du tendon : chez un malade de BOYER [2], dont le tendon d'Achille s'était ainsi exfolié, la marche était facile.

---

[1] PAUL HOUZÉ. Considération sur le mode de régénération des tendons. Thèse de Lille, 1893-1894, 4e série, n° 53.

[2] BOYER. Traité, t. II, 5e édit., 1845.

Voici le tableau des complications de voisinage observées par Hagler sur 62 cas, traités à la clinique de Bale :

Plaies articulaires.	13
Fractures.	3
Plaies artérielles (cubitale et radiale)	2
Sections du nerf cubital.	2
— médian	1
Gangrène (amputation)	2

Diagnostic. — L'existence d'une plaie ancienne ou récente limite tout de suite le problème à savoir, si c'est le nerf ou le tendon qui a été sectionné. Une *section nerveuse* donne une paralysie étendue en aval de la blessure ; la section tendineuse la produit dans son voisinage presque immédiat. L'absence de troubles de la sensibilité ou de la motilité correspondant à la topographie de la distribution nerveuse vient lever tous les doutes. Il n'est pas rare cependant, même en l'absence de la section de gros troncs nerveux, de trouver une petite zone d'anesthésie ou d'hypoesthésie au-dessous de la plaie tendineuse ; mais sa faible étendue montre qu'il s'agit de filets nerveux sans importance. S'il y a plaie simultanée des tendons et des nerfs, on trouvera bien nets et bien séparables, en général, les groupes d'impotences fonctionnelles commandées par les deux ordres de lésions.

Pronostic. — Les plaies tendineuses, en elles-mêmes, sont peu graves ; mais l'infection possible des gaines, la multiplicité des tendons coupés, les organes voisins blessés font considérablement varier le pronostic d'une plaie à l'autre. Si des plaies isolées, même d'un gros tendon, peuvent se cicatriser d'une manière satisfaisante et sans complications, par contre des plaies multiples, dans les synoviales du carpe, risquent de compromettre gravement la fonction d'une main.

Traitement. — La chirurgie tendineuse fut considérée comme très grave jusqu'en plein XIXe siècle. Galien, qui, le premier, fit une suture musculaire, a soin de faire remarquer qu'il plaça ses fils *dans les chairs* et non dans les tendons : la blessure de ces derniers exposaient d'après lui « aux convulsions

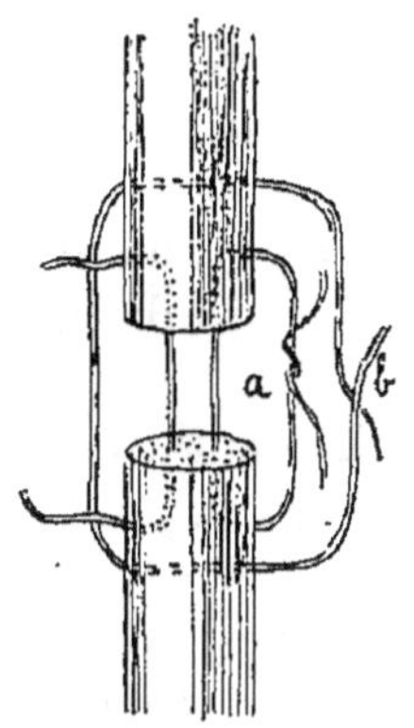

Fig. 20.

Suture tendineuse.

a, suture simple d'affronte-ment. — *b*, suture d'appui (LE DENTU).

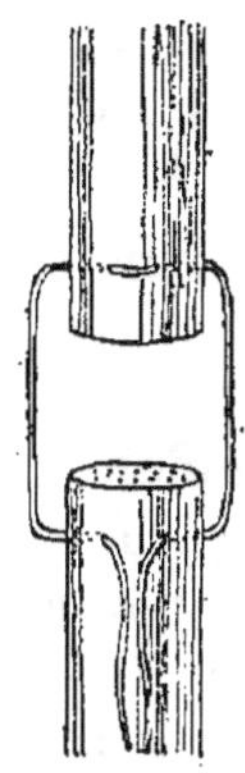

Fig. 21.

Suture tendineuse.

Procédé de LE FORT.

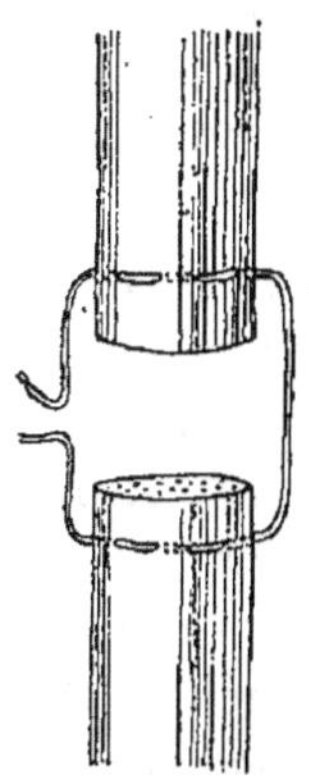

Fig. 22.

Suture tendineuse.

Procédé de WÖLFLER.

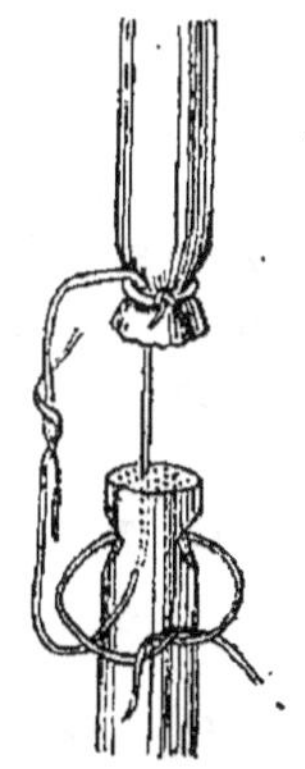

Fig. 23.

Suture tendineuse.

Procédé de SCHWARTZ (bout supérieur).
Procédé de GANGOLPHE (bout inférieur).

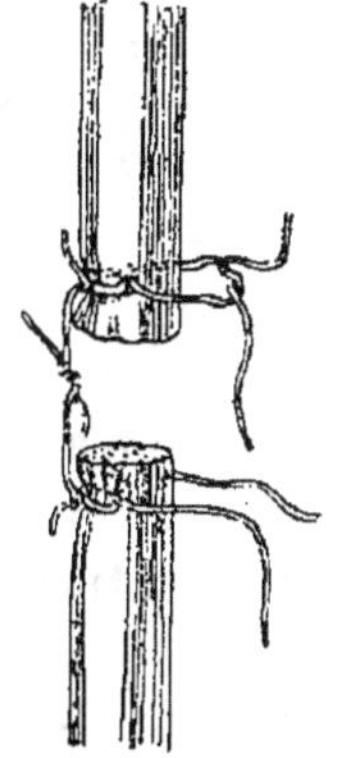

Fig. 24.

Suture tendineuse.

Procédé de VON ARX.

et à la mort ». Cet effroi était due à la confusion des tendons avec les nerfs.

AVICENNE cependant et les Arabistes, ROGER DE PARME, LANFRANC GUILLAUME DE SALLICET, reconnurent l'utilité de la suture tendineuse et l'érigèrent en principe. Mais le principe ne fut guère pratiqué ou répété que par GUY DE CHAULIAC, A. PARÉ, VESLINGIUS, SÉVERIN, MOININCHEN, BIÉNAISE, HEISTER. D'autres chirurgiens faisaient d'ailleurs opposition à la suture tendineuse. A la fin du XVIIIe siècle nous trouvons encore PIBRAC, LOUIS, SABATIER, LOMBARD, etc., pour la combattre ou la repousser.

Cependant HALLER avait démontré par l'expérimentation, que les tendons et aponévroses n'avaient rien de nerveux dans leur nature. Ces notions physiologiques et anatomiques, en se vulgarisant, arrivèrent peu à peu à déblayer les préjugés, qui arrêtaient l'essor de la chirurgie tendineuse. Citons en particulier les travaux de SERRES, de MONTPELLIER (1830), de MONDIÈRE (1837).

Malheureusement, cette réaction coïncidait avec la réaction contre l'instrument tranchant, l'inoculateur de tant de septicémies. La suture tendineuse demeura donc un procédé d'exception, jusqu'au jour, où l'antisepsie et l'asepsie, permirent d'en faire une méthode générale.

La suture tendineuse est donc la méthode de choix dans le traitement des sections tendineuses, accompagnées d'écart notable. Elle serait inutile pour un écart de quelques millimètres, car un pansement et une attitude appropriés ferait tout aussi bien et à moins de frais.

Dans la suture tendineuse, il faut distinguer deux cas : plaie récente et plaie cicatrisée.

A. PLAIE RÉCENTE. — Par plaie récente nous visons donc celle qui vient de se produire, ou celle qui a été l'objet de soins antiseptiques immédiats.

Deux cas peuvent encore se présenter ici : a) les bouts tendineux se voient ou se retrouvent facilement ; b) les bouts tendineux ne se retrouvent pas ou ne sont pas coaptables.

1er cas. *Les bouts tendineux se voient ou se retrouvent.* — Les voir dans le fond de la plaie, s'ils y sont, n'est pas difficile ; les retrouver est parfois plus délicat. Le bout périphérique affleure plus ou moins les lèvres de la plaie ; mais le bout central.

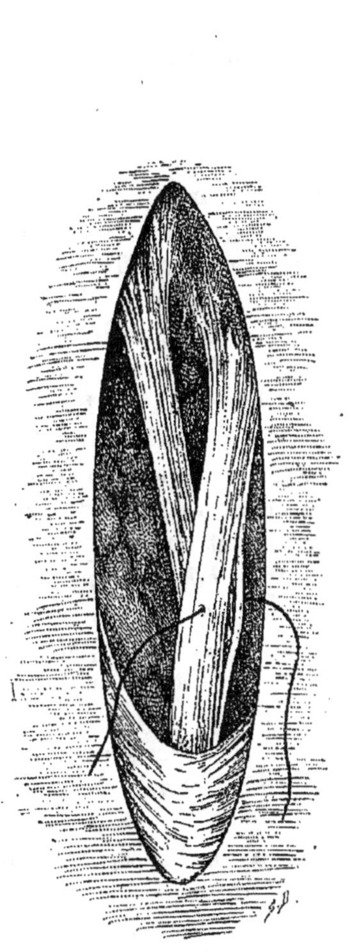

Fig. 25.
Suture tendineuse.
Procédé de Tillaux et Duplay.

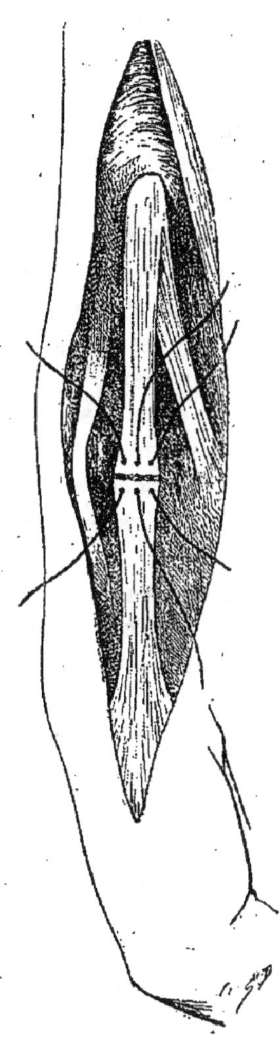

Fig. 26.
Suture tendineuse. Suture par
anastomose de Schwartz.

remonte, entraîné par la contraction musculaire. C'est à le ramener qu'il faut s'ingénier : on peut y parvenir :

1° Par l'*expression* : les muscles sont refoulés, du centre vers la périphérie, pour essayer de les allonger et faire saillir, si possible, le tendon coupé (LE FORT)[1]. Au lieu des mains on peut utiliser la bande d'Esmarch (D. MOLLIÈRE).

2° Par l'*aiguille* ou le *crochet* de NICOLADONI : avec une aiguille coudée à angle aigu vers sa pointe, on remonte dans la gaine ou le tissu péritendineux, qu'on fourrage quelque peu, pour essayer de harponner le bout réfractaire.

3° Par l'*extension des muscles voisins* (FÉLIZET)[2] ; soit une section tendineuse des fléchisseurs palmaires : on fait fléchir le doigt intéressé et l'on étend les voisins : les tendons de ceux-ci, étirés, remorquent à leur suite le bout supérieur du tendon sectionné et il vient parfois faire saillir dans la plaie. Mais le procédé n'est de mise que pour les tendons assez intimement unis à d'autres tendons.

4° Par le *débridement;* il sera fait parallèlement au tendon, mais un peu latéralement, afin d'éviter les adhérences futures de ce dernier à la peau (SÉDILLOT) ; conseil, répété par BILLROTH[3], mais qui maintenant n'est plus indispensable. Le débridement est presque nécessaire avec les plaies petites et étroites.

Les bouts tendineux retrouvés, on vérifie l'*affrontement* possible des bouts, soit par des tractions modérées, soit par l'attitude donnée au membre et l'on procède à la *ténorraphie* ou suture. Dans les *sections politendineuses*, il faut s'assurer en outre de la correspondance des bouts tendineux : si les données anatomiques ne suffisent pas, à cause de l'enchevêtrement des tendons, on peut recourir, comme TRÉLAT[4], à l'électricité et même à un débridement un peu large.

La *ténorraphie* comprend d'assez nombreux procédés, que l'on peut, avec le professeur *Le Dentu*, classer ainsi :

[1] P. LE FORT. *Soc. de chir.*, 5 mai 1886.

[2] FÉLIZET. *Ibid.*, 15 nov. 1893.

[3] BILROTH. *K.-königl. ärztl. Gesellsch. in Wien*, 24 janvier 1890.

[4] In thèse L. CHRISTINE. Contribution à l'étude des plaies des tendons. Thèse de Paris, 1885-1886, n° 285.

a. *Tendons grêles et cylindriques :* suture directe comme l'indique le schéma (fig. 20);

b *Tendons gros et plats :* suture en **U** ou à anse de Le Fort ou de Wölfler (fig. 21 et 22).

c. *Tendons gros et cylindriques :* suture d'affrontement, semblable à celle du premier cas, et suture de soutien en anse (LE DENTU). On commencerait par cette dernière.

En somme, ces deux derniers procédés ont pour but de prévenir l'*effilochage* du tendon par la suture. Cet accident est à craindre avec les plaies récentes, quand aucun tissu embryonnaire ou cicatriciel ne réunit encore les fibres divisées; il est à craindre surtout avec les tendons se coaptant mal (perte de substance, contracture musculaire, etc.) ou déjà effilochés par le traumatisme.

Il est donc bon de recourir à la suture en **U**, toutes les fois qu'on le peut, ou à un des procédés suivants.

a. *Procédé du collier* (SCHWARTZ[1], GANGOLPHE[2]). — On noue un fil autour du tendon, à quelques

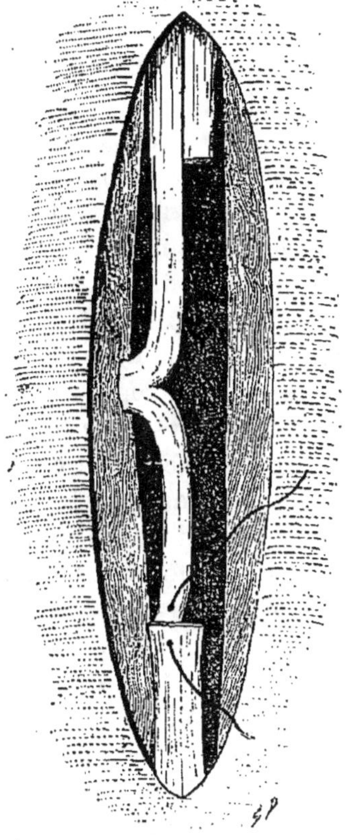

Fig. 27.

Suture tendineuse à distance. Dédoublement du bout périphérique (CZERNY).

millimètres au-dessus de la section, et sur ce collier s'appuient les fils de soutien ou d'affrontement. C'est un procédé très bon

[1] SCHWARTZ. *Soc. de Chir.*, 16 oct. 89.

[2] SILVESTRE, Lyon, th. 1891-1892, et *Lyon méd.*, 27 juillet 1891, p. 445. GANGOLPHE fait une encoche au tendon afin de mieux soutenir le collier.

et très facile avec les tendons grêles, que la suture menace de
couper (fig. 23).

b. *Procédé des anses bouclées et couplées* (VON ARX [1]). — On
passe un fil double au milieu de chaque bout tendineux ; on
noue latéralement chaque fil, formant ainsi deux anses
embrassant les deux bouts. Il ne reste plus ensuite qu'à nouer
deux à deux, à coupler les chefs libres de ces anses. C'est un
procédé aussi simple et aussi bon que le précédent; il est à
employer surtout dans les sections musculo-tendineuses (fig. 24).

Le meilleur fil pour les sutures tendineuses est la soie ou le
crin de Florence. Le fil d'argent est trop coupant et le catgut se
résorbe trop vite. Le crin ne convient même qu'aux gros tendons,
car il est moins souple que la soie, et souvent trop gros.

Il ne reste plus ensuite qu'à suturer la plaie ; avec un peu de
soins on peut se passer du drainage. WALTER [2] recommandait de
ne faire qu'une hémostase imparfaite, le caillot jouant un rôle
irritant salutaire ; mais on se rappelle que, d'après ADAM et OTTO
BUSSE, le caillot est parfaitement inutile, sinon nuisible. En
tout cas, il sera bon de suivre l'exemple du professeur BERGER [3],
qui refait une nouvelle gaine tendineuse, à l'aide des débris de
l'ancienne. Le membre sera finalement immobilisé dans un
appareil plâtré, avec une attitude telle, que le muscle lésé soit
mis dans le relâchement. La durée d'immobilisation est difficile
à préciser; d'ailleurs, elle ne sera pas la même pour tous les
tendons : les tendons à gaines séreuses ayant plus de facilité
pour se rétracter que ceux entourés d'une simple atmosphère
celluleuse. De même, un muscle à corps charnu et à tendon long
a besoin d'être immobilisé plus longtemps qu'un muscle adhérent aux aponévroses et à tendon court. La formule de BILROTH-
SCHNESLER [1] nous paraît peut-être un peu longue : trois semaines

---

[1] Von Arx. Eine neue Muskelnaht. *Corresp.-bl. f. Schweiz. Aerzte*,
15 nov. 1896.

[2] K. WALTER. Ueber funktionnelle Prognose der Sehnennaht. *Arch.
f. klin. Chir.*, XXXVII, 1888, Heft 1, p. 157.

[3] P. BERGER. *Soc. de chir.*, 4 oct. 1893.

pour les tendons extenseurs et quatre pour les fléchisseurs. Mais
cette loi générale devra toujours se plier aux exigences de cha-

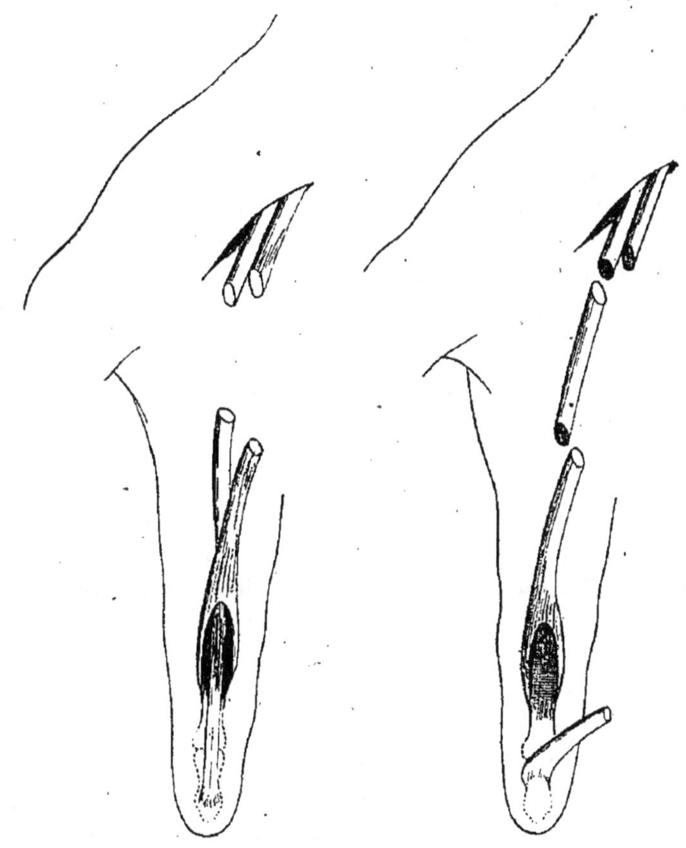

Fig. 28.

Nouveau procédé de greffe tendineuse dans les cas de section
ancienne des tendons fléchisseurs des doigts (ROCHET).

que cas particulier. Le massage et la mobilisation progressive
achèveront la guérison ; nous insistons sur le mot « progressive »,
car une rupture itérative du tendon est à redouter, surtout avec
les gros tendons (rotulien et calcanéen).

[1] BILROTH. *Loc. cit*.

Deuxième cas. *On ne retrouve pas une des extrémités tendineuses où elles ne sont pas coaptables.* — Il peut arriver en effet que la rétraction musculaire ait entraîné trop haut le bout central, ou bien que la dissection faite pour le retrouver demeure vaine, ou enfin qu'une perte de substance du tendon (plaies contuses, balles, etc.) ne permette pas l'affrontement. D'assez nombreux procédés sont alors à la disposition du chirurgien.

a. *Vaginoplastie* (D. MOLLIÈRE). — Elle consiste à utiliser la gaine, ses débris ou le tissu cellulo-fibreux ambiant, pour établir un lien fibreux entre les extrémités sectionnées. Ce serait préférable en tout cas à la *suture téno-cutanée* de CHASSAIGNAC (suture des deux extrémités tendineuses à la peau, qui effectue ainsi le raccordement). La *suture téno-ligamenteuse* de GUERMONPREZ consiste à suturer à une capsule articulaire : elle est applicable en particulier au tendon de la longue portion du biceps.

b. *La prothèse interne.* — Dans un cas où l'affrontement était impossible, TH. ANGER s'était borné à suturer à distance les deux extrémités tendineuses à l'aide d'un fil métallique. Ce procédé a été érigé en méthode par GLÜCK, qui employa comme pièce de raccordement de la soie ou du catgut. Après de nombreuses études expérimentales, reprises par FARGIN et ASSAKY, JEANNEL, VON HÆCKE, il appliqua son procédé à l'homme. Ces corps étrangers jouent le rôle d'irritant léger, en même temps qu'ils dirigent le travail de sclérose, qui se fait autour d'eux, et l'ordonnent suivant l'axe du tendon. Ces corps étrangers, même la soie, peuvent se résorber ou s'enkyster. Mais on observe aussi l'intolérance, suivie de l'élimination, ou nécessitant l'ablation du corps étranger [1]. Cependant la pièce prothétique, même si elle n'est pas supportée, produit une bande scléreuse qui répare solidement la brèche tendineuse. Beaucoup d'opérateurs donneront peut-être pour cette raison la préférence aux tresses de

---

[1] ANNEQUIN. *Dauphiné méd.*, 1893, et *Soc. méd. de l'Isère*, 10 nov. 1893.

catgut ou au tube d'osséine de Baldassari [1] ; au point de vue expérimental, ce dernier appareil s'est montré parfait, en ce

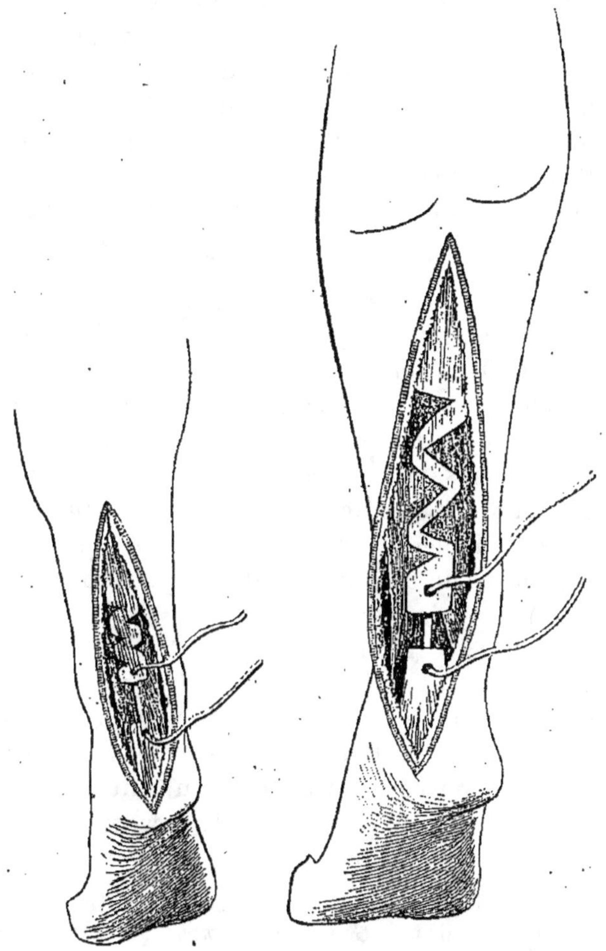

Fig. 29.
Allongement du tendon d'Achille par des incisions en accordéon
(PONCET).

sens que le tissu fibreux s'engagea dans le canal osseux, tout en enveloppant le reste de la pièce.

[1] BALDASSARI. *Rev. clinica. e terap.*, mars 1897.

6.

c. Greffes. — La prothèse conduisit tout naturellement vers les greffes. On a employé soit des greffes hétéroplastiques (tendons de lapins, de veau, de chien), soit les greffes autoplastiques (prises sur un tendon voisin). Il ne semble pas que l'hétéroplastie fournisse ici des résultats plus brillants qu'ailleurs ; le tendon transplanté joue le rôle d'irritant, de travée directrice, mais il finit par se résorber. Aussi n'a-t-elle pas joui d'une bien grande faveur (MONOD, BOUILLY).

Quant aux *greffes autoplastiques*, elles peuvent réussir dans des cas analogues à celui de ROCHET [1] (voy. fig. 28).

d. Ténoplasties. — Elles consistent à réaliser l'allongement artificiel de tendon au moyen d'opérations plastiques portant sur le tendon. Dans un cas, PONCET [2] obtint ce résultat, sur le tendon d'Achille, par des incisions latérales transformant ce dernier en une sorte d'accordéon ; dans un autre [3], il fit sauter au ciseau l'apophyse du calcanéum pour la fixer plus haut et remonter d'autant l'insertion du même tendon (fig. 29). FÉLIZET désinséra partiellement le bout périphérique, qui avait été sectionné trop au ras du calcanéum, afin de pouvoir faire la suture (Soc. de chir., 10 juin 1891).

CZERNY rechercha l'allongement en taillant, dans l'un des bouts, une languette tendineuse, qu'il laissa adhérente au niveau de la section et qu'il rabattit ensuite pour la suturer au bout périphérique ; mais la lanière isolée acheva de se séparer du tendon, après qu'on l'eut rabattue : ce n'était plus qu'une greffe autoplastique (fig. 27). Par contre, LITTLEWOOD et GUELLIOT [4] ont

---

[1] V. ROCHET. Nouveau procédé de greffe tendineuse dans les cas de section des tendons. *Gaz. hebd. méd. et chir.*, 1891, n° 25, p. 293.

[2] A. PONCET. De l'allongement d'un tendon par des incisions en zigzag, etc. *Gaz. hebd.*, 1891, n° 48, p. 575.

[3] *Idem.* Sur la mobilisation de quelques tendons par déplacement des saillies osseuses sur lesquelles ils s'insèrent. *Rev. d'Orthopéd.*, 1er sept. 1891.

[4] O. GUELLIOT. Sutures tendineuses, observ. II. *Union. méd. du Nord-Est*, 1898, n°.9, p. 144.

exécuté ce procédé avec succès. Ferraresi[1] s'est inspiré de la méthode, pour reconstituer le ligament rotulien à l'aide du tendon du triceps ; il tailla dans ce dernier une longue languette, qu'il rabattit par devant la rotule et sutura au périoste tibial. Von Hacker[2] a fait à la fois une ténoplastie et une anastomose, car il répara une perte de substance de l'extenseur commun de l'index au moyen d'une portion rabattue de l'extenseur propre et celle-ci fut à son tour suturée au bout central de l'extenseur commun.

e. *Les sutures par anastomoses.* — Missa (1770) en est l'ingénieux inventeur. Elles consistent à suturer le bout périphérique, celui qu'on retrouve presque toujours, à un tendon voisin. Missa se bornait à faire un simple affrontement. Duplay, Tillaux ont glissé le bout périphérique dans une *boutonnière* faite au tendon anastomosant : c'est plus solide (fig. 25). Mais comme la distance entre celui-ci et le segment coupé peut encore être considérable on devra quelquefois utiliser le *dédoublement* du tendon sain (Schwartz) ; la lanière ainsi obtenue est alors facilement unie au tronçon tendineux en quête d'un support central (fig. 26). Delamarre[3] a fait de la sorte, avec le plus heureux résultat fonctionnel, une triple anastomose tendineuse (trois tendons extenseurs coupés et suturés sur le tendon sain de l'extenseur propre de l'index).

B. Sections anciennes. — Par sections anciennes, nous entenons celles qui sont déjà cicatrisées. Si la plaie suppure la suture peut ne pas tenir.

Ces sections anciennes sont justiciables des mêmes méthodes que plus haut. On se trouve dans le cas, où les bouts tendineux ne sont pas visibles ; les inférieurs seront presque toujours faciles à retrouver au niveau de la cicatrice ; les supérieurs seront

[1] Ferraresi. Tenoplastica per resisconi da antico data del legamento rotule, etc. *Bollet. della Soc. lancisiana degli Osped. di Roma,* 1894, II.

[2] Von Hacker. *Wissenlschaft. aerztl. Gesellsch. in Innsbruck,* 27 nov. 1897, et *Wien. klin. Woch.,* 13 janvier 1898.

[3] In Lejars. Rapport sur une observation de M. Delamarre, etc. *Soc. de Chir.,* 22 décembre 1897.

d'une découverte plus laborieuse. Il faut donc débrider et disséquer quelque peu. Les tendons une fois retrouvés, il peut être difficile de les rapprocher ; car le muscle a perdu de son élasticité, les tendons se sont atrophiés ou les tissus se sont sclérosés. Par contre, les deux bouts du tendon sont devenus plus ou moins cicatriciels, les sutures tiennent mieux et coupent moins. La coaptation terminée, directe où indirecte, on refera une gaine, si possible, et on enlèvera tous les tissus de sclérose en excès, afin de recouvrir les tendons par une peau absolument souple et normale, et n'offrant pour toute cicatrice que la ligne d'incision. C'est le bon moyen de n'avoir pas des tendons adhérents et partant peu mobiles.

2° Rupture des tendons

Définition. — Comme pour les ruptures musculaires, on entend par ruptures des tendons, les solutions de continuité se produisant dans les tendons *à l'occasion* de la contraction musculaire.

Historique. — A. Paré serait le premier, qui aurait observé une rupture (tendon d'Achille). Il croyait le mal incurable et « que le malade clopinerait toujours quelque peu, à raison que les extrémités du tendon, rompues ou relâchées, ne se pourraient jamais rejoindre ». Monro (d'Édimbourg) fut victime du même accident et on lui doit la première monographie sur la question. Duverel, Ruysch étudièrent les ruptures du ligament rotulien au point de vue expérimental. J.-L. Petit s'occupa de celles du tendon d'Achille chez les gymnastes.

Du siècle dernier, il faut surtout citer Baudens, Malgaigne et Binet et, plus près de nous, le travail statistique de Madelung, les thèses de Delon[1], Duménil[2], Hamonet[3],

---

[1] A. Delon. Des ruptures tendineuses sus-rotuliennes. Thèse de Paris, 1884-1885, n° 57.

[2] A. Duménil. Contribution à l'étude des ruptures incomplètes du ligament rotulien. Thèse de Paris, 1888-1889, n° 236.

[3] J.-C. Hamonet. Contribution à l'étude du ligament rotulien. Thèse de Bordeaux, 1890-1891, n° 23.

Friaque[1], Malhené[2] ; nous ne connaissons malheureusement aucun travail permettant une appréciation d'ensemble sur les ruptures : la plupart de ceux que nous venons de citer se rapportent, soit aux ruptures du tendon d'Achille, soit à celles du tendon rotulien.

Étiologie. — *Fréquence.* — Elle n'est pas extrême[3]. Mais le tendon se rompt plus souvent que le muscle, du moins pour le triceps fémoral, et moins souvent que l'os (Delon).

Siège. — Les tendons, les plus atteints sont ceux du triceps fémoral, tendon d'Achille et du triceps brachial. Il semble que les autres ruptures soient exceptionnelles. C'est ainsi que Kuemmel, n'a pu réunir que trois cas se rapportant au long extenseur du pouce ; Duplay[5] en cite un autre. Quant aux ruptures du tendon du plantaire grêle, nous savons maintenant que ce sont des ruptures de veines variqueuses profondes.

Age. — C'est à l'âge des scléroses, c'est-à-dire de quarante à soixante ans, qu'elles s'observent le plus fréquemment. Os et ligaments perdent avec le temps leur solidité et leur élasticité, d'où leurs ruptures de plus en plus fréquentes. C'est surtout chez l'homme qu'on les observe.

Les *conditions physiologiques* de la rupture résident dans un mouvement violent ou forcé amenant, soit une brusque tétanisation du muscle, soit une élongation de son tendon. Les ruptures ont donc souvent un caractère professionnel (bateleurs, danseurs et danseuses, gymnastes, etc...). Mais nous ferons ici

[1] R. Friaque. Des ruptures sous-cutanées du tendon d'Achille. Nouveau procédé de suture. Thèse de Paris, 1896-1897, n° 629.

[2] Malhené. Thèse de Paris, 1899.

[3] J.-J. Buchanan, en réunissant les statistiques de Maydl, Bull, Hafeman, arrive au total de 120 cas pour le tendon du triceps. *Med. Record.*, 2 nov. 1895, p. 625.

[4] Kuemmel. Ueber eine Subcutane Sehnenzerreissung. *Deut. Med. Woch.*, 1892, n° 11, p. 241.

[5] Duplay. Rupture sous-cutanée du tendon du long extenseur du pouce. *Soc. de chir.*, 29 nov. 1876.

la même remarque que pour les ruptures musculaires : la rupture se produit grâce, sans doute, à une action mécanique violente sur un muscle déjà contracturé. En d'autres termes, le tendon se rompt, parce que le muscle le tend dans une direction et que des influences mécaniques (chute, flexion ou extension, etc...) viennent à produire une contre-extension (HAMONET).

Les *ruptures* ou les *sutures antérieures* (D. MOLLIÈRE, HAMONET) exposent à des ruptures itératives.

Mais on a voulu établir une *prédisposition*, pour expliquer la facilité des ruptures chez certains individus. Les facteurs prédisposants *locaux* sont rares : HAGER[2] a observé une rupture chez un sujet atteint de ténosite crépitante ; RUYSCH accusait la compression et l'atrophie des tissus fibreux par la guêtre (?) dans les ruptures du tendon d'Achille. DESPRÈS, avec peut-être plus de raison, s'en prit au rhumatisme. En tout cas, l'ataxie (GOSSELIN, LÉPINE) amène certainement une fragilité spéciale des ligaments comme des os.

Anatomie pathologique. — Elle est peu connue. Mais ce que nous savons déjà par l'anatomie normale, par les plaies tendineuses ou les examens cliniques, nous renseigne suffisamment,

Les ruptures donnent lieu à un *hématome*, généralement peu abondant : l'écart est relativement considérable, car la même cause, qui amène la rupture, agit encore après et la parachève, en brisant tous les liens accessoires, mésos, ailerons, expansions, qui concourent à maintenir un tendon.

Au niveau du genou, il y a lieu d'insister avec GOSSELIN, sur les ruptures complètes ou incomplètes. Alors que les dernières ne s'accompagnent que de désordres légers, les premières sont suivies de la déchirure de la synoviale, et, par suite, d'un épanchement sanguin intra-articulaire.

Les tendons se déchirent en des points assez constants pour chacun d'eux et qui répondent à leur lieu de moindre résistance : pour le tendon rotulien, la rupture se fait au ras de la

---

[1] W. HAGER. Zur Pathogenese und Behandlung der spontanen Sehnen-ruptur. *Berl. klin. Woch.*, 1886, p. 360.

rotule, pour le tendon d'Achille à 3 ou 4 centimètres au-dessus de l'insertion calcanéenne.

La solution de continuité est probablement assez souvent semblable à celle des cas de POIRIER (in thèse FRIAQUE) : les bouts étaient effilochés, comme s'il y avait eu d'abord élongation, puis rupture.

Les lésions se réparent d'une manière analogue à ce qu'on voit dans les plaies tendineuses, avec le danger d'infection en moins. Au niveau du biceps, d'après ZUCKERKANDL [1], le tendon rompu de la longue portion va peut-être se fixer au voisinage de l'articulation, ce qui expliquerait certaines anormalies d'insertion, qui seraient autrement d'une interprétation difficile.

Symptômes. — La rupture se produit brusquement, à la suite d'un effort, d'un saut, d'un coup de pied, d'un faux pas, etc., le malade éprouve brusquement une *douleur* vive, aiguë, en même temps qu'une *sensation de déchirement*, de craquement. Ce craquement passe quelquefois à l'état de signe objectif : il fut entendu des assistants dans un cas de rupture du tendon rotulien chez un cavalier pendant des exercices de voltige (BROUSSES [2]).

L'*impotence* est immédiate et elle est considérable, quand il s'agit de muscles aussi importants que le droit antérieur de la cuisse. Un malade de SABATIER, qui, en tombant, s'était rompu le tendon rotulien, dut être remis sur ses pieds ; il rentra chez lui, en attachant une corde à son avant-pied, en faisant ainsi fonctionner sa jambe.

Les *signes objectifs* sont les mêmes que dans la plaie tendineuse moins cette dernière : petit *hématome*, *écart* plus ou moins prononcé, *saillie des deux bouts* tendineux, limitant l'*encoche*. Remarquons en passant la position particulière, que prend la rotule après les ruptures de son tendon : elle bascule en avant et remonte parfois jusqu'à mi-cuisse.

---

[1] Cité par PORGES. *Kaiser-königl. ärtzl. Gesellsch. in Wien*, 29 oct. 1897.

[2] In M. GRAS. Contribution à l'étude des ruptures du ligament rotulien. Thèse de Lyon, 1894-1895, n° 1003, p. 35.

Diagnostic. — Il est généralement facile et se pose déjà par les seuls signes fonctionnels. Il ne devient délicat qu'au voisinage des os, où l'on pourrait admettre un *arrachement osseux*, ou pour les tendons profondément placés, comme celui de la longue portion du biceps. Au sujet de ce dernier, Hueter recommandait de faire exécuter la flexion en supination, qui est alors plus douloureuse que la flexion en pronation. Monks [1] se fait donner un « shake hands » par le malade et dans cette attitude il le prie de se mettre en supination ; en s'opposant alors au mouvement, il produit une douleur vive, au niveau des attaches supérieures du tendon.

Kaufmann [2] cite un cas intéressant au point de vue d'une erreur de *siège* : il s'agissait d'une rupture du triceps, à l'union du tendon et de la portion charnue ; on crut à une rupture près de la rotule : l'opération expliqua l'erreur en montrant que, le tendon du triceps s'était invaginé dans l'articulation par la déchirure béante de la synoviale sous-tricipitale.

Quant au *pronostic* il dépend beaucoup de l'écartement des extrémités.

Traitement. — Longtemps on s'évertua à créer des appareils. L.-H. Petit, un des premiers, imagina un appareil combinant à la fois une vigoureuse pression sur le muscle et le rapprochement des extrémités tendineuses par l'attitude la plus favorable. Il obtint deux succès sur quatre cas. Mais ses imitateurs furent moins heureux. Ravaton cite un chirurgien, « qui avait en poche l'œuvre du maître, mais n'en avait ni la science ni l'habileté » et qui échoua. Les appareils se sont succédés les uns aux autres avec plus ou moins de bonheur ; mais quand ils guérissaient, c'est que le cas, pensons-nous, était pour le moins aussi heureux que le chirurgien ; car l'intégrité des ailerons, expansions ou liens divers d'un tendon est le principal facteur du succès. C'est ce

---

[1] Monks. Rupture of the long head of the biceps. *Boston med. and surg. J.*, 17 janvier 1889.

[2] Kaufmann. Ruptur der Sehne des rechten M. quadriceps femor. Sehnennaht. *Corresp. Bl. f. Schw. Aerzte*, 1888, n° 10, p. 298.

qui permettait à Hofmokl de déclarer, en 1889, que les appareils
valaient bien la suture. Tout dépend en effet des conditions anatomiques de la rupture. Quand un tendon, celui du triceps par
exemple, s'est rompu au ras des os (rotule), il faut faire une sorte
de suture ostéo-tendineuse (Buchanan). En cas d'échec ou de
fonctionnement insuffisant, un appareil prothétique, inspiré plus
ou moins de l'appareil primitif du malade de Sabatier, pourrait
rendre service.

3° Élongation et arrachements des tendons

L'élongation excessive d'un tendon peut produire la rupture,
l'allongement ou les désinsertions du tendon. Passons sur l'allongement, difficile à constater, à moins d'une heureuse rencontre
du bistouri ou du scalpel. La *rupture par élongation* rentre un
peu dans le chapitre précédent. Il ne reste donc plus qu'à parler
des *désinsertions* et des *plaies par arrachements*.

1° Désinsertions tendineuses. — Accident exceptionnel et qui
jusqu'ici ne s'est rencontré qu'aux doigts et aux orteils.

Il fut signalé par Segond (1879) étudié par Busch, Polaillon,
Schöning, Delbet, Schwartz, Blum et Mouchet, Brault, etc...

L'accident consiste en une séparation du tendon extenseur,
au voisinage de son insertion à la phalange des doigts. Dans quelques cas, il y aurait simplement allongement ; dans d'autres il
y aurait fracture, le tendon arrachant le petit coin osseux sur
lequel il s'implante

On a cherché à reproduire cette lésion par l'expérimentation.
Segond [1], Pierre Delbet [2], Brault, ont obtenu surtout des fractures, bien que les données cliniques semblent contredire à cette
observation anatomique. La fracture de la phalangette par arrachement détermine l'ouverture de son articulation, quand l'in-

---

[1] P. Segond. Note sur un cas d'arrachement du point d'insertion
de l'extenseur du petit doigt, etc. *Bull. Soc. Anat.*, décembre 1879,
p. 725.

[2] Pierre Delbet. Des lésions consécutives à la flexion forcée des
phalangettes des doigts. *Bull. Soc. Anat.*, février 1890, p. 117.

sertion seule est arrachée, mais, très souvent, la phalangette est fracturée en plein corps et l'article demeure indemne.

Ces arrachements sont dus à une flexion exagérée de la troisième phalange, la deuxième étant étendue (BRAULT) [1]. Mais, alors que l'expérimentation reproduit ces arrachements avec la plus grande facilité aux doigts latéraux de la main, la clinique montre au contraire, que c'est le médius et l'annulaire qui sont le plus fréquemment atteints (18 cas sur 22 : 9 pour le médius, 9 pour l'annulaire). Ces désinsertions se produisent parfois à l'occasion d'un mouvement insignifiant, mais amenant, par une sorte de faux pas, une brusque flexion de la dernière phalange. BLUM, SCHWARTZ, BORNEMANN, ont vu cet accident survenir dans le simple acte d'enlever sa chaussette [2] !

Les signes observés sont les suivants : la phalangette, inerte, est fléchie sur la phalangine; au niveau de l'insertion du tendon extenseur, c'est-à-dire sur l'interligne articulaire, on sent un vide plus marqué et plus large que de coutume, mais, il peut être masqué par le gonflement. Bref, c'est beaucoup plus sur les signes fonctionnels que sur la netteté des signes physiques, qu'on se fonde pour supposer une rupture. Il est même impossible d'affirmer s'il y a rupture, fracture ou simple élongation du tendon.

Avec le temps, ces ruptures pourraient amener une sorte de « doigt en marteau » (MORRIS) [3].

Quant au *traitement*, il a suffi jusqu'ici d'une immobilisation légère pour voir les choses revenir en l'état ou peu s'en faut. Dans deux cas, SCHWARTZ et BORNEMANN ont eu recours à la suture. C'est ce qu'il conviendrait de faire dans le cas d'impotence per-

---

[1] J. BRAULT. Arrachement sous-cutané des tendons extenseurs des doigts et des orteils sur la phalangette. *Rev. de Chir.*, 1896, n° 4, p. 277.

[2] BLUM, In thèse A. NARODETZKI. *De l'arrachement sous-cutané des insertions des tendons extenseurs des doigts.* Th. Paris, 1890-1891, n° 371. — SCHWARTZ. *Arch. gén. méd.*, mai 1891, p. 513, observ. III, p. 517. BORNEMANN. Fälle von Abreissung der Sehne. *Centralbl. f. Chir.*, 1889, n° 33, p. 584.

[3] R. MORRIS. Mallet-finger. *Med. News,* 9 sept. 1893.

sistante, à moins que le malade n'aime mieux se contenter d'un doigtier avec lanière de caoutchouc dorsale, pour lui ériger sa phalange en extension (Schwartz).

Tous les accidents, que nous venons de décrire, concernaient les tendons extenseurs. Une observation de Hagler [1] montre qu'ils peuvent se produire aussi du côté des *fléchisseurs*: l'arrachement tendineux fut d'ailleurs, comme dans plusieurs des cas précédents, une fracture de la phalangette, beaucoup plus qu'une désinsertion tendineuse. Des expériences de l'auteur résulte, que la lésion se produira dans les cas de déflexion violente d'une phalangette en flexion forcée.

2° Arrachements avec plaies. — C'est encore au niveau des doigts qu'on les observe de préférence. Polaillon en a fait une étude complète.

Une morsure de cheval, l'engrenage d'une machine, une traction quelconque peuvent amener l'arrachement de toute ou partie de la main ou du poignet. Mais, ces parties emportent le plus souvent

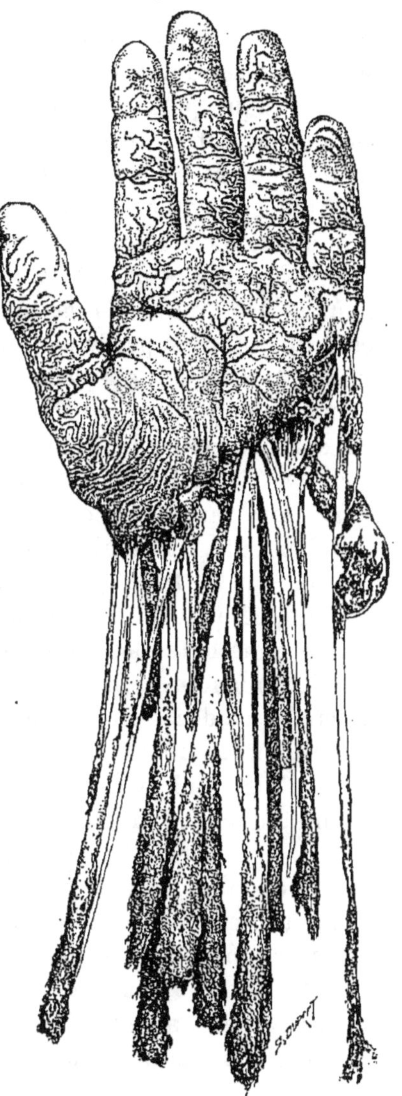

Fig. 30.
Arrachement de tous les tendons de l'avant-bras (Musée Dupuytren).

---

[1] Hagler. Ueber Sehnenverletzungen an Hand u. Vorderarm. *Beiträge zur klin. Chir.*, XVI, Heft 1 et 2.

après elles le ou les tendons, qui s'inséraient sur elles. La pièce, que produisent ces traumatismes, est des plus caractéristiques : à un pouce, à un indicateur, à une main pendent une série de cordons, qui ne sont autres que les tendons rompus, ordinairement si haut, qu'ils ont entraîné avec eux un peu de la portion charnue du muscle.

Mais chaque tendon possède des conditions anatomiques, qui font varier sa rupture. A la main, le fléchisseur profond, fortement inséré à la phalangette, s'arrache presque constamment; les fléchisseurs superficiels ou extenseurs, plus grêles, ou plus adhérents à la gaine fibreuse des doigts, se rompent au niveau même de la plaie.

L'arrachement est simplement tendineux, quand la lanière qui part avec le doigt ne possède pas de fibre musculaire. Il est musculaire dans le cas contraire. Comme POLAILLON l'a montré, arrachement musculaire ou tendineux dépendent moins du muscle, que de l'état physiologique dans lequel il est surpris : si l'arrachement a lieu, alors qu'il est contracté, la séparation se fera dans le tendon, qui est inférieur comme résistance à un muscle contracturé. Si le muscle est surpris dans le relâchement, le tendon se décollera au niveau de l'implantation de la fibre rouge, dont il entraînera après lui des lambeaux.

Ces plaies, qui ne sont guère que secondaires dans les grands traumatismes, n'ont par elles-mêmes qu'un assez médiocre intérêt. Il importe cependant de ne pas oublier ces tractions à grande distance, exercées par les tendons, et qui concourent à expliquer ces sphacèles secondaires ou ces fusées purulentes des moignons traumatisés.

Le traitement consistera dans une toilette antiseptique soigneuse et, s'il y a lieu, le drainage, pour éviter les clapiers que ces arrachements musculo-tendineux pourraient laisser derrière eux.

4° LUXATIONS TENDINEUSES

Historique. — Ces accidents, vraisemblablement fort anciens, ne sont nettement distingués que depuis peu.

La description de Pouteau, par exemple, est plutôt contradic-
toire. Cowper serait le premier qui en ait rapporté un cas (biceps)
et Boerhave, qui le cite, semble avoir observé d'autres luxations tendineuses. On peut en dire autant de Monteggia. Des
observations, plus ou moins contestables, de luxations tendineuses furent ensuite publiées (Velpeau, Bonnet, Nélaton,
Demarquay) : le mémoire de Jarjavay[1], qui en fait la critique,
est la première bonne étude de la question. Bientôt Martins[2]
(de Montpellier) s'intéresse à la question par la luxation de
son propre jambier postérieur. On peut citer encore d'autres
observations de Gosselin et Benoît, de Blanchet (th. Paris, 1875),
de Gillet, de Grandmont, de Daniel Mollière, etc... En 1876,
Beach (de Boston) en réunit 18 cas. Plus récemment, l'antisepsie a permis d'observer de plus près cet accident : citons en
particulier les observations de Kraske, Kramer, Kouzmine.

Étiologie. — La *fréquence* de ces luxations n'est pas excessive : Gosselin n'en avait vu qu'un cas. Mais Jarjavay en cite
7 ou 8 observations personnelles et Kraske en a rencontré
4 cas, en assez peu de temps; les progrès de la chirurgie en
multiplieront certainement le nombre.

Le *siège* est assez particulier : les tendons, longs et à coulisses,
sont plus spécialement atteints; péroniers en première ligne,
puis les jambiers, le tendon de la longue portion du biceps.
l'extenseur du médius (Bruno Schürmayer)[3].

Ces accidents surviennent d'habitude à l'*âge adulte*, chez les
hommes, et dans les *professions* pénibles, à l'occasion d'une
contraction musculaire brusque et vive. König[4] a observé une
luxation bilatérale des péroniers chez un cavalier, par le simple
jeu du pied dans l'étrier.

---

[1] Jarjavay. Luxation du tendon du biceps huméral et des tendons
des péroniers latéraux. *Gaz. hebd.*, 1867, p. 325, 357, 387.

[2] Martins. *Ac. de méd.*, 6 janvier 1874.

[3] Bruno Schürmayer. Ueber einen Fall von Luxation der Strecker-
sehne des Mittelfingers, etc. *Centralbl. f. Chir.*, 1897, n° 31, p. 846.

[4] F. König. *Freie Vereinigung der Chirurg. Berlins*, 8 nov. 1897; in
Centralbl. f. Chir., 1898, n° 1, p. 25.

C'est un accident qu'on peut avoir dans son propre fauteuil, si minime est la violence qui le produit quelquefois. (NESTRÉES)[1].

Le cas de KRAMER[2] est plutôt exceptionnel : il s'agit d'une luxation *congénitale* des péroniers du côté gauche ; l'enfant avait déjà huit mois, quand il fut présenté, mais la luxation remontait aux premiers jours qui avaient suivi la naissance : l'accouchement avait été normal.

Anatomie pathologique. — Le *tendon* ectopié, plus ou moins libre, est rattaché par quelques tractus allongés à son ancienne coulisse. Dans le cas de BRUNO SCHÜRMAYER, il était partiellement déchiré et avait ainsi glissé sur le côté interne de la tête du 3ᵉ métacarpien. La *gaine* est *relâchée* et plus souvent *déchirée* : si la lésion est ancienne, ces différentes parties fibreuses sont plus ou moins atrophiées, ce qui rend très difficile une reconstitution vagino-plastique. La *gouttière osseuse* est aplatie et la coulisse fibro-synoviale, qui la transformait en un véritable tunnel, s'est atrophiée ou usée, en sorte que le tendon ne trouve plus à ce niveau qu'une surface plane, incapable de le maintenir.

Ces lésions atrophiques ne sont sans doute pas primitives, mais secondaires à la déshabitation de la coulisse.

Par contre, dans le cas de KRAMER, les lésions étaient sans doute primitives et congénitales : la surface du calcanéum et la malléole externe étaient aplatis ; la première ne présentait qu'une vague ébauche de gouttière et le ligament annulaire externe faisait défaut.

Physiologie pathologique. — Elle a été étudiée par SCHÜLLER, MARTINS et un élève de KRASKE : SCHNEIDER. Ces recherches s'éclairent ou se complètent les unes les autres ; elles visent surtout les luxations des péroniers.

MARTINS avait déjà remarqué, que c'est dans l'abduction et

---

[1] NESTRÉES. Un cas de luxation complète du tendon du long péronier latéral. *Union méd.*, 26 juillet 1894, n° 10, p. 109.

[2] W. KRAMER. *Centralbl. f. Chir.*, 6 juillet 1895.

l'extension du pied, que l'angle de réflexion des tendons péroniers sur le calcanéum est à son minimum : or, il est aisé de comprendre, que c'est dans cette attitude, qu'ils sauteront le plus volontiers par-dessus les barrières qui les retiennent en leur place. Dans l'attitude inverse, flexion et adduction, ils sont en effet fortement coudés et le sinus de leur angle embrasse étroitement le bord externe du pied. De son côté, SCHNEIDER a remarqué, que c'est en ramenant brusquement le pied de la dernière attitude indiquée à la première, par le moyen d'une violente traction sur les tendons eux-mêmes, qu'on les fait sauter en dehors de leurs coulisses. Le rôle de la contraction musculaire apparaît donc bien évident. Mais il faut que, dans ce mouvement, la gaine soit déchirée, ou bien qu'elle présente une laxité particulière, congénitale ou constitutionnelle. Une condition adjuvante importante sera encore l'insuffisance des gouttières osseuses ; car les tendons sont alors obligés de s'appuyer presque exclusivement sur les gaines, d'où tiraillement, élongation et relâchement des liens fibreux.

SCHÜLLER a surtout obtenu des ruptures musculaires dans ses expériences : il ne faut pas trop s'en étonner, vu la faible tonicité du muscle cadavérique.

Symptômes. — Dans les luxations *récentes*, le malade raconte, qu'il a éprouvé subitement une douleur vive, avec sensation de craquement ou de claquement. Elle est suivie d'une *impotence*, qui dépend du muscle ou de la sensibilité du malade : celui de JARJAVAY pouvait marcher, malgré une luxation des péroniers. A l'examen, on voit un *gonflement* et une *ecchymose* plus ou moins prononcés, mais généralement faibles. La *pression* réveille une *douleur* vive et reconnaît, dans les régions facilement explorables, le *vide* des gouttières normalement occupées par les tendons. En ce qui concerne les péroniers, l'on trouvera donc un enfoncement profond sur la face externe du calcanéum et en arrière des malléoles, tandis que sur la face externe de ces dernières, ou même en avant d'elles, on rencontrera deux cordons libres et roulant sous le doigt : ce sont les deux péroniers, qui, pour l'ordinaire, se luxent simultanément. Ils se *déplacent* quand les muscles se contractent et on peut les *réduire* facilement.

Avec des tendons profondément placés, tels que le biceps, il va sans dire, que les signes d'une luxation, surtout récente, seraient beaucoup plus obscurs.

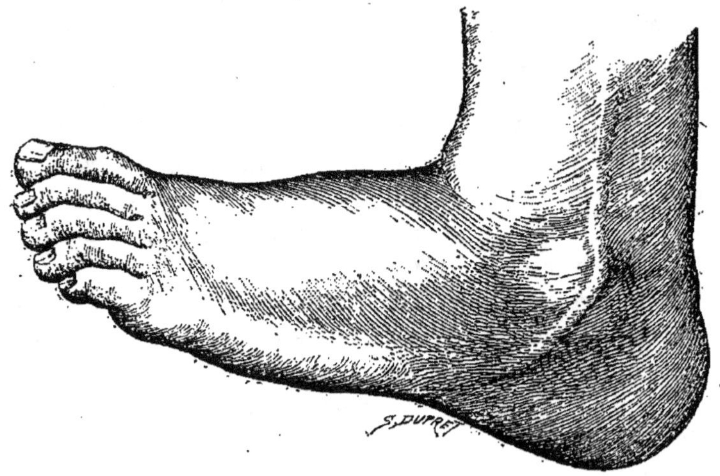

Fig. 31.
Luxation du tendon du long péronier latéral.

Dans les luxations *anciennes*, on trouve, à peu de chose près, les mêmes signes, mais avec une netteté beaucoup plus grande : la douleur moins vive et la disparition du gonflement permettent une exploration exacte et un diagnostic, resté parfois jusque-là en suspens. Quant aux troubles fonctionnels, ils sont peu marqués : les malades s'accommodent assez bien de leur accident, grâce à une adaptation nouvelle du muscle ou à des suppléances musculaires. Cependant dans le cas de M. LANNELONGUE le pied était en valgus, d'où une gêne fonctionnelle marquée.

Marche. — Ou bien la luxation guérit, sans laisser de trace, après réduction, ou bien elle se répète au bout de peu de temps, puis de nouveau encore, jusqu'au jour où de *récidivante* elle devient habituelle.

Si la réduction du tendon luxé se maintient, c'est grâce aux adhérences de la téno-synovite plastique (GOSSELIN), ou à la cicatrisation simple des lambeaux de la gaine (MARTINS), ou aux deux à la fois (LEJARS).

Dans la luxation *récidivante*, l'accident se reproduit, comme pour les luxations articulaires, sous l'influence du moindre effort, ou même à volonté (CLOQUET). Ce déplacement s'accompagne parfois d'un claquement assez fort (LEGOUEST) ; mais la luxation est en somme, malgré sa répétition, peu gênante si le pied ne se met pas en valgus.

Le *pronostic* est donc *bénin* et le *diagnostic* facile. Il suffit d'être prévenu de leur possibilité pour ne pas croire à une *simple entorse*, une *rupture musculaire* ou *tendineuse*.

Traitement. — Dans les luxations *récentes*, il y a deux indications à remplir : la réduction et la contention.

La *réduction* est facile : il suffit de mettre le tendon dans le relâchement et de le refouler, pour lui faire reprendre sa place. La *contention* est plus délicate : elle demande, en tout cas, à être prolongée durant quatre à cinq semaines, si l'on veut obtenir la cicatrisation sous-cutanée des parties fibreuses lacérées.

Dans les luxations *anciennes* ou *récidivantes*, il peut être indiqué d'intervenir *chirurgicalement*, pour remédier à des troubles fonctionnels trop marqués. DANIEL MOLLIÈRE[1] sectionna le tendon luxé, le réduisit, le sutura et le maintint au moyen de son procédé de vaginoplastie. De nos jours, on a essayé mieux, dans des opérations plus ou moins modelées sur celle d'ALBERT. Le chirurgien viennois, dans un cas de luxation des péroniers, creusa dans la malléole une nouvelle gouttière tendineuse, après avoir détaché le périoste qu'il sutura par-dessus. Le temps essentiel semble être en effet la reconstitution d'une coulisse ostéo-fibreuse : LANNELONGUE[2], KRASKE y sont parvenus en taillant sur la malléole un lambeau ostéo-périostique ou ostéo-chondral (cela dépend de l'âge du sujet), qu'ils rabattent sur le tendon,

[1] D. MOLLIÈRE. Nouveau traitement de la luxation du long péronier latéral. *Lyon méd.*, 2 nov. 1879, p. 298.

[2] Cité par BALARD D'HERLINVILLE. *De la luxation des tendons des péroniers latéraux.* Thèse de Paris, 1890, n° 268.

réduit, face osseuse par-dessus,. face périostique par-dessous. KOUZMINE[1], se contente de prendre une lamelle osseuse en arrière de la malléole et de la dresser comme un petit mur en avant du tendon ; on la maintient en place au moyen de deux clous de nickel, qu'on retire quinze jours plus tard.

La simple suture des tissus fibreux péritendineux est insuffisante (SMITH)[2].

[1] Cité par V.-A. PÉRIMOFF. Un nouveau procédé de traitement chirurgical de la luxation des tendons péroniers. *Rev. de Chir.*, sept. 1896, p. 679.

[2] MUNRO SMITH. *Brit. med. J.*, 15 mai 1897, p. 1216.

CHAPITRE II

LÉSIONS CONGESTIVES ET INFECTIEUSES

1° PÉRITÉNOSITES

Avant de parler des périténosites il y aurait lieu de décrire les *ténosites*. Mais si les ténosites peuvent se concevoir théoriquement, en tant qu'affection primitive et isolée, il est bien rare de les rencontrer comme telles, dans la pratique. Le tendon est toujours entouré, soit d'une gaine synoviale, soit d'une gaine de tissu conjonctif plus ou moins lâche, et l'inflammation passe de l'un à l'autre. On ne peut donc étudier une véritable abstraction. Les téno-synovites seront réservées pour l'étude des inflammations synoviales ; et nous allons décrire maintenant les périténosites.

Définition. — Il faut entendre par *périténosite* l'inflammation ou l'infection du tendon et de l'atmosphère celluleuse, qui l'entoure.

Elle peut se présenter sous deux formes, simple ou suppurée, mais avec une étiologie à peu près commune.

Les périténosites ont une histoire fort courte ; on ne trouve guère à citer que deux publications de Raynal et Kirmisson, sur les phlegmons de la gaine des tendons, une de de Bovis[1] et une de Mignon et Sieur[2]. Par contre, une affection, très diversement qualifiée, et plus diversement encore appréciée, rentre un peu dans le sujet : c'est ce que les Allemands appellent la « tumeur du pied » (Fussgeschwulst), que Poulet nomma ostéo-périostite

---

[1] R. de Bovis. Périténosites. *Union méd. du Nord-Est*, 1899, n° 8, p. 113.

[2] Mignon et Sieur. Cellulite péri-tendineuse des muscles de la loge antérieure de la jambe. *Arch. de méd. et pharm. milit.*, janvier 1900.

rhumatismale ; NIMIER, entorse tarso-métatarsienne ; PAUZAT, périostéite ostéoplasique, etc

Étiologie. — Les périténosites reconnaissent pour cause les *frottements* tendineux exagérés, soit par le fait de leur fonctionnement physiologique, soit par le fait d'une *compression*, celle des chaussures, en particulier au niveau du dos du pied. La périténosite, tout comme la synovite, peut donc avoir un caractère *professionnel* : pianistes, maîtres d'armes, couturières, etc., en seraient passibles, tout comme de l'aï douloureux ou des synovites carpiennes. Mais c'est le marcheur ét naturellement le soldat d'infanterie, qui en est la principale victime. Car la *localisation* de la périténosite sur le tendon d'Achille et les extenseurs du pied est encore la plus commune. Enfin, elle peut être *traumatique*.

Les causes générales d'*âge*, de *sexe* se déduisent ainsi toutes seules. POULET incriminait, dans l'ostéopériostite des métatarsiens, la diathèse ou infection *rhumatismale* et, en fait, DE BOVIS a publié deux observations où celle-ci joua un rôle évident.

Anatomie et physiologie pathologique. — Comme l'a montré de Bovis[1], à propos du tendon d'Achille, et comme il serait sans doute aisé de le prouver pour tous les tendons dépourvus de synoviale, le tendon est entouré d'une gaine celluleuse, qui reproduit le type de la gaine synoviale, moins la cavité. Les deux feuillets de la séreuse ébauchée sont accolés, mais peu intimement, au lieu d'être à peu près libres et séparés l'un de l'autre, comme dans les synoviales. La périténosite se caractérise donc, sans doute, par une inflammation du feuillet celluleux tendineux et du feuillet péritendineux.

Dans la forme *simple*, il n'y a probablement que congestion et épaississement. Dans la forme *suppurée*, il se fait une collection tout autour du tendon.

---

[1] DE BOVIS. Contribution à l'anatomie topographique et à la pathologie de la face postérieure du talon. *Bull. Soc. Anat.*, déc. 1898, p. 745.

Au niveau du dos du pied, la périténosite se complique de périos-tite. Pour expliquer le mécanisme de ces périostoses on fait intervenir le rhumatisme, l'entorse tarso-métatarsienne (NIMIER), la distension des ligaments dorsaux intermétatarsiens (PFIHL et VALENCE)[1]. STECHOW[2], SCHULTE[3], BOUISSON et CHAPOTOT[4] ont montré, à l'aide du Röntgen, que ces tumeurs du pied reconnaissaient, dans les deux tiers des cas, une fracture du 2e ou 3e métatarsien. Mais il reste des cas, où les rayons X n'ont pu déceler aucune solution de la continuité des os. Dès lors, il est beaucoup plus simple d'admettre l'irritation propagée au périoste par l'atmosphère tendineuse épaissie et chroniquement enflammée (DE BOVIS.)[5]

A) PÉRITÉNOSITE NON SUPPURÉE

C'est une affection bénigne, *peu douloureuse*, mais gênante au point de vue *fonctionnel*, sans retentissement sur l'état général. Elle s'accompagne d'un *gonflement* modéré, d'une *rougeur* vague de la peau au *pourtour des tendons*, dont les reliefs, si nets à l'ordinaire, deviennent difficiles à percevoir. C'est tout ce qu'on observe souvent ; mais, dans trois cas, DE BOVIS a rencontré une *crépitation* fine, toute semblable à celle de l'aï douloureux ou des synovites sèches. Il est possible que ces périténosites et ténosites s'associent à des hygromas rétro-calcanéens[6], pour former une des nombreuses variétés de l' « achillodynie »[7].

[1] PFIHL et VALENCE. De l'entorse métatarsienne avec ostéopériostite traumatique. *Arch. de méd. nav. et colon.*, nov. 1896.

[2] STECHOW. Fussödem und Röntgenstrahlen. *Deut. militärärztl. Zeitschr.*, 1897, p. 465.

[3] SCHULTE. Die sogenannte Fussgeschuwlst. *Arch. f. klin. Chir.*, LV, p. 4, 1897.

[4] A. BOISSON et E. CHAPOTOT. Le pied forcé, etc. *Arch. de méd. et de ph. milit.*, février 1899, n° 2, p. 81.

[5] Voy. MAUCLAIRE. Traité de chirurgie clinique et opératoire, t. X, article *Membres*.

[6] N.-P. TRINKLER. Contributions pathologique et clinique à l'étude de l'achillodynie. *Rousskaïa chirourgitch. liétopiss*, 1896, fasc. 6.

[7] Voy. MAUCLAIRE. *Loc. cit.*

Cette forme, notamment la variété crépitante, se résout. Au dos du pied, ou de la main, elle peut amener, à cause de la faible épaisseur des tissus inter-téno-périostiques, une périostose lente à se résorber et même persistante. A ce moment, cette périostose est toute la maladie, ce qui explique pourquoi Pfihl et Vincent trouvèrent les tendons sains, au moment de l'opération.

B) Périténosite suppurée

Décrite par Raynal [1] et puis par Kirmisson [2], cette affection n'a guère été signalée jusqu'ici qu'au niveau du tendon d'Achille. Elle se caractérise par un *gonflement* diffus, bosselé, une *rougeur* vive des téguments, une *douleur* intense et le retentissement habituel de toute suppuration sur l'économie. Le tendon peut être noyé dans le gonflement, si celui-ci s'étend aux malléoles et au cou-de-pied, comme dans un cas de Kirmisson.

La résolution ou la suppuration suivent ces premières manifestations. Les cas de Raynal et Kirmisson suppurèrent, mais guérirent sans complications fonctionnelles.

Traitement. — Qu'il s'agisse de la forme simple ou suppurée, le traitement est le même, au début, et consiste en le *repos*, l'*immobilisation* de la région malade et l'application de topiques *résolutifs*, plus ou moins énergiques, selon les circonstances. Dans le cas de ténosites rhumatismales on essaiera le traitement par le salicylate. Si la suppuration survient, il va sans dire qu'on débridera, largement si possible, afin d'éviter la diffusion du pus.

Quant à la périostose, à la « tumeur du pied », qui peut s'en suivre, elle pourra être justiciable d'abrasions osseuses et périostiques, mais il ne semble pas que les malades de Pfihl et Vincent en aient tiré grand avantage. Le repos, le massage, et une

[1] E. Raynal. Cellulite péritendineuse du tendon d'Achille. *Arch. gén. de méd.*, déc. 1883, XII, p. 677.

[2] Kirmisson. Contribution à l'étude des affections du tendon d'Achille. *Arch. gén. de méd.*, janvier 1884, XIII, p. 100.

gymnastique appropriée du pied rendent au membre un fonctionnement excellent, s'ils ne suppriment pas la tumeur.

2° SYPHILIS DES TENDONS

Historique. — La syphilis des tendons n'étant pas très commune, son histoire est assez brève. Nous citerons, d'après LEJARS[1], LISFRANC, qui aurait étudié la syphilis tendineuse, sous le nom de nodosités blanches des tendons ; BOUISSON, qui étudia la syphilis des muscles et des tendons dans la *Gazette médicale* de 1846 ; LANCERAUX, qui en donne le processus histologique dans son traité d'Anatomie pathologique. En plus des syphiligraphes, ROLLET, JULLIEN, MAURIAC, il faut citer encore la thèse de SABAIL (Paris, 1876).

La ténosite syphilitique est surtout un accident *tertiaire*. Il n'est pas toujours très aisé de la séparer de la synovite, qui l'accompagne ou la masque. Elle frappe surtout les *gros tendons :* tendon d'Achille et tendon rotulien ; mais elle a pu se rencontrer au psoas, au sterno-mastoïdien, aux jambiers, fléchisseurs, etc.

Au point de vue anatomique, on peut distinguer deux formes : infiltrée et gommeuse.

La forme *infiltrée* s'accompagne de l'épaississement du tendon, soit avec sclérose, soit avec un certain ramollissement, ce qui lui donne un aspect gélatineux. La sclérose laisse parfois derrière elle des noyaux fibreux, qui se calcifient.

La forme *gommeuse* est plus commune. Il y a une ou plusieurs gommes, centrales ou corticales. Leur évolution est la même que partout : résorption ou suppuration.

Cliniquement, ces formes infiltrées ou gommeuses sont assez caractéristiques. Elles communiquent au tendon un aspect épaissi, *fusiforme*, s'il s'agit d'infiltration ou gomme centrale, ou bien *noueux*, moniliforme, s'il s'agit de gommes superficielles et en chapelet (fig. 32).

Le *diagnostic* est aisé quant au siège, plus délicat quant à la nature de l'affection. Il est difficile aussi de dire, dans quelle

[1] LEJARS. *Traité de chirurgie S. Duplay et P. Reclus*, I, p. 829.

mesure le tendon ou la synoviale sont respectivement intéressés ou ne le sont pas. Quant au *traitement*, c'est le traitement anti-

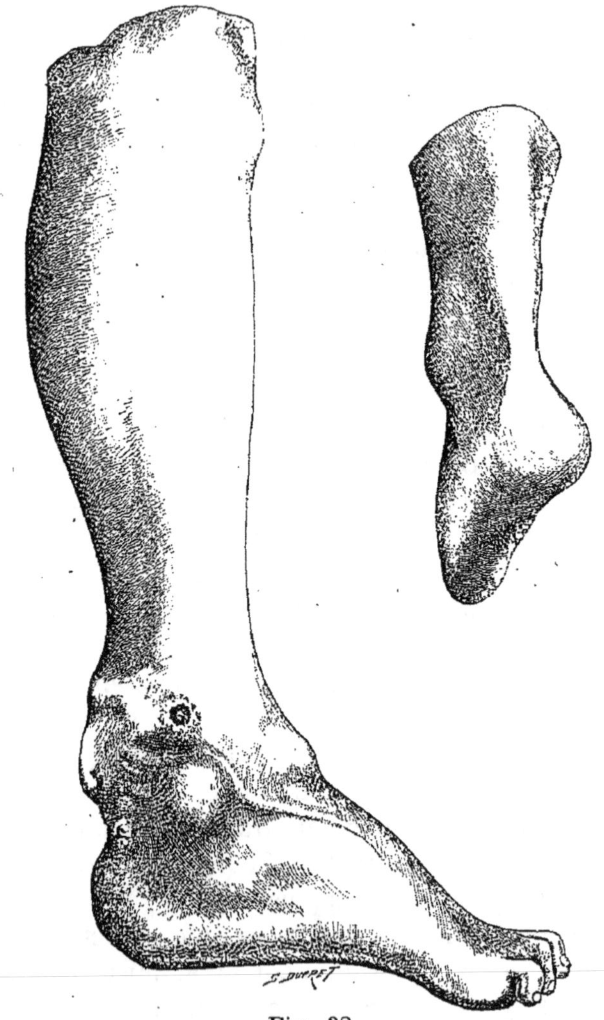

Fig. 32.
Ténosite syphilitique des deux tendons d'Achille (PÉAN).

syphilitique habituel : on pourrait y joindre les injections pro-fondes d'huile grise.

CHAPITRE III

TUMEURS DES TENDONS

Les tendons peuvent offrir, en principe, toutes les tumeurs du type conjonctif. Mais la vitalité restreinte de ces organes, en dépit de leur fonctionnement actif, semble leur créer une immunité relative.

Avec les classiques, nous citerons deux cas de *sarcome* du tendon rotulien (de PEZZER, MARTIN de PEDDRO). POLLOSSON [1] cite un *lipome* musculo-tendineux. LEJARS nous énumère une série de *fibromes*, dus à WORDSWORTH, NÉLATON, DEMARQUAY, SENDLER. Ces *fibromes* semblent être la tumeur tendineuse la plus commune. A cette énumération nous pouvons joindre un cas d'*ostéome* observé par LEJARS [2] (fig. 33) et occupant le tendon rotulien; deux cas de KIRMISSON (fibromes des tendons d'Achille), cités par V. CARLIER [3], à l'occasion d'un fibrome du fléchisseur profond du médius droit et produisant le phénomène du « doigt à ressort ». Mais il est difficile de faire rentrer dans les fibromes des tendons tous les épaississements observés sur eux : il s'agit plutôt de lésions d'ordre inflammatoire et leur histoire est liée avec celle du doigt à ressort [4].

[1] A. POLLOSSON. Note sur le lipome dans le tissu musculaire et tendineux. *Prov. méd.*, 1888, n° 7, p. 104.

[2] F. LEJARS. Ostéome du ligament rotulien. *Gaz. hebd. méd. de chir.*, 1897, n° 15, p. 169.

[3] V. CARLIER. Doigt à ressort. Végétation fibreuse, etc. *Bull. Soc. Anat.*, mars 1889, p. 185.

[4] Cfr. Gustav SCHNITT. Ett fall af fjädrande finger. *Finska läkaresällsk. Handl.*, 1888, XXX, Häft 8, p. 482 (*revue générale*).

Ces différentes tumeurs sont assez faciles à localiser et à distinguer des tumeurs des gaînes fibreuses. Leur nature est plus difficile à élucider, mais on ne peut guère que s'appuyer

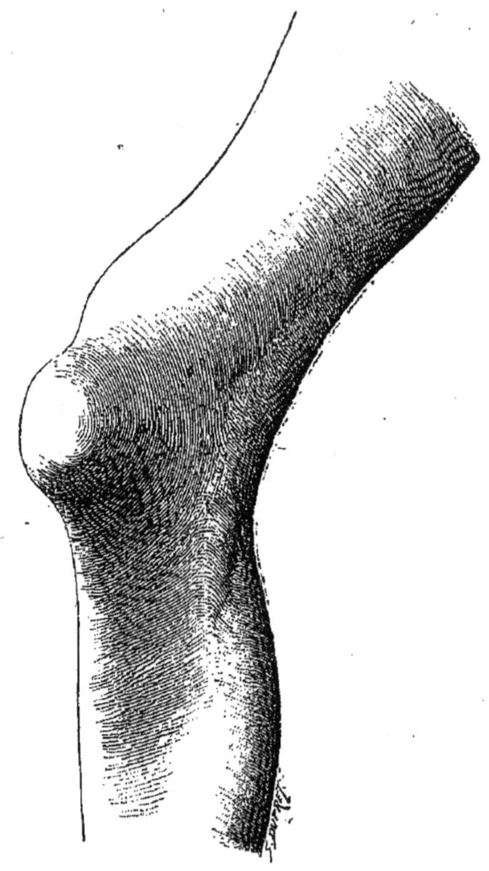

Fig. 33.
Ostéome du ligament rotulien (LEJARS).

sur les données de la pathologie générale pour formuler un diagnostic plus ou moins probable. L'extirpation, avec reconstitution du tendon, par un des procédés décrits à l'occasion des plaies tendineuses, en serait, cela va sans dire, le traitement de choix.

AFFECTIONS CHIRURGICALES
DES APONÉVROSES

Les *plaies* ou l'*usure* des aponévroses, considérées en elles-mêmes, n'offrent aucun intérêt, car elles sont souvent suivies de hernies musculaires, sujet que nous avons déjà traité. Les *ruptures* aponévrotiques peuvent, en certaine région du corps, prêter à quelques considérations. LEDDERHOSE [1] (de Strasbourg) et DE BOVIS [2] ont observé des petites tumeurs fibreuses aponévrotiques, à la face plantaire de malades ayant été longuement immobilisés dans les appareils et du côté immobilisé. LEDDERHOSE les attribua tout d'abord à une rupture traumatique de l'aponévrose au moment de l'accident ; car tous ses malades étaient des fracturés. Mais il vient de renier cette pathogénie [3], tout en établissant cependant un rapprochement un peu risqué entre ces nodi cicatriciels et la maladie de DUPUYTREN.

Avec DE BOVIS, nous pensons qu'il s'agit de simples ruptures d'aponévroses, dystrophiées par l'inactivité, et venant à se produire au moment où le malade se met à marcher.

Nous ne parlons pas des *rétractions* aponévrotiques, que leur siège et leur importance doivent faire réserver à la chirurgie des régions.

Dans un intéressant mémoire de F. FRANKE [4], on trouve cinq

[1] LEDDERHOSE. *Congrès allemand de chirurgie*, 1894.

[2] DE BOVIS. Aponeurites plantaires. *Union méd. du Nord-Est*, 1899, n° 3, p. 33.

[3] LEDDERHOSE. Zur Pathologie der Aponeurose der Fusses und der Hand. *Arch. f. klin. Chir.*, LV, Heft 3, 1897.

[4] F. FRANKE. Ueber die Erkrankungen der Knochen, Gelenke und

ou six observations d'inflammations subaiguës (douleur, gonflement, fièvre) des aponévroses plantaires, d'origine grippale. Il se formait des noyaux douloureux dans l'épaisseur du plan aponévrotique. Après quelque durée ou quelques récidives, ils se résorbaient généralement. L'un d'eux, ayant persisté, fut enlevé au bistouri : il était composé de tissu fibreux.

Dans la thèse de SABAIL sont décrits des cas de *gommes* diffuses des aponévroses : elles occupent surtout les plans fortement fibreux : fascia lata, fascia jambier, voisinage du genou, etc.

En ce qui conserne les *tumeurs*, nous rappellerons qu'on discute encore l'origine aponévrotique ou musculaire des *sarcomes* : jusqu'ici, il semble que la question doive être plutôt jugée en faveur des aponévroses ; cependant l'usage prévaut de décrire ces néoplasmes sous le nom de tumeurs des muscles ; ils se développent en effet du côté de ceux-ci, rarement en sens inverse. C'était pourtant le cas pour un *myxosarcome* du fascia lata, rapporté par HELLMANN[1]. HOFFA[2] vient de décrire un petit *fibrome* de l'aponévrose plantaire, à l'intérieur duquel se trouvait un minuscule *ostéome*, formé d'os vrai et sur la pathogénèse duquel il se déclare incompétent. Un cas d'ostéome du fascia jambier publié par WEGNER[3], tient le milieu entre les formations néoplastiques et inflammatoires, puisqu'il était sous-jacent à un ulcère variqueux ; il ne constituait pas une pièce unique, mais une sorte de mosaïque de fragments. On peut citer encore un *myome* de l'aponévrose périprostatique (MARCANO)[4] et un *fibro-sarcome* de l'aponévrose plantaire, développé au niveau du 5e métatarsien (TRÈVES)[5].

Bänder bei der Influenza. *Arch. f. klin. Chir.*, 1895, XLIX, Heft 3, p. 487.

[1] HELLMANN. Mikroskopischer Befund eines Myxo-sarcoms der Fascia lata. *Arch. f. path. Anat.*, 1888, CXIV, p. 375.

[2] A. HOFFA. Ein Beitrag zur Erkrankungen der Plantarfascie. *Centralbl. f. Chir.*, 1898, n° 6, p. 166.

[3] WEGNER. Ausgedehnte Verknockerung in der Fascie des Unterschenkels. *Berl. Klin. Woch*, 1901, n° 11, p. 289.

[4] MARCANO. *Bull. Soc. Anat.*, 1873, p. 388.

[5] TRÈVES. *Transact. of the pathol. Soc. of London*, 1887, XXXIX, p. 308.

AFFECTIONS CHIRURGICALES
DES SYNOVITES TENDINEUSES

CHAPITRE PREMIER

LÉSIONS TRAUMATIQUES

Simples et sans complications immédiates ou secondaires (plaies des nerfs, des tendons, des vaisseaux, synovites infectieuses), les contusions ou plaies des synoviales ne se séparent pas des plaies des parties molles, dont elles offrent tous les signes ; l'écoulement synovial, qui aurait été vu dans quelques cas, échappera le plus souvent à l'observation, en raison de son peu d'importance. Le pansement mérite en tout cas un soin particulier : il sera et devra rester antiseptique ou aseptique, afin d'éviter les infections secondaires de la gaine.

CHAPITRE II

INFECTIONS DES SYNOVIALES

1° SYNOVITES AIGUËS

L'inflammation de l'infection aiguë des synovites peut être *sèche* ou s'accompagner d'un *épanchement :* et ce dernier peut être lui-même *séreux* ou *purulent*. Nous avons donc trois formes de synovites aiguës à étudier : 1° sèche ; 2° séreuse ; 3° purulente. Les deux dernières sont franchement de nature infectieuse.

A. Synovite sèche, crépitante ; aï douloureux. — Désignée encore sous les noms de ténalgie ou ténosite crépitante, de téno- ou tendo-vaginite sèche, elle possède, comme on le voit, une synonymie assez riche. Notre division des synovites aiguës et sa synonymie permettent de la définir aisément : une inflammation aiguë de la synoviale vagino-tendineuse, sans épanchement, et s'accompagnant d'un crépitement caractéristique, quand le tendon vient à se mouvoir. Sa nature infectieuse n'est pas encore démontrée.

Desault, Boyer et surtout Velpeau l'ont bien décrite. Elle a inspiré des recherches anatomiques récentes (Larger, Poirier, Debierre et Rochet) visant à préciser son siége.

Anatomie pathologique. — Nous manquons en effet de détails anatomo-pathologiques. C'est sur la clinique, l'anatomie normale et les assimilations pathologiques, qu'il faut baser les inductions la concernant.

Il s'agit donc vraisemblablement d'une congestion synoviale, analogue à celle qu'on rencontre dans la pleurésie ou les arthrites sèches : le revêtement endothélial desquame, le réseau vasculaire sous-synovial s'injecte, la synovie se concrète et forme de petits exsudats fibrineux, à la surface de la synoviale, sous forme de villosités.

Quant au *siège*, ce sont les coulisses synoviales du poignet, du pied, de la longue portion du biceps, etc. Au niveau du poignet, l'aï douloureux a donné lieu à une discussion anatomique intéressante : il occupe souvent le bord postéro-externe de l'avant-bras, et la majorité des cliniciens le localisaient dans la coulisse des radiaux ou dans celles du long abducteur et du court extenseur du pouce. Les recherches cliniques de LARGER montrèrent, que l'aï douloureux de cette région est généralement beaucoup plus haut placé, au tiers inférieur de l'avant-bras. A ce niveau, on trouverait une bourse séreuse, entre les muscles précités et les radiaux, et une gaine spéciale pour les radiaux, gaine qui aurait été jusqu'ici méconnue. Une petite controverse de textes, de priorité et de faits s'éleva à ce sujet entre MM. POIRIER et LARGER [1] ; d'autre part DEBIERRE et ROCHET n'ont trouvé que la bourse séreuse. Il s'agit sans doute d'une de ces régions anatomiques, où la dissection est délicate et l'anatomie inconstante : les conclusions peuvent s'en ressentir.

Quoi qu'il en soit, l'aï douloureux des radiaux devient alors un simple hygroma crépitant, au lieu d'être une synovite.

Étiologie. — La *fréquence* de la synovite sèche est assez grande, surtout dans certaines régions : elle *siège* le plus habituellement, dit-on, au niveau des gaines carpiennes. Mais, depuis les recherches de LARGER, elle y paraît assez rare. ROCHET et CARREL-BILLARD [2] citent, comme étant les premiers faits observés, deux cas de ténosite de la gaine commune aux court extenseur et long abducteur du pouce. Les gaines des fléchisseurs et des extenseurs seraient plus souvent atteintes. Au cou-de-pied, les vaginales péronières, jambières ou des extenseurs sont les plus ordinairement prises.

[1] *Soc. de chirurgie*, 21 et 28 juin 1893, et *Gaz. des Hôp.*, 1893, p. 757.

[2] ROCHET et CARREL-BILLARD. Aï douloureux, etc. *Arch. prov. de chir.*, 1898, n° 10, p. 634.

L'aï s'est rencontré chez les blennorrhagiens (Ozenne)[1]. Mais, on ne peut souvent incriminer que des causes *locales*, habituellement *professionnelles* : c'est un accident bien connu chez les pianistes, maîtres d'armes, tambours, charpentiers, etc. Pour ces derniers, c'est la manœuvre de la percerette, qui amène la fatigue de leurs gaines. Au pied, la synovite atteint les soldats, facteurs, couturières (machines à coudre à pédales), etc. Von Noorden[2] a observé deux synovites du tendon du biceps chez un découpeur de drap et, chez un emballeur.

Symptômes. — Le début n'est pas brusque, car il s'agit en somme d'une affection de *surmenage*. La fatigue du tendon et de sa gaine se révèle par une douleur, disparaissant les premiers jours par l'« échauffement », que produit le travail, mais reparaissant après le repos, surtout nocturne. Pendant ce temps, le gonflement apparaît

Les *douleurs*, de plus en plus vives, continues, et se révélant avec une acuité souvent extraordinaire, lors de la mobilisation du tendon, obligent le malade de s'arrêter dans ses travaux. Le médecin retrouve ces signes au palper ou en faisant jouer les tendons : cette dernière manœuvre arrache souvent un cri au malade, d'où l'onomatopée, qui désigne l'affection (aï douloureux).

Le *gonflement* est modéré, non œdémateux, *presque sans rougeur ;* il dessine souvent avec assez de netteté la coulisse envahie.

Il y a de l'*impotence*, plus ou moins complète, conséquence de la douleur.

Mais, après la douleur, le signe le plus caractéristique est la

[1] Ozenne. Un cas de périostite et de synovite tendineuse d'origine blennorragique. *Bull. Soc. Dermat.*, mars 1891.

[2] W. von Noorden. Zur acuten Entzündung der langen Bicepssehne und ihrer Scheide. *Berl. klin. Woch.*, 1893, n° 35, p. 840. Cette localisation bicipitale est peut-être assez rare, puisque von Mosetig-Moorhof a cru devoir lui donner à la même époque un nom spécial : « bursitis intertubercularis ou Tendovagiuitis capitis longibicipitis » (*Wien. med. Presse,* 23 juillet 1893).

crépitation : craquements brefs, abondants, semblables à ceux que donne le papier parcheminé, quand on vient à le froisser.

L'*évolution* est assez simple, mais il arrive parfois, que deux gaines symétriques sont simultanément envahies. Au bout de 3 à 10, 15 jours au plus, crépitation, gonflement et enfin douleurs disparaissent. Il ne reste malheureusement qu'une tendance fâcheuse aux *récidives*, surtout avec les synovites professionnelles.

L'affection peut se *compliquer* en passant à la forme séreuse, suppurée, ou encore en ouvrant la voie à la tuberculose, si même elle n'en est déjà la première manifestation.

Diagnostic. — Le diagnostic est généralement bien simple : la crépitation amidonnée ou neigeuse des grains riziformes, celle des caillots sanguins s'accompagnent d'un *timbre* tout différent et surtout d'un gonflement ou de commémoratifs tout autres. On peut en dire à peu près autant des crépitations de l'emphysème et des fractures : en ce qui concerne ces dernières, c'est à se demander si la confusion est possible.

Traitement. — Le traitement, surtout local, ne doit pas faire oublier l'état rhumatismal ou arthritique des sujets, qu'on traitera en conséquence ; c'est peut-être un bon moyen de prévenir les récidives. Localement il faut du repos, des applications dites résolutives, un peu de révulsion, dans les cas très aigus ou très douloureux, des douches de vapeur. Ces différents moyens n'empêcheront pas une compression ouatée soigneuse, durant les premiers jours. La guérison presque obtenue, le massage serait un utile adjuvant pour rendre au membre sa fonction, sans l'abandonner en quelque sorte à lui-même et à des exercices exagérés ou mal gradués.

B. Synovite séreuse. — **Étiologie.** — La synovite séreuse, caractérisée par l'épanchement d'un liquide transparent et d'aspect plus ou moins citrin, est *relativement rare*. Elle est souvent, en tout cas, plus médicale que chirurgicale.

Primitive, c'est-à-dire succédant à une contusion, un froissement, un surmenage fonctionnel, une violence quelconque, elle est presque exceptionnelle.

Elle est beaucoup plus souvent *secondaire* à une *lésion locale* (aï douloureux, plaie ou inflammation du voisinage) ou à une *maladie générale*. C'est à ce groupe, qu'appartiennent les cas les plus nombreux et.elle reconnaît alors pour cause la *syphilis*, la *blennorrhagie* [1], le *rhumatisme* ou les *fièvres éruptives* ou autres. Ces dernières, rougeole, typhoïde, pneumonie, etc., donnent surtout des synovites purulentes ; nous reviendrons plus loin sur le rôle de la syphilis.

Nous nous bornerons donc, pour l'instant, à fixer notre attention sur les synovites blennorrhagiques et rhumatismales.

Les premières, seraient encore assez communes, car FOURNIER les aurait rencontrées 10 fois sur 39 malades, ce qui paraît un peu exagéré. Les secondes, étudiées d'abord par PETER, puis par BALL et DECHAMBRE, sont décrites dans les thèses de BOILLERAULT et CAGNIAT. Il semble qu'avec un peu d'attention on les retrouverait assez communément. Nous ne pouvons insister sur les conditions déterminant ces manifestations locales d'affections générales ; elles sont à peu près les mêmes que partout ; le traumatisme, le refroidissement, le surmenage local sont les agents habituels de cette fixation.

La synovite séreuse *siège* de préférence sur les extenseurs des doigts, au carpe ; on la rencontre encore sur la coulisse bicipitale, sur celle des péroniers, des extenseurs, etc.

Quant à son *anatomie pathologique* nous sommes obligés de la passer sous silence ou de la reconstituer avec les analogies, que peuvent nous présenter les épanchements séreux des autres synoviales de l'organisme.

Symptômes. — Le *début* est *insidieux* ou accompagné de *douleurs* assez vives, déterminant une *impotence* plus ou moins marquée.

---

[1] GRIFFON a rapporté un exemple curieux de synovite des extenseurs du pied apparue deux jours *avant* l'uréthrite (*Presse méd.*, 1897, n° 4, 21).

En examinant la région on observe un *gonflement*, qui reproduit assez exactement, par une injection naturelle, la forme de la gaine envahie. Les téguments sont *rouges* : cette rougeur, d'habitude peu marquée, prend quelquefois, notamment dans la blennorrhagie, un ton plus vif ; il en est de même du gonflement, qui s'exagère et devient œdémateux ; aussi, croirait-on facilement à un phlegmon (FOURNIER).

L'*impotence* est fonction de la *douleur* ; car l'épanchement n'est pas en lui-même un bien grave embarras pour le tendon.

La *marche* de cette affection peut aboutir à la *résolution* simple. Mais, on ne s'étonnera pas, dans les cas d'origine rhumatismale ou blennorrhagique, d'observer l'*alternance,* c'est-à-dire, l'infection d'une autre gaine, alors que la première atteinte marche vers la guérison. Dans la synovite blennorrhagique[1], la marche est généralement fort bénigne : il ne semble pas y avoir grand épanchement, mais une sorte de simple fluxion : nous verrons cependant qu'elle peut suppurer.

Diagnostic. — Il n'est difficile que pour les cas-limites, ceux dans lesquels l'inflammation est trop ou trop peu marquée. Dans le premier cas, on pourrait croire à une *synovite suppurée* ou à un *phlegmon ;* dans le second, à de simples douleurs plus ou moins banales. L'examen de la région, la recherche des antécédents éviteront bien souvent une erreur, qui n'est plus guère à craindre, quand l'épanchement donne nettement de la fluctuation, tout en dessinant la gaine.

Le *traitement* consiste en le repos, les applications émollientes et un traitement général.

C. SYNOVITE SUPPURÉE. — **Historique.** — L'existence de la synovite suppurée a été et est encore très mouvementée. La grande gaine antérieure du carpe a servi « de champ clos » à deux écoles rivales : GOSSELIN et, plus tard, SCHWARTZ ont fait aux

---

[1] A. MAYMON. De la synovite tendineuse blennorrhagique. *Arch. gén. de méd.,* 1875, XXVI, p. 555.

synoviales tout l'honneur des suppurations profondes de l'avant-bras; Dolbeau et Chevalet ont revendiqué ces mêmes lésions pour le phlegmon angioleucitique.

Chaque auteur, depuis, choisit entre ces deux théories au gré de ses tendances ou de celles, plus ou moins apparentes, des cas cliniques. Altemaire et de Bovis[1], par exemple, semblent incliner vers la prédominance du phlegmon, tout en admettant la synovite. Il ne faut en effet rejeter ni l'une ni l'autre exclusivement. Il faut aussi se rappeler, que les gaines tendineuses, même les plus belles, celles que l'injection distend magnifiquement, sont loin d'être de simples sacs traversés par les cordons tendineux : il y a des méso, des réflexions de feuillets, des brides multiples; tout cet appareil cloisonnant est fin, délicat : l'injection le détruit. Mais, il est probable, que l'inflammation l'épaissit et la synovite suppurée, au lieu de constituer d'emblée une vaste collection unique, procède un peu par foyer successif, *angioleucitiquement;* l'on comprend alors que phlegmon et synovite puissent être confondus (Altemaire et de Bovis).

Etiologie et pathogénie. — La synovite purulente est primitive ou secondaire et se trouve influencée par des conditions générales ou locales.

La suppuration *primitive* des gaines est la conséquence de l'inoculation directe de ces dernières par des microbes pyogènes : nous citerons parmi les plaies, surtout les plaies contuses, qui s'infectent et restent béantes plus facilement que les plaies par instruments tranchants, et les *plaies par arrachement,* si communes aux doigts ou à la main.

La synovite suppurée *secondaire* est due à un processus local ou général.

Parmi les causes de synovite *secondaire locale*, nous signalerons les *suppurations* du voisinage. Le *panaris* mérite une mention spéciale, car c'est lui qui est le plus souvent en cause à la main;

---

[1] L. Altemaire et R. de Bovis. Etudes anatomiques et cliniques sur les phlegmons profonds de l'avant-bras. *Arch. de méd. et ph. milit.,* oct. 1896, n° 10, p. 227.

comme GOSSELIN et SCHWARTZ l'ont remarqué, tout panaris n'est pas apte à créer le phlegmon des gaines carpiennes antérieures, mais seulement celui du pouce et de l'auriculaire, dont la coulisse est en relation directe avec les gaines du poignet.

La synovite *secondaire, d'ordre général,* succède aux fièvres éruptives, à la fièvre typhoïde, à la grippe, à la pneumonie, à la pyoémie, à la blennorrhagie. On retrouve alors dans le pus des microbes, dont la nature varie avec le facteur pathogénique : pneumocoque par exemple, dans un cas de WIDAL et MERCIER[1], gonocoques purs dans un de JACOBI et GOLDMANN[2], et un autre de TOLLEMER et MACAIGNE[3].

Les synoviales infectées le plus souvent sont surtout celles de la face antérieure de l'avant-bras. Ce *siège* est commandé par la grande fréquence du panaris. Mais il n'est pas de gaine, qui ne puisse être atteinte. Les synovites métastatiques sont peut-être déterminées dans leurs fixations par les *prédispositions locales,* que créent le travail habituel ou le surmenage de certains tendons.

Anatomie pathologique. — Comme nous le remarquions plus haut, on ne trouve pas toujours une collection unique distendant régulièrement le sac synovial : il existe des brides ou des cloisons, complètes ou incomplètes, créant ainsi plusieurs foyers à peu près distincts.

Le pus varie depuis la sérosité louche, chargée de flocons pseudo-membraneux, jusqu'au pus franchement phlegmoneux ; mais il n'est pas rare de lui voir garder un certain filant, qu'il doit à son mélange avec la synovie.

L'état du tendon et de la paroi est variable. Dans les formes communes, synovites des panaris, des arrachements digitaux, le

---

[1] WIDAL et MERCIER. *Soc. méd. des Hôp.,* 11 juin 1897.

[2] E. JACOBI et E. GOLDMANN. Tendo-vaginitis suppurativa, gonorrhoïca : ein Beitrag zur Lehre von den gonorrhöischen Métastasen. *Beiträge zur klin. Chir.,* XII, 1894, Heft 3.

[3] TOLLEMER et MACAIGNE. Remarques sur un cas de synovite tendineuse suppurée due au gonocoque. *Rev. de méd.,* 1893, p. 991.

tendon est terne, imbibé de pus, en voie d'exfoliation; la paroi est recouverte d'une sorte de dépôt fongueux mollasse, formé de strates fibrineux superficiels et de strates conjonctifs embryonnaires profonds. Cette paroi se détache facilement comme une véritable membrane pyogène, et laisse le sac synovial dénudé. Le tendon résiste plus longtemps, mais il peut finir aussi par se nécroser; ses lambeaux s'en vont, semblables à de l'étoupe détrempée de pus, et, quand la guérison survient enfin, il en reste une solution de continuité. Heureusement que la *synovite plastique*, qui succède habituellement, répare cette brèche, mais c'est souvent avec une telle exagération, que les tendons se trouvent ankylosés dans leur gaine. Dans des formes plus rares, et en particulier dans la blennorrhagie, le pus n'aurait pas des qualités nécrosantes aussi marquées : la paroi synoviale et le tendon sont relativement sains ; l'un et l'autre sont simplement tapissés de nombreuses pseudo-membranes blanchâtres et faiblement adhérentes (Jacobi et Goldmann.) Ce n'est pas pourtant une règle absolue : Sieur[1] a opéré une synovite blennorrhagique du jambier antérieur, qui commençait à perforer l'articulation du cou-de-pied.

La synovite suppurée s'accompagne souvent d'*abcès para-synoviaux*, développés dans son voisinage et par voie lymphatique. D'autre part, il peut se faire une *rupture de la gaine*, sous l'effort du pus, et ainsi se forment de grands décollements purulents, remontant entre les muscles jusqu'au milieu du membre.

Du moment que la suppuration n'est plus limitée à la synoviale, on peut observer tous les accidents possibles avec les grands phlegmons par diffusion : dénudations des vaisseaux, des nerfs, des os, ouverture des articulations, périnévrites, thromboses des veines et perforations des artères.

Quand une gaine s'infecte, il est rare que les voisines ne s'infectent pas à leur tour. Mais, dans la blennorrhagie, la limitation serait plus ordinaire.

[1] Sieur. Synovite primitive tuberculeuse des péroniers. *Lyon méd.*, 2 août 1896, LXXXII, p. 465 et 467.

Symptômes. — La synovite purulente, en tant que lésion *locale* ou *complication d'une lésion de voisinage*, se développe avec une certaine brusquerie et une certaine acuité. Les synovites métastatiques sont moins bruyantes; celles de la pyohémie, par exemple, sont plus ou moins masquées par le tableau déjà grave de la maladie causale. Celles de la blennorrhagie ont une allure plutôt subaiguë.

A la période d'*état*, qui suit de très près, on note des douleurs vives, une attitude et un gonflement particuliers, une impotence absolue et les symptômes généraux habituels dans les cas de suppuration.

Nous n'insistons pas sur ces derniers : fièvre vive, ascendante et continue pendant la formation du pus, puis des oscillations thermiques, plus ou moins prononcées, jusqu'au jour de son évacuation.

Les *douleurs* sont intenses et s'irradient tout le long du membre ; ces irradiations sont les signes avant-coureurs du phlegmon des gaines, quand elles viennent à se montrer dans le panaris du pouce ou de l'auriculaire.

L'*attitude* est, dans certaines régions, caractéristique. Elle se voit alors que le gonflement est encore modéré. Elle est due à la position instinctive, que prend le malade, pour diminuer la tension des parties. Si l'on veut modifier cette position, on provoque une douleur aiguë. La synovite de la grande gaine antérieure du carpe, par exemple, produit une *attitude en griffe;* dans cette griffe chaque phalange est fléchie. L'*impotence* est donc absolue, en raison de l'attitude et de la douleur.

Le *gonflement* dessine la forme des gaines. A la face antérieure du poignet, il met une certaine lenteur à se montrer, grâce aux cloisonnements de la gaine et à sa profondeur ; sur le dos du carpe, dans les régions malléolaires, on l'observera plus facilement et plus tôt. On connaît la *collection en bissac,* que dessine la synovite purulente des fléchisseurs de la main, quand ses deux poches, sus et sous-radio-carpiennes, viennent à être distendues par le pus.

Évolution. — Le pus finit par *perforer la peau,* quelquefois en plusieurs points, au bout de six à huit jours ; il coule avec abondance, et la réparation commence. Le gonflement rétrocède, la suppuration diminue : une sorte de *sérosité louche et filante* s'écoule de plusieurs pertuis. Mais, la rétraction tendineuse ne cède pas ; elle devient fixe, si même elle n'*exagère*

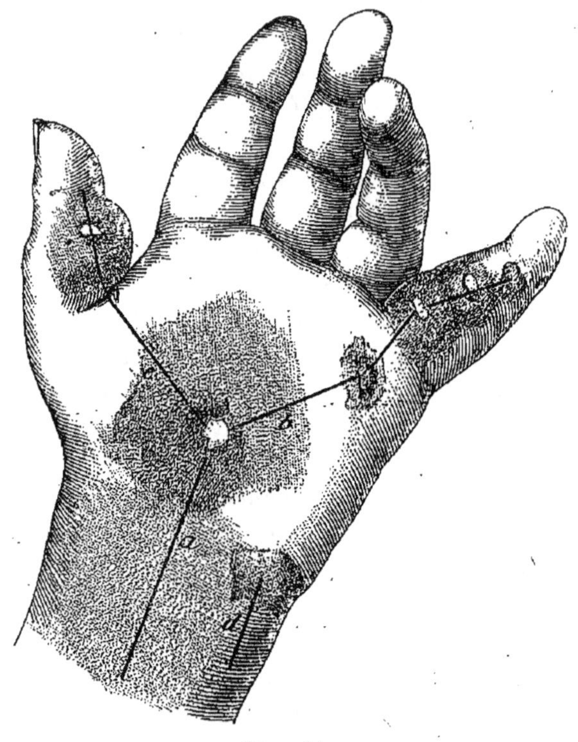

Fig. 34.

Synovite fistuleuse. Tracé des incisions de débridement (Chalot).

l'attitude vicieuse. Au bout de trois ou quatre semaines, la synovite purulente a disparu, mais une *synovite plastique* a pris sa place ; pendant ce temps les tendons se sont parfois nécrosés, éliminés ou soudés, en sorte que le membre du malade n'est absolument *impotent*.

Cette *terminaison* est surtout à redouter avec les plegmons de la grande gaine carpienne, qui réunit tout le jeu des tendons de la main. Elle se verra aussi sur des tendons isolés, mais on comprend, que la fonction est alors moins entravée ; les suppléances musculaires et l'orthopédie peuvent réparer l'impotence.

La synovite suppurée pourrait devenir *fongueuse* et celle-ci se compliquer de *tuberculose* (LEJARS). Est-il besoin de rappeler qu'autrefois ces synovites suppurées entraînaient facilement des septicémies ou pyohémies mortelles !   .

Pronostic. — A la face antérieure de l'avant-bras, la synovite suppurée, est peut-être l'affection la plus grave du membre, car elle nécessite parfois l'amputation. D'ailleurs, entre l'amputation et la conservation de ces membres impotents, dystrophiés, aux doigts enraidis et crochus, à la peau moite et rouge, à sensibilité obtuse, l'amputation est parfois préférable.

Une synovite isolée a moins de gravité, cela va sans dire. Moins grave serait aussi la synovite blennorrhagique, dont le pus serait ici, comme souvent, peu destructeur ; on pourrait même espérer sa résolution.

Nous n'insistons pas sur le *diagnostic*, qui se fait par la constatation des causes, du siège, de l'aspect caractéristique des lésions ou du gonflement et par l'évidence d'un processus suppuratif.

Traitement. — Il faut *évacuer le pus* le plus tôt possible, si l'on veut conserver la fonction d'un tendon et souvent le membre entier lui-même. On multipliera les contre-ouvertures pour assurer un bon drainage (fig. 34 et 35).

Mais cela est peu de chose ; car, l'incision ne prévient que rarement la synovite plastique et, nous dirons, plus loin, combien sont limitées nos ressources à l'égard de cette dernière.

L'*exfoliation* du tendon peut amener des pertes de substance, nécessitant la *ténoraphie* ou même la *greffe* et la *ténoplastie tendineuse* ; dans un cas de ce genre, où il y avait une solution de continuité, longue de 20 centimètres, portant sur le grand palmaire et les fléchisseurs, GLUCK [1] fut assez heureux pour rétablir

[1] GLUCK. Verletzung des Faustes, etc. *Berl. klin. Woch,* 26 juin 1893.

en grande partie la fonction, par l'interposition de ses tresses de catgut.

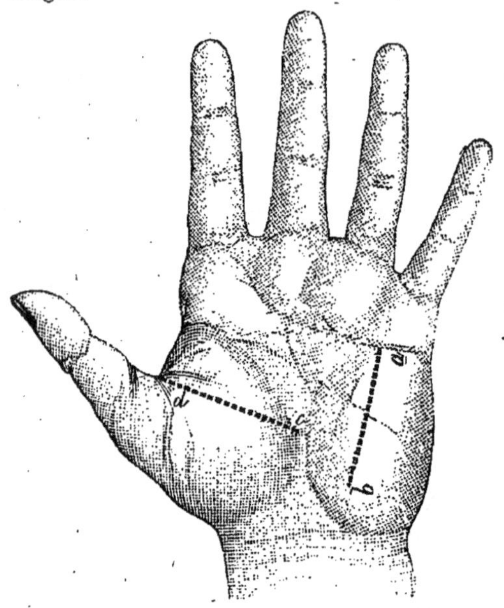

Fig. 35.

a, *b*, synoviotomie palmaire interne. — *c*, *d*, synoviotomie palmaire externe (CHALOT).

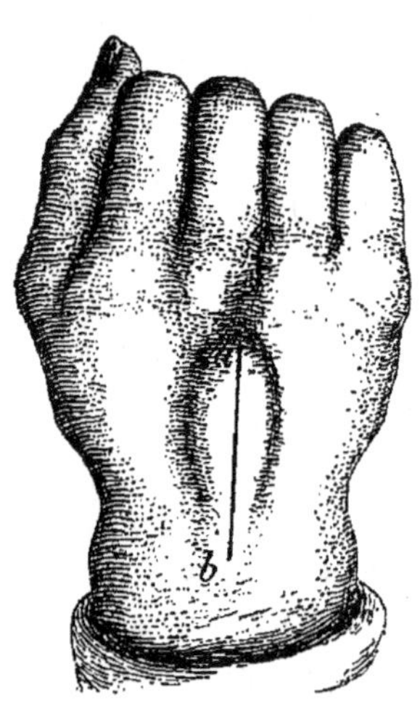

Fig. 36.

Synoviotomie pour un kyste synovial du tendon de l'extenseur du médius, *a*, *b*, ligne d'incision de la peau (CHALOT).

Enfin, si pour la vie du malade la septicémie était menaçantes, il resterait une ressource radicale : *l'amputation*.

2° SYNOVITES CHRONIQUES

Les formes *sèche* ou *séreuse*, que nous avons étudiées plus haut, peuvent s'observer à l'état chronique. La forme *plastique*, étant un processus cicatrisant est chronique par définition.

A. FORME SÈCHE. — La forme chronique sèche a des débuts et des signes fort analogues à celle de la forme aiguë, dont elle n'est bien souvent qu'une transformation, par suite de récidives multiples. Il n'y a guère qu'à supprimer les phénomènes congestifs et les vives douleurs pour en avoir le tableau.

Quelques observations de A. Broca [1], Nicaise [2], Toussaint [3], permettent d'assimiler les lésions existantes à celles de l'arthrite sèche : hypertrophie scléreuse de la synoviale, périlipomatose avec formation de franges fibreuses ou graisseuses, intra-synoviales. Toussaint a vu des épaississements fibro-cartilagineux implantés sur les tendons extenseurs du dos du cou-de-pied, au niveau de leur gaine. Ces sortes de corps étrangers sont probablement le résultat d'une synóvite chronique et des frottements répétés du tendon.

L'*extirpation* est, dans les cas de noyaux ou d'hypertrophies isolées, le traitement de choix. Dans les formes végétantes et chez les sujets d'un certain âge, la crainte des *récidives* rendrait plus réservé.

F. de Quervain [4] vient de décrire une *synovite fibreuse sténosante*. Il l'a observée au niveau des long abducteur et court extenseur du pouce ; il y aurait sclérose des tissus fibreux périsynoviaux, d'où compression et gêne du tendon. La résection partielle de ce tissu et de la synoviale aurait guéri les malades opérés par lui ou par Kocher. Ces faits prouvent au moins, que le traitement chirurgical peut avoir la chance de réussir là, où massage, topiques et médication interne se sont montrés impuissants. Les observations de de Quervain sont à rapprocher de celles de Menzel, Felicki, Blum, Marcano, dans lesquelles le rétrécissement des gaines des fléchisseurs aux doigts amène

---

[1] A. Broca. *Bull. Soc. Anat.*, 1851.

[2] Nicaise. De la synovite tendineuse à grains riziformes et de la synovite sèche. *Gaz. méd. de Paris*, 1872, p. 99.

[3] E.-H. Toussaint. Note sur les corps étrangers de la synoviale des extenseurs des orteils. *Arch. méd. et ph. milit.*, 1893, XXII, n° 4, p. 315.

[4] F. de Quervain. Ueber eine Forme chronischer Tendovaginitis. *Correspond. Bl. f. Schweiz. Aerzte*, 1er juillet 1895.

le phénomène du ressort. Un cas récent de DUPLAY[1] est probant à cet égard.

B. FORME SÉREUSE. — Elle succède souvent à la forme aiguë de même nom. Mais l'épanchement change alors un peu d'aspect; de fluide, il devient plus ou moins visqueux ou gélatineux. La synoviale s'est également épaissie. POIRIER [2] a rencontré, dans une synovite chronique du long fléchisseur du gros orteil, un arthrophyte, qui s'était détaché de l'articulation tibio-tarsienne, elle-même atteinte d'arthrite sèche, et qui avait ainsi perforé le kyste tendineux.

La présence de l'épanchement rend le diagnostic facile, et l'absence de symptômes inflammatoires permet d'exclure les formes aiguës. Quand le liquide est très concret, on pourrait songer à une tumeur, surtout à une tumeur intra-synoviale ; nous en reparlerons plus loin. Dans les cas douteux, la ponction exploratrice sera d'un grand secours.

Traitement. — Il nous semble, qu'il n'y a plus que deux méthodes de traitement à l'égard de ces synovites séreuses chroniques : l'injection iodée et la synoviectomie totale ou partielle ou totale de la séreuse.

L'*injection iodée* se pratiquerait à la manière de DUPLAY, pour les cas de kystes ou ganglions parasynoviaux.

· La *synoviectomie* totale ou partielle consiste à fendre la gaine, à la vider et à extirper tout ou partie de la synoviale. Ce procédé serait le plus rapide et le plus sûr, nous semble-t-il. Car si la résorption du contenu, aseptiquement enflammé par le procédé DUPLAY, est relativement rapide ou sans inconvénient dans l'hygroma, ici, il n'en serait peut-être pas de même ; la poche plus grande donnerait lieu à une inflammation plus étendue, à une résorption plus lente ou à des adhérences fâcheuses, comme nous en avons observé un exemple.

[1] DUPLAY. Doigt à ressort. Rétrécissement de la gaine des fléchisseurs. *Arch. gén. de méd.*, 1896, p. 473.

[2] POIRIER et C. du BOUCHET. Kyste synovial de la gaîne du fléchisseur propre du gros orteil avec corps étranger d'origine articulaire. *Bull. Soc. Anat.*, avril 1889, p. 289.

C. FORME PLASTIQUE. — La synovite plastique est caractérisée par l'adhérence scléreuse, cicatricielle, du tendon et de sa gaine.

Étiologie. — La forme la plus grave est celle qui se développe *secondairement* à la synovite purulente.

Les *formes primitives* sont plus bénignes, elles succèdent à des chocs, contusions, épanchements sanguins, constrictions et immobilisations par les appareils, pour fractures ou luxations, sections nerveuses et rétractions musculaires paralytiques ou myositiques, etc.

Anatomie pathologique. — Dans les *formes bénignes*, existent quelques adhérences téno-synoviales, mais, s'il n'y a pas de causes persistantes, locales ou générales, elles peuvent disparaître plus ou moins complètement.

Dans les *formes graves*, celles que nous avons surtout en vue, nous pouvons nous rendre un compte exact des lésions d'après les observations anatomiques de VERNEUIL, NICAISE, GOSSELIN, et SCHWARTZ [1]. *Au début*, c'est-à-dire, à la *période de réparation de la synovite purulente*, la synoviale et le tendon sont infiltrés par un tissu embryonnaire, mou, gélatineux, de couleur rosée. Le tendon a perdu plus ou moins son aspect caractéristique ; des bourgeons charnus corrodent çà et là sa surface, naguère lisse et brillante, maintenant terne et mate. Ils s'accumulent surtout dans les points normalement rétrécis des gaines (défilé radio-carpien, jonctions des gaines digitale et palmaire), ou au niveau des culs-de-sac synoviaux. Les méso-tendons forment de gros replis rouges et gonflés.

A un *second stade* se fait la soudure, ou *symphyse vagino-tendineuse*, par un tissu scléreux, véritable cicatrice, qui vient remplacer les tractus fins des méso et des anastomoses vélamenteuses intertendineuses. Il en résulte l'immobilisation des tendons par leur soudure entre eux et aux parois de la gaine.

Symptômes. — La *phase initiale* de la synovite plastique n'est

[1] SCHWARTZ. *Art. synoviales,* in *Dict. de méd. et de chir. prat.,* XXXIV, p. 378, 1883.

souvent que la *phase terminale* d'une synovite purulente. Et ce qui suit vise surtout cette variété étiologique.

A la *période d'état*, la synovite plastique est essentiellement caractérisée par des *attitudes vicieuses* des *troubles fonctionnels* et des *troubles trophiques*

Les *attitudes vicieuses* varient suivant les régions. Quand il s'agit de la grande gaine radio-carpienne, là où on les observe le plus souvent, elles produisent une *griffe* particulière, que nous avons déjà décrite. Mais ici, la griffe est devenue *fixe* et s'est *exagérée* : la flexion [1] est surtout prononcée pour les doigts du bord cubital.

Les *mouvements des doigts* sont impossibles ou peu s'en faut ; les premières phalanges sont les seules capables de quelque mobilité : les autres sont presque ankylosées ; le poignet n'a plus qu'un jeu limité, surtout dans le sens de l'extension. On provoque des *douleurs* accompagnées de craquements, quand on veut forcer les mouvements.

Les *troubles trophiques*, dans les synovites de la même région sont généralement très accentués. L'avant-bras est amaigri. La main, grâce à l'atrophie des muscles thénar et hypothénar est aplatie en « battoir », et son bord libre est garni par les crochets digitaux. La peau est rouge, froide, quelquefois moite ; les poils sont raréfiées, la sensibilité obtuse.

Le tableau que nous venons de tracer correspond aux *cas les plus graves*, ceux qui s'observent malheureusement le plus souvent à l'avant-bras. Dans les *formes bénignes*, les symptômes fonctionnels sont bien atténués et on peut les voir diminuer avec le temps.

Inutile d'insister sur le *pronostic fonctionnel :* il est déplorable en ce qui concerne la synovite de la grande gaine antérieure du carpe ; dans les autres régions, les lésions sont parfois moins intenses ou restent plus facilement cantonnées dans un petit nombre de coulisses synoviales.

---

[1] Dans chaque doigt, elle est surtout prononcée aux dernières phalanges. La première est plutôt en extension, grâce à la rétraction des interosseux, atteints sans doute de myosite.

Le *diagnostic* se fait par les déformations, par les cicatrices, vestiges de suppuration, par les troubles fonctionnels et par les commémoratifs. Il y a, dans chacune de ces données, de quoi éviter une confusion avec les altérations consécutives aux *blessures des nerfs*, aux *rétractions aponévrotiques* et en général aux *contractures* de toute nature.

Traitement. — Dans les *formes bénignes*, le traitement orthopédique, bains, frictions, massage, gymnastique locale, arrive assez facilement à fournir une grande amélioration.

Dans les *formes graves*, tous ces moyens échouent, alors même qu'on s'y prend de bonne heure. Cependant l'échec n'est pas toujours absolu et ne gagnerait-on qu'une mobilité légère, ce serait sans doute beaucoup, en regard de l'impotence presque absolue, qui menace le malade. Le professeur LE DENTU [1] insiste beaucoup sur le bénéfice, qu'on peut finir par tirer d'une mobilisation patiente et prolongée.

· Le *traitement chirurgical* donne-t-il de meilleurs résultats? Les sections tendineuses furent vantées autrefois pour les contractures diverses, dues à des troubles nerveux ou inflammatoires. L'accident du professeur DOUBOVITZKY donna lieu, naguère, à une controverse célèbre : J. GUÉRIN, GERDY, BOUVIER, MALGAIGNE, VELPEAU prirent part à celle-ci. A. RICHET a résumé, dans son livre, les débats et les arguments anatomiques ou opératoires qui les étayaient. Plusieurs ne sont plus admissibles maintenant; mais, en ce qui concerne des gaines synoviales, ankylosées sur toute leur étendue, un fait presque certain, c'est que la chirurgie ne donnerait pas grand'chose ou causerait des délabrements énormes. La question vaudrait cependant la peine d'être portée sur le terrain opératoire. Dans les synovites partielles ou isolées, par contre, il semble qu'on pourrait obtenir de bons résultats en tentant, selon les cas, des sections tendineuses, des ténorraphies et des réfections vaginales. Il y a là une chirurgie autoplastique vagino-tendineuse à perfectionner ou à créer.

---

[1] LE DENTU. *Études de clinique chirurgicale*, Paris, 1892, p. 164.

CHAPITRE III

TUBERCULOSES DES SYNOVIALES TENDINEUSES

La tuberculose des gaines synoviales peut se présenter sous trois formes : séreuse, à grains riziformes et fongueuse. Mais il ne faut pas oublier qu'à côté de ces trois *types de description*, il y a des *formes mixtes*, peut-être les plus communes.

A. Forme séreuse et tubéreuse. — Elle n'est vraisemblablement pas très commune. Tédenat[1] en a décrit un cas : la face interne de la synoviale était tomenteuse, vascularisée et contenait des tubercules. Dans un important mémoire, Garré[2] cite quelques observations prises à la clinique de Tubingue et qu'il appelle *synovite tubéreuse*. Elles se caractérisaient en effet par des épaississements fibreux analogues aux noyaux, que König, puis Coudray, ont rencontré dans la synoviale des hydarthroses tuberculeuses. L'épanchement séreux ne contenait pas, dans ces divers cas, de grains riziformes.

Le diagnostic de ces sortes de synovites pourrait être embarrassant, si rien ne mettait le clinicien sur la piste de la tuberculose.

B. Synovite a grains riziformes. — **Historique.** — Cette curieuse forme de la tuberculose des gaines, a été décrite en

---

[1] Tédenat. Tuberculose des gaines synoviales. *Montpell. méd.*, 1890, XIV.

[2] Garré. Die primäre tuberculöse Sehnenentzündung. *Beiträge zur klin. Chir.*, VII, Heft 2, et *Corresp. Bl. f. Schweïz. Aerzte*, 1er mai 1891.

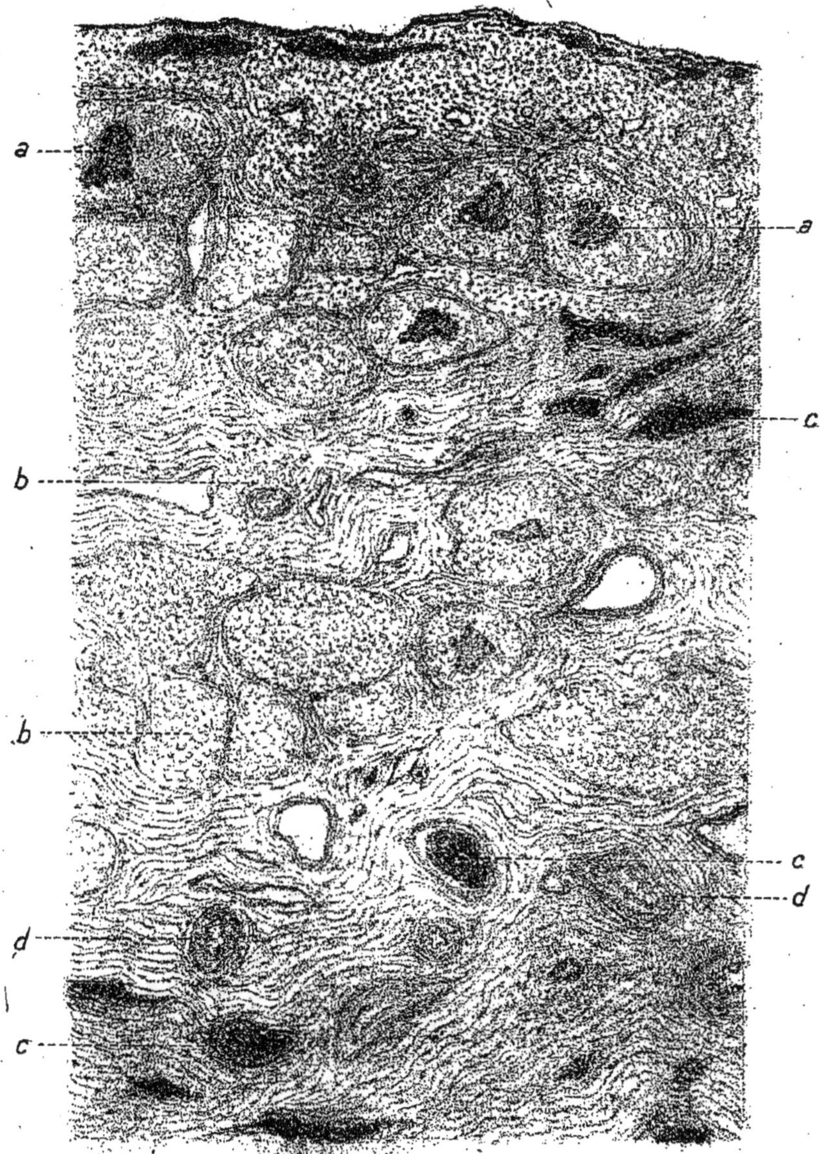

Fig. 37.

Synovite tuberculeuse séreuse (DE BOVIS).

a, tubercules et cellules géantes ; *b*, nodules tuberculeux ; *c*, veines ;
d, artères.

Allemagne sous le nom de « ganglion crépitant d'AKREL », grâce à OLAF AKREL (de STOCKHOLM), qui en serait le premier historien.

Dans le courant de ce siècle, là synovite à grains fut l'objet, en France, de travaux assez nombreux, citons ceux de : GOYRAND, DUPUYTREN, VELPEAU, MICHON, CRUVELHIER, LEGOUEST.

La synovite à grains était donc très bien connue cliniquement : restait à en étudier l'histologie, l'histogénèse et la pathogénie. VIRCHOW, NICAISE, POULET, VAILLARD, SCHUCHHARDT, VOLKOVITCH s'y sont attachés, soit avec le microscope, soit avec les méthodes expérimentales ou bactériologiques ; quelques points seraient encore à élucider cependant.

Étiologie. — Puisqu'il s'agit d'une *tuberculose* : il faut étudier alors le *terrain* et les *conditions*, qui sèment et font prospérer la graine tuberculeuse. Nous serons brefs, car il s'agit des facteurs bien connus de l'étiologie générale de la tuberculose.

En ce qui concerne le *terrain*, nous voyons que les sujets atteints ont un état général satisfaisant, voire même brillant. C'est là une des causes, qui ont longtemps retardé la jonction des synovites fongueuse et riziforme. Il n'est pas très rare, cependant, de voir la synovite riziforme devenir fongueuse (DEVILLE, POULET), ou le sujet présenter d'autres lésions tuberculeuses concomitantes ou ultérieures.

Nous passons sur les *conditions générales*, qui peuvent favoriser l'éclosion de la maladie, pour dire quelques mots des *conditions locales* : comme dans toute tuberculose, c'est le *trauma*, qui est l'agent ordinaire de la localisation spécifique. Et, par trauma, il faut entendre non seulement les violences, les entorses, les efforts, mais le surmenage habituel de tel ou tel muscle amenant celui de la gaine correspondante. La synovite à grains se rencontre donc de préférence dans certaines *professions* : celles de terrassiers, couturières, pianistes, forgerons, etc. Le *siège* dépend aussi beaucoup de ce facteur professionnel. Mais, généralement, la synovite occupe surtout les gaines antérieures du poignet, puis celles du cou-de-pied, du dos, du carpe, etc., qui endurent, dans l'ordre indiqué, le travail le plus considérable.

Pathogénie. — L'étiologie ou la clinique avaient préparé la voie au microscope ou à la bactériologie : nous avons déjà signalé les cas, où la synovite fongueuse prend la place de la synovite à grains. Terrier et Verchère insistaient aussi sur cette transformation. Mais déjà Schuchardt, Baumgarten, Riedel, König avaient rencontré des tubercules dans la paroi des synoviales contenant des grains riziformes.

Nicaise, Poulet et Vaillard[1] ont complété cette démonstration, en faisant voir que là où le microscope devient insuffisant, l'inoculation des synoviales ou des grains vient révéler leur nature tuberculeuse. De nouvelles recherches de Schuchardt, entreprises à l'instigation de Volkmann, et les observations de Terrillon, Reynier, Lucas-Championnière, Jalaguier (Soc. de chirurgie, 1888), Wallich (Soc. de biol., 1888) ont parachevé la démonstration : *le grain riziforme est bien un produit de l'infection tuberculeuse*. L'est-il toujours ? Il est fort possible que non ; Cavagnis[2] cite un cas où le microscope et l'expérimentation ne purent démontrer sa nature tuberculeuse. Garré a également noté, que les inoculations étaient souvent négatives.

Le grain riziforme est en effet la conséquence d'un ensemble de conditions phlegmasiques ou mécaniques, qui peuvent à la rigueur se rencontrer ailleurs (Rubez)[3]. Cette opinion est aussi celle de Schuchardt[4], qui cite à l'appui de son dire un cas de pseudarthrose accompagnée de grains riziformes.

L'observation montre, d'autre part, que la synovite riziforme se développe chez des sujets paraissant ordinairement sains et qu'elle reste une lésion le plus souvent locale. Il est donc naturel de conclure, qu'il s'agit là d'une *forme atténuée* de la tuberculose.

---

[1] Nicaise, Poulet et Vaillard. Nature tuberculeuse des hygromas et synovites à graines riziformes. *Rev. de Chir.*, 1885.

[2] In Verneuil. *Études expérimentales et cliniques sur la tuberculose*, t. II, 2ᵉ fascicule, 1890.

[3] Rubez. Tendovaginite et corps riziformes. *Voïeno-meditzinskii Journal*, oct. 1897.

[4] K. Schuchardt. Tuberkulose und syphilis der Sehnenscheiden, etc. *Virchow's Archiv.*, CXXXV, p. 394, 1895.

Anatomie pathologique. — Dans la synovite à grains riziformes, la gaine constitue une sorte de sac, plus ou moins bourré de grains et traversé par les tendons : il faut donc étudier le *contenant* et le *contenu* de ce sac.

Le *contenant*, c'est la gaine elle-même. Sa *face interne* est parfois pâle, lisse et unie, mais le plus souvent un peu rouge et tomenteuse. Cette rougeur tient à une *légère vascularisation :* les inégalités résultent, soit de la présence de petites végétations conjonctives, soit, le plus ordinairement, d'une couche *fibrineuse* plus ou moins concrète, épaisse ou adhérente, et de coloration blanc grisâtre. De petits lambeaux sont parfois tout prêts à s'en détacher et leurs extrémités se recroquevillent, se pédiculisent et montrent tous les degrés de transformation, depuis la simple pellicule pseudo-membraneuse jusqu'au grain riziforme le plus typique. *Sur une coupe*, la synoviale se montre grise ou rosée, épaissie : elle peut atteindre 5, 6, 7, 8 millimètres ou plus. On l'a vue scléreuse et comme cartilagineuse. Sa *face externe* se confond avec les tissus voisins : par place, elle se laisse isoler facilement, mais ailleurs l'adhérence est intime et dans les tentatives d'extirpation, on ouvre la poche.

Au *microscope*, la paroi du sac se montre ainsi constituée :

a) Une couche externe, *fibro-conjonctive ;*

b) Une couche moyenne, formée de tissus et de vaisseaux plus ou moins *embryonnaires;*

c) Une couche interne, *fibrinoïde.*

C'est sur ces deux dernières couches, que se concentrent toutes les lésions vraiment pathologiques.

C'est dans la première, qu'on trouve cependant et déjà les follicules tuberculeux. Ils s'y présentent surtout à l'état de nodules, c'est-à-dire, de tubercules en voie de formation. Dans la couche moyenne, on les trouve en général à l'état adulte, c'est-à-dire, à l'état de follicules types, à cellules géantes, épithélioïdes et embryonnaires. A mesure qu'on se rapproche de la surface, le centre des follicules présente une dégénérescence caséeuse de plus en plus accusée.

La couche interne est homogène, quoiqu'un peu granuleuse, réfringente et fortement colorée par le picro-carmin. Elle envoie de petits prolongements dans la partie la plus superficielle de la couche sous-jacente.

Quelle est la *nature* et l'*histogénèse* de cette dernière couche ? Poulet et Vaillard l'avaient bien comprise et les recherches de Schuchardt ont confirmé leur opinion. Les premiers la considéraient comme formée de fibrine, mais non de fibrine pure : il s'y ajoutait tous les produits de désintégration de la synoviale

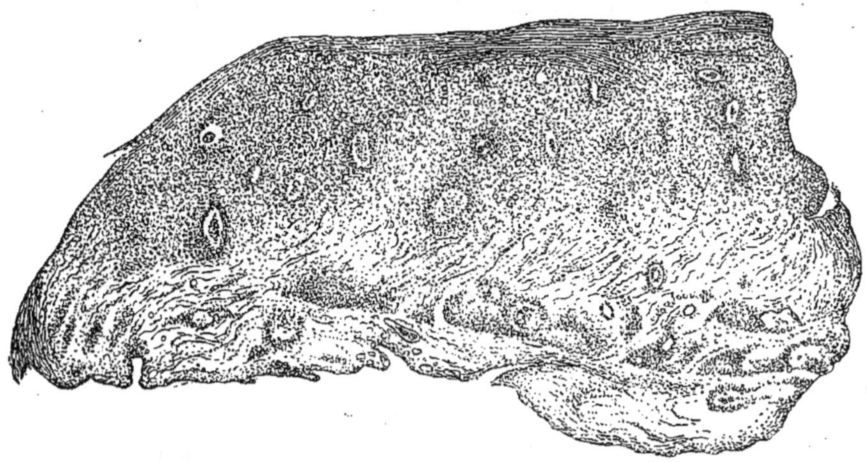

Fig. 38.
Paroi d'un kyste à grains riziformes du poignet
(Nicaise, Poulet et Vaillard).

et des tubercules en voie de caséification. Schuchardt[1], en utilisant la méthode de coloration de Weigert, a pu dissocier en quelque sorte, sur les coupes, la partie fibrineuse de cette couche interne. On voit en effet une sorte de trame ou de réseau bleu, qui se dessine tout au travers de la préparation ; cette trame est fibrineuse, comme le prouve sa coloration. Quant au reste de la membrane, il est formé par la nécrose spéciale des éléments conjonctifs sous-jacents, nécrose qui est désignée du nom de nécrose de Weigert : tuméfaction trouble, vitreuse et enfin désintégration des éléments.

[1] K. Schuchardt. Ueber die Reiskorperbildungen in Sehnenscheiden u. Gelenken. *Arch. f. pathol. Anat. u. Phys.*, CXIV, Heft 1.

Le *contenu* est représenté par de la sérosité et par les tendons et les grains. L'exsudat synovial est plus ou moins visqueux et abondant ; règle générale, il n'y en a que peu ou même pas du tout.

Les *tendons* sont généralement intacts, parfois rétractés, plus rarement dissociés (NICAISE)[1].

Les *grains* existent, dans le plus grand nombre des cas, avec une abondance extraordinaire ; le liquide fait presque défaut et

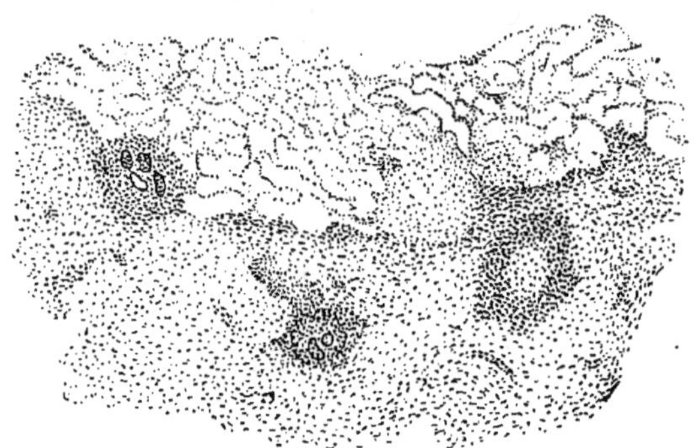

Fig. 39.

Paroi d'une synovite à grains riziformes (SCHUCHARDT).

quand on vient à ponctionner la poche synoviale, ils se précipitent au dehors. En pareil cas, ils se chiffrent par milliers. Quant à leur forme la plus commune, elle est très caractéristique : ils ressemblent au grain de riz cuit à l'eau. Leur surface est cependant un peu plus lisse. Mais à côté de ce type vulgaire, on en rencontre d'autres : grains hordéiformes, cordiformes, triangulaires, ovoïdes, etc. Leur volume varie du grain de semoule au grain de melon.

Avec LEJARS, on peut classer ainsi les grains riziformes au point de vue de la texture *microscopique :*

a) Les uns n'offrent aucune apparence de structure : c'est une masse transparente et homogène. Par la méthode de WEIGERT, on y découvre un réseau fibrineux comme dans la couche fibri-

[1] NICAISE. *Soc. de Chir.*, 18 mai 1881.

noïde de la paroi. Les deux substances sont donc identiques (Schuchardt).

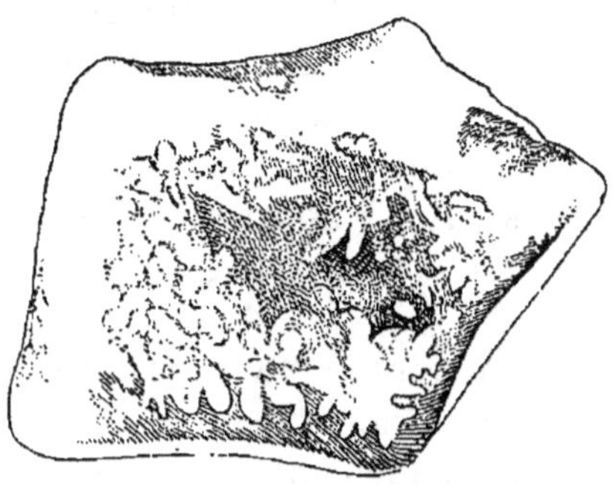

Fig. 40.

Coupe d'un grain riziforme
homogène (Schuchardt).

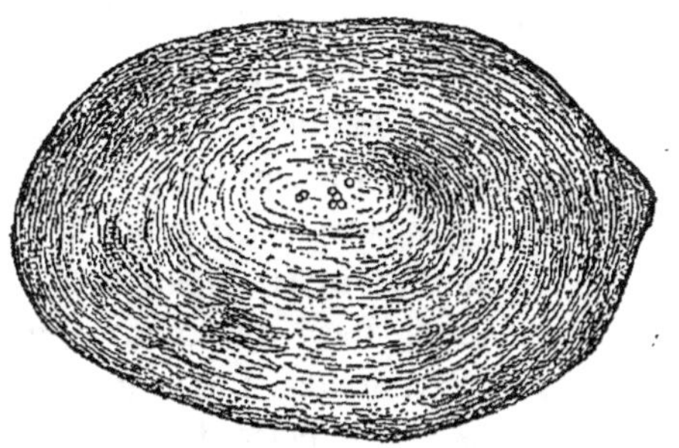

Fig. 41.

Coupe d'un grain riziforme à couches concentriques (Nicaise,
Poulet et Vaillard).

b) D'autres grains sont stratifiés par le dépôt de la substance fibrinoïde en couches concentriques ; on peut trouver en leur centre une vacuole.

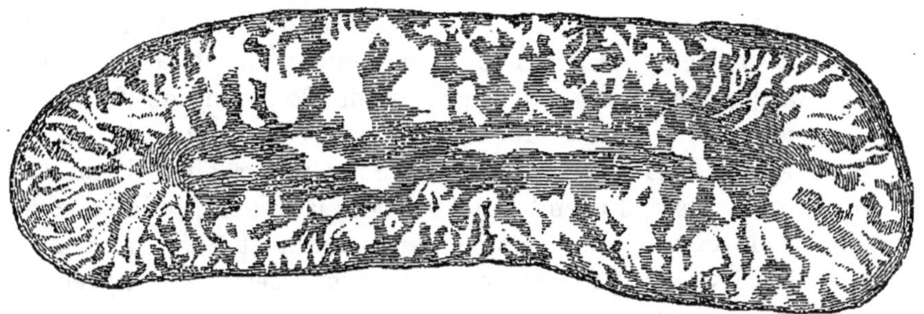

Fig. 42.

Coupe d'un grain riziforme aréolaire (Nicaise, Poulet et Vaillard).

c) Une troisième série montre une structure aréolaire ; la subs-
tance fibrinoïde n'offre aucune disposition typique, mais elle est entremêlée de cellules et même de faisceaux conjonctifs nécrosés.

d) Enfin, le grain est quelquefois formé d'éléments cellulaires très reconnaissables, entremêlés d'une substance amorphe et granuleuse : le tout rappelle absolument la couche la plus superficielle de la synoviale.

Dans l'intérieur de ces derniers, on a rencontré des traces de follicules tuberculeux (NICAISE, POULET et VAILLARD), plus rarement des follicules typiques (REVERDIN et A. MAYOR)[1]. Il en est de même des bacilles de KOCH, qu'on ne voit que très exceptionnellement. La très grande majorité des auteurs ne les ont jamais vus ; par contre l'inoculation des grains aux cobayes s'est généralement montrée positive.

L'*histogénèse* des grains riziformes a donné lieu à de nombreuses théories. LAENNEC, DUPUYTREN en faisaient des hydatides, VELPEAU y voyaient les résidus d'un épanchement sanguin ; mais les récentes recherches de JAFFE[2] montrent que les caillots se dissolvent dans l'exsudat synovial qu'ils provoquent. D'ailleurs SCHUCHARDT a démontré, qu'il ne s'agit pas de fibrine vraie. BRODIE incriminait une coagulation de la lymphe plastique. Cette doctrine a été reprise récemment par VOLKOVITCH[3] ; mais son explication et sa démonstration ne valent que pour les cas analogues à celui qu'il a observé : arthrite déformante et épanchement hématique.

A ces théories de *coagulation*, on peut opposer la théorie *cellulaire* de HYRTL, SCHREGER, VIRCHOW, CRUVEILHIER, MICHON, qui faisaient provenir les grains du bourgeonnement de la paroi, et les considéraient comme des produits du tissu conjonctif.

Beaucoup plus satisfaisante pour l'esprit est la théorie *mécanique* de NICAISE, POULET et VAILLARD, SCHUCHARDT, etc. Elle admet que le frottement du tendon détache des lambeaux de la couche externe de la synoviale, les roule, les pétrit et finit par constituer les figures régulières, que nous avons décrites. La preuve

---

[1] REVERDIN et A. MAYOR. Abcès ossifluent à grains riziformes ; nature tuberculeuse de ces grains. *Rev. méd. de la Suisse Rom.*, 15 juin 1887.

[2] JAFFE. Ueber die Veränderungen der Synovialmembran bei Berührung mit Blut (*Arch. f. klin. Chir.*, LIV, Heft 1, p. 69, 1887).

[3] N. VOLKOVITCH. Des modifications de la fibrine dans les articulations et les gaines tendineuses, sous l'influence des causes mécaniques ; pathogénie des grains riziformes, *Arch. russes de Path. et Bact.*, in Presse méd., 1897, n° 22, p. 122.

en est dans ces grains ou petits lambeaux, encore adhérents ou prêts à se détacher, dans la structure identique de certains d'entre eux, les plus jeunes sans doute, avec la membrane synoviale externe. Ainsi s'expliquerait aussi la rareté du kyste hordéiforme en dehors des gaines tendineuses : dans les articulations malades, les bourses synoviales, les abcès froids, les frottements des parties molles ne seraient pas assez fréquents pour amener le détachement des lamelles fibrinoïdes.

Cette théorie mécanique est à peu près universellement admise ; le seul point en discussion est l'origine de la fibrine dans la couche, qui donne naissance aux grains. Pour les uns (KÖNIG[1], LANDON), c'est un dépôt de l'exsudat ou épanchement congestif primitif, qui marque l'invasion de la synoviale par le tubercule. Pour les autres (NICAISE et POULET, GOLDMANN[2], SCHUCHARDT[3]), l'exsudat et le dépôt fibrineux sont secondaires à l'altération physique des surfaces séreuses par le tubercule. RIESE[4] admet la combinaison des deux processus ; c'est peut-être ce qu'il y a de plus sage.

On peut concevoir encore que le grain riziforme soit le résultat de la pédiculisation des franges synoviales, poussée jusqu'à la rupture. Mais les franges sont rares dans les gaines,

Symptômes. — Les *débuts* de la synovite à grains riziformes sont obscurs comme ceux de toute affection chronique ; il n'y a tout d'abord que des *troubles fonctionnels* et un *gonflement* léger ; le malade éprouve une sorte de fatigue, de lourdeur, rendant les mouvements pénibles. La *douleur* vient bientôt s'y ajouter.

Au bout d'un certain temps, la synovite offre généralement un aspect assez caractéristique. C'est le *gonflement,* qui frappe le

---

[1] F. KÖNIG. *Centralbl. f. Chir.*, 2 juin 1894, et Die Knochen und Gelenketuberculose : I, Knie-Tuberculose, Berlin, 1896.

[2] GOLDMANN. Ueber die Bildungsweisen der Reiskörperchen, etc. *Beitr. zur klin. Chir.*, 1896, XV, Heft 3.

[3] K. SCHUCHARDT. Tuberculose u. Syphilis bei den Sehnenscheiden. *Arch. f. path. Anat.*, CXXXV, 1893, Heft 3.

[4] H. RIESE. Die Reiskörperchen in tuberculös erkrankten Synovialsacken. *D. Zeitschr. f. Chir.*, 1895, XLIII, p. 1.

plus; il est net, facile à délimiter, dans les régions telles que la face dorsale du poignet ou du cou-de-pied, grâce à la minceur des téguments et à la proximité du plan osseux. A la face antérieure du poignet, le gonflement est un peu plus diffus, en raison de l'épaisseur plus grande des parties molles. Avec les progrès de l'affection, le gonflement devient typique : il est allongé suivant le grand axe du membre ou, plus exactement, il suit les tendons qu'il masque.

La *peau* est normale, quelquefois un peu rouge; elle glisse librement, sans adhérences. Au palper, on se rend compte, que la tumeur est *fixe* ou presque fixe ; le jeu des tendons lui imprime cependant une *certaine mobilité;* sa surface est *lisse*, mais on perçoit, ce que l'œil avait souvent déjà vu, des *étranglements*. Ces parties rétrécies coïncident avec les liens fibreux, qui fixent ou franchissent les gaines : c'est ainsi que les ligaments annulaires du carpe ou du tarse séparent en deux lobes les coulisses synoviales distendues. Le phénomène n'est jamais si net qu'à la face antérieure du poignet : le gros ligament radio-carpien demeure inextensible et force la synoviale à se dilater au-dessus ou au-dessous : il en résulte une tumeur en *bissac*, caractéristique de tous les épanchements de cette gaine. La *fluctuation* franche est un signe inconstant, le liquide l'étant lui-même ; en son absence, on trouve une masse de consistance un peu pâteuse. Au cours de ces différentes explorations on perçoit souvent un signe, qu'on peut dire pathognomonique, quand il a tous ses caractères classiques : c'est le *crépitement, bruit de chaînons, bruit de grains*. Ces deux dernières dénominations ne donneraient qu'une idée assez fausse de ce crépitement : les mains, appliquées sur la tumeur et disposées comme pour chercher la fluctuation, sentent une série de vibrations multiples, fines, abondantes, analogues à celles qu'éprouve le pied qui foule, ou la main qui exprime la neige ou l'amidon : un verre, qu'on essuie avec un linge humide, donne une sorte de grincement assez analogue. Cette crépitation n'est pas constante. CHASSAIGNAC [1], puis MICHON, qui

<hr>

[1] CHASSAIGNAC. *Gaz. des Hôp.*, Paris, 1845, 15 juillet et 4 juin 1846. — MICHON. Thèse de concours, 1851.

en étudièrent les conditions physiques, déclarent qu'elle *n'est appréciable, que si le sac synovial présente un rétrécissement.* C'est en franchissant ce détroit que grains, molécules liquides, ou les deux réunis, créent la vibration que le doigt perçoit : un rétrécissement trop large, absent ou même trop étroit, c'est-à-dire ne permettant pas aux grains de le franchir, s'opposera donc à la production du crépitement.

Les *signes fonctionnels* sont aisés à se représenter : le malade est gêné, plus qu'il ne souffre, dans l'exécution des mouvements. Ceux-ci gardent souvent au début toute leur amplitude ; mais la douleur ou la gêne imposent à la longue une attitude de repos permanente, d'où une *contracture*, légère le plus souvent. Il peut s'ensuivre des *attitudes vicieuses* permanentes, telles que le pied bot (synovite des péroniers, LASSERRE) [1].

Quant à l'*état général*, nous avons dit qu'il est souvent satisfaisant et indemne de stigmates tuberculeux.

Marche. Durée. Terminaisons. — La marche est chronique. Les poussées aiguës ou subaiguës sont généralement dues à l'inobservation du repos.

La durée est fort longue : des mois ou même des années, si l'affection est abandonnée à elle-même.

La guérison spontanée se voit surtout chez les enfants. Mais les petites poussées aiguës, plus ou moins spontanées, que peut présenter le kyste hordéiforme, pourront amener son infection suppurative secondaire, mais celle-ci est à redouter de même que la *transformation fongueuse*, parfois observée : l'un et l'autre amènent en effet la destruction de la gaine, des tendons et partant l'impotence, sans parler des complications générales. D'après GARRÉ, la transformation fongueuse ne serait nullement exceptionnelle.

Pronostic. — Le pronostic est sérieux, étant donné qu'il s'agit de tuberculose, or cette tuberculose, comme on l'a vu, peut

[1] A. LASSERRE. *Pied bot acquis par synovite des péroniers.* Thèse de Paris, 1898-1899.

se généraliser, et, d'autre part, des complications locales sont assez fréquentes.

Diagnostic — Il est généralement facile de localiser dans la gaine le foyer des lésions. Le diagnostic ne se trouve plus alors hésiter qu'entre les affections chroniques de celle-ci : l'épanchement fera rejeter la *synovite sèche*, et le crépitement fera rejeter les *synovites séreuses* ou les *tumeurs solides des gaines*. Mais la crépitation peut manquer et la fluctuation aussi ; on voit donc, qu'en certains cas le diagnostic pourra être, sinon erroné, du moins incomplet. ROBERT, BOINET, TRÉLAT, ont signalé aussi des cas de lipomes crépitants des gaines ; ces cas exceptionnels ne méritent pas qu'on s'y arrête trop, en cas de doute on fera la ponction. Mais si, comme il arrive souvent, le liquide de la synovite riziforme est nul ou peu abondant, le diagnostic pourra s'égarer facilement. On rongera encore soit à l'*abcès froid à grains riziformes*, soit aux différentes variétés d'*hygrome;* il serait d'ailleurs bien singulier, qu'il s'observât exactement aux lieu et place d'une gaine.

Traitement. — La chirurgie préantiseptique avait dû plus ou moins renoncer au traitement efficace et direct de la synovite à grains. Au début du siècle, DUPUYTREN ne craignait pas de recommander encore l'incision ; mais les pansements septiques obligèrent à se rabattre sur l'ignipuncture (DUPLOUY), l'injection iodée (BOINET), etc. Le drainage (CHASSAIGNAC) et le pansement ouaté (GUÉRIN) annonçaient cependant des jours meilleurs. En effet, dès l'antisepsie, LÜCKE [1], VOLKMANN [2], VERNEUIL (1878), revinrent aux méthodes sanglantes. Depuis, les cas se sont extraordinairement multipliés et l'*incision combinée à l'extirpation*, autrement dit la *synovectomie vaginale*, est devenue une opération courante. On dissèque et isole la tumeur, autant qu'on le peut, sans ouvrir la gaine ; mais, ce petit accident étant

---

[1] LÜCKE. Zur Behandlung des chronischen Hydrops der Sehnenscheiden u. Ganglien. *Deut. Zeitsch. f. Chir.*, 1872, I, p. 466.

[2] VOLKMANN. Ueber die Reiskörperchen enthaltenden Hygrome. *Beiträge zur klin. Chir.*, 1875, p. 206.

presque inévitable, on en profite pour fendre la gaine, la vider et l'absterger ; on résèque ensuite tout ce qu'on peut de la synoviale. On en laisse forcément : la curette intervient alors pour en ramener les derniers débris ; elle est très utile pour « ramonner » le canal radio-carpien, de concert avec une lanière de gaze iodoformée. Les lavages à l'acide phénique fort ou au chlorure de zinc achèvent ce nettoyage. Il ne faut pas trop s'inquiéter de ce qu'on a pu laisser derrière soi : suivant la remarque de PONCET [1], il semble que l'incision et l'air suffisent, jusqu'à un certain point, pour guérir ces formes de tuberculose atténuée, tout comme dans la péritonite de même nature. *Il faut drainer*, soit pour permettre l'élimination de certains produits de nécrose traumatique et opératoire, soit pour exciter dans la synoviale une légère phlogose modificatrice par irritation mécanique. Au niveau des plis de flexion, on cherchera, comme le conseille SCHWARTZ, à refaire les liens fibreux, qui servent de poulies de réflexion aux tendons.

Les résultats de cette intervention sont généralement bons.

S'il existait des complications, telle que la suppuration, où s'il s'agissait d'une forme mixte, quelque peu fongueuse, on pourrait revenir au drainage sans sutures (WEISS) [2].

C. SYNOVITE FONGUEUSE. — La synovite fongueuse est une inflammation tuberculeuse de la synoviale, caractérisée par le développement de bourgeons charnus avec tendance à la caséification et à la suppuration.

Nous avons dit « tuberculeuse », bien qu'on puisse observer des synovites fongueuses non tuberculeuses ; mais elles sont rares, transitoires et généralement secondaires à une synovite purulente. On peut donc faire abstraction de ce type, pour lequel suffit une simple mention. D'ailleurs il est bon de n'accepter qu'avec réserve le diagnostic de synovite fongueuse non tuberculeuse. Dans un cas, TERRILLON n'ayant pas trouvé de

[1] PONCET. *Soc. de Chir.*, 29 juillet 1896.

[2] WEISS. De l'incision antiseptique des kystes à grains riziformes. *Rev. de Chir.*, juin 1885, p. 449.

tubercules, fit des inoculations et les animaux en expérience moururent tuberculeux [1].

Historique. — L'histoire des synovites fongueuses est liée à celle de la tuberculose des synoviales articulaires.

Le bourgeon synovial était un « fungus », et, comme tel, confondu dans une classe de tumeurs, d'où sortirent peu à peu le sarcome, le cancer, la tuberculose, les inflammations chroniques, etc. Cette confusion dura jusqu'au milieu du siècle dernier.

Dans une deuxième période, on commence à mieux percevoir les parentés de la synovite fongueuse avec la tumeur blanche ; ce rapprochement se retrouve en germe dans CRUVEILHIER et dans les thèses de concours de MICHON et LEGOUEST (1857). Mais, c'est à VERNEUIL et son élève BIDART (1858), puis à CAZANON (1866), que revient le mérite d'avoir mieux précisé ces rapports ; CAZANON appelait même la synovite fongueuse « la tumeur blanche des synoviales ».

Dans une troisième période, nous voyons se parachever la démonstration, grâce à l'intervention du microscope, de l'expérimentation et de la bactériologie. JAMIN [2], DOYEN [3], TERRIER et VERCHÈRE, CHANDELUX [4] ont montré que les lésions des synoviales tendineuses étaient en tout semblables à celles des synoviales articulaires. D'autre part, l'inoculation des fongosités tuberculeuses (COHNHEIM, HUETER, KÖNIG, MAX SCHÜLLER, TERRILLON) permettaient d'affirmer l'identité de nature avec les produits tuberculeux inoculés par VILLEMIN. La découverte de KOCH complétait enfin une démonstration, que la clinique avait déjà admise.

[1] TERRILLON. Kyste fongueux du poignet. *Soc. de Chir.*, 22 décembre 1886.

[2] TRÉLAT et JAMIN. Synovite tuberculeuse d'un doigt. *Progrès méd.*, 1882, n° 19, p. 359.

[3] DOYEN. Synovite fongueuse de la gaine palmaire de l'index droit. *Bull. Soc. Anat.*, 1882, octobre, p. 434.

[4] CHANDELUX. *Des synovites fongueuses tuberculeuses et articulaires*, th. agrég., Paris, 1883.

Étiologie. — Quand la synovite fongueuse est secondaire, elle peut succéder : 1º à une *tuberculose généralisée ou viscérale*, comme dans les cas de Lancereaux[1], Raynier[2] ; 2º à une *tuberculose locale à distance* : Tillaux a vu un kyste fongueux se développer du côté opposé à une tumeur blanche préexistante ; de même Le Fort[3] cite une synovite des péroniers, consécutive à une ostéite du grand trochanter, etc. ; 3º à une *tuberculose locale contiguë*; la propagation est alors directe, par continuité, et ces cas sont extrèmement communs : l'*ostéo-arthrite* du cou-de-pied, du poignet, des doigts, les *abcès froids* des mêmes régions, la *myosite tuberculeuse* (Lejars), déterminent ainsi des synovites fongueuses. 4º Enfin celles-ci peuvent être la consé-quence d'une *synovite antérieure* tuberculeuse, telle que la syno-vite à grains riziformes (Deville, Velpeau, Michon, Poulet, Terrier et Verchère, Garré), ou d'une synovite fongueuse sim-ple, consécutive à une suppuration des gaines.

Quant aux formes *primitives*, on les rencontre peut-être plus rarement. Nombre de malades présentent dans leur passé ou leur présent quelque stigmate tuberculeux : écrouelles, abcès froids, « carreau ».

La synovite n'est plus alors qu'une synovite secondaire. Cependant il existe des synovites primitives, au moins en apparence ; elles frappent surtout les sujets jeunes et qui tra-vaillent; on pourra reconstituer, avec les chapitres précédents et l'étiologie générale de la tuberculose, les conditions générales ou locales de cette étiologie. D'après Terrier et Verchère, les *femmes* seraient à peu près aussi souvent frappées que les hommes. Les gaines atteintes sont, pour des raisons faciles à comprendre, les mêmes que dans les formes précédentes de synovite ; une localisation rare, au poignet, serait la gaine du cubital postérieur (P. Tixier)[4].

[1] Lancereaux. *Soc. Anat.*, 1873.

[2] A. Raynier. *Essai sur les localisations tuberculeuses dans les synoviales tendineuses*. Thèse Montpellier, 1882, nº 40.

[3] L. Le Fort. *Gaz. des Hôp.*, 1888, p. 1018.

[4] Paul Tixier. Deux cas de synovite tuberculeuse de la gaine du cubital postérieur. *Prov. méd.*, 1897, nº 13, p. 151.

Anatomie pathologique. — Si la tuberculose est purement *intra-synoviale*, les différents tissus de la région sont plus ou moins refoulés, mais n'offrent aucune altération apparente. La *surface externe* du sac synovial peut être facile à isoler, se montrer plus ou moins lisse, presque kystique ; mais généralement, elle est épaissie et adhère au voisinage, grâce à une infiltration œdémateuse inflammatoire, *prétuberculeuse*. Dans quelques cas cependant, cette infiltration est nettement scléreuse et offre une barrière solide à la propagation de l'infection.

Si celle-ci vient à être rompue par les tubercules, on voit les fongosités se répandre dans les coulées cellulaires, séparant les différents plans musculaires ou tendineux ; il se forme un *abcès froid péri-synovial*, qui communique plus ou moins largement avec l'intérieur de la gaine.

La *cavité* synoviale offre des altérations également variables ; les fongosités peuvent occuper seulement une portion, un cul-de-sac, un repli de la séreuse, ou bien la remplir de tous côtés ; les tendons peuvent se montrer sains, ou bien mats, vascularisés, entamés çà et là par des fongosités, qui les digèrent, en quelque sorte, ou s'infiltrent entre leurs faisceaux. Le tissu tendineux peu vasculaire, et plus ou moins physiologiquement inerte, résiste longtemps au processus qui le menace, mais qui finit souvent par le détruire.

Le *contenu* synovial est le plus souvent insignifiant : quelques flocons fibrineux, un peu de pus fluide et quelquefois des graines riziformes. Mais, la quantité de pus est parfois assez abondante pour légitimer l'appellation d'*abcès froid de la gaine* (TERRIER et VERCHÈRE).

Une coupe verticale de la synoviale montre trois couches. La première, *couche lardacée*, est cette zone péri-synoviale, infiltrée, d'étendue variable, et que nous décrivions au début ; la deuxième, *couche vasculaire sous-synoviale*, est piquetée de points rouges, ce qui lui donne une coloration plus ou moins carminée : un double feston vasculaire plus foncé la sépare de la couche précédente et de la suivante. Celle-ci, *couche fongueuse*, est formée par les fongosités (CHANDELUX).

Les *fongosités*, ont un aspect très variable ; leur *couleur* va du rose pâle au rouge foncé presque noir (f. hémorragiques) ; elles sont opaques ou transparentes ; on dirait quelquefois un grain de groseille, dont le noyau serait un petit tubercule caséeux. Leur *forme* est encore plus changeante ; il en est de minces, filiformes, lamelliformes ; d'autres sont arrondies ou papillaires ; d'autres sont végétantes ou arborescentes, etc. Il est certaines dispositions, qui ont rendu quelques comparaisons classiques : pâles, petites, à terminaisons plus ou moins sphériques, on dirait des grains de semoules, du frai de poisson ou des œufs d'écrevisse. Dans les culs-de-sac ou anfractuosités, elles prennent volontiers un aspect exubérant ou en choux-fleur.

Au point de vue *microscopique*, les lésions de la couche fongueuse sont les mêmes que dans l'arthrite de même nature. On peut, avec CHANDELUX, distinguer encore trois couches. La *bande de végétation profonde* est une couche surtout vasculaire ; elle contient les premières ramifications des vaisseaux de la couche vasculaire sous-synoviale ; des tubercules à l'état naissant (nodules embryonnaires) commencent à se montrer. Dans la *zone de formation tuberculeuse*, la division des vaisseaux se poursuit, le nombre des nodules augmente ; on les trouve sous forme de petites grappes appendues le long des artérioles. Les nodules commencent à revêtir la forme typique du follicule tuberculeux adulte ; plusieurs entrent même en dégénérescence caséeuse. Enfin, avec la *zone des grains tuberculeux* nous sommes en pleines fongosités ; elles sont bourrées de tubercules caséeux et la couche la plus superficielle est recouverte d'un enduit fibrino-purulent : c'est la *bande de désintégration*.

Les tubercules se forment donc de la profondeur, vers la surface, et, arrivés près de cette dernière, ils deviennent caséeux, se liquéfient et se désagrègent. La structure de la synoviale offre également des altérations progressives de bas en haut ; dans la couche lardacée, ce n'est que de l'œdème inflammatoire, l'inflammation intercalaire de J. RENAUT ; plus haut, l'infiltration embryonnaire s'accroît et, dans la fongosité, nous ne trouvons plus guère que du tissu de granulation, entremêlé de vaisseaux embryonnaires et de tubercules.

Remarquons, en finissant, que certaines synovites, à évolution lente ou stationnaire se caractérisent par une forme particulière de tubercules : le nodule de FRIEDLÆNDER. C'est un nodule, dans lequel l'élément conjonctif a gardé une certaine place et rappelle le réticulum du tissu lymphoïde.

Symptômes. — La synovite fongueuse étant une forme généralement chronique de la tuberculose, son *début* est *lent, insidieux*, sans grand retentissement sur l'état général. Localement, on voit progresser avec lenteur les différents signes que nous allons tantôt passer en revue. Cette période de début dure de quelques semaines à deux ou trois mois.

Comme *signes objectifs* de la *période d'état*, le premier à noter est la *tuméfaction ;* elle occupe le trajet des gaines. Celles-ci sont comme injectées au suif : leur *forme* se dessine assez bien sous la *peau*, normale ou légèrement rouge. Au *palper*, on sent que la gaine est remplie par une masse pâteuse, pseudo-fluctuante ; on peut observer de la fluctuation vraie, dans le cas d'épanchement ou d'abcès froid de la gaine, ou de la *crépitation*, s'il existe quelques grains riziformes. KIRMISSON [1] a cependant rencontré le crépitement en l'absence de tout grain. Le palper permet également de mieux apprécier la *forme* et les *contours* de la tumeur.

La forme est celle de la gaine, telle que la donnerait une injection anatomique ; au-devant du carpe, nous trouverons donc une tumeur en bissac ; au niveau des doigts, le surtout fibreux détermine des plis ou sillons et l'on note une tumeur allongée avec ou sans parties rétrécies. On peut la *mobiliser* quelque peu dans le sens latéral ; mais elle est *fixe*, quand on cherche à l'entraîner suivant l'axe du tendon.

La *douleur*, spontanée ou provoquée, est faible. Elle est généralement due aux mouvements. Il peut y avoir des irradiations vers la racine du membre.

Les *symptômes fonctionnels* sont faciles à déduire. L'*impotence* est à peu près absolue ; car le tendon est soudé ou détruit et le *muscle* est *atrophié*. Les muscles sont aussi légèrement *contrac-*

---

[1] KIRMISSON. *Soc. de Chir.*, 1er décembre 1886.

turés, de façon à mettre la gaine dans le relâchement : il s'en suit des *attitudes vicieuses*, qui sont les mêmes que pour les variétés déjà étudiées.

Cette contracture peut persister même sous le chloroforme, car le tendon adhère souvent à la gaine. Il est même quelquefois rompu; Lejars donne un procédé commode pour reconnaître son intégrité : en faradisant le muscle, on obtient encore quelques mouvements, si le tendon est intact ; s'il est rompu, ou n'obtient rien du tout ou seulement une dépression de la peau qui recouvre la gaine et la solution de continuité tendineuse. Le tendon, une fois rompu, ne se rétracte pas en effet, comme le ferait un tendon sain : les fongosités qui l'ont détruit, agglutinent encore ses extrémités aux parois de la gaine, fongueuse elle-même.

On peut observer encore des *troubles nerveux* : ce sont presque des complications ; ils sont dus à la compression ou l'irritation des nerfs passant à côté des gaines. Le fait s'observe surtout à l'avant-bras dans le domaine du cubital ou du médian.

Quant à l'*état général*, ou bien il est satisfaisant, et la synovite apparaît comme un processus *primitif et local ;* ou bien, il périclite un peu, sans qu'il y ait cependant des signes de tuberculose viscérale ; ou bien enfin, les lésions thoraciques ou autres sont indéniables, quelquefois même prédominantes, et la synovite est évidemment *secondaire*.

Marche. — Elle est infiniment variée et cela tient aussi bien à l'état général qu'à la qualité du virus tuberculeux.

Nous laissons de côté les cas où la tuberculose est consécutive à une *tuberculose viscérale*. Chez de pareils malades, les lésions échappent souvent à une chirurgie, quelque peu active.

Ce sont avant tout des tuberculeux viscéraux et leurs lésions externes synoviales ne sont que des épiphénomènes.

Chez les malades à *synovites primitives et locales*, au moins en *apparence*, le processus local peut revêtir deux formes, à l'instar de celles que König et les auteurs allemands décrivent pour la tuberculose articulaire : la *forme sèche* et la *forme molle*. La première est caractérisée par une grande lenteur d'évolution ; pour peu que l'âge ou l'état général du sujet s'y prête, elle aboutit à la sclérose, c'est-à-dire à la guérison. Dans la seconde, les fongosités se développent avec exubérance, elles suppurent facilement et une synovite purulente, plus ou moins bâtarde, vient se greffer sur la synovite tuberculeuse.

La *suppuration* s'annonce, quelle qu'en soit la cause, par une certaine élévation de la température, la rougeur de la peau, la tension de la tumeur et des douleurs plus vives. Cette rougeur et cette tension de la peau se montrent de préférence, là où les culs-de-sac synoviaux sont largement dilatés par des masses fongueuses : la peau devient adhérente, lisse, luisante, puis elle se perfore et devient fistuleuse.

Les fistules sont habituellement multiples ; elles ne laissent souvent écouler qu'une quantité minime de pus, derrière laquelle se pressent les fongosités, qui débordent l'orifice, végètent au dehors et entament la peau. Dans certains cas, ces clapiers, ces ulcérations, cette peau rougeâtre qui les porte, cet empâtement des tissus, rappellent assez bien l'anthrax (Le Fort)[1].

Durée. Terminaisons. — Il est impossible d'assigner un terme positif à l'évolution variable de la synovite tuberculeuse. Elle peut *guérir*, mais il lui faut au moins des mois.

Dans l'intervalle, elle amène souvent la désorganisation du voisinage et des complications locales (arthrites) ou générales, qui finissent par altérer sérieusement la santé du malade ; la mort survient au milieu des phénomènes de la généralisation tuberculeuse.

Pronostic. — Il est surtout grave pour les formes molles ; or, ce sont celles qu'on retrouve chez les enfants, au moment ou un peu avant l'adolescence, c'est-à-dire à cette période de la vie où l'activité physiologique est à son maximum. Dans la première enfance le pronostic est un peu meilleur.

Diagnostic. — Les *tumeurs des gaines*, le lipome, en parti-

---

[1] Le Fort. Fongosités de la gaine des péroniers. *Gaz. des Hôp.*, 1888, n° 110, p. 1018.

culier, et même le lipome des parties molles (DURET)[1] peuvent fournir une tumeur molle, pseudo-fluctuante, assez semblable à celle de la synovite fongueuse ; mais, elles sont si rares, qu'il n'y a pas lieu de s'arrêter longtemps sur elles. D'ailleurs la peau est intacte, et le jeu des tendons moins douloureux ou moins compromis.

Les *ostéo-arthrites* offrent, au point de vue du gonflement et des douleurs, des localisations différentes. Il ne faut pas oublier que l'une détermine quelquefois l'autre ou réciproquement. GAN-GOLPHE[2] a remarqué que, dans les téno-synovites fongueuses d'origine articulaire, la topographie des lésions est irrégulière : elles se cantonnent au contraire dans le même groupe anatomique, quand il s'agit de synovites primitives.

Les différentes variétés de *synovites chroniques* ne pourraient être confondues que dans des occasions assez rares. L'*aï crépitant* n'offre qu'une tuméfaction insignifiante et un crépitement assez différent de celui des grains riziformes, qu'on peut rencontrer dans la synovite fongueuse. C'est pour une raison, en partie semblable, que s'exclut la *synovite à grains*. Quant à la *synovite séreuse*, elle est franchement fluctuante et régulièrement tendue, au lieu d'être pâteuse et inégale.

Les *synovites aiguës* peuvent s'éliminer par définition.

Enfin, dans la *syphilis* des gaines, le gonflement est ordinairement symétrique.

Le diagnostic assuré, il reste à voir en présence de quelle forme de tuberculose on se trouve, quel est l'état général du malade, et finalement celui de la gaine et du tendon. On se rappellera l'épreuve électrique, qui nous renseigne avec une certaine précision sur l'état du tendon.

Traitement. — Nous ne saurions guère nous occuper que des synovites primitives. Celles qui sont secondaires à des tumeurs

---

[1] Voir L. MULLIEZ. *De l'extirpation de la synovite à grains riziformes.* Th. Paris, 1892-1893, n° 201, p. 16. Le cas de Duret est très curieux, le lipome était *sus*-aponévrotique.

[2] M. GANGOLPHE. *Traité des affections parasitaires des os.*

blanches, à des lésions viscérales avancées, etc., ne sont plus que des complications et le traitement est surtout celui de la maladie principale.

Les *indications opératoires* dans la tuberculose ont été depuis quelques années profondément modifiées. A la phase opératoire de LANGENBECK, VOLKMANN et de KÖNIG — a succédé une période plus réservée. Le congrès allemand de chirurgie de 1893 nous a montré que KÖNIG était beaucoup moins entreprenant. La chirurgie française, bien que maintenant elle ne se fût pas lancée à corps perdu dans l'intervention, tend aussi à revenir à la temporisation comme il ressort des dernières discussions de la Société de Chirurgie (1896-1899). C'est qu'en effet, comme disait KÖNIG, nous nous abusons, en appelant les tuberculoses chirurgicales des tuberculoses locales : la graine est souvent partie d'un autre organe ou viscère, et, dans les cas en apparence les plus favorables, le terrain n'en est pas moins en puissance d'infection.

Il est d'autre part bien évident, que, si l'on pouvait espérer *tout* enlever, ce sera la conduite la meilleure.

L'observation a montré aussi, que certaines tuberculoses guérissent spontanément ou par les petits moyens chirurgicaux. Il y a donc trois méthodes thérapeutiques : celles qui relèvent de la petite chirurgie anti-tuberculeuse, celles qui relèvent de la grande chirurgie et celles qu'il ne faut pas toucher ou du moins celles que l'on traitera pour ainsi dire « moralement ».

Les succès, que peut donner chez l'enfant une exérèse radicale, sont souvent obtenus à moins de frais : et, d'autre part, les insuccès transforment une tuberculose non suppurée ou non ouverte en une synovite, qui est l'une et l'autre. Si la synovite vient à suppurer et à se fistuliser, il ne faut pas trop regretter son abstention : car il agit de ces formes molles, caséeuses, qui ne donnent qu'un faible pourcentage de succès opératoires.

Le traitement radical, la *synovectomie*, reprend ses droits chez l'adulte jeune, vigoureux et paraissant indemne de toute autre manifestation tuberculeuse ou n'en présentant que des traces. Celles-ci seront souvent heureusement modifiées.

Si, d'après la nomenclature du professeur Lannelongue, la tuberculose locale est suppurée et ouverte, on pourra, dans les mêmes conditions générales, que nous venons de mentionner, tenter une cure radicale.

Chez les sujets plus âgés, hommes mûrs ou vieillards, chez ceux qui offrent des lésions viscérales graves, il est prudent de revenir à la petite chirurgie, qui n'a guère chez eux qu'une valeur morale et que nous allons étudier.

En somme, l'*âge*, l'*état général* et la *forme* de la tuberculose sont les trois facteurs qu'il faut envisager pour choisir entre les méthodes radicales ou les méthodes palliatives.

La *petite chirurgie anti-tuberculeuse* comprend tout d'abord l'*ignipuncture* (Richet), qu'on pourrait combiner au *chauffage intra-synovial* (Vincent), où l'on éteint la lame fine du thermo-cautère dans la tumeur pour modifier les fongosités. Nous la recommanderions surtout, quand il y a déjà des fistules; sinon, elle risque d'en déterminer à la chute des eschares. Les injections de glycérine (Mickulicz), d'huile (Bruns) ou d'éther iodoformés (von Mosetif-Moorhof, Verneuil), de naphtol camphré (Reboul), sont d'excellentes méthodes ayant déjà fait leurs preuves : Du-play, Kirmisson ont donné la préférence à l'éther iodoformée. Ces injections sont applicables, que la synovite soit ou non suppu-rée. Le chlorure de zinc ou méthode sclérogène (Lannelongue, Coudray) est bon surtout dans les formes non suppurées.

Nous n'avons parlé ni des révulsifs ni des caustiques : ces méthodes nous paraissent trop aléatoires. -

'La chirurgie radicale ou *synovectomie*, a été inaugurée en France par Trélat (1881) et Faucon (1882). Le *curage* n'est qu'un procédé de nécessité commandé par l'abondance des fongosités et la rupture des barrières synoviales : la dissection n'étant plus capable de poursuivre toutes les fongosités, on les cueille avec la cuiller tranchante. Mais, il faut avouer qu'en pratique, la dissection et le curage sont la plupart du temps associés, à cause de la friabilité du sac synovial, qui ne permet pas l'extirpation en bloc. Il ne faudrait pas hésiter, au poignet, à fendre le liga-ment radiocarpien, afin d'assurer le nettoyage exact de la gaine (Garré). L'opération doit être terminée par une toilette soigneuse du tendon : on le racle à la curette, pour le débarrasser du tissu de granulation qui l'entoure. Le tendon étant quelquefois très entamé par les fongosités, il peut avoir été coupé ; on en serait quitte pour le suturer, comme l'ont fait avec succès Schwartz, Villeneuve, Duret, Gangolphe [1].

L'attouchement des surfaces de la plaie avec la gaze iodoformée, avec le chlorure de zinc, l'ébouillantement (Jannel), complètent l'opération. Le drainage est indiqué.

Les généralisations post-opératoires sont toujours possibles, mais rares [2]; elles sont d'ailleurs quelquefois plus apparentes que réelles. Dans un cas de Duplay et Wiart, on trouve en effet une tuberculose généralisée, mais en même temps un gros tubercule cérébral, qui fut sans doute la cause de la mort presque subite de la malade [3].

Quant aux résultats généraux et à l'avenir de ces malades, ils dépendent du soin qu'on apporte dans le triage des cas à opérer. Garré, qui a relevé le nombre total des malades, opérés pour ténosynovite fongueuse à la clinique de Bruns (Tubingue), compte 14 synovectomies avec seulement 3 récidives. La réunion par première intention fut obtenue 12 fois.

[1] In Buisson. *De la ténorrhaphie dans les synovites fongueuses.* Th. de Lyon, 1894-1895, n° 983.

[2] Voir ces cas de Richelot, *Soc de Chir.*, 21 oct. 1885.

[3] Duplay et Wiart. Synov. tuberculeuse etc.,, phénomènes méningitiques... Mort. *Arch. gén. de méd.*, mars 1896, p. 341.

CHAPITRE IV

SYPHILIS DES SYNOVIALES TENDINEUSES

Cette localisation de la syphilis est de connaissance récente. VERNEUIL[1] est le premier, qui ait décrit la synovite syphilitique secondaire, puis la tertiaire. FOURNIER et MAURIAC ont étudié ce sujet, dont l'histoire a été complétée par les observations ou travaux de leurs élèves : ROCH, MOREAU, CHOUET. A l'étranger, il faut citer surtout KEYES, TAYLOR, SCHUCHARDT.

La syphilis des gaines serait plus *fréquente* chez la femme que chez l'homme et plus fréquente que la synovite articulaire (CHOUET).

A. SYNOVITE SECONDAIRE. — Jusqu'ici, c'est au niveau des extenseurs du poignet qu'elle a été le plus souvent rencontrée. On peut citer ensuite les extenseurs du pied, les péroniers, le biceps, le long supinateur, la patte d'oie (cette dernière localisation est plutôt un hygroma, JULLIEN). Chez un malade de VINAY[2], il y avait coïncidence d'hydarthrose du genou et de synovite des extenseurs du pied.

Avec FOURNIER on peut distinguer deux types cliniques : une forme chronique et une forme subaiguë.

La *forme chronique* débute lentement. Elle arrive à constituer une synovite sèche ou à épanchement, dont nous retrouvons les

---

[1] VERNEUIL. De l'hydropisie des gaines tendineuses des extenseurs des doigts. *Gaz. hebd.*, 1868, n° 39, p. 609. — *Idem, ibid.*, 1873, n° 22, p. 12.

[2] Vinay. De la synovite syphilitique secondaire. *Ann. de Dermat.*, 1880, X, p. 435.

divers signes physiques : frottements, gonflement, fluctuation etc.
Mais, à côté de ces phénomènes dépourvus de toute individualité, on observe quelques particularités assez spéciales à la
syphilis des gaines : les *douleurs*, l'*impotence* sont *presque nulles*
et les gaines envahies sont souvent *symétriques*. Au point de vue
de la marche, il est à noter la *longue durée* de l'affection : elle
peut se prolonger des mois ; mais le traitement spécifique en a
finalement raison.

La *forme subaiguë* est simplement due à l'adjonction de quelques symptômes inflammatoires : douleurs, rougeur, empâtement
léger. Ils disparaissent ou bien laissent derrière eux une synovite
à forme chronique.

Fournier considère encore comme des *synovites frustes ou atténuées* ces douleurs plus ou moins fixes, mais si communes, chez
les syphilitiques secondaires (la douleur du coude, par exemple).
Leur siège particulier permet d'incriminer soit un tendon, soit
une gaine, soit une bourse séreuse. Il faut reconnaître cependant
qu'il ne s'agit là que d'hypothèses.

B. Synovite tertiaire. — Les exemples de gommes des gaines
synoviales proprement dites sont rares. Dans Lejars se trouvent
cités les cas de Chouet et Münn. Nous pouvons en ajouter un
autre plus récent de Schuchardt[1].

La gomme se manifeste par une sorte de plaque ou d'*induration* circonscrite, ou bien de *bosselure* saillante. Elle est de *consistance* ferme, élastique. Schuchardt a donné l'analyse d'un cas
de synovite syphilitique des extenseurs du doigt : la synoviale
était épaissie et recouverte de végétations. Sa trame était fibro-
vasculaire et contenait un grand nombre de follicules embryonnaires, véritables gommes miliaires. L'évolution est lente : peu
à peu la peau devient rouge ; elle s'enflamme et se perfore, pour
livrer passage à la gomme ramollie et suppurée. Il en résulte un
ulcère, qui possède les caractères habituels des ulcères syphilitiques : bords à pic, circinés, fond jaune et bourbillonneux. Des

---

[1] K. Schüchhardt. Tuberculose und syphilis der Sehnenscheiden.
Arch. f. pathol. Anat., CXXXV, 3, p. 394, 1895.

bourgeons fongueux abondants peuvent se développer, quand la gomme s'est vidée, et en imposer pour un orifice fistuleux de synovite tuberculeuse.

Le *diagnostic* de la gomme est donc quelquefois difficile ; quand elle n'est pas ramollie, on pourrait croire à une tumeur des gaines. C'est une raison, pour tenter le *traitement* spécifique dans tous les cas douteux, plutôt que de prendre le bistouri et enlever une lésion médicalement curable, comme dans le cas de SCHUCHARDT.

CHAPITRE V

TUMEURS DES GAINES TENDINEUSES

Les tumeurs des synoviales sont rares et il est difficile d'isoler leur histoire de celle des tumeurs des tendons.

1° LIPOMES. — Au point de vue *anatomique* les variétés de lipome observées sont : les lipomes extra-vaginaux, intra-vaginaux et les lipomes arborescents.

Les *lipomes extra-vaginaux* ne sont pas rares. ROBERT et BOINET seraient les premiers qui en auraient observé des exemples; puis viennent les observations de POLAILLON, TRÉLAT, NOTTA, etc. Dans le mémoire de POULET[1], on les trouve citées et analysées pour la plupart. Ces tumeurs se développeraient à la face externe des gaines synoviales; on pourrait y voir, peut-être, un cas particulier de ces lipomatoses périphériques développées autour de viscères, d'articulations, de ganglions chroniquement enflammées[2].

SPRENGEL[3], de son côté, a vu un cas de *lipome intra-vaginal :* il le fait provenir du méso-tendon : les péroniers étaient en effet soulevés par une masse graisseuse, enveloppée d'une membrane séreuse, et qui n'adhérait pas au tendon ni au reste de la vaginale. L'affection était symétrique.

Le *lipome arborescent,* caractérisé par des végétations graisseuses remplissant les culs-de-sac de la synoviale, aurait été

[1] POULET. Mémoire sur les lipomes acquis de la main, *Rev. de Chir.,* août 1880, p. 609.

[2] Voir TUFFIER, *Soc. de Chir.,* 14 déc. 1898 ; adénolipomes.

[3] SPRENGEL. Lipoma symmetricum multiplex der Schnenscheiden, *Centralbl. f. Chir.,* 1888, n° 9.

indiqué par Billroth ; Hausmann, Sprengel, Hoeckel, Kurz ont rapporté les premiers cas détaillés. On ne trouva de nodules tuberculeux ni dans l'un ni dans l'autre de ces cas. Sendler[1] a vu cependant mourir de tuberculose laryngée et pulmonaire, trois mois après l'extirpation, une jeune fille atteinte de lipome arborescent des synoviales digitales. Il n'y avait pas de tubercules dans le cas de Kummer[2] et celui de Thikow[3].

Ces tumeurs présentent l'aspect de la graisse ; elles sont végétantes et les sommets renflés des végétations se détachent souvent, pour former de petits corps étrangers intra-synoviaux. Le tendon est aminci ou tuméfié, selon qu'il a été érodé ou qu'il est infiltré par les productions graisseuses. Kummer considère l'affection comme le résultat d'une inflammation chronique ; en tout cas, en présence des faits actuels, il est impossible de la rattacher à la tuberculose, comme on a raison de le faire pour le lipome arborescent des articulations. La lésion étant symétrique dans le cas de Thikow, l'auteur incrimine le rhumatisme.

Ces tumeurs *siègent* le plus souvent au niveau de la grande gaine antérieure du carpe. Elles en imposent à première vue pour une synovite fongueuse, avec leur forme, leur *mollesse* et leur *absence de réaction*. Il serait oiseux, peut-être, d'épiloguer sur les caractères différentiels de la mollesse fongueuse et de la mollesse lipomateuse : les tumeurs graisseuses comptent certainement parmi les tumeurs, dont la consistance est la plus protéiforme. D'autant plus que, dans certains cas (Robert, Boinet, Trélat), le lipome était *crépitant*. Haufmann, Haeckel, Kummer, ont retrouvé aussi cette crépitation dans le lipome arborescent. Nous avons cité plus haut une observation de Duret, où un lipome *sus-aponévrotique* avait la forme des lipomes synoviaux et leur crépitation.

---

[1] P. Sendler. Ein Fall von Lipoma arborescens der Sehnenscheiden. *Centralbl. f. Chir.*, 11 juillet 1891.

[2] E. Kummer. Le lipome arborescent des gaines tendineuses. *Rev. méd. de la Suisse Rom.*, 1894, XIV, p. 297.

[3] H. Thikow. Lipome arborescent des gaines tendineuses. *Chirourgitcheskaïa liétop.*, 1895, V, fasc. 2.

Le *diagnostic* se fait donc avec le bistouri, qui est en somme l'unique méthode de *traitement*.

2° FIBROMES. — Les rares observations publiées de fibromes téno-synoviaux ne permettent pas toujours de préciser leur point de départ. Quoi qu'il en soit, c'est aux doigts et à la main que ces sortes de tumeurs siègent le plus fréquemment. Elles offrent souvent une *structure plus ou moins mixte* : dans un cas de JACOBSON [1], elle était fibro-cartilagineuse ; dans un cas de NOTTA [2] et deux autres de GROSS [3], la tumeur était fluctuante, car il y avait des kystes. Dans un cas de TISSOT, il s'agissait cependant d'un fibrome fasciculé pur [4].

3° SARCOMES. — Les sarcomes seraient les plus *fréquentes* des tumeurs des gaines, si l'on y comprend certains cas, difficiles à séparer, et où la néoplasie était *secondaire* à l'invasion du tendon. Les conditions étiologiques sont à peu près les mêmes que pour le sarcome en général ; les sujets très jeunes peuvent en être atteints (enfant de six ans, dans un cas de A. BROCA) [5].

Au point de vue *anatomique*, on peut rencontrer toutes les variétés, même les formes télangiectasiques (SCHWARTZ) ou à myéloplaxes (CZERNY) [6].

Leur *évolution* ne diffère pas non plus de ce qu'elle est ailleurs : période de tumeur intra ou juxta-vaginale, puis période d'invasion des tissus voisins et enfin période d'ulcération. Les glandes lymphatiques restent généralement indemnes.

Le *diagnostic* est fort difficile pendant la première période,

---

[1] W.-H.-A. JACOBSON. Fibro-chondroma removed from the sheath of the flexor longus pollicis. *Brit. med. J.*, 15 février 1879, p. 227.

[2] NOTTA. *Soc. de Chir.*, 1877.

[3] GROSS. *Ibid.*, 1878, p. 295.

[4] TISSOT. Fibrome fasciculé de la gaine tendineuse de l'index droit. *Dauphiné méd.*, avril 1897.

[5] A. BROCA. In Rapport de TILLAUX sur un cas de fibro-sarcome de la gaine du long péronier à la plante du pied. *Soc. de Chir.*, 2 janvier 1895.

[6] CZERNY. *Arch. f. klin. Chir.*, 1868, X, p. 901-904.

alors que la tumeur est encore intra-synoviale ; si elle est molle on peut songer au lipome, aux synovites fongueuses ; si elle est dure, on peut hésiter entre une tumeur fibreuse, un kyste très tendu, et le sarcome lui-même. La marche de l'affection ou l'opération feront le diagnostic, quelquefois trop tard ; l'*amputation* est alors le seul remède [1]. Elle ne met pas d'ailleurs à l'abri des récidives ou de la généralisation.

Parmi les sarcomes, une place à part doit être réservée aux *myélomes* décrits et isolés pour la première fois par HEURTAUX [2] (de Nantes). Ces tumeurs affectent spécialement les sujets jeunes (dix-sept à trente-deux ans). Elles constituent des tumeurs plus ou moins arrondies ou fusiformes, mais lobulées ; elles envahissent le tendon aussi bien que la gaine. Au point de vue histologique ce sont des *sarcomes à myéloplaxes*, tels que les avait décrits E. NÉLATON (MALHERBE), et caractérisés par une certaine quantité de tissu conjonctif normal et des vaisseaux adultes. Au point de vue clinique, à part leur consistance molle, une certaine lobulation et la liberté des mouvements, elles n'offrent rien de bien caractéristique. Mais, au point de vue de l'*évolution*, ce seraient des *tumeurs bénignes* : accroissement lent (cinq à dix ans), guérison définitive après l'extirpation, et cela, malgré la présence de pigments dans l'intérieur de certaines d'entre elles (MALHERBE) [3]. L'observation de CZERNY [4], donnée comme un sarcome, serait d'après HEURTAUX, un sarcome myéloïde.

Depuis la publication de HEURTAUX, d'autres cas ont été publiés par PILLIET et LAUNAY, PILLIET et MAUCLAIRE, BONJOUR, REBOUL [5],

---

[1] MARKOE. Sarcoma of synovial sheaths. *New-York med. J.*, 1884, p. 467.

[2] A. HEURTAUX. Myélome des gaines tendineuses. *Arch. gén. de méd.*, 1891, XXVII, p. 40.

[3] MALHERBE. Même sujet. *Congrès de chirurgie*, 24 oct. 1896.

[4] Beiträge zur Geschwulstlehre. *Arch. f. klin. Chir.*, 1869, X, p. 904.

[5] Cfr. PILLIET et MAUCLAIRE. *Bull. Soc. Anat.*, avril 1894, p. 253. et thèse de S.-G. BONJOUR. *Contribution à l'étude des tumeurs fibro-tendineuses à myéloplaxes*. Thèse de Paris, 1896-97.

L. LONGUET et G. LANDEL [1], MENCIÈRE [2], DANDOIS [3]. PILLIET considère ces tumeurs comme des sarcomes angioplastiques : le secret de leur bénignité résiderait dans leur éloignement du tissu, qui semble leur offrir les conditions de vie les plus favorables : le tissu osseux médullaire. Mais VENOT [4] pense au contraire, que ces tumeurs ont une origine osseuse : c'était peut-être le cas de la tumeur observée par lui au niveau des tendons du gros orteil.

4° OSTÉOME. — Nous n'en connaissons qu'un seul cas, peu détaillé, celui de TRÉLAT [5] : il s'agissait d'un jeune homme, dans la gaine jambière antérieure duquel on trouva un ostéome vrai, à revêtement cartilagineux, long de 39 millimètres, large de 30. On n'observait aucune autre particularité anormale.

[1] L. LONGUET et G. LANDEL. Sarcome à myéloplaxe de la gaine des péroniers latéraux. *Arch. de méd. exp.*, 1895, VII, p. 753.

[2] L. MENCIÈRE. Myélome... de l'index gauche. *Gaz. hebd. de méd. et chir.*, 1898, n° 7, p. 73.

[3] DANDOIS. Observations de myélome, etc... (deux cas). *Ann. Soc. belge chir.*, 15 juin 1898.

[4] A. VENOT. Myélome des gaines tendineuses et à point de départ osseux. *Rev. de Chir.*, 1898, n° 3, p. 232.

[5] TRÉLAT. *Soc. de Chir.*, 17 juin 1885.

AFFECTIONS CHIRURGICALES
DES BOURSES SÉREUSES

CHAPITRE PREMIER

LÉSIONS TRAUMATIQUES

1° PLAIES DES BOURSES SÉREUSES

Les plaies des bourses séreuses ne sont intéressantes qu'à un seul point de vue : la possibilité de leur infection. Ce seraient donc de vulgaires plaies des parties molles, si la bourse séreuse n'avait une réceptivité toute particulière à l'égard des infections : il peut en résulter des suppurations rapides et étendues ; mais l'intermédiaire est alors un hygroma suppuré sur lequel nous reviendrons plus loin.

2° CONTUSIONS DES BOURSES SÉREUSES

Placée dans un tissu cellulaire lâche, mobile, peu vasculaire et résistant, la bourse séreuse est généralement indifférente aux traumas. Il faut donc, soit des conditions mécaniques particulières, soit une prédisposition spéciale (hémophilie, FISCHER), pour que la contusion provoque dans la petite séreuse une hémorragie ou *hématome* (fig. 46).

Ces hématomes semblent, en dehors de toute condition diathésique, réclamer des violences assez considérables : c'est ainsi qu'on les observe dans les fractures de l'olécrane, de la rotule.

Dans ces conditions, le sang qui les remplit vient sans doute du foyer de la fracture. Mais, il peut provenir simplement des parois de la bourse séreuse, soit du fait de son attrition, soit parce qu'il existait auparavant un certain degré de pachy-hygroma. La première condition est relativement rare, mais nous l'avons observée au genou à la suite d'une chute de cheval : l'hématome était énorme; il n'y avait pourtant pas trace de fracture rotulienne.

Ces hématomes, dès qu'ils atteignent certaines proportions, gênent considérablement l'examen. Y a-t-il ou n'y a-t-il pas fracture? ce doute est bien permis, au niveau de l'olécrâne ou de la rotule, *siège* habituel des désordres de l'une et l'autre espèce. Dans le cas auquel nous faisions allusion plus haut, c'est l'incision qui permit seulement de reconnaître l'intégrité de la rotule.

Les hématomes des bourses séreuses *évoluent* comme tous les hématomes; ils forment une *tumeur* plus ou moins hémisphérique à *bord induré*, à *centre ramolli* et dépressible, ce qui ne facilite guère l'exclusion des fractures. L'*ecchymose* est assez précoce et assez foncée, en raison de la superficialité des lésions. La *résorption* est généralement facile, quoiqu'un peu longue. La compression, le massage y aideront. Dans les cas d'hématomes très volumineux ou venant à suppurer, il y aurait lieu d'intervenir par une large incision pour débarrasser la poche des caillots, du pus ou des deux à la fois.

CHAPITRE II

LÉSIONS CONGESTIVES ET INFECTIEUSES DES BOURSES SÉREUSES

HYGROMAS

Définition. — Par hygroma ou bursite, on entend l'inflammation et l'infection des bourses séreuses.

Historique. — Les hygromas sont une affection fort moderne, en quelque sorte, car les bourses séreuses ne commencèrent à être décrites qu'avec CAMPER (1784). FOURCROY, MONRO, HERTWIG en ont complété l'étude anatomique. L'inflammation de ces cavités fut l'objet de plusieurs thèses pendant la première moitié de ce siècle (ASSELIN, MOSNIER, PADIEU, etc.). Mais c'est à VELPEAU d'abord, puis à VOLKMANN [1] et VERNEUIL, qu'on doit la description des particularités cliniques ou anatomiques les plus intéressantes.

1° HYGROMA AIGU

Comme variété d'hygroma aigu, nous ne décrirons que l'*hygroma purulent*. Les variétés sèches séreuses ou hématiques sont le plus souvent chroniques d'emblée, ou le deviennent rapidement.

Le *rhumatisme* (BALL, PETER, BOILLEREAULT) [2] provoque quelquefois des fluxions séreuses dans les bourses synoviales : elles accompagnent souvent les fluxions articulaires, mais, souvent

---

[1] In PITTHA und BILLROTH. Handbuch der allgem. u. spez. Chir.

[2] BOILLEREAULT. *Essai sur le rhumatisme non blennorragique des synoviales tendineuses et des bourses séreuses.* Th. de Paris, 1874.

aussi, elles sont la seule manifestation de la diathèse ou infection rhumatismale.

La *blennorrhagie* agit de même ; tantôt les bursites sont indépendantes, tantôt elles sont associées à d'autres manifestations séreuses. On connaît la fameuse douleur au talon des blennorhagiens (SWEDIAUR). Bien qu'elle soit habituellement due à un hygroma, le fait n'est pas constant. On a pu, dans quelques cas, incriminer une ostéite (JACQUET), une névrite (BROUSSES et BRAULT), etc.

La *goutte* peut produire aussi des hygromas aigus. Mais ils passent le plus souvent à l'état chronique.

HYGROMA PURULENT. — **Étiologie.** — *Primitif*, il reconnaît généralement pour cause une forme quelconque du *traumatisme* : plaies septiques, chocs, contusions, froissements chroniques et professionnels. Nous reparlerons de ces derniers aux hygromas chroniques. Quant aux contusions, elles provoquent un hématome, qui suppure sous une des conditions habituelles, amenant cette complication.

Les hygromas suppurés *secondaires* se développent, soit sur des hygromas chroniques préexistants (voy. *H. chroniques*), soit à la suite d'une infection locale ou générale. Dans les *infections locales*, la bursite se développe *par contiguïté* grâce au transfert, par voie lymphatique, des germes d'un furoncle (CHASSAIGNAC), d'un érysipèle ou d'une lymphangite (VERNEUIL), ou même d'une arthrite purulente, sans qu'il y ait communication entre la bourse séreuse et l'articulation ; par *continuité*, le foyer purulent préexistant se mettant en relation directe avec la bourse séreuse. Les *infections générales* sont les états pyohémiques, qui produisent ici la suppuration de même que dans le tissu cellulaire, les articulations et les grandes séreuses. La *blennorrhagie* pourrait à ce titre amener des hygromas purulents.

Anatomie pathologique. — On peut dire qu'elle est ignorée, bien qu'il soit assez facile d'en faire la reconstitution avec ce que l'on sait de l'infection des autres cavités séreuses. En tout cas, le bistouri, qui ouvre ces poches purulentes, trouve un pus phlegmoneux, parfois teinté de sang ou couleur chocolat, s'il provient d'un hématome. Une couenne purulente assez épaisse recouvre la paroi, qui se montre parfois cloisonnée.

Symptômes. — L'hygroma purulent offre une évolution assez typique, surtout en certaines régions, ses lieux d'élection. Tel est, par exemple, celui de la bourse séreuse prérotulienne.

Les débuts sont ceux de toute inflammation : rougeur, chaleur, etc. Au bout de deux à trois jours, ces différents signes inflammatoires se sont rapidement accrus et l'on trouve une *tuméfaction rouge* diffuse, érysipélateuse, occupant la face antérieure du genou : la rotule n'est plus perceptible au palper. Sur les bords du gros gâteau inflammatoire, la rougeur diminue peu à peu ; elle se continue quelquefois avec des *traînées de lymphangite*, aboutissant à des *adénites* (FISHER). Ce gâteau est *épais, induré, œdémateux ;* la souplesse, la minceur, la mobilité du tégument cutané ont totalement disparu. Le centre commence à proéminer, ou bien l'on peut y percevoir comme une sorte de *godet* ou de vide intérieur, quand le doigt exerce à son niveau une palpation profonde.

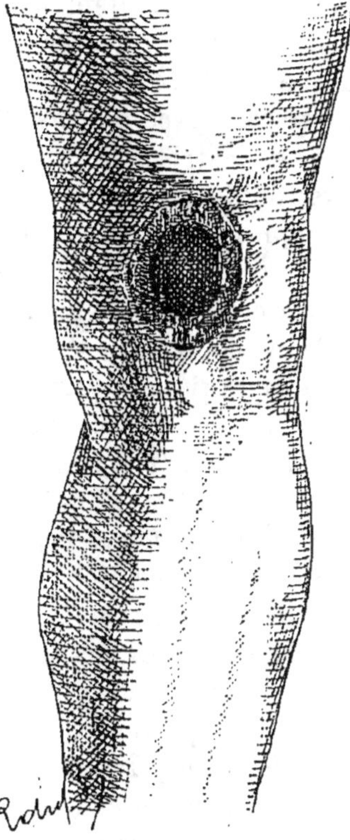

Fig. 43.

Hygroma gangréneux prérotulien (DE BOVIS).

Les *symptômes généraux* sont ceux de tout phlegmon ou abcès. Ils dépendent, dans leur intensité, du plus ou moins d'extension de l'inflammation.

Marche. — Jusqu'à cette période d'état, on voit que la caractéristique de l'hygroma est une certaine rapidité d'allure et une tendance à l'invasion du système lymphatique.

La *suppuration* est généralement précoce, quand elle doit se produire, mais elle a un peu de peine à cheminer à l'extérieur : l'induration et la résistance naturelle des tissus ne permettent pas au pus de trouver une issue bien facile. Cependant, le somm et de l'hygroma pointe de plus en plus et un orifice à l'emporte-pièce déverse finalement le pus à l'extérieur.

Cet orifice va rester assez longtemps *fistuleux*, car il conduit à une cavité relativement vaste. Une sérosité filante et purulente suintera par ce pertuis. Mais les parties finissent généralement par se cicatriser, à moins que les tissus environnants ne soient dystrophiés, lardacés, ou n'aient gardé dans leur profondeur quelques débris septiques, formant corps étranger. C'est ce que l'on voit souvent, par exemple, pour les hygromas sous-jacents aux « oignons » du pied ou aux durillons des pieds bots.

Dans d'autres cas, la bourse séreuse, fort petite, simple aréole dilatée du tissu cellulaire, fait place presque aussitôt à un *phleg-mon* de la région qui l'entoure ; mais ces phlegmons eux-mêmes, sont faciles à reconnaître : telles sont les suppurations de la paume de la main et de la racine des doigts, consécutives aux *durillons forcés* des saillies métacarpiennes.

Cette suppuration de l'atmosphère celluleuse entourant la bourse séreuse prend, dans certains cas, l'allure d'une véritable *complication*. Un grand phlegmon « par diffusion » peut se développer, grâce à la rupture de la poche purulente d'une bourse séreuse importante, comme la pérotulienne ou l'olécranienne. Des *arthrites purulentes* en ont été la conséquence, tout comme elles peuvent elles-mêmes déterminer des hygromas : il va sans dire que l'arthrite purulente sera presque la règle pour les bourses séreuses communiquant normalement avec une articulation (bourse du psoas, par exemple).

Dans d'autres circonstances, cachexie, misère physiologique, ou infection spéciale, l'hygroma peut être *gangréneux* d'emblée. Le résultat en est assez curieux : le sillon d'élimination se creusant rapidement et la peau se rétractant il s'établit, tout autour de la masse mortifiée centrale et noirâtre, un vaste fossé circulaire, parfaitement régulier (DE BOVIS) (fig. 43).

Diagnostic. — L'*anthrax* occupe la nuque, le dos, la face, généralement en dehors des régions pourvues de bourses séreuses : il offre des foyers multiples, développés autour d'un ou de plusieurs follicules pileux.

Le *phlegmon* circonscrit ou diffus se localise surtout dans les parties molles adipo-cellulaires de la surface des membres ou de leur profondeur. La difficulté est plus grande, quand il y a hygroma profond : ce n'est guère qu'à l'intervention qu'on pourra s'assurer, que le pus provient bien de la bourse du psoas, de celle des jumeaux, de la sous-scapulaire, etc.

Les hygromas, laissant quelquefois des orifices fistuleux, on pourrait songer à une *carie osseuse*. Le stylet, en montrant l'intégrité du squelette tranchera la question.

Traitement. — L'hygroma suppuré ne doit pas être trop longtemps traité par la temporisation et les divers moyens dits *résolutifs*. La richesse lymphatique des bourses séreuses la lymphangite et leurs rapports avec les articulations exposent à l'arthrite. Il faut donc, dès que le processus marche vers la suppuration, *débrider* largement pour éviter les complications.

Quand on se trouve en présence d'un hygroma *fistuleux*, on le traite par l'extirpation des tissus indurés et infectés, leur curettage ou la cautérisation ignée, selon la gravité et l'étendue des lésions.

2° HYGROMA CHRONIQUE

La forme typique de l'hygroma chronique est l'hygroma séreux, qui en est aussi la variété la plus vulgaire. Autour d'elle, nous grouperons les formes plus rares, mais souvent combinées : sèches, proliférantes, fibreuses, hémorragiques, etc...

Étiologie. — Il est le plus souvent *primitif* et chronique d'emblée.

La grande cause est le *trauma* [1], sous quelque forme que ce

[1] Sur 35 cas d'hygromas trochantériens, J.-B. PETIT a trouvé en cause : le traumatisme, 29 fois ; le rhumatisme, 2 fois ; le froid,

soit, mais surtout le *micro-trauma répété*, c'est-à-dire, les heurts
les chocs, les frottements, les froissements journaliers des régions
occupés par les bourses séreuses. C'est donc, dans certaines
classes de la société, une *affection professionnelle* par excellence.
La saillie naturelle du genou et le grand nombre des travaux
exécutés dans cette attitude font, que l'hygroma du genou est
très commun chez les parqueteurs, frotteurs, maçons, domes-
tiques ou ménagères. En Angleterre, la fréquence de cette affection dans cette dernière classe de malades lui a valu le nom de
« Housemaid's knee ». Les religieuses en seraient fréquemm-
ment atteintes (SIEBOLD). L'hygroma olécranien est commun
chez les tailleurs de meules, les mineurs, « Miner's elbow »
(GURNEY); le sus-acromial chez les lesteurs (POUZET)[1]. Mentionnons
enfin l'hygroma de la douteuse bourse séreuse de FLEISCHMANN,
qui devient une variété de « grenouillette », et celle de la bourse
séreuse rétrocalcanéenne dénommée par Albert « Achillodynie ».

Mais l'hygroma ne se développe pas seulement dans les bourses
séreuses normalement existantes chez tous; il peut apparaître
dans des *bourses séreuses anormales*, développées elles-mêmes
sous l'influence des causes professionnelles. Les traités de médecine légale énumèrent longuement toutes ces bourses séreuses, qui
aident à reconstituer une identité; bourse séreuse des tailleurs :
malléole externe; des cordonniers : au-dessus du genou; des
joueurs d'orgues : face antérieure de la cuisse; des menuisiers :
présternale; des cavaliers : face interne du genou (LE FORT et
ALBERT)[2], etc... (voy. fig. 44, 45, 47, 48 et 49).

L'hygroma peut apparaître encore dans des bourses séreuses
survenues sous une *influence pathologique*, comme la *saillie
anormale d'une portion du corps*. Dans la peau recouvrant les
hernies (BÉRARD, BROCA, DUPLAY), à la surface des gibbosités du

---

1 fois; l'état puerpéral, 1 fois ; l'ictère infectieux, 1 fois. Ces derniers
étaient des hygromas plus ou moins aigus ou métatastiques.

[1] P. POUZET. Hygroma des lesteurs. *Arch. prov. de chir.*, 1895,
n° 1, p. 7. Nous venons d'observer un cas semblable.

[2] LE FORT et ALBERT. Hygroma des cavaliers. *Rev. de Chir.*, 10
juillet 1893, p. 568.

mal de Pott, des reliefs anormaux du pied bot, des cals vicieux et proéminents, des exostoses, des oignons, des durillons palmaires ou plantaires, on peut rencontrer autant de bourses séreuses susceptibles de s'enflammer et de s'infecter. Chez les amputés, les appuis anormaux et nouveaux peuvent engendrer également la production de bourses accidentelles et d'hygromas (Pihet, th. Paris, 1872).

Verneuil et son élève Massot (th. Paris, 1854) ont décrit des bourses séreuses existant entre les tumeurs et les parties sousjacentes.

On peut observer enfin l'hygroma dans des culs-de-sac isolés d'une grande articulation : prolongement sous-tricipital de la synoviale du genou (Volkmann).

Les causes locales ont tant d'importance, qu'elles relèguent bien au second plan les *causes générales* : cependant, il faut admettre le rôle prédisposant, que peuvent jouer le rhumatisme aigu chronique ou blennorrhagique, la goutte, l'arthritisme (?) etc... A. Chipault[1] a récemment attiré l'attention sur les hygromas ou synovites, développés chez les malades atteints de lésions nerveuses centrales (tabes, syringomyélie) : il les considère comme la manifestation d'un trouble trophique.

Anatomie pathologique. — Le *contenu* est un liquide généralement séreux et citrin ; peu abondant, sa fluidité diminue et se rapproche de celle d'une gelée, qui serait une sorte de tissu colloïde (Virchow)[2]. Son *abondance* est généralement médiocre, vu les petites dimensions de la poche où il se développe : on voit couramment cependant des hygromas du genou avec 50 ou 100 grammes de sérosité ; Chassaignac aurait ponctionné un hygroma trochantérien de 1500 grammes. En tant qu'éléments figurés, on y peut trouver quelques globules rouges ou blancs.

La *poche* c'est la bourse distendue. Sa forme est en général

---

[1] A. Chipault. Les lésions trophiques des bourses séreuses et des synoviales tendineuses. *Arch. des Sc. méd.*, 1897, n° 1.

[2] Virchow. *Pathologie des tumeurs*, I, p. 200.

sphérique, mais un peu *aplatie*, suivant un axe perpendiculaire aux téguments ou plans aponévrotiques. Il y a d'ailleurs de

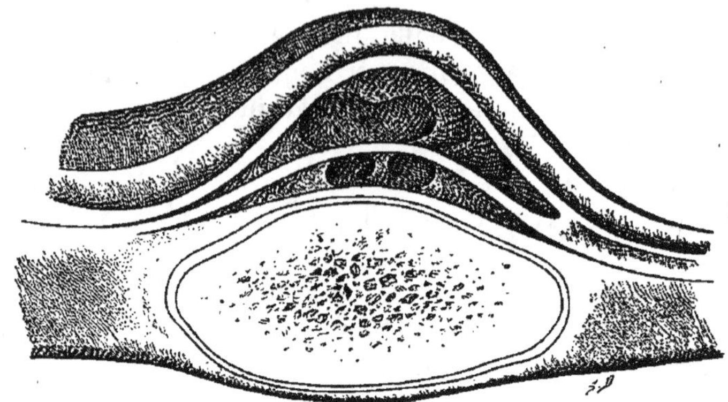

Fig. 44.

Deux bourses prérotuliennes isolées.

grandes variantes, dépendant du siège, de la résistance des tissus, des communications secondaires, etc.

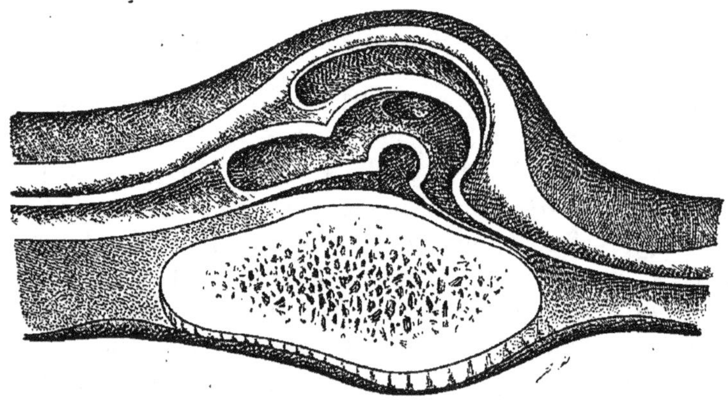

Fig. 45.

Trois bourses prérotuliennes communicantes.

La *face externe* de la poche est en rapport avec un tissu conjonctif condensé, qui pourrait devenir lipomateux (lipome creux ou hygroma lipomateux, de CHASSAIGNAC).

La *face interne*, de coloration gris rosé, peut être absolument

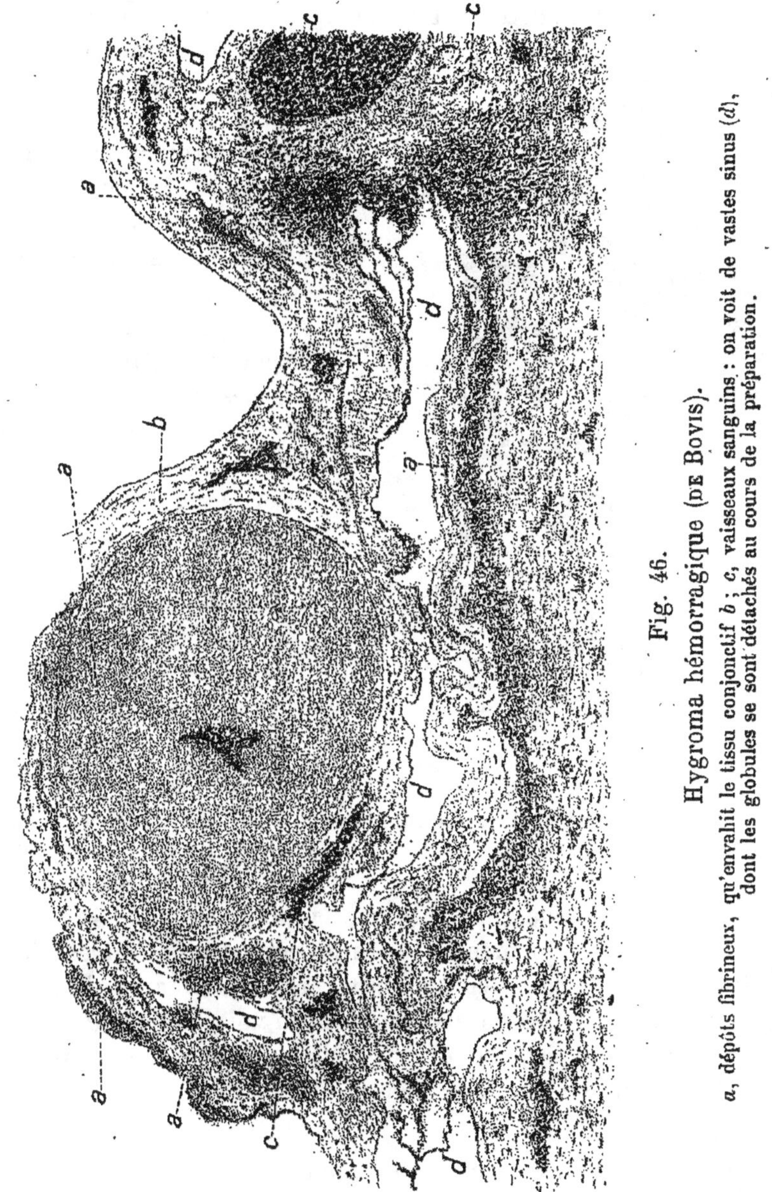

Fig. 46.

Hygroma hémorragique (DE BOVIS).

a, dépôts fibrineux, qu'envahit le tissu conjonctif *b* ; *c*, vaisseaux sanguins : on voit de vastes sinus (*d*), dont les globules se sont détachés au cours de la préparation.

lisse. Mais elle offre, le plus souvent, une sorte de cloisonnement,

rappelant la face interne des oreillettes du cœur. Ce cloisonnement va parfois jusqu'à former des poches très nettes, inter-
communicantes, surtout si plusieurs bourses séreuses voisines
viennent à fusionner : bourses séreuses prérotuliennes, par

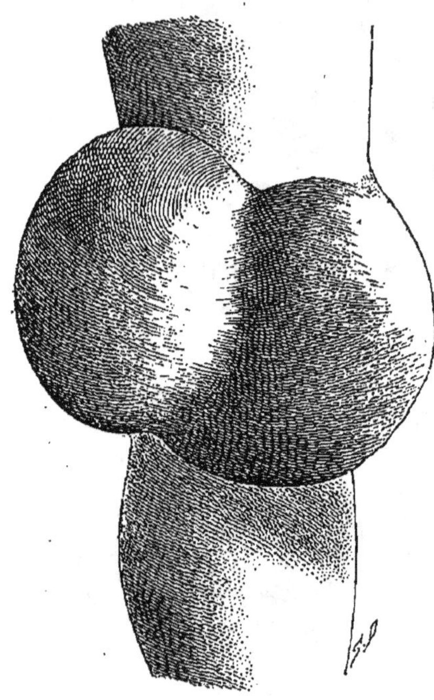

Fig. 47.
Hygroma prérotulien bilobé
(NICAISE).

exemple. LINHART a ainsi
vu des hygromas kystiques
biloculaires et triloculaires
du genou. SCHUCHARDT [1] explique le cloisonnement des
petites bourses séreuses accidentelles par la persistance des principales travées conjonctives, entre les
mailles desquelles se constitue l'épanchement. On
peut observer sur la face
interne de petites végétations, qui, dans un cas de
REBOUL, rappelaient les
crêtes-de-coq des organes
génitaux.

Nous avons observé un
cas semblable, mais le sujet
était goutteux et syphilitique; les deux bourses olé-
craniennes, droite et gauche, contenaient de nom-
breux petits fibromes.

Au point de vue histologique, la poche est plus ou moins
épaisse ; elle est formée des strates conjonctifs, entremêlés de
cellules plates ; celles-ci arrivent vers la surface à former un
endothélium plus ou moins complet. On voit, par-ci par-là, quelques cryptes, mais rien ne rappelle le type glandulaire ; une
couche fibrinoïde mince occupe la face interne.

---

[1] K. SCHUCHARDT. Subkutane Hygrome. *Arch. f. klin. Chir.*, XL,
Heft 3, 1890.

Symptômes. — Le malade se présente le plus souvent, alors que sa bourse séreuse, gonflée par l'épanchement, commence à le gêner dans l'exercice de sa profession.

On observe donc une *tumeur* du volume d'une mandarine ou

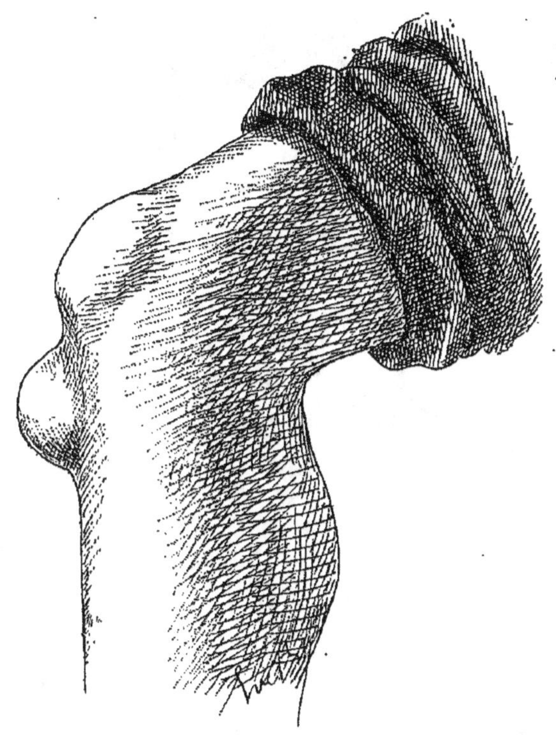

Fig. 48.
Hygroma de la bourse prétibiale (DE BOVIS).

du poing, en moyenne. On en cite du volume d'une tête d'enfant (CAMPU, CLOQUET, BRODIE). La tumeur, étant en général sous-cutanée, et soutenue par la proximité du squelette, forme une saillie très nette, *sessile*, *hémisphérique*, parfois lobulée, mais rarement [1]. La peau, amincie, dystrophiée, est quelquefois pig-

---

[1] REBOUL en cite un cas (*Soc. Anat.*, nov. 1888, p. 868) et LEJARS en figure un autre. In *Traité de chir. Duplay-Reclus*, I.

mentée ; souvent aussi, elle est épaisse, calleuse : tout dépend
du degré de distension de la tumeur ou des frottements qu'elle
subit. Au palper on observe une *fluctuation* très_nette. L'épais-

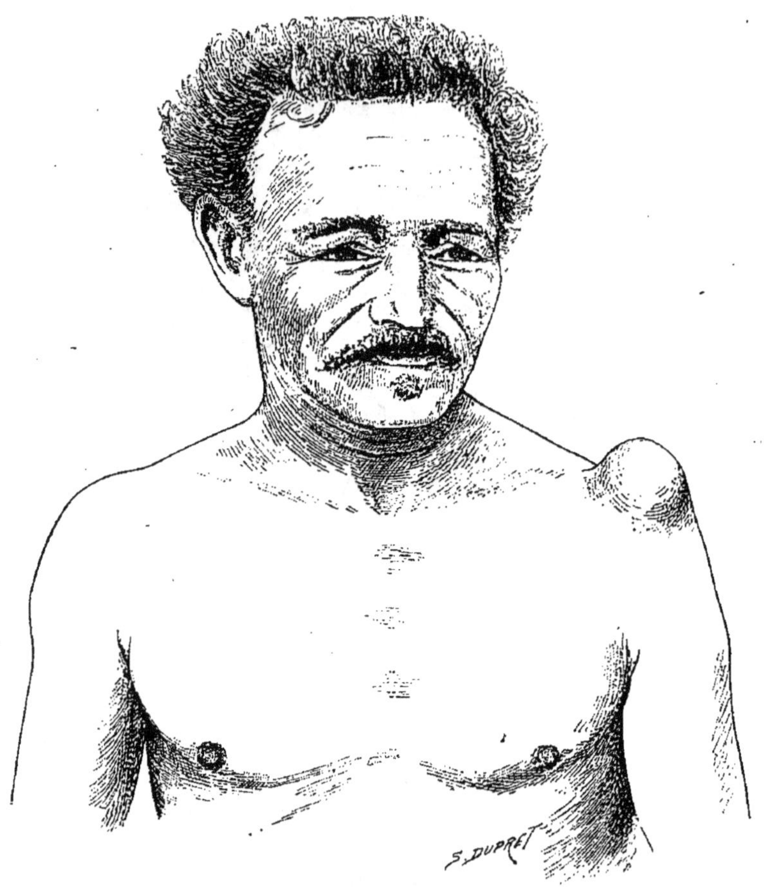

Fig. 49.
Hygroma sus-acromial (Pouzet).

sissement, les indurations ou calcifications de la poche pourraient empêcher ou gêner cette perception. La tumeur ne se dé-
place pas toujours facilement, même quand elle est superficielle ;
car elle adhère plus ou moins aux tissus fibreux parostaux. Les

hygromas profonds, plus fixes et plus difficiles à saisir, ne se déplacent que peu ou pas : le jeu des muscles ou des articulations les efface ou les rend plus saillants selon les circonstances (kystes sous-aponévrotiques, kystes communiquant avec les articulations). Quand la tumeur est un peu voluminense et saillante, il est facile de constater sa *transparence*, à moins que l'épaississement des parois ou le trouble du liquide y mette obstacle.

Les hygromas volumineux peuvent, dans certaines régions, amener des compressions nerveuses et par suite des douleurs ; mais ces cas sont rares (douleurs sciatiques, dans les hygromas trochantériens, crurales, dans ceux du psoas) [1].

Marche. — Tel que nous venons de le décrire, l'hygroma peut durer indéfiniment ou s'accroître lentement, jusqu'à produire des tumeurs énormes.

Il n'a que peu de tendance à la *résolution spontanée*, à moins qu'il ne s'agisse d'hygromas récents, de faible volume, et qu'ils n'y soient sollicités par le repos, la compression, etc.

KŒBERBÉ et NÉLATON ont signalé des cas d'*hygromas à répétition* ou *alternants*, et qui seraient sous la dépendance du rhumatisme ou de la goutte.

Complications. — La *rupture* peut être la conséquence d'un trauma ou de la surdistension de la poche. Elle se fait, soit à l'extérieur, soit à l'intérieur, dans les mailles du tissu conjonctif avoisinant.

Les traumas accidentels ou répétés peuvent provoquer des *hémorragies* : le liquide prend alors une teinte foncée, pouvant aller du rose au rouge presque noir. Ces kystes hématiques sont communs chez les sujets porteurs d'hygroma, mais qui continuent à travailler (voy. *Hygromas hémorragiques*).

La *suppuration* se voit dans les mêmes conditions ou à la suite des ponctions, du séton ou des excoriations et lymphangites de la surface : le kyste rougit, s'enflamme et, quand il vient

---

[1] J.-B. PETIT. *Loc. cit.*, p. 37, et SPRENGEL (voy. plus bas).

à s'ouvrir ou être ouvert, il en sort un liquide trouble, fibrineux au début, franchement purulent dans la suite. On est alors en présence d'un hygroma aigu purulent. Cette complication, quand elle n'est pas l'origine de complications plus graves (phlegmon par diffusion, pyarthrose, septicémie), amène la guérison radicale, par suite de la destruction de la bourse séreuse. Mais il arrive aussi, que les parois indurées, les débris sphacéliques de la séreuse, entretiennent la suppuration en s'opposant au retrait ou à la cicatrisation de la cavité. Ainsi se forment les *hygromas fistuleux* (CHASSAIGNAC).

Diagnostic. — Une tumeur lisse, plus ou moins sphérique, fluctuante, existant aux lieu et place d'une bourse séreuse superficielle, est suffisamment caractéristique pour permettre le diagnostic d'hygroma.

Les collections kystiques plus profondes seront d'un diagnostic plus délicat. Il faut alors faire appel à l'anatomie et à la pathologie régionale. Les *lymphangiomes kystiques* s'observent, par exemple, à un âge moins avancé que l'hygroma et offrent des lieux d'élection différents ; leur surface est souvent bosselée. Mais parfois, en raison de la profondeur, il n'y a qu'une tuméfaction difficile à préciser. Les hygromas de la bourse séreuse du psoas sont assez embarrassants pour ce motif. Et quand ils deviennent volumineux, ils s'engagent plus ou moins au-dessous de l'arcade fémorale [1], ce qui amène tout de suite à discuter les hypothèses de *hernies, d'abcès migrateur, d'anévrisme*, etc. Ce diagnostic est discuté magistralement dans un article de DUPLAY [2], sur les pseudo-coxalgies.

Variétés.— 1° BURSITE SÈCHE.— Il se forme, comme dans certaines arthrites, des synéchies entre les parois de la bourse, synéchies qui se traduisent, dans les bourses superficielles, par une crépitation ou des craquements particuliers.

---

[1] SPRENGEL. *Centralbl. f. Chir.*, 1887, n° 1, p. 12 ; voy. aussi une revue clinique in *Gaz des Hôp.*, 1885, n° 132, p. 1051.

[2] DUPLAY. Des pseudo-coxalgies. *Sem. méd.*, 1895, n° 63, p. 537.

Cette variété est intéressante par sa confusion possible avec les maladies plus graves qu'elle simule plus ou moins exactement. C'est DUPLAY qui a eu le mérite de signaler et d'étudier ces *périarthrites*[1] scapulaires, coxo-fémorales, fémoro-tibiales, etc. La dégénérescence fibreuse des bourses séreuses amène la gêne, et même la suppression des mouvements de la jointure avoisinante.

Signalons aussi en passant le *frottement sous-scapulaire :* il se rencontre à l'état normal 1 fois sur 4 ou 5, d'après FAVIER[2], et il est dû, très vraisemblablement dans la majorité des cas, à un hygroma chronique (TERRILLON[3], LE DENTU[4]). Disons cependant, que cette pathogénie n'est pas la seule et qu'on a pu trouver des exostoses, des atrophies musculaires, etc...

Dans ce groupe ou dans le suivant, et peut-être aussi dans les formes à épanchement, rentrent les hygromas de la bourse rétro-calcanéenne, indiqués par BLANDIN, bien vus par RICHET, décrits par VALETTE (th. Paris, 1873), et ressuscités par ALBERT (de Vienne) sous le nom d'achillodynie. Les nombreuses dissections de RÖSSLER[5] ont montré, que cette bourse rétro-calcanéenne est souvent atteinte d'hygroma chronique; par contre, en clinique, on a rencontré diverses lésions : hygromas, tumeurs, ténosites, tuberculose.

2° BURSITE PROLIFÉRANTE. — Elle se caractérise par des *végétations* multiples, fibro-graisseuses, parties de la paroi. Il en

---

[1] Consulter : DUPLAY. *Gaz. des Hôp.*, 1892, n° 100, p. 941. — Ibid. *Sem. méd.*, 1895, n° 63, p. 537. — CRIVELLI et DUPLAY. *Ac. de méd.*, 10 nov. 1896, etc. — L. CARPANETTI. *La périarthrite scapulo-humérale et son traitement.*Thèse de Paris, 1897-1898, n° 168.

[2] H. FAVIER. Note pour servir à l'histoire du frottement sous-scapulaire. *Gaz. des Hôp.*, 1894, n° 119, p. 1109.

[3] TERRILLON. Frottement sous-scapulaire et bourse séreuse, etc. *Arch. gén. de méd.*, 1874, XXIII.

[4] LE DENTU. Rapport sur trois observations de frottement sous-scapulaire. *Bull. et Mém. Soc. Chir.*, 1876, II.

[5] RÖSSLER. Zur Kentniss der Achillodynie. *Deut. Zeitschr. f. Chir.*, XLII, 3, 1895.

résulte des villosités ou franges plus ou moins nombreuses, plus ou moins exubérantes ; elles peuvent être infiltrées de graisse et former une sorte de lipome arborescent. Leur extrémité libre se pédiculise et vient parfois à se rompre, d'où la présence de corps étrangers dans le liquide de l'hygroma.

Ces franges peuvent devenir cartilagineuses ou s'infiltrer de sels calcaires [1] : ce qui donne lieu à des corps étrangers de cette espèce. RIEDEL [2] a vu une récidive après extirpation. PAMARD, TERRIER, DESPRÈS, BAZY ont rencontré des concrétions calcaires analogues ou uratiques chez les goutteux.

3° BURSITE FIBREUSE. — Elle mériterait à peine le nom de variété, si dans un cas d'ERICHSEN et METTENHEIMER, un autre de CHÉLIUS et un plus récent de BLANC [3], on n'avait vu l'épaississement de la paroi de l'hygroma constituer toute la lésion, l'épanchement étant nul ou insignifiant. Il faut rapprocher de cet hygroma fibreux *l'hygroma lipomateux* de CHASSAIGNAC, dont DURET [4] a récemment observé un nouveau cas.

4° HYGROMA HÉMORRAGIQUE. — Les anciens hygromas, soumis à des traumas répétés, présentent une vascularisation anormale de leur paroi ; on y voit surtout de grosses veines rampant en relief sur la face interne, et dont les parois épaissies restent plus ou moins béantes à la coupe. Le liquide est une sérosité sanieuse, rouge, noirâtre ou purée de marrons (MORESTIN) [5].

Au point de vue histologique, on trouve un processus en tout semblable à celui des pachy-vaginalites : la surface est recouverte par des strates fibrineux, plus ou moins épais ; au-dessous

---

[1] J. FORSSMAN en cite un cas assez insolite par le siège (ischion). *Nord. med. Arkiv.*, 1894, n° 21, p. 26.

[2] In Festchrift für Benno SCHMIDT ; voy. plus loin.

[3] H. BLANC. Hygroma fibreux prérotulien. *Soc. Anat.*, juin 1898, p. 444.

[4] In SI-MOHAMMED FRÉDÉRIC. *Des épanchements sanguins dans les bourses séreuses trochantériennes.* Th. Paris, 1888-1889, n° 94.

[5] H. MORESTIN. Hygroma hématique prérotulien. *Bull. Soc. Anat.*, février 1897, p. 149.

existent de grands sinus veineux ou des capillaires dilatés, entre lesquels se glissent les prolongements des dépôts fibrineux de la surface; tout à fait en dehors, se voit une couche conjonctive épaissie.

Au *point de vue clinique*, les trois dernières variétés de bursites présentent quelques particularités intéressantes : l'hygroma proliférant ou fibreux pourra donner l'impression d'une tumeur solide, si le liquide est peu abondant, ou de la crépitation, s'il existe des corps étrangers. La transparence sera nulle ou faible, de même que dans l'hygroma hémorragique. Par contre ce dernier sera fluctuant. Ces hygromas hémorragiques, étant souvent de vieux hygromas, peuvent acquérir un volume énorme : tête d'adulte dans le cas de MORESTIN[1]. A signaler aussi la tension et l'augmentation de volume, qui suivait tout travail pénible, chez le malade qui en était porteur. Le diagnostic devra donc se faire encore, grâce à l'anatomie topographique.

Traitement. — De nos jours il n'y a plus qu'une seule méthode, pour ainsi dire, l'extirpation avec l'instrument tranchant.

Le *séton* serait encore recommandable, s'il n'exigeait, dans la suite des soins antiseptiques plus minutieux que l'extirpation elle-même.

Il vaut bien mieux recourir à la *ponction* suivie de l'*injection iodée*, tout comme dans l'hydrocèle. On la fait suivre d'une compression énergique.

On pourrait encore, pour les petits hygromas, recourir à la *discission sous-cutanée*, et à l'*écrasement*.

En cas de récidives et de gros hygromas à parois épaisses, dystrophiées, ou quelque peu enflammées, à corps étrangers, ou à contenu hémorragique, l'*extirpation* de la bourse séreuse est la seule méthode rationnelle.

---

[1] P. BERGER a extirpé un hygroma hématique prérotulien rompu, qui remontait jusqu'aux trochanters : l'articulation du genou fut ouverte au cours de l'opération (*Soc. de Chir.*, 11 avril 1894). Dans le cas de J.-L. REVERDIN et BUSCARLET (*Rev. méd. Suisse Rom.*, 1894, XIV, p. 430), la tumeur remontait encore jusqu'au tiers moyen de la cuisse.

L'hygroma, au moins dans certaines régions (prérotulienne, olécranienne, creux poplité, etc.), adhère aux tissus parostaux et, en le disséquant, on le crève immanquablement. La peau libérée, le mieux est donc de le fendre d'un coup de ciseau et d'en extirper les deux valves aussi complètement qu'on le peut. Les fragments, qu'on n'aura pu ramener par dissection, seront abrasés à la curette. On lave ensuite avec une solution phéniquée à 50 p. 1 000 ou au chlorure de zinc à 1/10. Puis on suture, on draine et on applique un bon pansement compressif.

Pour l'incision des parties molles, au genou, au coude, il serait bon de suivre le conseil de DUPLAY[1] : dessiner un lambeau en demi-cercle qui découvre l'hygroma comme un couvercle, et dont la base est perpendiculaire au grand axe du membre. On évite ainsi de faire siéger la cicatrice entière sur cet axe et, par suite, de la voir irritée ou tiraillée par les frottements ou le jeu articulaire.

L'extirpation des hygromas prend une certaine gravité quand il s'agit de kystes en communication possible avec les articulations.

Ces extirpations peuvent être suivies de *récidives*. Mais, avec VOLKMANN, il est permis de penser, que l'extirpation a dû être incomplète, ou bien qu'une nouvelle bourse de la région est devenue hygromateuse.

Nous avons dit, à propos de l'hygroma aigu, comment seraient traitées les *fistules*.

[1] J. DUPLAY. De l'hygroma olécranien. *Union. méd.*, 28 février 1891, n° 26, p. 308.

CHAPITRE III

TUBERCULOSES DES BOURSES SÉREUSES

Le premier travail d'ensemble, ou tout au moins de revue, que nous possédions sur se sujet, est l'article de LEJARS [1]. On peut avec lui distinguer deux formes d'hygromas tuberculeux, auxquelles il convient d'en ajouter une troisième (observations de BERT, de DELORME), qui complète l'analogie avec les synovites tuberculeuses, soit tendineuses, soit synoviales.

La première forme répond à la synovite *séreuse* ou à la *s. tubéreuse* de KÖNIG et GARRÉ. La bursitè tubéreuse est représentée par une observation BERT [2]. Chez une malade, jeune encore, on trouvait en arrière du tendon rotulien une masse dure, du volume d'une noix, à bords un peu ramollis. En raison du siège, de la chronicité, et un peu par exclusion, JABOULAY porta le diagnostic de tuberculose de la bourse séreuse rétro-rotulienne. A l'opération, on trouva cette dernière occupée par une petite tumeur bourgeonnante, d'aspect encéphaloïde à la coupe. L'examen microscopique montra un tissu fibroïde, parsemé de tubercules ; des inoculations expérimentales confirmèrent la nature bacillaire de l'affection.

Dans la bursite *séreuse* ou avec épanchement, on pourra trouver un liquide filant et une paroi tomenteuse, recouverte d'un dépôt fibrineux (DELORME) [3], tout comme dans l'hydarthrose tuberculeuse. Nous venons d'en observer un cas, au niveau du grand

---

[1] *Traité de chirurgie J. Duplay et Reclus*, I, 1890, p. 889.

[2] A. BERT. Fibrome tuberculeux de la bourse séreuse sous-rotulienne. *Lyon méd.*, 1895, LXXVIII, p. 174.

[3] E. DELORME. *Soc. de Chir.*, 30 mai 1894 (hygromas deltoïdiens),

trochanter : le liquide contenait de nombreux flocons fibrineux ; le fémur de la malade, une jeune fille de quinze ans, offrait un allongement de 1,5 centimètre et demi.

Nous rappellerons ici, pour ne pas multiplier à l'infini les formes de l'hygroma tuberculeux, que CRITZMANN et MARTIN [1] ont observé un hygroma, dont les parois et le contenu rappelaient le tissu myxomateux : il s'agissait d'un kyste poplité. Le microscope ne montra pas de tubercules ; mais les inoculations furent positives et le malade, qui souffrait déjà du genou, avait, quatre mois plus tard, une tumeur blanche confirmée.

La *deuxième forme* est *l'hygroma* ou *bursite à grains riziformes*. Les cas de cette espèce seraient un peu plus communs : ROBERT et GOSSELIN [2] ont observé des hygromas à grains, sous-deltoïdiens, donnant une sensation de frémissement particulier. C. BLAUEL [3] vient récemment de leur consacrer une étude. La première observation du mémoire célèbre de NICAISE, POULET et VAILLARD concernait un hygroma de la face postéro-externe de la cuisse : il était bourré de grains riziformes et donnait lieu à de la fausse fluctuation, sans crépitation [4]. Ce cas est le premier pour lequel ait été faite la démonstration de la nature tuberculeuse du processus. Cette nature peut être démontrée, a posteriori, pour une observation de TILLAUX : dix ans après avoir extirpé un hygroma deltoïdien à grains riziformes, ce chirurgien dut réséquer l'épaule pour tuberculose articulaire. Mais, de même que pour les synovites, il est probable que tous les grains riziformes ne sont pas tuberculeux (AJEVOLI [5], OTTINGER [6]).

[1] P. MARTIN. *De l'hygroma tuberculeux à type myxomateux.* Th. de Paris.

[2] Cités par DELORME, *Soc. de Chir.*, 30 mai 1894.

[3] C. BLAUEL. Ueber das Reiskörperhygrom der Bursa subdeltoïdea. *Beitr. z. klin. Chir.*, XXII, 3, 1898.

[4] D'après CABON, la crépitation s'observerait cependant d'habitude dans l'hygroma à grains. (Th. de Paris, 1897-1898, n° 467).

[5] AJEVOLI. Sulla natura angiogenetica dell'igrome proliferante e dei corpi risiformi. *Progresso med.*, 1891 et *Gaz. degli Osped.*, 1896,

[6] OTTINGER. Ueber die Bildung der Reiskörperchen in den Schleimbeuteln. *Inaug. Dissert.*, Zurich, 1894.

La *troisième forme*, *hygroma fongueux*, est probablement la forme la plus commune, mais on la méconnaît peut-être un peu. La cavité séreuse est remplie par des fongosités plus ou moins dégénérées ; leur transformation caséeuse peut produire un véritable abcès froid. RECLUS pense que bien des abcès froids de la fesse n'ont pas d'autre origine. On peut citer encore un hygroma caséeux sous-scapulaire (TERRIER), sous-deltoïdien et sous-acromial sans lésions apparentes de l'articulation scapulo-humérale (MAUCLAIRE), de la patte d'oie (DEMARS), du cul-de-sac sous-tricipital, isolé sous forme de bourse séreuse (RIEDEL) [1], de la bourse rétro-calcanéenne ou achyllodynie tuberculeuse (WIESINGER) [2], du grand trochanter (ZÜLZER) [3], etc. Nous ne parlerons pas des hygromas tuberculeux secondaires à des tumeurs blanches du voisinage. Le fait n'a rien d'insolite. Mais, il convient d'insister avec DUPLAY [4] et d'ARCY POWER [5] sur le processus inverse : tumeurs blanches secondaires à des hygromas tuberculeux. DUPLAY en cite 3 cas, d'ARCY POWER, 5, et l'on pourrait y joindre l'observation de TILLAUX rapportée plus haut. PÉTREQUIN [6] aurait décrit aussi pareilles complications, dont J.-B. PETIT [7] indique encore quelques cas à propos des hygromas trochantériens.

D'ailleurs, ces hygromas étant tuberculeux, sont passibles des mêmes accidents que toute tuberculose locale : tel est le cas

---

[1] RIEDEL. Die Entzündungen der von Kniegelenke getrennt gebliebenen Bursa subcruralis. Chir. Beiträge. *Festchrift für Benno Schmidt,* 1896.

[2] WIESINGER. Ueber symptomatische Achillodynie. *Deut. Zeitschr. f. Chir.,* XLIII, p. 603.

[3] R. ZÜLZER. Die Schleimbeutel der Hüfte und deren Erkrankungen. *Deut. Zeitschr. f. Chir.,* 1898, L, p. 148.

[4] DUPLAY. La tuberculose rétro-calcanéenne. *Gaz. des Hôp.,* 1893, n° 65, p. 621.

[5] D'ARCY POWER. *Brit. med. Assoc.,* in *Sem. méd.,* 1894, n° 45.

[6] Cité par A. BERT. *Loc. cit.*

[7] J.-B. PETIT. *De l'hygroma trochantérien.* Th. de Paris, 1890-1891.

de Demars, où une généralisation rapide survint à la suite de l'intervention.

Il n'en faudra pas moins recourir à l'extirpation radicale et au curage de l'hygroma tuberculeux, toutes les fois qu'on ne se trouvera pas en présence de quelque contre-indication formelle.

CHAPITRE IV

SYPHILIS DES BOURSES SÉREUSES

L'histoire de la syphilis des bourses séreuses se confond avec celle des synoviales.

D'après Jullien, ces hygromas reconnaissent souvent une cause prédisposante, le traumatisme. Ils sont susceptibles de se manifester à toutes les périodes de la syphilis.

Mais, dans les *périodes initiales* de la vérole, l'hygroma a un caractère plutôt fluxionnaire ou congestif ; c'est-à-dire, qu'il ne se révèle guère que par des douleurs ou par un petit épanchement, avec symptômes inflammatoires généralement légers.

A la *période tertiaire*, on rencontre des gommes, qui sont parfois symétriques (Verneuil, Keyes) [1]. Leur marche est chronique indolente ; les douleurs ne surviendraient que quand les téguments viennent à être envahis du fait du ramollissement de la gomme et de sa suppuration (Keyes), par infection primitive ou secondaire.

Il n'est pas rare d'observer simultanément des synovites spécifiques.

Quant au *siège*, ce serait encore la bourse prérotulienne qui fournirait le plus grand nombre d'hygromas syphilitiques : Jullien en a recueilli 13 cas. De son côté, Pardo de Tavera [2] en rapporte 6 concernant la bourse séreuse de la patte d'oie.

Le *diagnostic* de l'hygroma syphilitique peut donner lieu à de nombreuses erreurs : *tumeurs, abcès, hématomes, hygromas*

[1] Keyes. *Amer. Journ. of the med. Sciences,* 1876.

[2] Pardo de Tavera. *Contribution à l'étude de la périarthrite du genou.* Thèse de Paris, 1885-1886, n° 165.

simples, tuberculose, etc. Il s'ensuit que l'on devra toujours songer à la syphilis, quand on est en présence d'une lésion chronique des bourses séreuses. S'il s'agit d'un hygroma gommeux suppuré, les erreurs sont encore faciles : CHOUET signale la possibilité de confondre celui de la bourse séreuse, située au-dessous de l'articulation du gros orteil, avec un mal perforant.

Il va sans dire, que la médication mixte ou iodurée et les injections intramusculaires d'huile grise seront prescrites, soit pour le traitement curatif.

CHAPITRE V

TUMEURS DES BOURSES SÉREUSES

Nancrède en fait mention dans l'*Encylopédie internationale de chirurgie* et Lejars leur a plus récemment consacré quelques pages. Les documents les plus importants sur la matière sont représentés par la thèse de O. Pezzer (Paris, 1880) et le mémoire de Ranke (*Archiv. für klin. Chir.*, 1886). Le total des observations rassemblées par Lejars ne s'élève néanmoins qu'à 12. On peut ajouter celle de Wiesinger [1] (sarcome de la bourse séreuse rétrocalcanéenne).

Les tumeurs se développent *spontanément* (au moins en apparence), ou bien *consécutivement* à quelque ancien hygroma opéré ou resté fistuleux (Mickulicz).

Au point de vue de la *nature* des tumeurs, Lejars compte 5 sarcomes, 3 myxomes, 1 fibro-chondrome, 2 épithéliomes. Dans ces deux derniers cas, il s'agissait d'hygromas fistuleux, ce qui explique l'apparition de l'épithélioma dans des tissus, rebelles à l'évolution de cette tumeur. Le myxome peut présenter un volume énorme, comme le représente une figure de Ranke.

Le *lieu d'élection* de ces diverses tumeurs est toujours la bourse prérotulienne, les traumatismes, les inflammations jouent certainement un rôle dans l'étiologie des néoplasmes. Dans un cas de Ranke, la tumeur, un sarcome hémorragique, occupait le prolongement synovial sous-tricipital, qui se trouvait indépendant de la grande synoviale articulaire. Au sujet de l'*âge* des malades, on ne peut rien dire vu le petit nombre de faits.

[1] Wiesinger. *Loc. cit.*

Ces tumeurs présentent une évolution généralement lente ; elles ne forment tout d'abord qu'un petit noyau, qui peu à peu finit par rompre les barrières de la séreuse et par envahir le voisinage, tout en augmentant de volume.

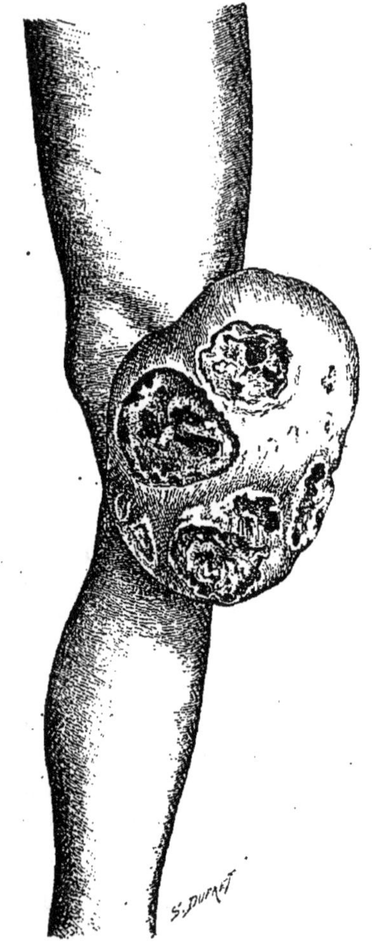

Fig. 50.
Myxome de la bourse prérotulienne (RANKE).

Dans d'autres circonstances, il semble que la tumeur ait succédé à un hygroma chronique ou bien, comme on le voit en d'autres cavités séreuses, que l'épanchement ait été sa première manifestation. Quoi qu'il en soit, l'*épanchement* devient *sanguinolent* et finalement des bourgeons cancéreux envahissent les tissus du voisinage.

Les tumeurs malignes arrivent, après l'envahissement de la peau, à prendre un *volume* énorme ; le myosarcome de RANKE avait 62 centimètres de circonférence et l'on pouvait suivre ses progrès d'un jour à l'autre. Quant à la *consistance*, elle dépend de la nature du néoplasme.

L'*ulcération* de la peau est fréquente et assez rapide, ce qui s'explique par le siège généralement superficiel du néoplasme. Il peut *récidiver* ou se *généraliser*, tout comme ailleurs, quand il est de mauvaise nature, et qu'on se contente de la simple extirpation du sac séreux.

Au point de vue *diagnostic*, la première question à résoudre

est celle du siège ; si, en se basant sur les connaissances anatomiques, on arrive à supposer que la lésion occupe une bourse
séreuse, il reste à déterminer à quelle espèce de production
solide ou semi-solide on a affaire. Or, les productions de ce genre
sont nombreuses ; les hygromas à parois épaisses ou calcifiées,
les hématomes, les gommes, les fongosités donnent souvent des
signes physiques fort semblables : il faut se rabattre alors et
d'abord sur l'"interrogatoire, qui permettrait d'éliminer l'hématome, si le début n'a pas été marqué par un traumatisme et une
apparition brusque. La ponction exploratrice pourrait à son tour
éliminer l'hygroma pachy-kystique. L'existence de stigmates
tuberculeux ferait pencher la balance en faveur de l'hygroma
fongueux. Enfin l'épreuve du traitement spécifique servirait de
critérium à l'égard de la syphilis. Mais on peut souvent ne
recueillir que des indications négatives et le diagnostic reste en
suspens jusqu'à l'opération.

Heureusement que le *traitement* chirurgical ne comporte pour
ainsi dire aucun danger. S'il ne donne pas ici plus de guérisons
définitives qu'ailleurs, dans le cas de tumeurs malignes, il n'en
reste pas moins le seul indiqué. Le tout est encore d'y recourir
de bonne heure, et faire une extirpation large. A l'égard des
néoplasmes malins, la simple extirpation de la bourse, semble
une mauvaise pratique ; il faut exécuter d'emblée l'amputation,
si l'on ne veut pas voir une récidive à brève échéance (cas de
Wiesinger).

APPENDICE

KYSTES SYNOVIAUX TENDINEUX ET ARTICULAIRES

Définition. — Ce sont de petites collections, à contenu séreux ou gélatineux, plus ou moins analogue à de la synovie, et développées au pourtour des articulations ou des gaines tendineuses.

Ce sujet est l'objet de quelques confusions. On appelle couramment kystes synoviaux, des kystes tels que ceux du creux poplité ; et pourtant ces derniers évoluent souvent dans des bourses séreuses normales et préexistantes ; ce sont donc des hygromas. Ce nom d'hygroma est réservé, d'autre part, à la collection qui se développe dans la bourse du psoas, laquelle communique habituellement avec l'articulation. Il nous semble donc, qu'il y aurait lieu de préciser un peu et de ne considérer comme *kystes synoviaux articulaires* ou *ganglions* que les kystes formés, aux dépens d'une poche d'existence anormale ; ils se séparent de l'hygroma, qui évolue aussi parfois dans des cavités d'origine pathologique ou anormale, par ce fait, qu'ils affectent des rapports intimes avec les articulations et les gaines tendineuses.

. Nous retrouverons à la pathogénie les fluctuations doctrinales concernant les kystes synoviaux. Bornons-nous, pour l'instant, à citer Boyer, Cruveilhier, Gosselin, Foucher, Gruber, Falkson[1], Poirier[2] comme ayant contribué à l'étude de cette affection.

Anatomie pathologique. — La *paroi* des kystes est blanche, bleuâtre ou nacrée par sa face externe ; lisse en dehors, où elle

---

[1] Falkson. Zur Lehre von Ganglion. *Arch. f. Klin. Chir.*, XXXII.

[2] P. Poirier. *Soc. Anat.*, 14 janvier 1886, et *Traité d'anatomie humaine.*

s’isole facilement des tissus avoisinants, elle est légèrement veloutée en dedans; mais ce velouté est plutôt le fait des cryptes et brides, assèz nombreuses, qu’elle peut présenter, et de l’enduit gélatineux, qui la recouvre. La *cavité* qu’elle forme peut être uniloculaire; mais, le plus souvent, elle est cloisonnée ou multiloculaire. Dans l’épaisseur de la paroi peuvent se rencontrer des kystes beaucoup plus petits, en voie de formation comme nous en avons observé un cas.

Le *contenu* est séreux ou gélatineux. Il est parfois teinté de jaune, ou même il tire sur le rose groseille. PAYR [1] a rencontré des cellules géantes et leur signification n’est pas autre que celle qu’on leur donne ailleurs; c’est une manifestation de défense de la part de l’organisme. Il est à remarquer, que le volume ou la capacité de ces kystes est toujours plus considérable, que ne le fait supposer l’examen clinique.

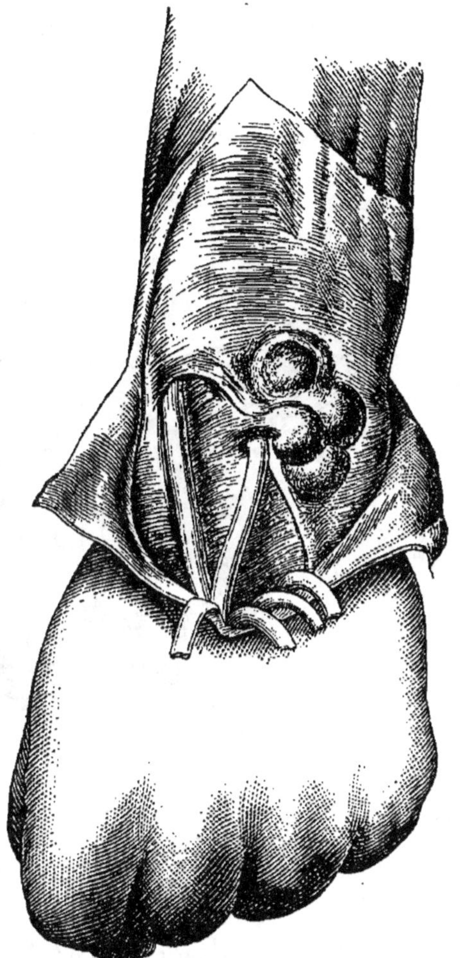

Fig. 51.

Kystes synoviaux du dos de la main (VIRCHOW).

Les *rapports* du kyste l’expliquent. La tumeur est en effet très profonde, adhérente aux

---

[1] E. PAYR. Beiträge zur feineren Bau und der Entstehung der carpalen Ganglien. *Deut. Zeitschr. f. Chir.*, XLIX, p. 329, 1898.

capsules articulaires ou aux gaines tendineuses. A la face dorsale du poignet, qui est un de ses lieux d'élection, elle se dissimule dans le sillon séparant les apophyses styloïdes du radius et du cubitus d'avec la première rangée du carpe. Il y a d'ailleurs plus qu'une simple adhérence à la capsule : les observations de GOSSELIN, et plus récem-

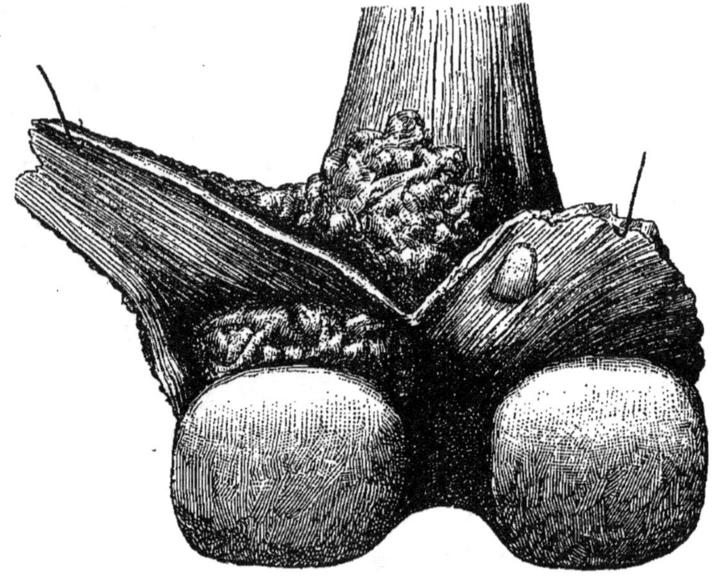

Fig. 52.

Kyste multiloculaire occupant la bourse du jumeau externe et faisant saillie à la fois dans l'article et au dehors. Un corps étranger est implanté sur une autre partie de la capsule (POULET et BOUSQUET).

ment de POIRIER [1], ont montré l'existence d'un *pédicule* fibreux plein ou canaliculé rattachant le kyste ou sa cavité à l'articulation. Il y a donc des *kystes communicants* et des *kystes non communicants*. Ce pédicule demande, pour être observé, une dissection véritable, d'autant plus qu'il peut être très flexueux (VERNEUIL).

Le ganglion n'est pas toujours *arthro-synovial*. Il peut être *téno-synovial*, c'est-à-dire développé aux dépens d'une gaine ten-

[1] P. POIRIER. *Progrès méd.*, 1889.

dineuse. THORN[1] en a même rencontré un, qui était purement tendineux, c'est-à-dire, formé dans l'épaisseur du tendon.

Au point de vue *microscopique*, la paroi est constituée par du tissu conjonctif fibreux très dense ; entre chacun de ces faisceaux se rencontrent des cellules fixes, qui deviennent de plus en plus plates au fur et à mesure qu'on se rapproche de la face interne du kyste. Mais, il n'y a pas trace d'un épithélium continu et régulier. On peut observer des dépressions, des cryptes, des fossettes, des brides formées aux dépens de la surface libre. D'après des travaux récents, on observe par places, dans l'épaisseur de la paroi du kyste, de petits foyers de dégénérescence colloïde du tissu conjonctif. En s'étendant, ces foyers pourraient arriver à former des petits kystes secondaires. On a signalé également l'endartérite des petites artères (LEDDERHOSE). Dans un cas nous avons trouvé du tissu colloïde prékystique.

Étiologie. — Les kystes synoviaux se montrent à l'*âge adulte* entre dix et quarante ans. Le *sexe féminin* y serait un peu plus exposé que le masculin. Et cependant les *traumatismes*, les *inflammations* plus ou moins chroniques des articulations (hydarthroses), la diathèse rhumatismale (DECHAMBRE, LE DENTU)[2] paraissent jouer un rôle incontestable, sinon fréquent, dans l'origine des ganglions. Ils peuvent, notamment après les traumatismes, se montrer subitement. Les frottements ou l'hyperactivité fonctionnelle de certaines régions, en particulier du poignet chez les pianistes, couturières, blanchisseuses (action de tordre le linge), font que les kystes synoviaux offrent, dans bien des cas, le caractère d'une *lésion professionnelle*.

Le *siège* est ordinairement para-articulaire ; les kystes téno-synoviaux sont plus rares. C'est l'articulation du poignet autour de laquelle on rencontre le plus grand nombre de ces formations kystiques. Viennent ensuite le genou et le cou-de-pied,

---

[1] J. THORN. Ueber die Entstehung der Ganglien. *Arch. f. klin. Chir.*, 1896, LII, 3.

[2] Cités par E. BÈS. *Kystes synoviaux des doigts d'origine rhumatismale*. Thèse de Paris, 1895-1896, n° 530.

la paume de la main, et en particulier la face palmaire des articulations des doigts [1].

Poirier en a rencontré quelques cas à la hanche, un autre à l'épaule, à travers les fibres du ligament acromio-claviculaire. Auvray [2] en a observé également un à l'épaule, dans l'épaisseur du tendon du sous-épineux, et Lennander [3] en a extirpé un en rapport avec l'articulation tibio-péronière supérieure. Nous avons observé un cas semblable.

Pathogénie. — Une première théorie, la plus ancienne, est celle de la *hernie synoviale* par suite de l'épanchement articulaire (Bégin). Cette doctrine peut être encore très bien admise de nos jours, car les cas ne sont pas rares, où un kyste para-articulaire succède à une hydarthrose. Mais celle-ci est généralement ancienne ; aussi est-il loisible d'admettre, que l'épanchement, même guéri, laisse derrière lui une synoviale plus lâche, plus faible et que la hernie synoviale s'opère ainsi secondairement.

D'après Gosselin, c'est un cul-de-sac, une crypte synoviale, qui se distend peu à peu par la sécrétion de ses parois et continue son développement en dehors de l'articulation. Les culs-de sac synoviaux traversent en effet souvent la capsule fibreuse : vienne une inflammation, une irritation quelconque, l'orifice de communication, déjà étroit, pourra se fermer ou devenir insuffisant (étant donnée surtout la plasticité de la synovie), et le kyste sera constitué.

---

[1] Falkson. *Arch. f. klin. Chir.*, XXXII ; — Gillette. *Gaz des Hôp.*, 1875, n° 107, p. 854. — Witzel. *Wien. mediz. Blätter*, 1er mars 1888, p. 263. — Rouxel. *Kystes poplités à sièges anormaux.* Thèse Paris, 1893.

[2] Auvray. Kyste synovial développé dans l'épaisseur du sous-épineux et de son tendon d'insertion humérale. *Bull. Soc. Anat.*, janvier 1897, p. 86. OElze, en cinq ans et demi, a compté 61 ganglions à la clinique de Würzbourg ; les cas se partageaient ainsi : main, 50 ; pied, 4 ; genou, 7 (cité par Riese, *Freie vereinigung der Chir. Berlins*, in *Centralbl. f. Chir.*, 1898, n° 22, p. 585).

[3] K.-G. Lennander, Aug. Hammar och O. Hammarsten. Ett stort ganglion pàa underbenet. *Upsal. läkaref:s förhandl.*, 1891-1892, XXVII, p. 419.

La théorie de Gosselin qu'on pourrait appeler la *théorie française* a été souvent combattue, notamment en Allemagne, où tout dernièrement Ledderhose [1], puis Ritschl [2] et Thor, ont créé la *théorie allemande*. Grâce à une analyse microscopique attentive, Ledderhose et ses élèves sont arrivés à cette conclusion, que le kyste était le résultat d'une dégénérescence colloïde du tissu cellulaire, sans participation aucune de l'articulation. Ils n'ont pas retrouvé les rapports anatomiques indiqués par Gosselin; et, d'autre part, ils ont découvert dans la paroi des foyers circonscrits de dégénérescence colloïde, véritables kystes en miniature : c'est de la confluence de ces différents kystes que résulterait le « ganglion ». Au point de vue de la pathologie générale, le ganglion serait donc une sorte d'hygroma, d'un type et de rapports un peu spéciaux, mais en somme un hygroma. Quant à la dégénérescence colloïde, elle serait due à l'endartérite des vaisseaux voisins. Il est de fait que chez un de nos opérés, nous avons trouvé du tissu myxomateux au-devant du kyste ; serait-il passé plus tard à l'état kystique ?

Les rapports arthro-synoviaux des kystes, d'une part (Gosselin, Poirier), leurs tructure histologique, d'autre part (Ledderhose) sont des faits qui ne s'excluent certainement pas ; tout ce qu'on peut dire, c'est qu'ils ne s'appliquent pas à des cas similaires. Mais on peut entrevoir une conciliation possible entre les deux théories adverses : la dégénérescence colloïde, observée par Ledderhose, ne peut-elle être assimilée au processus, qui sert à former synoviales et bourses séreuses? On pourrait alors admettre, que ce processus se poursuit au voisinage des synoviales adultes pour répondre aux conditions nouvelles créées par l'exercice de la fonction ou la maladie. Dans cette hypothèse, le ganglion serait toujours sous la dépendance de l'évolution normale ou pathologique des synoviales ; et ce fait empêcherait son assimilation absolue avec l'hygroma.

[1] Ledderhose. Die Aetiologie der carpalen Ganglien. *Deut. Zeitschr. f. Chir.*, XXXVII, 1-2, 1893.

[2] A. Ritschl. Beitrag zur Pathogenese der Ganglien. *Beiträge zur klin. Chir.*, XIV, 2, 1895.

Symptômes. — Le « ganglion » peut avoir un *début brusque* ou *lent*. Dans le premier cas, c'est généralement à la suite d'un effort, d'un choc, d'un mouvement forcé qu'il apparaît. Dans le second, la petite tumeur grossit peu à peu. Dans les deux cas, elle a pu être précédée, quoique assez rarement, par une affection articulaire (rhumatisme, hydarthrose de causes diverses, etc.). Il ne faudrait pas cependant s'en trop laisser imposer par la brusquerie du début : rien ne dit qu'elle ne soit qu'apparente ; la profondeur des kystes synoviaux en rend suffisamment compte.

Ils *siègent* au voisinage des articulations, quelquefois des coulisses tendineuses. Mais, de toutes ces localisations, il n'en est point d'aussi commune que celle du dos du poignet, entre le tendon de l'extenseur propre de l'index et celui du premier radial externe ; on peut citer encore, mais du côté palmaire, le kyste situé entre le long supinateur et le grand palmaire.

Ces kystes forment une tumeur *régulière*, généralement peu *saillante, hémisphérique*, d'un *volume* ordinairement modeste ; œuf tout au plus. Ceux du poignet ne sont guère plus gros qu'une noisette. Mais, ce n'est là que leur *volume apparent ;* le volume réel étant ordinairement assez supérieur (FALKSON) [1]. La peau est normale, non adhérente. Au palper, on sent une tumeur *tendue*, à peine *rénitente*, ou même très *dure;* en Allemagne, on les appelle vulgairement des « pierres ». Les plus gros kystes sont fluctuants. La surface de ces derniers est *quelquefois lobulée*, au lieu d'être *lisse* et *unie*, comme c'est la règle commune. Le ganglion est généralement *irréductible;* la constatation contraire est le propre des kystes communicants; mais, il ne faut pas oublier, que les kystes peuvent l'être anatomiquement sans l'être cliniquement [2]. Enfin, il *adhère* solidement aux os et aux ligaments.

Les *troubles fonctionnels* n'existent que pour les kystes *volumineux* ou *douloureux*. Ces derniers peuvent constituer, en raison

---

[1] Cité par KÖNIG. *Traité de Pathol. chir. spéciale*. Trad. Comte, 1890, III, p. 208.

[2] Soit à cause de l'étroitesse de l'orifice, soit à cause de la viscosité du liquide.

de l'intensité du symptôme, une variété du tubercule sous-cutané douloureux. Dans un cas de Schwartz, les douleurs s'expliquaient fort bien par la présence de filets nerveux soulevés et tendus par le kyste. Des rapports plus ou moins analogues devaient existtr dans les cas de Gillette et de Witzel, où les douleurs s'irradiaient sur toute la hauteur du membre supérieur ; il s'agissait de petits kystes palmaires des doigts.

D'après König, le ganglion, apparaissant à la face palmaire, entre le grand palmaire et le long supinateur, est, toutes choses égales d'ailleurs, le plus gênant et le plus douloureux. Il mettrait aussi beaucoup de temps avant de se révéler à l'extérieur, ce qui condamne la thérapeutique à des tâtonnements embarrassants. Il peut cependant survenir brusquement après un effort comme nous en avons observé un cas.

Le kyste para-synovial *évolue* avec beaucoup de lenteur ; arrivé à une certaine dimension, il reste généralement stationnaire. Rappelons la curieuse observation de Boyer : il s'agissait d'une femme, qui voyait son kyste disparaître avant chaque accouchement, pour le voir réapparaître ensuite.

Le **diagnostic** se fait en tenant compte du siège de la lésion. Les *synovites à epanchement* ont une forme allongée et s'accompagnent de troubles fonctionnels sérieux ou graves ; le kyste est sphérique. L'*hygroma* est plus embarrassant, d'autant plus qu'il peut affecter des régions cohabitées par le ganglion : le creux poplité, par exemple. C'est encore l'anatomie chirurgicale qui peut nous renseigner : les kystes poplités médians étant généralement des kystes synoviaux, alors que les hygromas sont latéraux (bourses séreuses des jumeaux, du poplité, du demi-membraneux, etc.). Les hygromas, superficiels, plus ou moins mobiles, ne pourraient être confondus avec les ganglions adhérents et profonds.

Traitement. — Les procédés ne manquent pas et, chose rare, ils ont tous beaucoup de bon.

L'*écrasement* et l'*éclatement* du ganglion par la pression brusque des pouces, suivie de l'application d'un bandage compressif, est la méthode la plus simple et la plus ancienne. Elle est souvent efficace. Mais son succès immédiat est non moins souvent suivi de récidives.

La *discission sous-cutanée* du kyste, avec un ténotome (MAL-GAIGNE), et ensuite la *compression* réalisent la disparition du kyste, comme dans le cas précédent. Ne laissant pour ainsi dire pas de cicatrice, elle est à conseiller, comme la suivante, pour les mains de « dames ». Son seul inconvénient est encore la récidive.

La *ponction* avec *aspiration*, suivie d'*injections antiseptique ou caustique*, était pratiquée par BIDDER avec l'acide phénique. DUPLAY [1] se sert de la teinture d'iode : il n'en injecte en moyenne que 6 à 8 gouttes. Une seule injection suffit généralement ; il se forme un petit noyau dur, qui se résorbe peu à peu. On a un peu de peine à évacuer le contenu gélatineux du kyste par une simple aiguille de Pravaz :

Le meilleur traitement c'est l'*extirpation* au bistouri. Les diverses méthodes d'anesthésie locale permettent de se passer de chloroforme. L'adhérence profonde à la capsule articulaire, aux coulisses tendineuses, rend cette extirpation un peu laborieuse, d'autant plus que, pour des raisons esthétiques, on cherche à se contenter de petites incisions. Il faut cependant libérer le plus profondément possible, car le kyste se crève souvent et on s'exposerait à laisser derrière soi des débris, cause possible de récidives ; on est souvent étonné de la profondeur du pédicule. On se rappellera que le kyste peut communiquer avec l'articulation. Le but du traitement est souvent purement esthétique, comme le dit avec humour VOJTITS [2], atteint lui-même de ganglion : « Je suis joueur de violon et j'avoue avoir la faiblesse de considérer une main sans ganglion comme plus belle et plus enviable qu'une main pourvue d'un ganglion, comme la mienne [3]. »

[1] S. DUPLAY. Sur un nouveau procédé de traitement des kystes synoviaux. *Arch. gén. de méd.*, 1894, p. 703 et HOCHET, même sujet, thèse de Paris, 1894-1895.

[2] VOJTITS. Zur Behandlung der Ganglion. *Wien. med. Presse,* 1866, VII, p. 940, cité par DAUCHELLE, thèse de Paris, 1896-1897, n° 212.

[3] Nous n'avons étudié que les kystes synoviaux en général ; pour les kystes du poignet et du creux poplité, voir les volumes consacrés aux membres supérieurs et inférieurs.

AFFECTIONS CHIRURGICALES
DE LA PEAU

La chirurgie de la peau est quelque peu partagée entre la dermatologie et la pathologie externe. Quelques chirurgiens ne voient le plus souvent dans la peau qu'un simple tégument, dont les désordres sont décrits en bloc avec les contusions, brûlures, etc. Les dermatologistes, par contre, y trouvent une mine épuisable d'observations, mais souvent peu intéressantes au point de vue chirurgical.

Cependant la simple pratique montre, que le chirurgien doit avoir présentes à l'esprit certaines notions de dermatologie générale. De même qu'il ne saurait se concevoir de chirurgien quelque peu médecin, de même encore le chirurgien doit être un tant soit peu dermatologiste, pour comprendre ou prévoir des rapports souvent très intimes et confirmer certains diagnostics.

Si beaucoup de sujets n'ont qu'un derme à réactions obtuses, il en est un grand nombre, chez qui les manifestations tégumentaires sont extrêmement communes et intenses. Tels auront des érysipèles, une dermite en somme, sous l'influence la plus banale; tels feront une « scarlatine chirurgicale[1] » après la moindre opération; tels feront de l'eczéma à la moindre irritation médicamenteuse topique (diachylon, sublimé, acide phénique). Inversement les moindres lésions chirurgicales peuvent

---

[1] LAUMET. Éruption et suppuration. Th. de Paris. 1886-1887. STRUEBELL. Ueber Sogenannten Wundscharlach. *Mittheil. aus der Grenzgeb der Med. und Chir.*, IV, 1898, Heft. 1. *C. Brunner*, Berl. klin. Woch., 1895

dégénérer, chez un « dermatosique », en des lésions rebelles à tout traitement : l'ecthyma, dit des cavaliers, cet hybride, à cheval entre la furonculose et l'eczéma, en est un exemple.

Nous ne parlerons pas des malformations congénitales de la peau, ce point étant plutôt tératologique que chirurgical. Disons simplement que le plus souvent les pertes de substances congénitales de la peau sont dues à des adhérences amniotiques (AHLFELD, HOFMANN, DARESTE, etc.).

Voici l'ordre que nous suivrons dans notre étude : 1° *lésions traumatiques ;* 2° *lésions infectieuses ;* 3° *tumeurs ;* 4° *parasite ;* 5° *lésions des ongles.*

CHAPITRE PREMIER

LÉSIONS CUTANÉES D'ORIGINE TRAUMATIQUE

Bornons-nous à remarquer que les *plaies*, grandes ou petites, visibles ou invisibles, sont la porte d'entrée d'un nombre infini d'infections ou inoculations : tourniole, panaris, lymphangites et adénites, phlegmon, tuberculose, etc., déjà étudiées. Mentionnons encore les brûlures, les plaies par arrachement et les décollements. Les deux premières donnent lieu à ces vastes pertes de substances, difficiles à combler, même avec les ressources perfectionnées de l'autoplasie. Le type le plus parfait des plaies par arrachement est ce qu'on pourrait appeler le « scalp », « Skalpierung » des auteurs allemands, et qui résulte de l'arrachement du cuir chevelu, par les cheveux entraînés dans un engrenage [1]. Quant aux décollements de la peau sans plaie, ils fournissent ces « épanchements traumatiques de sérosité » (MOREL-LAVALLÉE), qu'on tend de nos jours à considérer comme des lymphorragies interstitielles [2]. Toutes ces lésions ont déjà été étudiées dans d'autres volumes de la collection.

[1] BUNEAU. Thèse, Lille, 1900.

[2] JEN SCHON. Lymphextravasater. *Nord. Med. Ark.*, 1888, XX, n° 16. MATTON. Épanchements traumatiques de sérosité. Th. de Paris, 1892, 1893.

Parmi les lésions traumatiques, il faut signaler encore les *contusions*. Mais ce sujet est déjà presque épuisé par la chirurgie générale. Il ne nous reste qu'à envisager certains modes de contusions, surtout les *petites contusions chroniques ou répétées*, et leurs effets. C'est une étude qui de prime abord paraît banale et cependant ce sont des lésions fréquentes.

I. — CONTUSIONS CHRONIQUES

La contusion chronique de la peau peut s'exercer sur un épiderme relativement novice à l'égard de ce mode de traumatisme, et d'une manière plus ou moins violente, ou bien sur un épiderme habitué au choc et aux frottements. Dans le premier cas, on note des *excoriations* ou des *phlyctènes*, et dans le second, des *durillons* et des *cors*. Les excoriations seront étudiées avec les plaies et ulcérations de la peau.

A. — Phlyctènes ou ampoules

Étiologie. — Les ampoules reconnaissent pour cause le *frottement* répété, mais relativement léger de l'épiderme. Un frottement plus rude produirait une excoriation. Elles s'observent chez les gymnastes, canoteurs débutants, apprentis des travaux manuels, et jeunes soldats.

Le *siège* le plus habituel des ampoules est à la main et aux pieds : à la main, elles occupent le voisinage de la tête des métacarpiens ; aux pieds, on les rencontre dans la région homologue et sur les bords du talon.

Anatomie et physiologie pathologique. — Les ampoules siègent entre les couches superficielles épithéliales et le stratum malpighien. Il est facile de s'en convaincre en les excisant ; au-dessous de l'épiderme, qu'on vient de détacher, et de la sérosité limpide, citrine ou sanguinolente, qui les remplit, on voit une petite membranule blanc rosé, qui reste sèche, après qu'on l'a essuyée avec précautions : par places, sa continuité est interrompue et le derme, à nu, rouge vif, brillant et humide, se laisse apercevoir.

L'ampoule est vraisemblablement une petite *lymphorragie dermo-épidermique* : le frottement décolle la lame épidermique et dans le vide, produit par cette sorte de bourse séreuse épithéliale, s'épanche la lymphe et quelquefois le sang du riche réseau vasculaire des papilles.

Les *conditions de sa production* semblent être la congestion du derme, réalisée par le frottement, et la résistance de l'épiderme : les peaux trop fines ou moites (hyperhydrose plantaire) s'écorchent. Celles qui sont trop épaisses résistent, ou donnent alors naissance à une *ampoule dermo-épidermique* (voy. plus bas).

Symptômes. — L'ampoule est une petite tumeur arrondie ou ovalaire, formant une saillie plus ou moins hémisphérique, transparente et ambrée avec les peaux fines, opaque avec les épidermes épais. Elle est bleuâtre ou noirâtre, si son contenu est sanguinolent.

Tout autour s'observe une petite aréole rosée, quand la phlyctène est récente ou quand elle va s'enflammer.

Si le pied ou la main sont « échauffés », l'ampoule se forme presque sans qu'on s'en doute. On ne la sent, et, en tout cas, elle ne prend toute son ampleur qu'au moment du repos : la décompression des surfaces permet alors sans doute à la lymphorragie d'atteindre son apogée.

Mais, si le sujet reprend son exercice, la douleur apparaît. Elle devient plus vive encore, si l'ampoule vient à se rompre ou à être excisée : l'action de l'air extérieur sur un derme presque à vif produit une vive sensation de cuisson.

Le *diagnostic* est facile : remarquons simplement, qu'à la face plantaire, et notamment à celle du talon, les petites ampoules, en raison de l'épaisseur de l'épiderme, ne présentant qu'un relief insignifiant, voire même nul ; la douleur locale est le seul guide.

L'ampoule peut quelquefois *s'infecter;* sa petite aréole rougit, le liquide devient louche et puriforme et quand on l'incise, on trouve le derme à nu ; l'ampoule est devenue *dermo-épidermique*. Cette évolution de la phlyctène n'est pas rare quand on l'abandonne à elle-même. Mais la *résolution* simple est possible avec les petites ampoules. La forme dermo-épidermique est très commune *au talon*. L'épiderme, épais et résistant, refoule le liquide, qui creuse le derme et détruit les cellules malpighiennes. De plus, pour des raisons diverses, poids du corps, malpropreté, latence relative par suite de défaut de saillie, l'ampoule talonnière s'infecte très communément, et, quand on l'incise, on trouve une petite poche à contenu roussâtre, puriforme et qui s'enfonce plus ou moins dans le derme sous-jacent. C'est parfois le complément d'un abcès en bouton de chemise.

Traitement. — Il est un traitement populaire de l'ampoule : le fil de soie à travers et de la chandelle par-dessus !

Certains médecins excisent l'épiderme et appliquent sur ce qui en reste, un pansement antiseptique. Mais avec ce procédé les médecins militaires font remarquer qu'il faudrait peut-être autant de voitures que d'escouades, le lendemain de la première marche d'un régiment !

Le marcheur, doit en effet garder l'épiderme de son ampoule ; il faut le lui recoller sur la couche de Malpighi, coûte que coûte, ou il n'est plus capable de marcher. C'est pour cette raison, que le tout n'est pas de passer un fil ; il faut profiter des deux trous de l'aiguille, pour vider l'ampoule et appliquer aussitôt dessus un linge, pansement, ou taffetas *comprimant* la phlyctène et empêchant un nouvel épanchement de se faire.

Mais ce procédé a, il faut le reconnaître, un défaut capital, celui de favoriser la suppuration. A. RICHARD a recours au *massage forcé* de l'ampoule. On fait rentrer la sérosité épanchée par des frictions graduellement croissantes autour de l'ampoule et sur elle.

Les ampoules suppurées et ouvertes doivent être traitées comme la tourniole, c'est-à-dire par l'excision de l'épiderme.

Au point de vue prophylactique, bornons-nous à dire que le meilleur moyen d'éviter les ampoules est de fournir au pied une surface d'appui parfaitement unie et, par un bon « graissage [1] », de réaliser entre lui et la chaussure la bourse séreuse, qui, sans cette précaution, se forme entre la couche de Malpighi et le « corneum » ; suivant les médecins militaires, après une longue marche, il ne faut pas décomprimer subitement son pied (par le décubitus ou l'ablation de la chaussure).

B. — DURILLONS

Les durillons sont des épaississements épidermiques localisés, engendrés par les pressions ou frottements.

C'est dire qu'ils *siègent* surtout à la main, au pied (faces palmaire et plantaire), au genou. Ils occupent le talon (bords et face plantaire), les faces plantaires des têtes des métatarsiens, le côté interne de l'articulation du gros orteil. A la main, ils constituent « la main calleuse » et sont l'apanage des travailleurs manuels. Leur distribution a de ce chef un caractère variable avec la *profession;* on les étudie avec soin, en médecine légale, au point de vue de l'identité.

Dans les *névrites*, d'origine périphérique ou centrale, l'épiderme a une tendance marquée à se couvrir de durillons ou à les voir s'hypertrophier. C'est ainsi que le durillon est, au pied, le premier stade du mal perforant.

Le durillon constitue une *petite plaque* un peu *jaunâtre*, localisée [2], c'est-à-dire de faible dimension, mais dont les bords se perdent insensiblement dans l'épithélium normal du voisinage. Le derme est normal et toute la lésion consiste en l'épaississement du stratum corné (SIMON). Au-dessous existe souvent une petite bourse séreuse, capable de s'infecter.

L'existence des durillons est en quelque sorte providentielle, car ils ont pour effet de protéger la peau contre les excoriations.

---

[1] Les vaselines ne valent presque rien à ce point de vue ; la chaleur du pied les volatilise, si l'on peut dire. D'après les médecins militaires, la meilleure graisse est celle de mouton ; on peut la purifier un tant soit peu par la chaleur.

[2] Dans une observation curieuse de MELCHIOR-ROBERT, la plante du pied d'un malade en avait présenté toute une série. C'est ce que l'auteur appelle le *durillon miliaire* (*Marseille, méd.*, 15 janvier 1898).

Le durillon a une existence généralement *silencieuse*, et même *passagère*, si la cause vient à disparaître. Il est donc rare qu'il soit l'occasion de douleurs, comme le cor : la chose se voit pourtant quelquefois au pied.

Par contre, la petite *bourse séreuse*, qui existe au-dessous de lui, peut s'infecter, suppurer et donner lieu à un *phlegmon*, plus ou moins localisé ou par diffusion. Celui qui naît ainsi au voisinage de la tête des métacarpiens, sur la face palmaire de la main, a une évolution clinique très caractéristique.

Le *traitement* est plus ou moins calqué sur celui des cors.

C. — Cors

Le cor est une petite excroissance épidermique, cornée, enchâssée dans l'épithélium avoisinant et s'enfonçant comme une tête de clou dans les stratifications épidermiques sous-jacentes.

Tout autour de ce noyau, l'épiderme est épaissi. Au-dessous de lui, les papilles du derme sont aplaties.

Le *siège* des cors est le pied : et ici, son lieu d'élection est la face externe du cinquième orteil. Mais on le rencontre un peu partout, où il y a des frottements ou pressions.

On le rencontre également entre les orteils. Le cor des espaces interdigitaux diffère un peu de celui des téguments libres : il est beaucoup plus large et plus plat ; il forme une grosse lamelle épidermique, un peu molle, d'un centimètre environ de large et siégeant de préférence au niveau des articulations phalangiennes (1re et 2o). En somme, il tient le milieu entre le durillon et le cor. C'est surtout à son niveau qu'on observe l'*œil de perdrix*, sorte d'ampoule développée sous un cor. La sérosité accumulée se creuse un petit pertuis rond, taillé comme à l'emporte-pièce, placé au centre du cor ; celui-ci est décollé et laisse voir, quand on l'excise, le derme plus ou moins à nu.

La cause du cor, c'est la chaussure. Il est rare qu'on ait ou qu'on puisse avoir une chaussure si bien faite ou si souple, que les pressions soient uniformément réparties. Donc pressions anormales, cuirs durs, frottements de la chaussure, tels sont les trois phases étiologiques du cor. On les rencontre avec la chaussure trop étroite et aussi avec la chaussure trop large.

Un épaississement épidermique notable, au centre duquel on découvre enchâssé une sorte de disque sec, jaunâtre, lisse et comme poli, presque transparent, tels sont les *signes objectifs* du cor ; si on y ajoute la *douleur* exquise provoquée par un attouchement ou une pression un peu forte, sa sensibilité particulière après la journée et la marche, ou avec les temps à l'orage, on conviendra que le terme d' « agacin », donné par les méridionaux, est assez pittoresque.

L'*œil de perdrix* est particulièrement douloureux, en raison de son siège sur une peau fine et plus ou moins macérée ; on l'y reconnaît à sa couleur opalescente.

Les douleurs, au niveau du cor, sont purement mécaniques et dues à la compression du derme.

On peut observer aussi de petits hygromas au-dessous du cor, et leur infection est toujours possible.

Traitement. — Quand on veut se débarrasser d'un cor, il faut commencer par prendre un bain de pied. L'épiderme ainsi ramolli, on *sculpte* le petit noyau épidermique, enchâssé dans l'épiderme avoisinant, soit avec des ciseaux, soit avec des bistouris, soit avec un rasoir. Ces différents instruments devraient être stérilisés. Chacun a sa technique : et la meilleure est celle dont on a l'habitude quand on est, son propre pédicure. Cependant, nous ne voulons pas prôner le rasoir ou le bistouri, qui nous paraissent incommodes ou dangereux, à cause des échappées. Le mieux nous paraît être une paire de ciseaux, même mousses et aseptiques, qui peuvent cheminer parallèlement au derme, sans risque d'inoculer celui-ci, et d'amener ainsi le tétanos, comme il advint au malade de Casper. Ce que nous voyons encore souvent c'est la lymphangite consécutive aux coricides, russes ou autres et aux interventions faites par des pédicures malpropres.

A côté du traitement *mécanique*, on pourrait citer le traitement par les *caustiques :* acide azotique, salicylique, acétique. On dépose une goutte de caustique sur le sommet du cor. Quand

on use des caustiques énergiques (l'acide azotique, par exemple)
il est bon d'avoir à sa disposition une éponge pleine d'eau pour
enlever l'excès d'acide en cas de maladresse. L'acide salicylique
serait commode pour les cors interdigitaux.

L'œil de perdrix devra être traité comme une ampoule suppurée et ouverte : par l'excision du couvercle épidermique et le
pansement de la petite plaie sous-jacente.

En fait de *prophylaxie*, la chaussure « rationnelle » doit nous
être, paraît-il, d'un grand secours. Cette chaussure doit avoir
la forme du pied et ce n'est pas le pied qui doit avoir la forme
de la chaussure. Malheureusement nos pieds sont déjà déformés
— nous visons les adultes, à peu près les seuls qui aient des
cors — et il conviendrait tout au moins de chercher une chaussure de « transition à bouts un peu carrés ».

En attendant, l'on peut tirer parti de la *prothèse;* en prenant
4 ou 5 petites rondelles de diachylon, percées en leur centre, à
la dimension du cor, on empêche les pressions ou les frottements d'agir sur lui et à la longue on peut obtenir sa disparition.

II. — PLAIES ET ULCÉRATIONS SUPERFICIELLES
DE LA PEAU. EXCORIATIONS

Leur cause, c'est *un* ou *des frottements* un peu vifs. Remarquons
que les excoriations par frottement sont extrêmement faciles
chez les sujets à peau moite, notamment aux pieds (*hyperhydrose plantaire*).

Au point de vue *anatomique*, l'épiderme est enlevé, et il laisse
à nu le derme, celui-ci plus ou moins entamé. Dans quelques
cas, la couche de Malpighi persiste par places.

Symptômes. — L'excoriation a des types un peu différents,
selon qu'elle est fraîche ou un peu ancienne. *Récente* et propre,
elle montre une petite surface rouge, brillante, plane, humide :
Des lambeaux épidermiques, sous forme de pellicule grisâtre,
peuvent la recouvrir encore en partie. Un peu moins *récente* ou

ayant subi des contacts douteux, elle offre une teinte brune ou rouge sale ; les lambeaux dermo-épidermiques, à moitié sphacélés, se sont agglutinés à sa surface avec du sang et de la sérosité desséchés, formant croûtelle. Dans les excoriations récentes, survenues par choc un peu violent, on trouve au début une *zone anesthésique* ou *paresthésique*, résultant d'une véritable inhibition traumatique. Il faut noter encore l'écoulement séreux que donnent ces plaies : quand elles sont étendues, l'abondance de cette *lymphorragie* est vraiment énorme. Cette sérosité, en se desséchant, forme au bout de trente-six ou quarante-huit heures des *croûtes mélicériques* énormes, crustacées.

Le *pronostic* est, cela va sans dire, sans gravité ; toutes les complications sont certainement possibles. Mais quand on réfléchit à la fréquence des écorchures et l'absence de soins qui entoure la plupart d'entre elles, on conviendra, que les mesures de défense de l'organisme, du côté de la peau, sont bien prises. Par contre, ces infimes plaies ont quelquefois une *durée* invraisemblable, notamment au membre inférieur, en face de la crête du tibia. De plus, en hiver, « le froid s'y met », et elles guérissent également très mal. Nous avons vu une écorchure de la main (sans engelure) durer six semaines : elle n'avait pas un demi-centimètre carré. Au membre inférieur, nous avons vu des ulcérations grandes comme une pièce de vingt sous durer deux mois. Il faut alors invoquer l'infection et une dystrophie.

Le *traitement* ne comporte cependant que des pansements simples, désinfectants. Le pansement sec, qui semblerait devoir stimuler la cicatrisation, ne vaut rien : les poudres s'agglutinent avec la sérosité et forment une croûte, au-dessous de laquelle l'excoriation s'étend, pour se montrer ensuite plus belle que jamais. Le nitrate d'argent ne produit également que des effets négatifs pour ne pas dire nuisibles. Le mieux encore est le pansement humide, à l'eau boriquée, et, de temps à autre, de petits attouchements à la teinture d'iode.

CHAPITRE II

LÉSIONS INFECTIEUSES DE LA PEAU

GÉNÉRALITÉS SUR LES INFECTIONS CUTANÉES

La peau possède une flore microbienne des plus riches. D'innombrables microbes pathogènes et saprophytes couvrent le revêtement cutané, pénètrent dans les orifices des glandes sudoripares et sébacées, et jusqu'aux follicules pileux en suivant la gaine des poils. Le staphylocoque se trouve chez presque tous les sujets et sur toute la surface du corps ; le coli-bacille ne manque jamais dans les régions anale et génitale ; le streptocoque est moins répandu. REMLINGER sur cinquante examens bactériologiques de la peau, a trouvé quarante-huit fois le staphylocoque, huit fois des streptocoques, huit fois des coli-bacilles. Ces microbes siégeaient principalement dans la couche cornée de l'épiderme, dans les conduits excréteurs des glandes, quelquefois dans la couche de MALPIGHI et dans les lacunes du derme.

Les lavages les plus soignés n'arrivent pas à débarrasser la surface tégumentaire, si l'on en croit HULOT. Nous avons, dit-il, ensemencé les doigts de tous les malades d'une salle d'hôpital sans les laver, puis, une seconde fois après, des lavages successifs à l'eau stérilisée, au sublimé, à l'alcool et à l'éther. Une seule de ces cultures est restée stérile, toutes les autres ont donné les mêmes colonies que les premières. Heureusement que ces microbes sont doués de peu de virulence, ce qui permet de comprendre la rareté des infections cutanées[1]. Mais si le sujet est

---

[1] Voir à ce point de vue capital pour les chirurgiens, la dernière discussion à la société de chirurgie (1900) et un excellent article de Vormser (*Annales de gynécologie*, nov. 1900).

peu résistant, s'il survient une excoriation, l'infection se produit avec la plus grande facilité et engendre tantôt des abcès multiples, tantôt des accidents généraux graves.

Hulot a bien étudié ces infections cutanées dans sa thèse inaugurale (Páris, 1898) et dans un article du « Traité des maladies de l'enfance » de Grancher et Hutinel. *Le jeune âge constitue une condition prédisposante de premier ordre pour les infections cutanées.* Cette susceptibilité semble provenir de l'insuffisance de la phagocytose, de la desquamation très active de la peau et des muqueuses, qui a pour conséquence une perméabilité plus grande de la peau, du manque de développement de la couche cornée de l'épiderme, de la faiblesse du pouvoir bactéricide des humeurs, de toutes les causes qui influencent à cet âge d'une façon si désastreuse la nutrition : dyspepsie, entérite, alimentation prématurée, lymphatisme, etc.

Les infections dont la peau peut devenir le point de départ sont nombreuses dans l'enfance, et la mort, dans quelques formes graves, en est la conséquence. Toutefois la question de prophylaxie revêt aujourd'hui une importance primordiale, car la notion de la présence permanente des germes à la surface du tégument et la possibilité de leur pénétration à travers l'épiderme jusque dans le tissu cellulaire sous-cutané, les vaisseaux sanguins et lymphatiques, nous indiquent les précautions à prendre et les soins antiseptiques à employer pour nous en préserver.

Ces germes morbides qui couvrent la peau, s'enfonçant dans tous les sillons, se tenant à l'embouchure de tous les conduits glandulaires, etc., ne deviennent généralement offensifs que si l'enveloppe cutanée permet leur introduction dans la circulation ou le tissu cellulaire. Or, la peau s'excorie souvent, elle est le siège de grattages, de frottements qui l'éraillent, l'amincissent, l'excorient, en ouvrant ainsi la porte aux microbes. Mais le microbe seul ne suffit pas à l'éclosion du mal, il faut tenir encore compte de la réceptivité du sujet et de la virulence de l'agent infectieux.

L'âge est un facteur sérieux, car la résistance est d'autant plus grande que l'âge est plus avancé. De plus, toutes les maladies générales aiguës ou chroniques prédisposent à l'infection cutanée ; on connaît la fréquence des abcès sous-cutanés ou profonds à la suite de la grippe, de la pneumonie, de la fièvre typhoïde, etc. Toutes les plaies, toutes les excoriations, si fréquentes chez l'enfant, toutes les affections cutanées, impétigo, eczéma, éruptions pustuleuses, gale, érythème, etc., les fièvres éruptives, variole, rougeole, vaccine, varicelle sont autant de conditions favorables à la multiplication des germes et à leur pénétration dans l'économie.

Le mécanisme des infections cutanées est variable suivant le cas. HULOT étudie la pathogénie de la façon suivante :

Si les agents morbides ne franchissent pas les limites de la peau, ils se bornent à déterminer des abcès folliculaires des furoncles, de l'impétigo, des pemphigus, affections rentrant dans le cadre des *staphylococcies cutanées* créées par WICKHAM. Si, au contraire, l'infection se généralise, on peut assister au développement des phénomènes suivants :

Ou bien le microbe franchit la barrière que lui oppose l'épiderme et, par l'intermédiaire des vaisseaux sanguins et lymphatiques, va créer dans les tissus de nouveaux foyers de suppuration et l'on a affaire à une septicémie.

Ou bien il reste sur place, produit par inoculation à distance de nouveaux foyers de dermites, fabrique une grande quantité de toxines, qui se résorbent à mesure de leur production, d'où toxémie.

Les infections cutanées revêtent des formes très nombreuses en clinique. Tantôt elles se généralisent et sont rapidement mortelles (toxémies et septicémies), tantôt elles restent localisées.

Les lésions localisées de la peau, dans lesquelles on trouve le staphylocoque le plus souvent et le streptocoque, sont très nombreuses : citons l'impétigo, l'eczéma, l'herpès, l'ecthyma, le pemphigus, le furoncle, l'anthrax, le panaris, la tourniole, les abcès multiples des nourrissons, les gangrènes disséminées de la peau, la lymphanygite, l'érysipèle, etc.

Les *infections d'origine ombilicale chez le nouveau-né* résultent le plus souvent de pansements malpropres. Cette infection peut se localiser à l'ombilic et se terminer par un abcès.

D'autres fois il se produit une infiltration œdémateuse de la peau ou une gangrène étendue de la région ombilicale, et la mort en est la suite. Les vaisseaux ombilicaux participent au processus inflammatoire et disséminent au loin l'infection.

Les *abcès multiples des nourrissons*, étudiés par HERVIEUX en 1853, sont dus, dans la majorité des cas, au staphylocoque. Les abcès sont superficiels ou profonds, suivant qu'ils intéressent simplement la peau ou le tissu cellulaire sous-cutané. Les abcès superficiels siègent principalement à la face, au cuir chevelu ou aux joues ; la peau devient rouge violacé, tendue et légèrement chaude. L'abcès se vide spontanément et ne rédicive pas d'ordinaire. Les abcès profonds peuvent s'observer dans toutes les régions, voire dans le tissu cellulaire péri-rénal et péri-vésical. Si l'enfant est débilité, les abcès peuvent devenir pustuleux, persister, se fusionner entre eux et s'accompagner de décollements étendus.

La *gangrène infectieuse de la peau* est connue depuis longtemps et relève le plus souvent de l'infection staphylococcique. Exceptionnellement primitive, elle succède le plus généralement à une poussée d'ecthyma, d'impétigo, d'abcès sous-cutanés.

L'élément primitif, vésicule ou bulle, se transforme rapidement en pustule entourée d'un bord rouge-brun ; la peau tout entière est le siège d'une inflammation vive, puis la pustule s'affaisse, s'ouvre, laissant une ulcération à tendance envahissante. Le fond de l'ulcération est rempli par une eschare noirâtre entourée d'un sillon d'élimination étroit et grisâtre (HULOT). Une zone violacée livide, encadre le foyer gangréneux au-dessous de l'eschare, les tissus sont durs et empâtés. Au bout de quinze jours environ cette eschare se détache laissant à nu le derme ou les tissus sous-jacents, muscles, aponévrose, etc. Si la guérison doit survenir, des bourgeons charnus de bonne nature apparaissent et la cicatrisation se poursuit lentement. Si l'enfant doit succomber, les foyers gangréneux s'étendent, des complications apparaissent, thrombose des sinus, broncho-pneumonies qui emportent le petit malade.

UNNA a étudié, sous le nom de *pustulose staphylogène*, des éruptions pemphigoïdes particulières se rencontrant dans les

infections graves et généralisées, et liées à la contamination de
la peau par des germes apportés dans le derme par les capillaires sanguins. La phlyctène produite peut être plus ou moins
volumineuse. L'éruption débute par une macule entourée d'une
zone érythémateuse ; assez rapidement se forme une phlyctène
à contenu limpide, hémorragique ou purulent. Cette phlyctène
se dessèche ou se vide, donnant lieu à une ulcération gangréneuse. L'éruption se fait par poussées successives avec mouvement fébrile intense.

La *lymphangite pseudo-érysipélateuse* a été signalée par
ROBIN et LEREDDE, HUTINEL et LABBÉ. Elle offre l'aspect d'un érythème intense reposant sur une base œdémateuse plus ou moins
indurée avec traînées lymphangitiques se dirigeant vers les
ganglions ; on n'observe pas le bourrelet caractéristique de l'érysipèle.

Les infections cutanées ne tardent pas à être suivies de complications, si elles ne sont pas traitées avec tous les soins qu'elles
comportent. Tantôt les lésions se disséminent de proche en
proche, tantôt l'infection est transmise à distance par la voie
circulatoire·

Dans le premier cas, l'extension du processus se fait du côté
des paupières en produisant la blépharite, l'orgelet, les con-
jonctivites, les kératites, du côté de l'oreille en amenant l'otite
moyenne. Enfin l'impétigo gagne les lèvres, la muqueuse buccale,
la parotide, l'amygdale, créant des stomatites diphtéroïdes qui
peuvent elles-mêmes aboutir à une infection généralisée.

Les complications pyohémiques à distance sont nombreuses
et peuvent frapper tous les appareils et tous les organes. Le tube
digestif est fréquemment atteint ; on observe des stomatites, des
abcès périœsophagiens, des infections intestinales aiguës ou surai-
guës, des abcès miliaires de la paroi intestinale. Le foie et la
rate présentent aussi des altérations très profondes.

L'infection de l'appareil respiratoire est de règle, sous forme
de bronchite, broncho-pneumonie, congestion pulmonaire, abcès
miliaires, pleurésies par propagation.

Nous nous arrêterons ici dans ces généralités sur les infections
cutanées observées surtout chez l'enfant. Chez l'adulte elles sont

également très fréquentes. On voit combien la théorie de B AZIN considérant les maladies de la peau comme *symptomatiques d'un état général* doivent être modifiés, il faut en outre tenir compte de l'*infection primitive de la peau* et de *l'état du système nerveux*. Ces trois grandes causes des dermatopathies sont actuellement bien démontrées.

I. — FURONCLE ET ANTHRAX

De l'anthrax au furoncle il n'y a d'autre différence de degré ; ce sont les deux termes d'un processus infectieux à peu près identique. Mais, cliniquement, en faisant abstraction des cas intermédiaires, on trouve deux types très individualisés. C'est ce qui oblige à les décrire séparément, alors que tant de points les rapprochent.

Nous commencerons par la description du furoncle, véritable diminutif de l'anthrax.

1° FURONCLE

Définition. — Le furoncle est une infection circonscrite de la peau, due au staphylocoque, et siégeant dans l'appareil pilo-sébacé ; elle est caractérisée par une petite tumeur acuminée, dure, rouge et douloureuse, suppurant souvent et donnant issue à une petite masse mortifiée, molle et jaunâtre : le *bourbillon*.

Étiologie. — Distinguons au point de vue des causes : le furoncle *accidentel*, le furoncle *habituel* et le furoncle *symptomatique*.

I. *Furoncle accidentel*. — La *fréquence* du furoncle est extrême et on l'observe à *tout âge ;* il est rare cependant avant la puberté et après l'âge de la maturité. L'*homme* y est certainement beaucoup plus sujet que la femme.

Certains *climats* favoriseraient son apparition : à Bordeaux, par exemple, il serait plus commun qu'à Paris (DENUCÉ). De même, Le Roy de Méricourt[1] a vu coïncider, dans les traversées, des poussées furonculeuses avec le passage de certains parallèles. Cette influence du climat n'est peut-être pas essentielle, mais due à des concomitances : sueurs, poussières, hygiène corporelle, etc.

L'action des *saisons* prête à des réserves analogues. En tout cas le furoncle et l'anthrax sévissent davantage au printemps[2], ce bouc émissaire de la dermatologie « populaire »! Se fonder sur la statistique de Czernicki[3] pour incriminer l'hiver, c'est ignorer la vie militaire : le furoncle, dans l'armée, est plus fréquent en cette saison, grâce à l'apprentissage équestre des recrues.

Chez la femme, d'après Loewenberg[4], les poussées furonculeuses seraient plus fréquentes pendant les *périodes menstruelles*.

Comme facteurs prédisposants généraux, on incrimine encore toutes les causes de *débilitation :* misère, encombrement, favorisant l'infection ; les *troubles digestifs*, et notamment, la constipation, le changement de régime alimentaire.

Les causes *locales* ont beaucoup plus d'importance et jouent souvent en même temps le rôle de causes déterminantes.

Les *frottements* répétés sont les agents les plus actifs de l'apparition du furoncle. Les expériences de Schimmelbusch[5] semblent même accorder plus de valeur à ce mode de traumatisme, qu'à l'inoculation directe elle-même. Le faux-col, l'exercice de l'équitation, de la bicyclette, les ceintures, ceinturons et bre-

---

[1] Le Roy de Méricourt. Discussion sur le furoncle. *Ac. de Méd.*, 24 janvier 1888.

[2] La statistique de Polaillon, portant sur 102 cas, donne les chiffres suivants : printemps, 34 ; automne, 27 ; hiver, 24 ; été, 17. Cf. A. Bougan. Du rôle du staphylocoque dans la pathogénie de l'anthrax et de ses complications ; destruction par les flèches caustiques. Thèse de Paris, 1891-1892, n° 257.

[3] Czernicki. L'année médicale d'un régiment de cavalerie. *Rec. mém. méd. et chir. milit.*, 1879, p. 22, t. XXXII.

[4] Loewemberg. Le furoncle de l'oreille et la furonculose. *Progrès méd.*, 9 juillet 1881, p. 633.

[5] Schimmelbusch. Ueber die Ursachen der Furunkel. *Arch. f. Ohrenheilk*, 1889, p. 252.

telles, etc., sont autant de causes très efficientes de frottements répétés.

C'est dire que le furoncle a souvent un caractère *professionnel*. Après les jeunes cavaliers et les fantassins, victimes de la selle ou du sac, viennent les tanneurs, les palefreniers, les débardeurs, les bouchers, les mégissiers, les chiffonniers et... les anatomistes, dont les mains, les avant-bras, la nuque ou le dos sont exposés tous les jours à des *contacts irritants* ou *infectieux*. LELOIR[1] incrimine les piqûres de mouches. Les pansements antiseptiques, et, d'une manière plus générale, les *substances chimiques* irritantes amènent les mêmes accidents : le furoncle est alors souvent précédé de dermatoses de type variable : tel est, par exemple, le cas des raffineurs (RÉMY et A. BROCA[2]).

Les *dermatoses*, plus ou moins essentielles (érythèmes, eczémas, prurigos, intertrigos), joueront naturellement le même rôle que les dermatoses d'origine externe ou *parasitaires* : telle la gale.

La *contagion* du furoncle est indéniable : on l'observe sur le sujet lui-même (J. STARTIN[3]). Mais, il y a mieux que cette auto-contagion. A propos des faits connus de TRASTOUR[4] et de HERGOTT[5], rappelons, à titre d'enseignement, que les vecteurs du contage étaient les linges de pansement ou un bassin à injections gynécologiques. Mais, il ne faut pas non plus exagérer le danger de la contagion : le professeur LANNELONGUE n'a réussi

---

[1] LELOIR. Inoculation des agents de la suppuration, au niveau de la peau, par l'intermédiaire de certaines mouches donnant lieu à des lésions furonculiformes ou anthracoïdes. *Nord médical.* 1894, p. 80.

[2] CH. RÉMY et A. BROCA. Sur l'ecthyma des raffineurs. *Rev. de chir.*, sept. 1886, p. 717.

[3] J. STARTIN. Treatment of boils and carbuncles. *Brit. med. Journal*, 10 nov. 1866.

[4] TRASTOUR. Sur la contagion du furoncle. *Ac. des Sciences*, 1880, XCI, p. 820.

[5] A. HERGOTT. Une épidémie de furoncles à la Maternité de Nancy. *Ann. de Gynécologie*, 1886, XXVI, p. 161.

qu'une fois sur deux des *inoculations* de l'homme à l'homme[1].

En multipliant ces faits de contagion dans le temps et l'espace, on a l'image d'une *épidémie furonculeuse*. LEVILLAIN[2] considérait déjà comme des épidémies les séries de furoncles, qu'il voyait dans l'armée. Ainsi firent depuis, LAYCOCK, KINGLAKE, CAZIN, THOLOZAN et bien d'autres. Mais, ces soi-disant épidémies trouvent une explication plus naturelle dans la simultanéité des causes, dans la contagion, ou dans ce que nous appellerons plus loin : des furoncles symptomatiques.

II.—Le *furoncle habituel,* qu'on pourrait nommer encore *constitutionnel,* reconnaît les mêmes causes que le furoncle accidentel. Mais alors que celui-ci, généralement unique, apparaît comme un événement isolé, celui-là se développe par séries nombreuses, répétées, indéfinies. Le sujet est un *furonculeux,* et il est atteint de *furonculose*.

Cette notion du furoncle, maladie générale, opposée au furoncle, accident local, n'a échappé à aucun dermatologiste. L'embarras est plus grand, quand on veut définir les attributs de la nouvelle diathèse. BOYER et MARJOLIN voyaient dans la furonculose une sorte de phénomène critique; BAZIN fait dépendre la furonculose tantôt de l'herpétisme et tantôt de la dartre. ALIBERT[3] la considère comme une « dermatose eczémateuse ». DELIOUX DE SAVIGNAC[4] incrimine le vice dartreux. HEBRA[5] ne s'en prend à aucune diathèse, mais il sépare tout de même le furoncle de la furonculose.

Nous ne prétendons pas résoudre le problème. Nous voyons cependant, que la plupart des auteurs tendent à mettre la furonculose au compte d'une diathèse, résidu de l'exclusion des autres :

---

[1] Cité par GINGEOT. Du traitement rationnel de l'affection furonculeuse. *Bull. gén. de thérap.*, 1885, p. 57.

[2] LEVILLAIN. Du furoncle. Thèse de Paris, 1829.

[3] ALIBERT. Monographie des dermatoses, II, 1832, p. 217.

[4] DELIOUX DE SAVIGNAC. Le furoncle, ses relations avec l'herpétisme ; son traitement par l'arsenic. *Bull. gén. de thérap.*, 30 juin 1878, p. 529.

[5] HEBRA. Traité des maladies de la peau, trad. Doyon.

l'arthritisme et l'herpétéisme. Or, cette diathèse comprend l'immense majorité des gens bien portants. Aussi, nous demandons-nous, si la question ne doit pas être renversée : la soi-disant diathèse furonculeuse n'est-elle pas la conséquence de la lésion externe? Cette vue, paradoxale au premier abord, s'appuie sur un attribut assez constant du furonculeux. C'est sa peau qui est furonculeuse et le reste de son organisme ne le devient peut-être qu'ensuite. La peau de ces sujets est en effet une peau grasse; leur épiderme, même chez les plus soigneux, est recouvert d'un véritable enduit sébacé constant : la brosse et le savon les en débarrasse, mais jamais pour longtemps. Leurs glandes sébacées, soit pléthore, soit obstruction, sont constamment engorgées et d'innombrables points d'acné tatouent leur corps. Les germes du furoncle, une fois dans la place, s'y trouvent trop bien pour la quitter. Vienne la moindre cause locale ou générale et le staphylocoque entre aussitôt en action. Qu'y a-t-il d'étonnant à ce que chez' ces sujets chroniquement infectés, le sang ne devienne le vecteur accidentel des germes ou que les liquides de l'organisme ne présentent à la longue des viciations, qui appellent de nouveau le furoncle?

III. — Le *furoncle symptomatique* dépend avant tout de l'état général.

Au décours des fièvres graves ou éruptives apparaît souvent le furoncle. Sa signification est la même que celle des phlegmons, arthrites, pleurésies, etc., qui marquent ce qu'on appelle la période des métastases. Les grippes, même légères, les fièvres saisonnières de peu d'importance n'en sont pas non plus exemptes; et, si celles-ci ont eu un cachet épidémique, on s'explique assez facilement les pseudo-épidémies furonculeuses.

Les relations du furoncle et de l'anthrax avec la *glycosurie* sont extrêmement importantes. Un auteur anglais, PROUT, fut le premier à les signaler; n'ayant observé que des glycosuries éphémères, il conclut très naturellement à leur indépendance. Mais MARCHAL (de Calvi) vint, avec force, soutenir le contraire : le diabète était le premier en date et le furoncle ou l'anthrax en étaient la conséquence. LANCEREAUX, LÉCORCHÉ ont suivi cette doctrine. Quelques auteurs l'ont cependant combattu dans son absolutisme (VULPIAN, PHILIPPEAUX). TRÉLAT[1] cite le fait très probant d'un médecin, qui, pendant les six ans qui suivirent un anthrax, accompagné de glycosurie, n'offrit plus de trace de sucre dans ses urines.

GINGEOT[2] a vu une fois la furonculose associée à la *polyurie essentielle*, sans trace de glycémie. SPILLMANN et PARISOT[3] ont fait les mêmes constatations; pour eux la glycosurie est souvent sous la dépendance de l'anthrax ou du furoncle, et la polyurie n'est pas toujours un signe de diabète latent.

MARCHAL (de Calvi) a signalé encore les rapports du furoncle et de l'*azoturie*. Les goutteux offrent souvent des clous; mais le furoncle « urique » est sans doute une forme de furoncle-symptomatique.

Pathogénie. — Des notions bactériologiques, aujourd'hui vulgaires, nous apprennent que nous sommes dans une ambiance microbienne permanente. Elle serait inoffensive pour nous, si une cause quelconque ne venait à la fois exalter sa virulence et briser les barrières, qui s'opposent à la pénétration des éléments pathogènes.

La première condition est remplie par tout ce qui affaiblit la défense naturelle de l'organisme : et c'est ainsi qu'on s'explique le rôle des diathèses, des maladies générales, de la fatigue, du surmenage, de la misère. La malpropreté habituelle ou les propriétés de certaines peaux jouent le même rôle, en offrant aux germes un terrain de culture propice.

Mais la seconde condition est plus nécessaire encore que la première : et c'est pour créer la porte d'entrée qu'interviennent toutes les causes locales, que nous avons énumérées.

Tous les microbes ne sont pas aptes cependant à créer le furoncle ou l'anthrax : la présence, pour ainsi dire constante, du staphylocoque doré donne à ces lésions une certaine spécificité.

[1] U. TRÉLAT. *Dict. encycl. des sc. méd.*, art. : *Anthrax*.

[2] GINGEOT. *Loc. cit.*, p. 63.

[3] SPILLMANN et PARISOT. Furonculose et polyurie. *Ann. dermat. et syph.*, sept. 1889, p. 665.

Pasteur[1], le premier, démontra l'existence de ce microbe dans le pus du furoncle. Mais le caractère infectieux et spécifique du furoncle était déjà soupçonné ; Hueter, en 1874, dans son *Allgemeine chirurgie* l'imputait aux schizomycètes. La découverte de Pasteur, maintes fois corroborée, a été cependant complétée ; le staphylocoque doré, est souvent remplacé ou accompagné par les autres variétés de ce micrococque : citreus, albus, etc. Loewenberg[2] pensait que l'albus était le plus constant ; mais Schimmelbusch, Klein[3], Leloir[4] s'accordent pour affirmer la plus grande fréquence de l'aureus. Dans un cas, Maggiora et Gradenigo[5] ont rencontré en même temps le B. pyocianique.

Quant à la preuve expérimentale, c'est-à-dire, la reproduction de la maladie par le microbe isolé et cultivé, elle nous fut donnée par Garré[6], qui se frotta l'avant-bras avec une culture pure de staphylocoque et y gagna une série de pustules et un furoncle type. Les observations de Schimmelbusch, déjà citées, démontrent en effet l'heureuse influence, si l'on peut dire, qu'exercent les frottements sur la pénétration des microbes.

En effet, Bockhardt[7] a constaté expérimentalement la pénétration et la marche des microbes dans les orifices et les canaux des glandes sébacées ou des follicules pileux ; ils remontent vers

---

[1] L. Pasteur. De l'extension de la théorie des germes à l'étiologie de quelques maladies communes. *Ac. des Sciences*, 3 mai 1880.

[2] Loewenberg. Étude thérapeutique et bactériologique sur le furoncle de l'oreille. *Union méd.*, 1888, I, p. 157.

[3] Klein. Ueber einige Bakterienbefunde bei Leichen-infection. *Fortchr. der Med.*, 1889, n° 12.

[4] Leloir. Anatomie pathologique du furoncle et de l'anthrax. *Journal des mal. cut. et syph.*, janvier 1894, VI, p. 1.

[5] A. Maggiora et G. Gradenigo. Osservazioni batteriologische sui furuncoli del condotto auditivo esterno. *Giorn. della R. Acad. de Med. di Torino*, juillet 1891, XXXIX, p. 713.

[6] Cité par Socin. Congrès fr. de Chirurgie. Pathogénie de la suppuration, séance du 7 avril 1885, p. 105.

[7] M. Bockhardt. Ueber die Aetiologie und Therapie der Impetigo, des Furunkels u. Sycosis. *Monatschr. f. prakt. Dermat.*, 1887, n° 10, p. 450.

le bulbe du poil et les acini sébacés, où ils se cantonnent, provoquant par leur présence une active diapédèse leucocytique, soit dans l'intérieur des culs-de-sac, soit dans leur voisinage (LELOIR). Alors commence l'œuvre de destruction, qui aboutit aux désordres anatomiques qu'il nous reste à décrire.

Anatomie pathologique. — Nous venons d'esquisser la *physiologie pathologique* moderne du furoncle. Mais, ce problème fut fort diversement résolu par les anciens auteurs. DUPUYTREN localisait l'inflammation dans les aréoles du derme ; les faisceaux conjonctifs, qui les brident, déterminaient, d'après lui, l'étranglement du peloton adipeux enflammé contenu dans l'aréole, d'où cette petite masse mortifiée qu'on appelle bourbillon. On cite toujours les vues originales de GENDRIN et DENONVILLIERS, qui voyaient dans le bourbillon un exsudat pseudomembraneux, sécrété dans les loges cellulaires du derme, qu'ils comparaient à de minuscules bourses séreuses. FOLLIN ruina cette théorie, en montrant, au microscope, que le bourbillon est formé de débris cellulaires et conjonctifs. Mais HÉNOCQUE revint aux idées de DUPUYTREN, en essayant de prouver que le maximum des lésions siège dans le tissu conjonctif. PH. BOYER[1] incrimina d'intuition « l'appareil blennogène de la peau », c'est-à-dire ses glandes.

Mais c'est A. RICHET, qui eut le mérite de localiser, au nom de de la clinique et de l'anatomie, le processus furonculeux ou anthracoïde dans l'appareil pilo-sébacé. C'est ce que CH. ROBIN, DENUCÉ et, plus près de nous, LELOIR n'ont fait que confirmer à l'aide du microscope, puis de la bactériologie.

D'après LELOIR, le furoncle et l'anthrax doivent être regardés comme une folliculite et une périfolliculite à tendance gangréneuse. Un sphacèle, plus ou moins étendu, des pelotons cellulo-adipeux, entourant les culs-de-sac glandulaires[2], vient s'ajouter

---

[1] Baron BOYER, *Traité des maladies chirurgicales*. 5ᵉ édit., par Ph. Boyer, Paris, 1845, p. 46, II.

[2] Pelotons adipeux, qui sont une dépendance de la nappe adipeuse sous-jacente, dont ils s'élèvent comme autant de colonnes (voy. fig. 55).

à l' « escarre glandulaire » (Trélat). Les glandes envahies sont les glandes sébacées entourant les follicules pileux : en un mot l'appareil pilo-sébacé. Mais les glandes sudoripares de la région ne restent pas étrangères au processus gangréneux. Celui-ci se localise surtout dans les parties profondes des glandes ; les conduits excréteurs demeurent tout d'abord intacts : ils ne disparaissent qu'avec les progrès de l'affection.

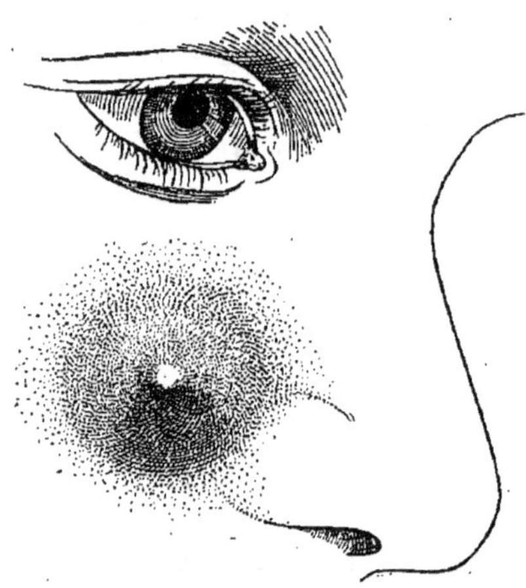

Fig. 53.

Furoncle de l'aile du nez sur le trajet de la veine faciale.

Quant au mécanisme de la gangrène glandulaire, il est conforme à ce qu'on observe partout ailleurs. Sous l'influence de l'appel phagocytique, vaisseaux et lymphatiques se thrombosent : le tissu conjonctif gonflé, œdématié par une diapédèse et une exosmose anormales compriment les vaisseaux. La circulation s'arrête et les éléments se nécrosent. Qu'on y joigne l'action des toxines microbiennes sur les tissus et l'on aura, réunis, les principaux facteurs mécaniques et biologiques de la production du bourbillon ; il est aussi bien un séquestre qu'une escarre glandulaire.

Verneuil a décrit le *furoncle des muqueuses;* son existence est contestée malgré les documents contenus dans la thèse de Danielopoulo (1868) et un dernier plaidoyer de Verneuil lui-même[1]. Il y a là, semble-t-il, un abus de langage. Que les furonculeux puissent présenter des inflammations dans leurs glandes muqueuses, ceci n'est pas douteux et nous connaissons un furonculeux, qui présente souvent une sorte d'aphte ou d'herpès en

---

[1] Verneuil. Anthrax juxta-unguéal par inoculation du pus d'une ancienne ostéopériostite. *Gaz. hebd.*, 20 février 1892.

même temps que des poussées cutanées. Mais en faire du furoncle, parce qu'on y rencontre le staphylocoque, équivaudrait à donner la même qualification à l'ostéomyélite, aux abcès otitiques, au phlegmon, parce qu'on y peut retrouver aussi le staphylocoque. La même réserve est sans doute de mise à l'égard des furoncles de la paume des mains ou de la plante des pieds (HALPRYN, thèse de Paris, 1872).

Siège. — Le furoncle peut se rencontrer partout où existent des glandes sébacées ou des poils. Il a cependant des lieux d'élection : le dos, la nuque, le cou, la pointe des fesses, la racine des bourses. On a remarqué de tout temps sa rareté sous les cheveux et la barbe, cheveux et barbe interceptant en effet les poussières et souillures diverses, véhicules ordinaires du staphylocoque.

Symptômes. — On peut distinguer dans les signes et l'évolution du furoncle quatre périodes : *périodes d'acumination*, de *ramollissement*, *d'ulcération*, de *réparation*.

1° *Période d'acumination*. — Une petite *tache rouge* faisant corps avec la peau et qui, du volume d'une lentille, peut progressivement atteindre celui d'un œuf de pigeon, se développe autour d'un poil ou d'un orifice de glande sébacée. Au fur et à mesure que la tache s'étend, elle pointe au-dessus de la peau, et, au bout de deux à trois jours, elle prend cet aspect conique, qui lui a valu le nom de « *clou* ». Elle le mérite encore mieux par les sensations qu'elle engendre : c'est tout d'abord un léger prurit ou un simple malaise, quand le doigt touche la petite tumeur ; mais bientôt la moindre pression sur le sommet excite une douleur aiguë, térébrante.

Cette affection est trop commune, pour que nous insistions sur les *gênes fonctionnelles* ; au cou, elle rend intolérable le linge empesé ; à la fesse, elle empêche la station assise et *a fortiori* l'équitation. Quant aux *symptômes généraux*, il faut des furoncles bien gros, bien nombreux ou bien virulents pour en provoquer ; en tout cas, fièvre, malaises, courbature, état saburral, n'ont jamais qu'une intensité modérée.

2° *Période de ramollissement.* — Vers le troisième ou quatrième jour, le furoncle cesse de s'accroître ; les douleurs et les symptômes généraux, après une petite exacerbation, se calment et le sommet acuminé tend à s'aplatir. Une petite vésicule apparaît souvent en ce dernier point ; au bout de vingt-quatre ou quarante-huit heures, les frottements, le grattage la crèvent, ou bien elle se rompt spontanément : une gouttelette roussâtre s'échappe et forme, en séchant, une petite croûtelle brune, qui se dépose aux pieds du poil empanachant le furoncle. La pulpe digitale posée sur le petit plateau de l'éminence furonculeuse sent comme un godet léger, une résistance moindre, qui contraste avec l'œdème dur de ses flancs. Il faudrait un furoncle bien gros pour trouver de la fluctuation. L'aréole inflammatoire a pris une teinte rouge vineuse ; elle se fond peu à peu dans la peau saine environnante. Le sommet ramolli va brunir, puis jaunir, trahissant ainsi les quelques gouttes de pus qu'il recèle.

3° *Période d'ulcération.* — Cette tache jaune n'est plus recouverte au bout de six à huit jours que par une pellicule épidermique : elle se rompt ou on la crève : une goutte d'un pus louable, grumeleux ou sanieux s'écoule et laisse béant derrière elle l'orifice ou *cratère* du furoncle : il est taillé comme à l'emporte-pièce et ses bords à pic surplombent une masse centrale gris jaunâtre ou jaune verdâtre, d'aspect pulpeux ; c'est le *bourbillon*. La petite irruption purulente est le signal d'un grand soulagement.

4° *Période de réparation.* — Tant que le « germe » demeure emprisonné dans le cratère, il ne s'écoule plus qu'un peu de sérosité louche ou sanglante. On avance en général le terme naturel de l'affection par des pressions exercées sur le pourtour de l'aréole : une masse, vaguement filamenteuse et imprégnée de pus comme une petite éponge, s'engage alors dans le cratère et sort pour ainsi dire tout d'une pièce ; si le poil subsiste encore, on est parfois assez heureux pour ramener le bourbillon appendu au poil. Le cratère est donc vide : des bourgeons rosés, vivaces auront tôt fait de le combler, pendant qu'une légère suppuration se produit. L'épiderme, qui recouvrait les flancs de l'aréole, desquame en une petite écaille arrondie, percée au centre : un nouvel épiderme la remplace et la peau reprend peu à peu ses caractères normaux. Mais le furoncle laisse derrière lui une cicatricule d'abord gaufrée et violâtre ; elle devient avec le temps blanche, punctiforme et un peu déprimée.

Marche. — L'évolution du furoncle présente quelques variétés. Les petits furoncles, par exemple, parachèvent leur cycle en une huitaine de jours au plus. Les plus gros, au contraire, ont un caractère anthracoïde et une évolution plus longue ; on les rencontre surtout à la face, à la nuque.

Les quatre périodes n'évoluent pas fatalement : le clou peut « rentrer » à la fin de la première ; mais, la résolution ne s'observe guère qu'avec les plus petits. D'ailleurs elle est souvent trompeuse : le furoncle suppure en réalité, mais le pus s'enkyste, et quand l'écaille épidermique vient à se détacher, elle entraîne avec elle la croûtelle, qui laisse soudre alors une petite bouillie purulente.

La cicatrisation peut être aussi très lente ou laisser une fistule entretenue par un débri bourbillonneux.

Nous n'avons eu en vue jusqu'ici que le *furoncle*. Mais, à côté de lui, il y a quelquefois la *furonculose*. On assiste alors non plus à l'évolution d'un furoncle isolé, mais à celle d'une série de furoncles. La chose n'est pas rare dans le voisinage du clou originel, qui fournit incontestablement la matière à inoculation. Les clous secondaires peuvent être si rapprochés qu'ils en deviennent confluents ; les sommets furonculeux sont ainsi portés sur une sorte de gâteau inflammatoire. Ceci est fréquent au pli de l'aîne. Mais, dans la furonculose vraie, c'est le corps entier qui est atteint ; dans des cas extrêmes, on a dénombré les clous par centaines. Que la dyscrasie furonculeuse soit primitive ou secondaire à l'état de la peau, une chose apparaît certaine, c'est que l'infection est alors hématogène : il y a *staphylococcose*, comme disait Verneuil, en s'excusant de ce terme dysphonique, aujourd'hui remplacé par celui, guère plus euphonique, de *staphylococcoémie*[1]. Ce qu'il y a de plus pénible dans la furonculose, c'est

[1] F. Gangitano. Staphilococcoemia da furuncolosi. *Riforma med.*,

que les éruptions, plus ou moins généralisées, sont souvent successives et affligent le malade sa vie durant.

Variétés. — Les variétés du furoncle sont fonction du siège beaucoup plus que des modulations de l'inflammation. Leur étude ressortit donc à la pathologie des régions. Aussi ne ferons-nous guère que les énumérer.

Le *panaris anthracoïde* est un furoncle de la face dorsale de la première phalange, la seule qui porte généralement des follicules pileux. Il s'observe surtout chez ceux dont les doigts sont exposés à des contages particulièrement virulents : tanneurs, anatomistes, garçons d'amphithéâtre, etc.

L'*orgeolet*, ou furoncle des paupières, siège dans les glandes de Meibomius, qui jouent, par rapport aux cils, le même rôle que les glandes sébacées par rapport aux poils. Il est remarquable par l'œdème qui l'accompagne, grâce à la laxité texturale de la conjonctive.

Le *furoncle de l'oreille*, qui serait plus commun chez la femme (LÖWENBERG), a pour siège les glandes cérumineuses. La densité des tissus du conduit auditif externe est cause de douleurs violentes, qui donnent souvent le change sur leur véritable origine.

Le *furoncle du nez* compte aussi parmi les plus douloureux. Le lobule s'enfle, rougit, devient brillant, comme vernissé, et le malade en éprouve peut-être autant de honte que d'embarras (fig. 53), de plus il peut se compliquer de phlébite de la veine faciale, de la veine ophtalmique et des sinus craniens.

Complications. — Elles sont rares dans le furoncle et en l'absence d'un état dyscrasique particulier.

L'*adénite* suppure rarement, bien qu'elle soit presque constante. La *lymphangite* aiguë superficielle ou profonde est rare.

Un *phlegmon par diffusion* de la nappe celluleuse sous-cutanée peut venir se greffer sur le furoncle. VERNEUIL a vu un *hygroma*

1896, XII, 2, p. 454. C. UGOLINI. Sopra un caso di morte per due furoncoli della facia (staphylococcoemia). *Raccoglitore med.*, 1896, XXI, p. 420.

BUSQUET. Staphylococcoémie furonculeuse. *Rev. de Méd.*, 1897.

suppuré se développer au voisinage d'un furoncle du genou.

La *phlébite* est la complication la plus redoutable du furoncle et, comme nous le dirons encore, de l'anthrax. Elle peut s'observer avec les furoncles de n'importe quelle région du corps : Scholtz, par exemple, a vu une phlébite de la saphène interne à la suite d'un furoncle du dos du pied. Mais, il est une région, où cette phlébite est plus fréquente et plus grave que partout ailleurs : c'est la face et les portions voisines de la nuque et du cou.

Cette fréquence, disons-le tout de suite, est relative ; relative aussi la gravité. Tout furoncle de la face n'est pas synonyme de phlébite et toute phébite n'est pas mortelle. A tel point que Boyer ne semble pas accorder une gravité bien grande aux furoncles ou anthrax de la face. Mais, il s'est passé ici ce qui s'est passé dans le domaine entier de la chirurgie : sous l'influence des pansements vicieux du milieu de ce siècle, les plaies se sont aggravées et compliquées avec une fréquence et une intensité très grande. Aussi, comptait-on déjà plus d'un cas de furoncle ou d'anthrax mortel, quand parut le mémoire de Trüde (1860). A la suite du chirurgien danois, P. Broca, Verneuil, Le Dentu, Reverdin, Chabert ont achevé de démontrer les relations du furoncle et de la phlébite.

Il faut d'abord remarquer, d'après J.-L. Reverdin [1], que le furoncle paraît plus souvent en cause que l'anthrax. En tout cas, la face est un lieu, où furoncle et anthrax affectent des formes de transition, qui rendent leur séparation un peu délicate. Au point de vue du siège, ce sont ceux de la lèvre supérieure, qui se compliquent le plus volontiers ; après viennent la lèvre inférieure, le nez, les tempes, etc... Les furoncles des lèvres prennent avec facilité le caractère anthracoïde, à cause de la minceur de la cuti-muqueuse ou de la muqueuse vraie : le bourbillon se fraye souvent plusieurs chemins de ce côté, en sorte qu'on croit à plusieurs cratères, c'est-à-dire à un anthrax, ou à un furoncle des muqueuses (Verneuil).

La *phlébite de la veine faciale* survient de préférence pendant

---

[1] J-.L. Reverdin. Recherches sur les causes de la gravité particulière des anthrax et furoncles de la face. *Arch. gén. de méd.*, juin 1870, I, p. 641.

la deuxième période du furoncle. Le début est généralement brusque : tout à coup la face se tuméfie, la lèvre devient livide, bleuâtre, épaisse et dure comme du bois : suivant une comparaison allemande (WEBER), elle ressemble à du boudin. La face elle-même est pâle, terreuse, zébrée çà et là de traînées rouge sombre, dessinant les veines sous-cutanées. Les ganglions se tuméfient; le gonflement envahit les paupières et l'orbite, il y a de la protusion oculaire par phlébite de la veine ophtalmique, puis des sinus craniens. Alors éclatent les accidents cérébraux : céphalalgie intense, délire, agitation, puis obnubilation progressive, coma et mort. La scène est souvent entremêlée de grands frissons avec oscillations thermiques énormes. D'*autres fois, la pyohémie apparaît d'emblée.*

Frappés de cette malignité extrême et dominés encore par la vieille association de l'anthrax et du charbon, les premiers observateurs, BILLROTH, STANLEY, LLOYD, PAGET, crurent avoir affaire à la pustule maligne. WEBER incrimina la morve et VERNEUIL le diabète. Le travail de REVERDIN, puis celui de CHABERT[1] démontrent clairement, que cette malignité excessive est due à la phlébite des veines faciales : de là, elle gagne en général la veine angulaire de l'œil, puis l'ophtalmique et les sinus. Mais il peut se faire qu'une *pyohémie* prenne directement naissance : le pronostic est non moins grave, mais le tableau clinique change naturellement, grâce à l'absence des troubles cérébraux.

Le furoncle *gangréneux* est rare, à moins qu'il ne s'agisse d'un diabétique.

Le furoncle, même isolé, expose encore à la *staphylococcoémie.* En d'autres termes, une série d'infections hématogènes, de *métastases,* vont se développer en des organes parfois très éloignés. C'est ainsi que VOITURIEZ[2], KRASKE[3], RICARD ont observé des *ostéomyélites* des abcès des os ; TUFFIER[4] a publié l'observa-

---

[1] CHABERT. De l'anthrax des lèvres, ses complications, son traitement. Thèse de Paris, 1877.

[2] VOITURIEZ. *Journal des Sc. méd. de Lille,* 1887, IX, p. 25.

[3] P. KRASKE. *Arch. f. Klin. Chir.,* XXXIV, 1888, p. 701.

[4] TUFFIER. Un cas d'infection généralisée par le staphylocoque doré. *Revue de Chir.,* mars 1895, p. 253.

tion d'un malade atteint successivement d'*abcès* de la prostate, de la loge périnéphrétique, de l'épaule, de la cuisse, de la région lombaire et finalement de bronchopneumonie : le malade finit cependant par guérir. CHAMBARD[1] a vu également une *pneumonie* due au staphylocoque, pendant l'évolution d'un furoncle. Et ces faits ne sont pas isolés[2]. L'état septico-pyémique se révèle d'autres fois par des éruptions variables : *érythèmes* à grands placards et d'aspect ortié (VERNEUIL[3]), dermite pustuleuse (MEYER[4]) etc.

Enfin, chez les *dyscrasiques*, diabétiques ou autres, le furoncle, né de la diathèse, peut réagir sur elle à son tour et provoquer une crise aiguë et fatale. Rappelons ici que la *glycosurie* n'est pas toujours la cause du furoncle ou de l'anthrax, mais qu'elle peut en être l'effet.

Diagnostic. — L'*acné* n'offre certainement aucun point commun avec le furoncle. Quand il vient cependant à s'enflammer un peu, la confusion est possible avec un petit furoncle ; mais le moule glandulaire qu'on exprime entre les doigts n'a aucune ressemblance avec le bourbillon.

La *pustule maligne* est de nos jours bien isolée. Il n'y aurait place au doute qu'en présence d'un furoncle gangréneux. Mais, dans le furoncle, la rougeur est initiale, tandis qu'elle est secondaire dans la pustule (GOSSELIN) ; et l'aréole inflammatoire, plane et unie dans le premier cas, est ponctuée par la collerette des vésicules, dans le second.

[1] E. CHAMBARD. Contribution à la théorie infectieuse de la furonculose. Cas de pneumonie parasitaire furonculose. *Progrès méd.*, 30 juillet 1887, n° 31, p. 77.

[2] Voy. KIRMISSON. Rapport sur observations diverses de M. Ledru. *Soc. de Chir.*, 4 juillet 1888. BROSSARD, *Poitou méd.*, 1887-1888, II, p. 273. LESNÉ. *Rev. mens. des mal. enf.*, juin 1898. J. MARTY. *Arch. gén. de méd.*, mars 1899, p. 339.

[3] VERNEUIL. Anthrax des lèvres, etc. *Gaz. hebd.*, 13 nov. 1868, n° 46, p. 725.

[4] MEYER. Exanthème infectieux à pustules ; staphylocoques dans le sang constatés pendant la vie. *Arch. f. Klin. Chir.*, LII, 1, 1896.

Pronostic. — En mentionnant les complications, nous avons pris soin d'insister sur leur rareté. Le furoncle est donc une affection bénigne. Mais les relations, qui l'unissent aux maladies générales, indique de quel côté doivent se porter surtout nos recherches et quelles réserves peuvent en être la conséquence.

Traitement. — A. *Préventif et général.* — Il s'adresse aux habitués du furoncle. Nous le résumerons en deux mots : une propreté méticuleuse. Le furonculeux doit se savonner, se brosser, se *décaper*, constamment la peau. Il doit user des bains chauds largement. Nous n'accordons qu'une confiance limitée aux lotions antiseptiques, par la bonne raison qu'elles ne mordent pas sur un épiderme gras.

Le traitement général peut venir en aide au précédent. Une méthode, aussi ancienne que populaire, consiste à purger le furonculeux ; Trousseau, Gingeot en auraient fait l'essai sans succès et ce dernier la condamne[1]. L'abus nous paraît certainement mauvais ; mais, une purgation de loin en loin, est encore, grâce à son action mécanique, le meilleur antiseptique intestinal. Elle peut d'ailleurs servir de préface à une médication interne naphtolée et salicylée, suivant la formule suivante de M. Legendre[2] :

$$\left.\begin{array}{l}\text{Naphtol } \beta \ \ldots \ldots \ldots \\ \text{Salicylate de bismuth } \ldots \\ \text{Magnésie anglaise } \ldots\end{array}\right\} \text{ à à } 0,30.$$

Hardy[3] recommande l'usage de la liqueur de Fowler, du bicarbonate de soude et de l'eau de goudron aux repas. Sydney Ringer[4], Gingeot, et à leur suite Forgues et Reclus, J. Aulde[5],

---

[1] In thèse Dulout. Étude sur les affections furonculeuses et leur traitement. Paris, 1888-1889, nᵒ 381, p. 63.

[2] Le Gendre. L'antisepsie intestinale et l'antisepsie locale contre la furonculose. *Union méd.*, 1888, II, p. 98.

[3] Hardy. Du furoncle, de sa nature, de ses causes et de son traitement. *Gaz. des hôp.*, 20 oct. 1885, nᵒ 121, p. 962.

[4] Sydney Ringer. The treatment of boils and other suppuratives diseases by the use of calcium sylphide. Lancet, 21 février 1874, p. 264.

[5] J. Aulde. Même sujet. *Thérap. Gazette* (Détroit), mai 1890, p. 305.

disent le plus grand bien de la médication sulfurée : on prescrit 0,50 à 1 gramme de la poudre de Pouillet. Une méthode, préconisée par Mosse-Debouzy, a été essayée par GOBERT et BROCQ [1], qui sont très portés à lui attribuer une valeur souveraine : elle consiste à prendre une cuiller à café de levure de bière chaque jour, etc... Nous arrêtons là cet aperçu sommaire sur le traitement interne de la furonculose ; dans le mémoire de M. GINGEOT [2] on trouvera décrites nombre d'autres méthodes, qu'il nous est impossible même d'énumérer. Nous conclurons simplement en disant, que, chez les furonculeux, le traitement interne et une bonne hygiène (notamment l'abstention de mets épicés « échauffants » ou faisandés) peuvent rendre de grands services.

En présence d'un état général bien défini, tel que le diabète, l'azoturie, l'albuminurie, il va sans dire, que le traitement de ces états doit avoir une part aussi importante que le traitement chirurgical.

B. *Traitement local.* — Suivant la période à laquelle on est appelé, le traitement local est *abortif* ou *curatif*.

Le *traitement abortif* prétend enrayer la suppuration ; il n'est donc de mise qu'à la première période. Les procédés de la thérapeutique abortive sont innombrables. Citons, un peu au hasard, la teinture d'iode (BOINET [3]), le nitrate d'argent (VELPEAU), les pulvérisations phéniquées (VERNEUIL [4]), les onctions mercurielles (ROTH [5]), l'emplâtre salicylique (HEITZMANN [6]), les

[1] GOBERT. Quatre cas de furonculose traités par la levure de bière. *Journal des Sc. méd. de Lille*, 1895, II, p. 134. L. BROCQ *Presse méd.*, 1899, n° 8, p. 45.

[2] GINGEOT. Du traitement rationnel de l'affection furonculeuse. *Bull. gén. de thérap.*, janvier, février, mars 1885.

[3] BOINET. *Soc. de Chir.*, 4 oct. 1865,

[4] VERNEUIL. Traitement du furoncle et de l'anthrax par les pulvérisations phéniquées. *Acad. de méd.*, 17 janvier 1888.

[5] THÉODORE ROTH. Ueber den Furunkel und Karbunkel und deren Abortiv-behandlung. *Deut. Medizinal-Zeit.*, 17 janvier 1881, n° 5, p. 45.

[6] LEWIS HEITZMANN. The abortive treatment of furuncle. *Med. Record.*, 1887, II, p. 154.

fomentations d'alcool boriqué saturé, le pansement à la pâte boriquée (D. Mollière) [1], etc. — Un peu plus chirurgicales sont les méthodes de Dumont [2], scarifications cutanées et applications antiseptiques ; de Bidder [3], de Schalenkamp [4], injections interstitielles d'acide phénique ou de sublimé ; de Lœwenberg, cautérisation à la pointe fine du thermocautère, etc.

Il est difficile d'expérimenter et par suite de juger toutes ces méthodes. Nous dirons donc simplement : éviter les remèdes pires que le mal, c'est-à-dire, plus douloureux que lui. A ce titre les injections et scarifications ne nous disent rien qui vaille ; nous préférerions encore, pour l'avoir éprouvé, la pointe fine du thermocautère : elle est beaucoup plus terrifiante que douloureuse. Pour la même raison, nous proscrirons volontiers les pâtes, emplâtres ou sparadraps ; en dépit de leurs propriétés antiseptiques, ou plutôt grâce à elles, ils irritent la peau et favorisent les inoculations nouvelles. La solution alcoolique boriquée saturée dès qu'il existe une légère excoriation, est très pénible à cause de la cuisson qu'elle détermine.

Nous serons moins sévères pour la teinture d'iode et les pulvérisations phéniquées. La première a un effet abortif réel, sinon constant ; son emploi est commode et indolore. Il suffit de déposer quelques gouttes sur le furoncle menaçant et de répéter cette petite cautérisation jusqu'à sa disparition. Les pulvérisations de Verneuil, que Sirus-Pirondi [6] a expérimentées

---

[1] D. Mollière. Traitement de l'anthrax par la pâte antiseptique. *Lyon méd.*, LI, 1886, p. 273.

[2] L. Dumont. Traitement du furoncle au début par les scarifications quadrillées, etc. *Ann. de Dermat. et Syph.*, 1896, p. 1319.

[3] A. Bidder. Ueber die Abortiv-behandlung des Furunkels mittelst parenchymatöser Injection. *Berl. klin. Woch.*, 1887, p. 234.

[4] Schalenkamp. *Therap. Monatschr.*, sept. 1896.

[5] Loewenberg. Traitement du furoncle par la cautérisation ignée. *Bull. méd.*, 1894, n° 36, p. 425.

[6] Sirus-Pirondi. Traitement du furoncle et de l'anthrax par les pulvérisations phéniquées. *Assoc. fr. pour l'avanc. des sc.*, Marseille, II° p., 1891, p. 801

sur une vaste échelle, ont également de très heureux effets. Mais elles ne sont pas très pratiques. Aussi, les réservons-nous pour les furoncles, gros, douloureux et envahissants. L'acide phénique, par son action anesthésiante, soulage promptement.

On les pratique de la façon suivante : le pulvérisateur est placé à 30 ou 40 centimètres de la région, de telle sorte que les vapeurs n'arrivent ni trop chaudes ni trop refroidies. Le reste du corps est protégé, par des linges ou tissus imperméables. Les séances sont répétées le plus souvent possible ou même continuées la journée entière. Quant au titre de la solution, il ne doit pas dépasser 2 p. 100. Les bains locaux, quand la région s'y prête, ont les mêmes avantages.

C. *Traitement curatif.* — Le traitement abortif peut échouer ou le malade se présenter trop tard. L'incision est alors tout indiquée.

Mais n'y aurait-il pas avantage à inciser très tôt, avant la suppuration ? Cette question est discutée ; la guérison, semble-t-il, n'en est que peu ou pas avancée et la gangrène glandulaire n'en aurait pas moins lieu.

Mais si l'incision précoce est inutile, elle a un gros inconvénient : elle est très douloureuse. Nous sommes donc, sauf contre-indications tirées du siège du furoncle, pour l'incision, non pas tardive, mais opportune. L'opportunité commence avec le ramollissement léger et central du furoncle.

Dans l'intervalle, on calmera les douleurs, en essayant d'obtenir la détente de la peau ; on fera « mûrir » son furoncle. Ce résultat, le public l'obtient avec le cataplasme de farine de lin. Banni de nos jours, le cataplasme ne s'est relevé qu'avec NICAISE, qui nous a enseigné à en préparer d'antiseptiques. C'est, il faut l'avouer, un merveilleux topique, car il diminue la douleur. On peut bien obtenir des résultats approchants, avec le pansement humide et *chaud*. Mais pour cela, il faut qu'il soit très humide ; que le tissu imperméable dépasse largement les compresses ou la ouate imbibées, et qu'une main exercée assujettisse les bandes. Sans ces précautions le pansement glisse, frotte ou se dessèche et cause un prurit fort désagréable. Il faut enfin, si le pansement se prolonge, recourir à des solutions phéniquées (1 p. 100) ou sublimées (0,5 00/00) très faibles, ou mieux à l'eau boriquée, naphtolée, etc... Les antiseptiques énergiques provoquent en effet des dermites vésiculeuses ou pustuleuses. Actuellement beaucoup de chirurgiens se contentent d'un pansement avec l'eau bouillie appliquée chaude.

Le pus étant collecté, un coup de bistouri, donné par transfixion et sans craindre d'entamer l'aréole, assure l'évacuation du bourbillon, toujours plus volumineux que le sommet ramolli du furoncle. Ceci fait, bien des opérateurs pétrissent la petite tumeur jusqu'à ce qu'elle ait rendu les derniers débris du bourbillon ; avec Sébileau [1], nous le déconseillons. Ce que l'on obtient si « cruellement » le jour même, se produira spontanément et sans douleur le lendemain.

Les jours suivants on n'a plus qu'à se préoccuper de panser la petite plaie, d'antiseptier la peau du voisinage pour éviter la greffe de nouveaux furoncles. On est allé, dans ce but, jusqu'à proposer de vernisser avec un enduit antiseptique la peau environnante [2]. Mais nous redoutons un peu tous ces topiques dans la crainte d'irriter la peau, et de favoriser ainsi des inoculations ultérieures, ce qui n'est pas rare.

A la face, au cou, à la nuque, l'incision sera plutôt précoce, afin d'éviter les redoutables complications que l'on sait. Si le furoncle est gros, épais, il faut recourir au thermocautère, comme nous le dirons à propos des anthrax. On pourrait même y joindre le *curage*, pratiqué par les chirurgiens russes et recommandé par Le Fort et Sébileau. Cet *évidement* nous paraît bien inutile en les autres points du corps, où Lassar a voulu l'ériger en méthode de choix.

2° Anthrax

Définition. — L'anthrax est, comme le furoncle, une infection staphylococcienne de la peau, siégeant dans l'appareil

[1] Pierre Sébileau. Nature parasitaire de l'anthraco-furonculose ; son traitement. *Gazette méd. de Paris*, 1888, n° 17, p. 200. Sébileau considère même cette trituration comme dangereuse et lui impute une métastase purulente par lui observée.

[2] De Crésantignes. *France méd.*, 1895, n° 24, p. 369.

pilo-sébacé de la peau ; mais il se distingue par la multiplicité des appareils envahis, par la diffusion de l'infection et de la gangrène dans le tissu cellulaire voisin, par la concomitance de symptômes généraux graves, et la multiplicité des ulcérations où s'engagent d'énormes bourbillons.

Historique. — L'appellation d'anthrax est le vestige d'une « confusion » séculaire. Sous le nom de charbon « carbunculi, anthraces », les anciens désignaient toute tumeur inflammatoire ayant quelque tendance à noircir, c'est-à-dire à se gangréner. Ce signe fut longtemps le critérium unique des états morbides les plus divers, puisqu'ils comprenaient les bubons pesteux ou autres, l'anthrax actuel et la pustule maligne.

Cependant la disparition de la peste amenait peu à peu les chirurgiens à négliger le bubon pesteux. HODGES, HEISTER ne manquent pas cependant de le décrire et énumèrent ainsi, sous la rubrique de l'anthrax, toute la prophylaxie de la peste !

Les travaux de l'Académie de Dijon démembrèrent encore la famille des anthrax, en imputant au charbon vrai la pustule maligne ou anthrax malin. Mais les chirurgiens du début de ce siècle (BOYER, RICHERAND, DUPUYTREN, DELPECH) décrivent encore, en même temps, l'anthrax bénin et l'anthrax malin. Il n'y a plus cependant de confusion dans leur esprit ; pour eux les deux affections sont distinctes.

Davaine est enfin venu donner une base scientifique et indiscutable à cette division. La bactéridie charbonneuse prit à son actif la pustule maligne, en attendant que le staphylocoque revendiquât l'anthrax bénin, déjà apparenté au furoncle par la sagacité des cliniciens.

Nous ne retraçons donc pas les fluctuations des doctrines sur son compte, car elles sont les mêmes que pour le furoncle ; les mêmes auteurs consacrèrent généralement les mêmes travaux aux deux affections.

Étiologie. — Elle est pareille à celle du furoncle ; cependant, l'anthrax se manisfeste plus rarement sous la forme *habituelle :* on voit bien l'anthrax apparaître chez un furonculeux, mais ce n'est jamais avec cette fréquence, cette multiplicité, cette indéfinie succession, qu'on oberve pour le furoncle.

Il faut rappeler encore la part étiologique importante des *diabètes*. Elle est telle qu'en certains pays, au Brésil, par exemple, le diagnostic de la propathie est souvent porté *ipso facto* chez les sujets d'un certain âge (JORDAO).

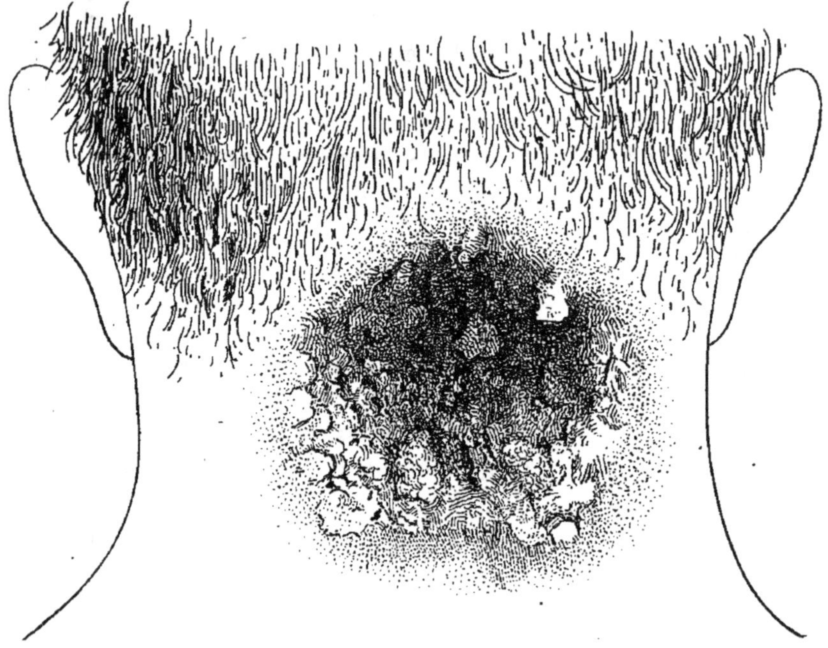

Fig. 54.

Anthrax de la nuque en voie de guérison (obs. person.).

Anatomie pathologique. — Suivant l'expression de Follin, l'anthrax peut être considéré comme un paquet de furoncles. Il y a cependant quelques nuances.

Les lésions des follicules sébacés ou pilo-sébacés, des glandes sudoripares, etc., s'ordonnent autour d'un follicule plus ou moins central, pour aller de là en dégradant vers la périphérie. Dans chaque élément constituant de l'anthrax, les désordres anatomiques évoluent d'abord pour leur compte : il se forme un bourbillon, puis un cratère distincts. Avec le temps et par places, l'individualité des foyers s'atténue et les trabécules conjonctives limitantes joignent leur débris à ceux des sphacèles glandulaires.

Mais *la caractéristique anatomique de l'anthrax, c'est l'inva-*

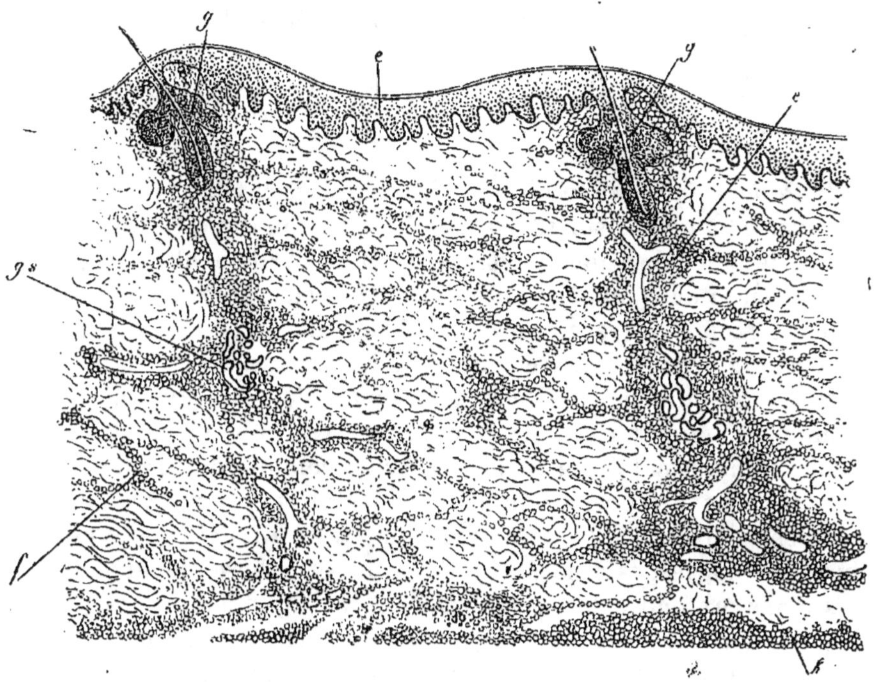

Fig. 55.

Coupe de la peau normale.

e, épiderme. — *c*, tissu conjonctif lâche entourant les glandes sébacées. — *f*, tissu conjonctif lâche réunissant celui qui entoure les glandes pilo-sébacées à celui qui entoure les glandes sudoripares ; *g*, glandes sébacées. — *g*, *s*, glandes sudoripares. — *h*, hypoderme (LELOIR).

sion du tissu cellulaire sous-cutané. Déjà, entre les follicules détruits, la gangrène frappe les barrières, qui les limitent ; puis, c'est le tour du pannicule sous-dermique, au-dessous et tout autour de l'anthrax. A l'aponévrose s'arrête généralement l'infection ; mais elle va quelquefois plus loin : plans fibreux, muscles, ligaments, tout s'effondre devant les phlegmons simples ou gangréneux, que sème l'anthrax autour de lui.

Nous ne revenons pas sur la *pathogénie :* la gravité de l'anthrax peut s'expliquer par l'abondance, la virulence des germes, le nombre des follicules envahis, l'infériorité défensive du sujet. *Car c'est toujours le même microbe, le staphylocoque et ses variétés, qu'on rencontre ici, comme dans le furoncle.*

Symptômes. — On peut aussi décrire à l'anthrax quatre périodes.

1º *Période d'acumination.* — L'anthrax siège le plus souvent à la *nuque et au dos :* sur 102 cas, traités par Polaillon, 87 présentaient cette localisation (Bougan). Il est généralement *isolé.*

A la suite de quelques symptômes généraux, mais plus souvent en même temps ou après, se forme une *tâche rouge*, légèrement *saillante* et qui, très vite, acquiert d'assez notables proportions. Ses dimensons varient d'une pièce de cinq francs à une paume de main. La *coloration* est rouge vif, puis violacée. La tumeur inflammatoire a un peu la forme conique du furoncle : elle est cependant plutôt bombée. Son aréole inflammatoire rejoint en pente douce la peau environnante. *Au toucher,* elle est dure, œdématiée, fais corps avec la peau et adhère quelquefois aux plans profonds. Sur ses bords, coloration, œdème et relief disparaissent progressivement, mais assez vite, pour que l'ensemble tranche nettement sur les tissus avoisinants (fig. 54).

Cette masse inflammatoire occasionne des souffrances cuisantes : elle est le siège de *douleurs* lancinantes, pulsatiles, irradiées, qui à la fin de cette première période, enlèvent tout repos au malade. Le moindre attouchement provoque une souffrance atroce. On comprend sans peine les *gênes fonctionnelles*, qui en résultent : les malheureux atteints d'un anthrax de la nuque, par exemple, ont une attitude presque caractéristique, avec leur tête inclinée en avant, et leur façon de se tourner tout d'une pièce. Au çou, les anthrax volumineux et profonds peuvent gêner sérieusement la respiration.

La gravité des signes locaux ne va pas sans une gravité correspondante de l'*état général.* La *température* est élevée, elle est à 40º. La fièvre a parfois précédé l'anthrax, qui apparaît alors comme l'éclosion locale d'une staphylococcoémie. Mais, habituellement, elle ne se déclare qu'avec les progrès des lésions glandulaires. Elle s'accompagne d'un malaise général, de courbature, d'anorexie, de troubles disgestifs (diarrhée), tous signes qui sont le cortège habituel des pyrexies infectieuses.

2° *Période de ramollissement.* — Au bout de cinq à six jours, le travail destructeur de l'anthrax arrive à séquestration. Le *pus* commence à se collecter dans les foyers centraux de la tumeur et, si le processus continue encore à évoluer dans les parties périphériques, c'est avec un retentissement moindre sur l'état général et local.

L'anthrax présente alors une *teinte violacée* parsemée, vers son centre, de lividités. En ces points apparaissent des petites *vésicules* roussâtres ou noirâtres : elles crèvent et il s'écoule un liquide séro-sanguinolent. A leur niveau le derme est en voie de sphacèle, comme en témoigne sa coloration ardoisée puis noire. Le doigt perçoit, mieux encore que l'œil, la série des éminences légères, que surmontent ces vésicules : elles sont comme autant de furoncles, perdus dans ce massif empâté, qui est l'anthrax.

3° *Période d'ulcération et de gangrène.* — Après huit à neuf jours, la peau se *perfore* ou se *sphacèle* : une petite *ulcération*, grosse comme une tête d'épingle en verre, laisse voir au-dessous, affleurant les bords, une *masse jaune* terne ou grise. De même que dans le furoncle, on voit sourdre quelques gouttes d'un *ichor roussâtre* ou d'une sérosité louche.

A ce moment l'anthrax présente un *aspect typique* : au-dessus de la peau s'élève une grosse tumeur, bombée plutôt qu'acuminée, d'un rouge noirâtre : de nombreux orifices s'ouvrent au voisinage de son sommet et l'ont fait depuis longtemps comparer à un guêpier ou une écumoire.

Les douleurs et la fièvre, qui étaient tantôt à leur paroxysme, subissent maintenant une accalmie. Mais la *rémission* est moins rapide et moins complète que dans le furoncle ; à côté des foyers ouverts de la tumeur, il en est d'autres, vers la périphérie, dont l'évolution n'est pas achevée. De plus, il se passe à l'intérieur de l'anthrax un travail souterrain, qui a pour effet d'étendre aux tissus inter et sous-glandulaires le même processus gangréneux (fig. 54).

Période d'élimination et de réparation. — Les orifices des cratères étaient séparés par des ponts de peau sinon saine, du moins vivante ; mais leur étroitesse, l'œdème et la virulence inflammatoires troublent souvent leur nutrition et ils meurent à leur tour. Pour que la réparation se fasse, il faut donc que toutes ces parties sphacélées, lambeaux cutanés, bourbillons, fragments cellulaires arrivent à s'éliminer. La nécrose partielle du tégument ouvre bien aux débris hypodermiques une voie plus large, mais elle est le plus souvent encore insuffisante. Il est vrai qu'une suppuration franche, phlegmoneuse ne tarde pas à se développer autour de chaque foyer mortifié ; elle liquéfie peu à peu les masses escarrotiques et les entraîne successivement sous forme de lambeaux spongieux, jaunâtres, à travers les orifices agrandis des cratères. L'état général du blessé se relève peu à peu, à moins de cachexie trop grande ou de suppuration trop abondante.

Après de longs jours, les foyers de l'anthrax apparaissent enfin nets : de gros bourgeons charnus rosés s'élèvent de ses anfractuosités multiples ; mais le délabrement parait immense, irréparable ; là, détruite, ici, rongée, plus loin, réduite à de simples lambeaux flottants, la peau ne semble jamais devoir s'étendre à nouveau sur l'énorme plaie. Il n'en est rien cependant. Mais la *cicatrice,* durant les premiers temps est loin d'être gracieuse : tour à tour gauffrée, couturée, déprimée, elle a un aspect grimaçant et une coloration longtemps violacée. Les choses s'atténuent avec le temps ; néanmoins un anthrax, quelque peu étendu, laisse toujours derrière lui des stigmates aussi indélébiles que faciles à identifier.

Marche. — Ce travail d'élimination et de réparation demande souvent des mois, surtout quand le chirurgien n'intervient pas ou intervient trop tard. Chez les débilités, les diathésiques, la longue et abondante suppuration, qui en résulte, peut activer les dégénérescences viscérales et finalement causer la mort. Ou bien, le travail réparateur s'arrête et laisse un ulcère rebelle.

Variétés. — Il y a deux variétés d'anthrax importantes à distinguer : l'anthrax *superficiel* et l'anthrax *profond*. On les décrit d'habitude sous les noms de forme *circonscrite* et de forme *diffuse*. Cette dernière dénomination laisse penser que la gravité d'un anthrax est fonction de son étendue ; or, elle l'est surtout de son siège. Il y a des petits anthrax fort malins, et de grands anthrax fort bénins. L'anthrax de la face par exemple, qui est généralement petit, au point que plusieurs auteurs n'y voient qu'un gros furoncle, est parfois très grave ; en effet, grâce à la densité, à la solidarité des parties molles et à l'absence d'aponévroses, le furoncle et l'anthrax sont presque d'emblée profonds et partant diffusibles vers la veine faciale.

L'*anthrax superficiel* est le véritable « paquet de furoncles » de Follin. Son siège est presque exclusivement folliculaire, c'est-à-dire dermique ; la périfolliculite n'existe qu'entre les différents appareils pilo-sébacés ; elle ne gagne que peu ou pas du côté de la profondeur. On s'en aperçoit bien, en saisissant la masse à pleine main : elle se meut avec la peau sur les plans sous-jacents. Cette limitation, en coupe verticale, fait la bénignité de cette forme. Les furoncles composants évolueront comme tels ; seule, la durée sera un peu plus longue, car ils n'arrivent pas tous en même temps à maturité, c'est-à-dire à suppuration.

Dans l'*anthrax profond* la périfolliculite gagne ou même dépasse le tissu cellulaire sous-cutané. La portion saillante de l'anthrax peut être à la rigueur fort petite, comme, par exemple, à la face. Mais, en saisissant la tumeur à pleines mains, on sent une base large, empâtée, immobile.

Cette invasion du tissu conjonctif hypodermique se fait sur un rayon énorme : l'infection est en effet arrivée sur « la grande route des inflammations » (TRÉLAT) ; ne rencontrant plus d'obstacles naturels, elle ne s'arrête que quand elle est épuisée. C'est ainsi qu'on voit des anthrax de la nuque occuper et même dépasser la largeur du cou, et ceux du dos, atteindre jusqu'aux épines de l'omoplate. Inutile d'insister alors sur la gravité des symptômes généraux, qui sont en proportion de l'intensité de pareilles infections.

Ce n'est pas toujours le cas cependant ; et l'anthrax *diabétique* a de ce fait une physionomie spéciale. Il évolue d'une façon insidieuse ; la réaction douloureuse ou fébrile est peu prononcée. Cette indolence relative ne diminue pas sa gravité, plutôt le contraire, car le malade ne vient alors que tardivement réclamer des soins. La glycosurie augmente généralement avec l'apparition de l'anthrax ; elle diminue ou même disparaît (temporairement) avec lui. Disons enfin que son évolution peut être entrecoupée par des complications locales ou générales, gangrène et coma, ou aboutir à des fistules.

On pourrait décrire comme une variété, l'*anthrax ligneux* (L. Labbé), caractérisé par une induration spéciale, une sorte d'infiltration lardacée : cette forme serait extrêmement maligne.

Complications. — La plaie anfractueuse, que laisse l'anthrax est peut-être plus sujette que d'autres à engendrer des *lymphangites*, des *érysipèles*, et même une *septicémie* mortelle.

Dans tout anthrax il y a de la gangrène. Mais, quand le sphacèle dépasse les limites primitives de l'infection, l'anthrax est dit *gangréneux*.

La peau, le tissu cellulaire, les muscles se mortifient au loin. L'escarrification détruit les barrières le plus ordinairement respectées : aponévroses et ligaments. P. Broca, Ch. Monod ont vu ainsi la colonne vertébrale et les méninges mises à nu ; Schlieter cite un cas de destruction de la paroi abdominale avec issue d'une anse intestinale.

Ces accidents gangréneux sont fréquents dans le diabète (Marchal de Calvi).

L'anthrax *phlegmoneux* se caractérise par l'étendue de la suppuration du tissu cellulaire sous-cutané. Parfois même, ces abcès ne communiquent pas directement avec le foyer de l'anthrax, bien qu'ils soient dans son voisinage immédiat.

Ils servent de transition aux *suppurations éloignées métastatiques*, qui peuvent apparaître un peu partout, et que Trélat compare aux accidents semblables du décours des pyrexies graves. Verneuil [1], Michel [2], Thiéry et Beretta [3] ont publié des exemples de suppurations étendues et multiples des parties molles ; il s'y joignit une *pleurésie* dans l'observation de Thiéry et Beretta. Ricard [4] a observé un *abcès du foie* ; Berger [5], de l'ostéomyélite, etc... Partout on retrouve le staphylocoque, sauf dans le cas de Michel. Le rein peut être atteint de *néphrite*, comme dans toute maladie infectieuse.

Les centres nerveux ne sont pas épargnés. L'encéphale est lésé sans doute indirectement, grâce aux phlébites, mais la *myélite* observée par Fortin [6], paraît bien de nature toxique ou microbienne.

En somme, il peut y avoir dans l'anthrax, *staphylococcoémie*, comme dans la furonculose.

Nous ne reviendrons pas sur la *phlébite*. A elle doivent être sans doute attribués les accidents encéphaliques ou les troubles mentaux observés par Reilly [7], Pulavsky [8], car il s'agissait d'anthrax de la face. C'est de toutes les complications la plus grave ; mais elle n'est pas fatale [9].

Diagnostic. — Les petits anthrax peuvent être aussi con-

[1] Verneuil. Des abcès profonds et lointains, consécutifs à l'anthrax. *Ac. des Sc.*, 9 janvier 1888.

[2] Michel. Anthrax de la nuque, phlegmon périnéphrétique consécutif. *Union méd. du Nord-Est*, 1890, p. 353.

[3] Thiéry et Beretta. Métastase purulente consécutive à l'anthrax ; abcès lombaire et pleurésie. *Congrès de Chir.*, 3 avril 1891.

[4] Ricard. Abcès du foie consécutif à un anthrax de la face. *Ac. de méd.*, 16 oct. 1894.

[5] P. Berger. Abcès central de la diaphyse, consécutif à une ostéomyélite chronique d'emblée, développée chez un adulte à la suite d'un anthrax. *Acad. de méd.*, 5 août 1890.

[6] Fortin. Anthrax : myélite infectieuse consécutive. Névrite. Arthrite coxo-fémorale suppurée secondaire. *Normandie méd.*, 15 nov. 1890, n° 22, p. 369.

[7] Reilly. A remarquable case of coma following carbuncle. *Lancet*, 23 avril 1887.

[8] Pulavski. *Internat. klin. Rundschau*, 1890, n° 41.

[9] Arnozan et Laude. *J. de méd. de Bordeaux*, 21 avril 1889.

fondus avec la *pustule maligne*. Mais la clinique permet déjà la distinction, qui repose sur les mêmes signes que pour le furoncle.

Un diagnostic, qu'on néglige souvent dans la pratique, c'est celui des *variétés*, et en particulier des variétés superficielles ou profondes. Un signe bien simple permet de les séparer : l'anthrax superficiel est mobile sur les plans profonds, l'anthrax profond ne l'est pas.

La confusion du *furoncle* et de l'anthrax serait une erreur de forme, les deux lésions ayant même nature. En tout cas, la distinction est facile : le furoncle n'a qu'un sommet, qu'un cratère, qu'un bourbillon ; l'anthrax en a plusieurs. Aux lèvres, cependant, le furoncle peut s'ouvrir à la fois du côté de la peau et du côté de la muqueuse : il suffit d'être prévenu, car alors on cherchera du côté de la peau seulement, pour se rendre compte, si les lésions ont le caractère des foyers simples ou multiples.

Pronostic. — Il est facile d'établir une échelle de gravité de l'anthrax. Le moins grave est le superficiel : il peut guérir spontanément et facilement. Puis vient l'anthrax profond ; même en dehors de complications diathésiques, il est menaçant par les accidents suppuratifs, gangréneux ou phlébitiques. Mais, sur un bon terrain, la guérison est encore la règle. Avec les diathèses, albumine, diabète, etc., avec les anthrax de la face, *a fortiori* avec les phlébites, ou autres complications, le pronostic va s'aggravant et plus d'une fois s'observe la terminaison fatale.

Traitement. — Le traitement local peut être *abortif*. Les moyens employés sont ici les mêmes que pour le furoncle ; réfrigérants (Hebra), pulvérisations phéniquées (Verneuil), pâtes antiseptiques (D. Mollière), onctions mercurielles (Roth), injections interstitielles antiseptiques, vésicatoire (J. Guérin [1]). Tous ces moyens ne sont de mise que pendant la première période

---

[1] J. Guérin. Note sur un nouveau mode de traitement abortif de l'anthrax. *Acad. de méd.*, 12 sept. 1876, p. 896.

de l'anthrax : dès que le pus est formé, il serait dangereux de compter sur les cas exceptionnels de résorption.

Le traitement *curatif*, c'est le débridement. Mais sa valeur a été et est encore discutée, comme en témoignage des discussions prolongées à l'Académie de médecine (1866, 1888), et à la Société de chirurgie (1865, 1881).

Et d'abord l'intervention chirurgicale est-elle contre-indiquée? Les anthrax indolents, petits, développés chez des diathésiques, devraient être respectés. Nos devanciers, on le sait, redoutaient beaucoup la thérapeutique sanglante : GOSSELIN, A. DESPRÈS lui imputaient la pyohémie et la phlébite. Cette crainte perçait encore dans le plaidoyer de VERNEUIL en faveur des pulvérisations, par lesquelles il comptait se passer de l'instrument tranchant. Et RECLUS, en 1888, écrivait : « On a tout avantage à une sage abstention, car la nature est plus avare que notre thermocautère ; elle détruit moins de peau et la cicatrisation de la perte de substance en est par conséquent plus rapide [1]. »

A notre point de vue, il y a des anthrax qu'il *faut* opérer et d'autres qu'on *peut* opérer.

Il faut opérer, et opérer *de bonne heure* les anthrax profonds. L'incision n'a que des avantages. Elle est d'abord le meilleur analgésique ; des nuits d'insomnie valent bien une minute douloureuse. Elle arrête, sinon l'évolution, du moins l'extension du mal. Elle assure la plus prompte guérison.

L'anthrax profond est éminemment diffusible ; or, le débridement arrête sa diffusion ; mais, il faut pour cela, de *toute nécessité*, que les débridements intéressent *tous les tissus malades, et au delà de leurs limites*.

Dans les anthrax superficiels la même conduite est la meilleure, mais, elle n'est pas de nécessité urgente. C'est pour ne pas faire toujours cette distinction clinique capitale, que l'on conclut d'une variété à l'autre. L'anthrax superficiel n'étant, règle générale, qu'une agglomération de furoncles, on comprend, que toutes les méthodes soient bonnes et que plus d'une ait pu se

[1] P. RECLUS. *Cliniques chirurgicales de l'Hôtel-Dieu*, Paris, 1888.

vanter d'effets jugulants, qu'elles n'auraient certainement pas eues avec les variétés profondes.

Les *procédés de débridement* varient presque avec chaque chirurgien[1].

Le bistouri fut l'instrument de Dupuytren, Boyer, S. Cooper, Richerand, Lallemand. Le premier vulgarisa l'incision cruciale ou rayonnante : Lallemand préconisa l'incision circulaire ; puis, les désastres du bistouri amenèrent la discission sous-cutanée (J. Guérin, Gosselin, A. Guérin). Hodges, au xviie siècle, vantait déjà les effets du fer rouge ; Valette fit revivre cette méthode et la baptisa de « spécifique » de l'anthrax. Polaillon a remplacé la cautérisation ignée par les caustiques chimiques, sous forme de flèches de pâte de Canquoin. Mais le regain de faveur, qu'a donné l'antisepsie aux méthodes sanglantes, a conduit au curage (Le Fort) et à l'extirpation des anthrax (Gensoul[2], P. Broca, Labbé, Riedel)[3].

Voici donc à notre disposition cinq méthodes principales : le fer, le feu, les caustiques, l'évidement, l'extirpation. Les deux premières sont simplement libératrices ou modificatrices, les dernières sont quelque peu destructives.

L'*extirpation* ne nous paraît pas présenter de bien grands avantages : elle fait du traitement de l'anthrax un acte opératoire compliqué. On y gagne une cicatrice plus régulière, mais il n'est pas bien sûr que la réunion *per primam* soit obtenue et le but esthétique est alors manqué. On se flatte, il est vrai, d'enlever en bloc le foyer infectieux. Mais, un résultat analogue peut s'obtenir plus simplement. Labbé[4] n'admet l'extirpation que dans les anthrax ligneux, où les tissus lardacés ne laissent que peu ou pas sortir les liquides purulents et les lambeaux sphacélés.

La méthode de M. Polaillon consiste à implanter dans la tumeur des *flèches caustiques* : elle lui a donné d'excellents résul-

[1] Voyez M. Beaudouin, *Sem. méd.*, 24 déc. 1892, n° 65, p. CCLVIII.

[2] Cité par D. Mollière, *Loc. cit.*

[3] Riedel. Die Extirpation des Karbunkels. *Deut. med. Woch.*, 1891, n° 27, p. 845.

[4] L. Labbé. *Soc. de Chir.*, 6 avril 1881. Discussion sur l'anthrax.

tats et nous la croyons trés bonne. Malheureusement, elle est d'une techique un peu embarrassante, à côté de la simplicité et de la célérité des méthodes suivantes.

Entre le *bistouri* et le *fer rouge* les avis sont partagés. Nous ne parlons que de l'incision franche et à ciel ouvert ; car la méthode sous-cutanée de J. GUÉRIN et GOSSELIN, continuée par MARC SÉE [1], ne répond plus aux conditions actuelles de la chirurgie. Le bistouri a un avantage : il ouvre bien l'anthrax, saigne l'inflammation, fait une plaie nette, peu destructive ; mais il ouvre aux germes les vaisseaux et engendre ainsi des *fièvres septiques d'inoculation* (DE BOVIS) [2]. IGNATIEVF va jusqu'à le rendre responsable des métastases. Le fer rouge évite mieux ces accidents, mais il coagule en quelque sorte la surface de section, et les produits infectieux ne s'écoulent librement qu'avec la chute des escarres ; de plus, son action s'étend quelquefois trop loin et provoque des mortifications, qui viennent s'ajouter à celles de l'anthrax lui-même.

Il nous semble donc que la balance est à peu près égale entre le bistouri et le thermocautère. L'un est plus expéditif, l'autre est peut-être plus sûr. D'ailleurs, bien des chirurgiens associent les deux.

Le bistouri et le thermocautère s'emploient suivant les mêmes principes : commencer par fendre crucialement l'anthrax sur toute la longueur de ses diamètres et toute la hauteur de sa profondeur, en dépassant les limites du mal (un travers de doigt, surtout s'il s'agit de la variété profonde. Dans les gros anthrax, les deux branches de la croix ont leurs extrémités bien éloignées ; aussi quelques incisions rayonnantes peuvent très bien prendre place dans l'intervalle. Cependant, il ne faut pas exagérer leur nombre, par crainte de sphacéler la peau, encore moins recourir au débridement circulaire, comme LALLEMAND. On peut rem-

---

[1] MARC SÉE. Discussion sur le traitement de l'anthrax. *Ac. de méd.,* 31 janvier 1888, p. 147.

[2] R. DE BOVIS. De la marche de la température dans les phlegmons (fièvres d'inoculation et fièvres de résorption). *Gaz. des Hôp.,* 1895, n° 112, p. 1097.

placer avantageusement les incisions rayonnées par le « forage »
de l'anthrax : entre les branches de la croix, le couteau du
thermo est plongé verticalement, à plusieurs reprises, et crée
autant de débouchés nouveaux pour le pus, sans que la vitalité de
la peau et l'esthétique de la cicatrice ultérieure en soient beaucoup
compromises.

Plus l'anthrax sera malin et plus on s'en montrera prodigue.
Chez les diabétiques, on se contenterait de ces forages. On
reviendra aussi sur la tranche des sections principales et l'on
videra au fer rouge les loges apparentes. On lavera ensuite
avec de l'eau oxygénée (THIRIAR et COCHART [1]).

C'est déjà presque le *curage;* la seule différence est ici dans
l'instrument et une exécution plus méthodique. Les cratères sont
recherchés, ouverts, nettoyés à la curette tranchante. Ce procédé
a quelque avantage dans les anthrax ligneux, par exemple, où
l'expulsion des débris sphacélés et du pus ne se fait qu'avec
peine. Il pourrait être encore préconisé, s'il y avait des complications menaçantes. Néanmoins, nous n'avons pour lui que peu
d'enthousiasme : il nous paraît inférieur à l'extirpation, qui enlève tout, inférieur même aux débridements; car il transforme
l'anthrax en une vaste poche cruentée, toute prête à résorber les
produits septiques.

II. — HYDROSADÉNITE OU ABCÈS TUBÉREUX

L'hydrosadénite est l'infection des glandes sudoripares.

La description clinique remonte à VELPEAU, qui lui donna le
nom d'*abcès tubéreux;* mais, c'est VERNEUIL qui lui assigna sa
véritable place nosologique, sous le nom d'*hydrosadénite* [2].

Anatomie et physiologie pathologique. — Les glandes,
sudoripares sont en certaines régions (aisselle, marge de l'anus,
pli génito-crural, etc.) extraordinairement développées ; leur
conduit excréteur traverse toute l'épaisseur du derme et leurs

---

[1] Voy. COCHART. Traitement des pyodermies par l'eau oxygénée.
[2] VERNEUIL. *Arch. gén. de méd.,* 1854, IV, 1864, IV, 1865, V ;
Gaz. hebd., 1857, p. 555 ; 1888, p. 584.

culs-de-sac viennent s'épanouir en grappes exubérantes dans l'hypoderme (fig. 55). L'infection des derniers constitue de petites collections purulentes sous-dermiques, limitées, sans grande tendance à l'invasion des tissus voisins.

L'évolution du mal est donc généralement fort différente de celle du furoncle et de l'anthrax. Avec J.-L. Faure[1], on peut s'expliquer cette différence par le *siège* sous-dermique de l'infection ; la laxité du tissu conjonctif empêche l'étranglement et partant la nécrose des éléments anatomiques, comme dans l'appareil pilosébacé de la peau.

Étiologie. — L'hydrosadénite se rencontre, avons-nous dit, dans les *régions* riches en glandes sudoripares volumineuses : aisselle, surtout, mamelon, pourtour anal, pli génito ou inguino-crural, scrotum, etc.

L'*irritation physiologique* des organes sudoripares favorisera naturellement son apparition : elle se montrera donc chez les personnes, qui transpirent facilement, et dans la saison chaude. Les chaleurs caniculaires peuvent provoquer de vraies petites épidémies[2].

Il se peut, que, chez certains sujets, sous une *influence constitutionnelle* mal définie, la sueur ou les excreta cutanés aient des propriétés irritantes particulières; c'est ce qui pourrait expliquer la *répétition* de ces abcès tubéreux. Pour le sein des nourrices, on peut s'en prendre aussi à la salive du nourrisson.

Les facteurs prédisposants généraux n'ont certainement qu'une faible influence, comparée aux facteurs locaux : irritation, frottement, souillures de la région par le vêtement, les poussières, la sueur elle-même, qui, desséchée et mêlée à l'enduit sébacé de la peau, constitue un irritant et un milieu de culture de premier ordre.

Pour quels microbes? ceux de la suppuration, très vraisem-

---

[1] J.-L. Faure. *Traité de chirurgie clinique et opératoire* de Le Dentu et Delbet, t. I, p. 919.

[2] John Cabot. Some observations on suppurative hydradenitis. *N. Y. med. J.*, 1897, 6 nov., p. 635.

blablement ; car Verneuil et Clado [1] y ont rencontré le *staphylocoque*.

Symptômes. — L'abcès tubéreux, comme son nom l'indique, se caractérise par une petite *tumeur* rouge, dure, rapidement adhérente à la peau, sensible au toucher, *mobile* sur les plans sous-jacents. La *dimension* est celle d'un pois. Regardée de près, la tumeur est plutôt *hémisphérique* qu'acuminée ; son sommet laisse deviner quelques pertuis sudoripares, sans montrer aucune relation avec les poils ou le duvet de la région.

Cette petite nodosité entre souvent en *résolution*. Mais son évolution se poursuit généralement ; son centre se déprime, jaunit un peu et laisse transparaître une vésicule purulente, qui ne tarde pas à se rompre, en laissant échapper quelques gouttes de pus. Pendant ce temps, la zone inflammatoire péri-glandulaire s'est quelque peu élargie ; la petite tumeur hémisphérique du début s'est étalée, sans en arriver cependant à ces grosses plaques d'empâtement des furoncles multiples ou de l'anthrax.

L'*ulcération* est suivie d'une petite fistulette, qui se cicatrise, pas toujours très vite, surtout au pourtour anal ; un petit noyau induré et rougeâtre persiste encore dans le derme et l'hypoderme, plus ou moins longtemps ; puis tout disparaît.

Pour un temps seulement dans beaucoup de cas, le malade étant souvent un prédisposé ; la première hydrosadénite a infecté l'enduit sébacé-sudoral de son aisselle, de son pourtour anal, de ses plis génito-cruraux, et quelque temps après survient un nouvel abcès tubéreux, sinon plusieurs. Ces hydradénites à *répétitions* sont encore assez communes ; étant souvent multiples, elles sont plus ou moins *confluentes* et peuvent former alors une sorte de plaque inflammatoire, mamelonnée, dont l'importance ou la gravité devient parfois considérable, pour peu que les phénomènes de diffusion prennent une certaine acuité. C'est en pareils cas qu'on observerait des *symptômes généraux*, absents le reste du temps.

—————

[1] Verneuil et Clado. *Gaz. hebd.*, 1888, p. 584.

Le *diagnostic* différentiel d'avec le *furoncle* ou l'*anthrax* ressort assez clairement de la description de l'abcès tubéreux petite tumeur arrondie, sans poil, sans tendances envahissantes ou gangréneuses, dans le dernier cas ; tumeur accuminée, crétée d'un poil ou d'une croûtelle de sanie, accompagnée d'escarrification et de la production d'un bourbillon, dans le premier.

Au voisinage de l'anus, une petite *hémorroïde* enflammée rappelle beaucoup l'hydradénite : on hésitera parfois. Mais l'hémorroïde est violacée, muqueuse, tandis que l'hydrosadénite est simplement rouge et plutôt cutanée.

Les *gommes tuberculeuses*, si elles venaient à siéger aux lieux d'élection de l'hydradénite se reconnaîtraient à leur coloration violâtre, l'aspect tout à la fois lisse et gauffré de la peau, sans œdème de celle-ci, et à certaines complications générales ou locales, que ne présente pas l'hydradénite.

Le *pronostic* ne peut être sérieux que dans le cas de répétition, de diffusion ou de complication phlegmoneuse. Le meilleur *traitement* est l'incision du petit abcès, suivie d'applications antiseptiques. Il faut n'user qu'avec réserve des antiseptiques énergiques, tels que le sublimé, capables d'irriter la peau, déjà prédisposée à l'inflammation. Le poudrage ou les lavages à l'acide borique à 30 p. 100 seront les meilleurs modes de pansement consécutifs.

III. — BOUTON D'ORIENT

Définition. — On désigne sous le nom de bouton d'Orient une inflammation circonscrite et spécifique de la peau, ressemblant plus ou moins à un clou, et observée dans certains pays chauds.

Cette affection a une synonymie très riche, et qui s'explique par une certaine ubiquité, alors qu'on ignorait le lien rattachant les différentes formes locales observées par les voyageurs (RUSSEL, VOLNEY) ou les médecins. C'est ainsi qu'on l'appela : bouton d'Alep, clou de Gafsa, de Biskra, bouton de Dehli (Dehliboil), ulcère du Pendjab, etc., etc.

Historique. — Ces différents boutons et ulcères, depuis Alibert (1829), qui en donna le premier une observation à peu près complète, furent tout d'abord considérés comme autant d'affections indépendantes. A partir de Villemin (1854), on a fondu peu à peu ces différentes variétés les unes avec les autres. Les articles didactiques d'auteurs autorisés (BARALLIER [1], LE ROY DE MÉRICOURT [2]) ont consacré cette fusion, que des recherches bactériologiques, encore peu nombreuses, il est vrai, semblent justifier (DUCLAUX, HEYDENREICH, RIEHL, CHANTEMESSE).

Étiologie. — Le bouton d'Orient sévit en général dans les *contrées chaudes :* Algérie, Syrie, Égypte, Yémen, Perse, Turkestan (en partie), Indes anglaises. Mais il semble, que, dans chacun de ces territoires, il ait ses foyers d'élection, qui lui ont valu des appellations plus géographiques que médicales.

Les *saisons* ont une influence manifeste : le bouton sévit en Algérie, par exemple, de septembre à janvier.

Les *races* atteintes sont les races indigènes. Beaucoup de causes y contribuent : l'indigénat tout d'abord, et ensuite une hygiène et une propreté inférieures. Le nègre serait relativement épargné (CASTAING). Mais la race blanche paie souvent au bouton d'Orient une forte contribution : en Algérie, des médecins de l'armée ont vu jusqu'au tiers des effectifs atteint par le clou de Biskra (WEBER).

L'affection paraît *peu contagieuse*, mais elle est *inoculable* (MOTY [3], auto-inoculation expérimentale). C'est en raison de cette inoculabilité, qu'on l'observe surtout aux *régions découvertes du corps,* dont la barrière épithéliale est plus ou moins perpétuellement brisée par les piqûres d'insectes, les excoriations, les plaies, etc. L'*âge* et le *sexe* ne paraissent pas jouer un bien grand rôle.

Le bouton d'Orient a d'ordinaire un caractère *endémique*. Quand, sous une influence inconnue, cette endémicité vient à s'exagérer, à passer à l'*épidémicité*, il n'est pas rare de voir les

---

[1] BARALLIER. *Dict. de méd. et chir. prat.*, 1866, art. *Bouton d'Alep.*

[2] LE ROY DE MÉRICOURT. *Dict. encycl. des sc. méd.*, 1869, d°.

[3] *Soc. biol.*, 1893.

moindres plaies ou ulcérations (vésicatoire, vaccine, acné) dégénérer et prendre les caractères du bouton d'Orient (LAVERAN).

Anatomie pathologique et pathogénie. — Les documents
concernant ces deux ordres de question sont assez rares.

Au point de vue anatomique nous possédons, entre autres, les
observations de VIDAL, KELSCH, LAVERAN, RIEHL, CHANTEMESSE.
D'après VIDAL et CHANTEMESSE, l'affection est simplement caractérisée par l'épaississement des couches épithéliales et l'infiltration embryonnaire du derme, sans participation des éléments
glandulaires. Mais pour KELSCH, LAVERAN, RIEHL les glandes
seraient au contraire primitivement atteintes ; ce serait une
folliculite et une périfolliculite spécifique. D'après JOHANNA,
KUHN[1], les glandes sudoripares et les follicules pileux sont envahis par les leucocytes et détruits.

Quant à l'agent de cette inflammation spécifique, il semble
avoir été isolé par DUCLAUX[2], sous forme d'un diplocoque extrêmement petit, et qui aurait été retrouvé avec quelques variantes,
il est vrai, par WIDAL et CHANTEMESSE. Ce microcoque se rencontrerait dans le sang du voisinage de l'ulcère. PONCET (de Cluny)[3]
a trouvé en outre un bacille parfois assez long (6 à 7 μ). Les microbes, rencontrés par d'autres observateurs, le furent dans le
pus d'ulcérations, soumises à toutes les infections secondaires
possibles, ce qui rend problématique la spécificité des éléments
pathogènes signalés par eux.

L'*incubation* serait de deux à trois jours dans les inoculations
expérimentales : plusieurs semaines, dans les conditions habituelles. Cette contradiction est probablement le fait de notre
ignorance sur le moment, où se fait l'inoculation spontanée.

Symptômes. — A son *début*, le bouton d'Orient se montre

---

[1] JOHANNA KUHN. Ein Beitrag zur Kentniss der Histologie der ende-
mischen Beulen. *Arch. f. path. Anat.*, CL, Heft 2, 1897.

[2] DUCLAUX. Étude d'un microbe rencontré sur un malade atteint
de clou de Biskra. *Ann. de Dermat.*, 1884, p. 377.

[3] PONCET. *Soc. de Biol.*, 22 oct. 1887.

sous forme d'une *petite élevure conique, rouge*, embrochée d'un poil, et dont le volume varie d'une *tête d'épingle à une lentille*, suivant son degré de maturité. Cette papule, d'aspect plus ou moins acnéiforme, est prurigineuse. Elle peut persister telle quelle pendant plusieurs semaines et finir par se résorber peu à peu. Mais le plus souvent elle s'ulcère.

L'*ulcération* se produit lentement et d'une manière assez singulière. Le sommet de la papule commence par se recouvrir de quelques *squames*, dont les plus centrales offrent bientôt le caractère de *croûtelles* ; cette croûtelle est plus ou moins enchâssée dans l'épiderme et le derme, et la tuméfaction de l'aréole inflammatoire qui l'entoure. Si l'on vient à la soulever ou l'arracher, on trouve au-dessous, comme une sorte de *puits, creusé* dans le derme, et laissant suinter la sérosité purulente, qui reforme la croûte presque aussitôt qu'on l'arrache.

L'*évolution* de cette ulcération est extrêmement lente : elle dure de quatre à cinq mois. Pendant ce temps, après avoir gagné quelque peu en profondeur ou en largeur (pièce de 1 ou 2 francs), elle demeure stationnaire. Mais, ce n'est là, pour ainsi dire, qu'un coin du tableau : ce bouton demeure rarement isolé ; le même malade peut en présenter jusqu'à 40 ou 50, se développant soit simultanément ou à peu près, soit *en série*. Les boutons peuvent devenir *confluents* et *ulcéreux* (on pourrait presque dire phagédéniques) et l'on comprend les graves désordres, que vont engendrer ces ulcérations multiples, profondes, plus ou moins destructives, quand elles s'en prennent à des régions importantes au point de vue fonctionnel (plis articulaires, paupières), ou au point de vue esthétique.

Dans la *forme papillomateuse* ou villeuse, des bourgeons charnus se forment dans le fond de l'ulcère et viennent déborder le niveau de la peau avec plus ou moins d'exubérance.

La *terminaison* du bouton d'Orient, pour lente qu'elle soit à venir, n'en survient pas moins au bout de six à sept mois. Mais il reste une et le plus souvent des cicatrices assez profondes. Des complications graves ou même mortelles ont pu se greffer sur la suppuration.

Une première attaque ne confère qu'une *immunité relative*,

dont le *bouton neutre* d'Alep, sorte de bouton discret et à peu près solitaire, serait la traduction.

Diagnostic. — Dans les pays chauds, où le bouton d'Orient est endémique, le diagnostic se fait beaucoup par cette seule considération. De même, dans nos pays, les récits du malade pourront nous mettre sur la voie de cette affection exotique.

La marche de l'affection, c'est-à-dire, son extraordinaire lenteur, est en somme son caractère le plus typique : le reste du temps et, selon les périodes de son évolution, elle pourra simuler avec beaucoup de naturel l'acné, le furoncle, la gomme tuberculeuse ulcérée, la syphilis, etc. Ce n'est que par une analyse clinique approfondie, par l'échec des pansements les plus soigneux, l'action négative du traitement syphilitique, l'absence d'autres lésions tuberculeuses, qu'on pourra être mis sur la bonne voie.

Traitement. — Il semble que le traitement doive s'inspirer ici des principes généraux du traitement des dermatoses : faire tomber la croûte, empêcher sa reproduction et mettre l'ulcère et la région dans une atmosphère antiseptique. Ce but est réalisé pour le mieux par les pansements humides ou par les onctions vaselinées, associées ou non à des cataplasmes antiseptiques.

Il sera bon en outre de pratiquer, mais dans l'ulcère même, quelques petits attouchements irritants ou caustiques, destinés à stimuler le pouvoir réparateur des bourgeons charnus : teinture d'iode, acide nitrique (POLLAK), thermocautère (BOINET et DÉPERET).

En tout cas, le traitement spécifique, local ou interne, est encore à trouver. Jusqu'ici on ne peut guère appliquer que le traitement d'usage à l'égard de toute plaie atone et suppurante.

IV. — TUBERCULOSES CUTANÉES

Le bacille tuberculeux, en inoculant la peau, détermine des lésions d'aspect variable. Il faut chercher la raison de ces modalités anatomiques dans la qualité du bacille lui-même et dans celle des tissus qu'il infecte : elles obligent les auteurs à scinder la tuberculose cutanée en groupes et variétés assez nombreux.

1° PATHOLOGIE GÉNÉRALE DES TUBERCULOSES CUTANÉES

Étiologie. — L'invasion de la peau est *primitive* ou *secondaire*.

La *tuberculisation secondaire* de la peau est un fait assez banal : un sujet déjà phtisique verra une ulcération se développer, qui sera ou deviendra tuberculeuse. Et ce malade peut être atteint d'une forme quelconque de la bacillose viscérale, externe, locale ou générale.

Mais la tuberculose peut être latente ou ignorée ; ses manifestations ont alors un certain caractère de spontanéité ; les ulcérations du pourtour des orifices naturels, bouche, anus, vulve , sont souvent les premiers signes attirant l'attention, même du médecin, sur la diathèse du malade.

Dans d'autres circonstances, c'est un *foyer local*, qui sera le point de départ de la tuberculose cutanée : foyer osseux, ganglionnaire, articulaire, etc.

La *tuberculose primitive* peut se produire encore à la faveur d'un de ces microtraumas, plus ou moins inaperçus, mais qui altèrent à tout instant l'intégrité de nos épithéliums. Le type le plus parfait du groupe est ce qu'on appelle : la *tuberculose d'inoculation*. VERNEUIL et ses élèves en ont rassemblé nombre d'observations. On peut citer encore ceux de KARG, DEMME, MERKLEN, RAYMOND etc... [1]. L'exemple le plus typique est celui de TSCHERNING : Une infirmière se blesse au doigt avec les débris d'un crachoir de tuberculeux, qu'elle a brisé en le nettoyant : il s'ensuivit un petit tubercule cutané qu'on extirpe, puis une synovite tendineuse et des adénites épitrochléennes et axillaires.

---

[1] Voyez les thèses de A. TARDIVEL : Contribution à l'étude de la tuberculose d'origine cutanée, thèse de Paris, 1889-1890, n° 184, et PERROT : Contribution à l'étude des tuberculoses externes à foyers multiples de la seconde enfance, th. de Bordeaux, 1890-1891, n° 53.

Partout l'on rencontra le bacille. Un exemple non moins curieux est celui de von Dühring [1] : une jeune fille reçoit en legs les boucles d'oreille d'une amie, morte phtisique. Elle en fait usage et ses lobules deviennent le siège d'ulcérations rebelles, en même temps qu'apparaît de la bronchite : dans ses crachats on trouva des bacilles.

Pathogénie et Physiologie pathologiques. — Quand le bacille vient de l'*extérieur*, la pathogénie est relativement simple : il y a *tuberculose par inoculation*. Encore faut-il remarquer, que ce mode est relativement rare. D'aucuns l'ont même nié, au nom de l'expérimentation chez les animaux et chez l'homme. Mais il faut tenir compte de cas très positifs, ayant presque la valeur d'une expérience, comme celui de Czerny [2]. Si la peau est encore assez rarement infectée par la tuberculose, il faut en chercher sans doute la raison dans l'intensité extraordinaire de sa vie et l'abondance des moyens de défense qu'elle possède.

Quand il existe un *foyer bacillaire primitif*, la tuberculose se propage par des voies assez différentes. Tantôt ce sont les *excreta* du sujet (salive, matières fécales) [3], qui servent de véhicules aux germes et qui leur permettent de venir infecter le bord des lèvres ou la région anale. C'est la salive ou les ulcérations bucco-labiales de l'opérateur, qui sont cause des tuberculoses péniennes après la circoncision rituelle. Tantôt la tuberculisation est *hématogène ;* c'est peut-être le cas chez les phtisiques avancés. Mais le plus souvent, sans doute, elle est *lymphogène,* les voies lymphatiques étant, entre toutes, celles qu'affectionne le bacille [4]

[1] v. Dühring. Kasuistische Mittheilungen aus Dr Unna's Poliklinik. *Monatschr. f. prakt. Dermat.*, 1888, n° 22.

[2] L'inoculation fut le résultat d'une greffe de Thiersch au moyen de la peau recouvrant une tumeur blanche.

[3] Chez les sujets atteints de tuberculose intestinale, on trouve toujours des bacilles dans les selles ; on en trouve aussi quelquefois chez les tuberculeux pulmonaires (B.-P. Obrazovf, Vratch, 1898, n° 28, p. 825).

[4] Cfr. P. Mauclaire. Thèse de Paris, 1893, ch. i : *Rôle du système lymphatique dans l'infection tuberculeuse.*

Une fois fixé dans la peau, le bacille fait des tubercules. Mais les *caractères du tubercule* cutané varient beaucoup et ses variations sont, sans aucun doute, sous la dépendance de sa virulence ou de la résistance du terrain. Plusieurs cas se présentent.

Ou bien le tubercule a des tendances franchement caséifiantes ou destructives ; c'est l'*ulcération tuberculeuse*.

Ou bien il s'accompagne d'une fibro-formation active, pendant que le leucocyte plus vivace limite ses dégâts : c'est le *lupus*.

Ou bien les lésions se tiennent entre ces deux extrêmes : c'est la *tuberculose verruqueuse*.

Mais cette conception, toute de pathologie générale, ne saurait être aveuglément acceptée dans la pratique : telle forme nécrosante pourra demeurer un mal local et guérir, alors que telle forme, plus réservée d'apparence, pourra se compliquer. Tout cela dépend des conditions innombrables, minimes peut-être et partant inaperçus, qui viennent détruire tout à coup l'équilibre physiologique d'un individu et celui des forces de l'attaque et de la défense. La clinique d'ailleurs est faite tout entière de ces imprévus.

On a eu quelque tendance, sous l'influence des doctrines pasteuriennes, à penser qu'un foyer de tuberculose locale conférait l'immunité. La clinique s'élève malheureusement trop souvent contre cette opinion ; les formes les plus scrofuleuses, c'est-à-dire les plus atténuées, de la tuberculose, loin de verser une anti-toxine dans la circulation, semblent plutôt y verser une tuberculine [1].

Division. — Les groupes, que nous distinguons plus loin, n'ont souvent qu'une valeur schématique : on trouve souvent tous les types réunis, soit au même niveau, soit en des points différents du corps ; une malade de Rosenthal [2], par exemple, offrait du

[1] Voyez une observation de DEBOVE : Tuberculose cutanée. *Gaz. des hôp.*, 9 décembre 1890, n° 141, p. 1312, et la thèse de PÉGURIER, Lyon, 1891-1892.

[2] O. ROSENTHAL. Beitrag zur Haut-tuberkulose. *Arch. f. Dermat. u. Syph.*, XLIV, p. 154, 1897.

lupus à l'oreille, de la tuberculose verruqueuse à la main, des gourmes au cou et des ulcérations sur le tronc.

2° FORMES ANATOMIQUES ET CLINIQUES DE LA TUBERCULOSE CUTANÉE[1]

A. ULCÉRATION TUBERCULEUSE. — **Etiologie**. — D'après Vallas[2], l'ulcération tuberculeuse ne se rencontrerait que chez les phtisiques avérés ; ce n'est pas tout à fait exact.

Dans ce cas, c'est le tuberculeux qui s'infecte lui-même par un des processus, que nous avons indiqués plus haut. Ces auto-inoculations ont parfois un *siège* assez typique : pourtour du nez, des lèvres, de l'anus surtout, de la vulve, etc.

Dans un second groupe de faits, très communs d'ailleurs, la peau est infectée par l'ouverture d'une collection tuberculeuse purulente plus ou moins profonde : abcès ossifluents, ganglionnaires etc.

Enfin, les tuberculoses d'inoculations constituent le reste des cas.

Le siège est donc varié comme les causes, mais l'affection semble plus ou moins dominée par ce facteur défaut de résistance physiologique du sujet.

Nous passons sur les lésions *anatomiques*, qui se déduiront de ce que l'on sait du tubercule en général et des altérations macroscopiques, que nous allons décrire avec les symptômes.

Symptômes. — Le *stade initial* est une papule rouge, de la grosseur d'une lentille ou d'un pois, de coloration un peu violacée, sans réaction inflammatoire périphérique. Peu à peu, la papule jaunit vers le centre ; l'épiderme se dessèche, forme

[1] Nous laissons de côté les affections paratuberculeuses ; telles les tuberculides de Bœck (de Kristiana) et Darier. Ces acnés, folliculites, etc., tout en étant en relations intimes avec la tuberculose, ne sont peut-être pas bacillaires.

[2] VALLAS. Sur les ulcérations tuberculeuses de la peau. Th. de Lyon, 1887-1888, n° 367.

une croûte, qu'on arrache ou qui s'arrache, et une gouttelette de pus plus ou moins caséeux s'écoule, laissant derrière elle une ulcération.

L'*ulcération* s'accroît peu à peu ; elle s'unit parfois à des ulcérations voisines, ce qui donne à ses bords un contour un peu polycyclique. Les *bords* sont taillés à pic, minces ou à peine épaissis, d'un rouge un peu blafard ou violâtre, et se perdent plus ou moins tôt dans la peau saine environnante. Le *fond* est plat, ou bourgeonnant, recouvert d'une sérosité jaunâtre ou sanieuse, fluide et suintante ; en y regardant de près, à l'œil nu ou à la loupe, on peut y reconnaître de petites granulations demi-transparentes.

La *douleur* ne paraît exister que rarement, quand l'ulcération occupe, par exemple, le contour des orifices naturels.

L'*évolution* peut se faire vers la guérison spontanée ; mais, c'est rare, en raison de la nature spéciale du terrain. De nouvelles papules se disséminent dans la peau environnante, parfois au point de simuler une *tuberculose miliaire cutanée* ; mais cette forme miliaire peut se développer d'emblée et constituer une des nombreuses variétés de la tuberculose cutanée (KAPOSI)[1] ; elle peut guérir, mais elle se termine souvent aussi par la généralisation. C'est le sort le plus commun des tuberculeux ulcéreux ; l'infection progresse. Les ganglions afférents s'infectent. La tuberculose se manifeste dans d'autres organes, dans les viscères, et le sujet succombe aux progrès de la généralisation ou des désordres fonctionnels.

Le *diagnostic* est parfois épineux, notamment dans certaines régions : lèvres, anus, par exemple. Aux lèvres, les meilleurs cliniciens hésitent parfois entre l'épithélioma, la syphilis et la tuberculose ; à la verge, siège rare, on peut éprouver les mêmes embarras (GASTOU)[2]. L'épreuve du traitement spécifique permet d'éliminer la syphilis ; pour la tuberculose, on se fonderait sur

---

[1] M. KAPOSI. Ueber Miliärtuberkulose der Haut und der angrenzenden Schleimhaut. *Arch. f. Dermat. u. Syph.*, XLIII, 1898, p. 373.

[2] PAUL GASTOU. Tuberculose ulcéreuse chancriforme. *Presse med.*, 1897, n° 108, p. 195 (avec figures).

l'existence de commémoratifs tuberculeux, de lésions pulmonaires ou autres concomitantes, sur la multiplicité des ulcérations, sur la présence de petites granulations grises ou jaunes
dans le fond de l'ulcère. Mais ces signes peuvent manquer. A

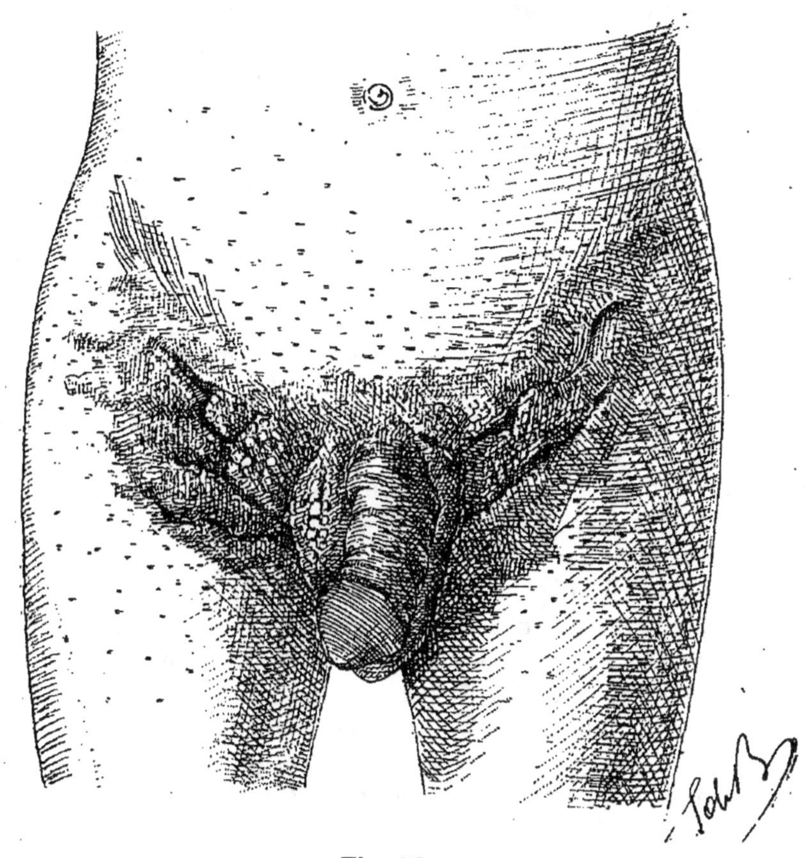

Fig. 56.

Adénite tuberculeuse inguinale double ; tuberculisation étendue
de la peau à type verruqueux (DE BOVIS).

l'anus, on pourrait croire à une fissure simple ou syphilitique,
mais, dans ce dernier cas, il y a des lésions secondaires
et, dans le premier cas, la lésion est unique, toute en surface, sans granulations dans le fond et exactement sphincté-
rienne.

16.

B. TUBERCULOSE VERRUQUEUSE. — RIEHL[1] et PALTAUF ont donné
ce nom à une forme de tuberculose un peu particulière et qui ne
semble pas très commune,

Cependant BECLÈRE[2] l'a rencontré encore assez souvent chez les
phtisiques et l'on pourrait en rapprocher la tuberculose papillo-
mato-crustacée de BRISSAUD[3]. Fabry la dit également commune
chez les mineurs (*Arch. f. Dermat. u. Syph.*, 1899, LI, 1).

Certains sujets, chez lesquels on l'a observée, manipulaient les
viandes et il est vraisemblable, qu'il s'agit ici d'une tuberculose
d'inoculation. Cette opinion s'appuie sur le *siège* habituel, aux
mains et aux doigts, de préférence à leur face dorsale (finesse
plus grande de la peau). BRUGGER[4] l'a observée au pied; le sujet,
il est vrai, marchait pieds nus. DE BOVIS l'a observée au pli de
l'aine (fig. 56).

Cliniquement, l'affection se caractérise par des plaques rougeâtres variant de quelques millimètres à 1, 2 ou 3 centimètres. Elles sont cernées par un liséré érythémateux peu saillant, dont la rougeur disparaît à la pression. Au fur et à mesure
qu'on se rapproche du centre, on trouve des saillies papuleuses
ou verruqueuses, entre lesquelles courent des sillons, ulcérés par
leur fond et laissant suinter un pus ichoreux. La *douleur* à la
pression serait vive.

Avec le temps, le derme perd ces caractères : les orifices glandulaires disparaissent, les poils, devenus friables, tombent ou
se laissent facilement arracher.

Quand la *guérison* survient, une cicatrice irrégulière, squameuse, d'aspect criblé et de coloration inégalement violacée, vient
occuper le siège initial de l'affection. On trouve souvent de ces

[1] RIEHL. Beiträge zur Kentniss der Haut-tuberculose. *Wien klin.
Woch.*, 2 août 1894.

[2] A. BECLÈRE. *Soc. méd, des hôp.*, 22 avril 1898.

[3] BRISSAUD. *Soc. méd. des hôp.*, 25 janvier 1889. C. ROBEFF en
rapporte aussi d'assez nombreuses observations. Tuberculose verruqueuse de la peau. Thèse de Bordeaux, 1895-1896, n° 105.

[4] O. BRUGGER. Ueber Tuberculosis verrucosa cutis. *Arch. f. path.
Anat. u. Phys.*, CXIX, 3, p. 524, 1890.

cicatrices tout autour des plaques verruqueuses encore en évolution.

Mais cette guérison est lente à se produire : l'affection *dure*

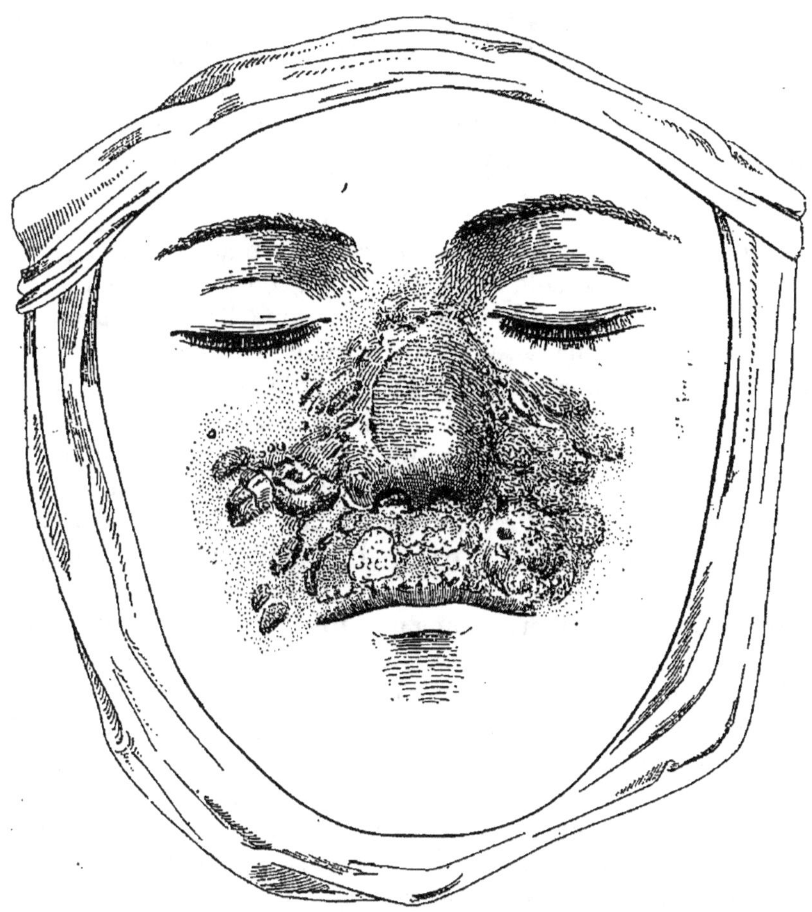

Fig. 57.
Lupus de la face.

des mois ou des années. Heureusement qu'elle n'a que peu de tendance à perdre les caractères d'une maladie locale.

Le *diagnostic* est difficile : rien ne la distingue à l'œil nu d'un papillome inflammatoire. Une biopsie pourrait peut-être trancher la question ; mais cet examen a été souvent négatif dans des cas très authentiques, au moins cliniquement, de tuberculose cutanée : il se surajoute en effet à la lésion initiale tuberculeuse des altérations secondaires inflammatoires.

Avant de passer à la forme suivante, nous ferons remarquer que Leredde et Haury[1] rattachent à la tuberculose l'*angiokératome* de Mibelli : ils l'ont rencontré en tout cas chez un sujet très manifestement tuberculeux. Ce serait à rapprocher du tubercule anatomique à tendances kératinisantes, contracté par Brown-Séquard[2].

C. Tubercule anatomique. — On réserve en général une mention à part au tubercule anatomique, qui semble tenir le milieu entre les deux formes précédentes. Comme l'ulcération ou la tuberculose verruqueuse, il débute par une papule et celle-ci peut s'ulcérer. Le processus n'a donc rien de spécial. La marche seule est en général différente.

On désigne donc, sous le nom de tubercule anatomique, les lésions cutanées circonscrites, développées presque uniquement au niveau des doigts, et reconnaissant pour cause une inoculation bacillaire, grâce, le plus souvent, aux manipulations des pièces anatomiques ou pathologiques.

Il s'observe, en général, dans un milieu assez restreint et très spécial : anatomistes, étudiants, garçons d'amphithéâtre, de salles d'autopsie, etc. Cependant cette modalité serait assez commune chez les enfants, qui, dans leurs jeux, s'inoculeraient les mains et les doigts avec les matières bacillifères diverses, qui peuvent se rencontrer à la surface du sol (Comby)[3].

Dans les amphithéâtres de dissection, le tubercule anatomique est rare. Les « sujets » sont morts depuis longtemps et l'adage « morte la beste, morte le venin » est parfaitement exact. De plus, les cadavres subissent des préparations diverses, bien faites

---

[1] Leredde et Haury. *Soc. fr. de dermat. et Syph.*, 13 avril 1899.

[2] Brown-Séquard. *Soc. de biol.*, 1884.

[3] J. Comby. Tuberculose cutanée verruqueuse chez les enfants. *Arch. de méd. des enfants*, 1898, n° 12, p. 706. Il faudrait peut-être rapprocher encore de ces tuberculoses « tuberculeuses », la tuberculose *acnéiforme* (Balzer. *Soc. dermat. et syph.*, 9 février 1899).

pour atténuer la virulence de leurs hôtes parasites. Dans les autopsies, avec des sujets frais, le danger est plus grand ; c'est d'ailleurs à leur suite, qu'ont été observés la plupart des accidents dus aux *piqûres anatomiques* et qui sont le plus souvent de simples lymphangites.

Mais tous les tubercules anatomiques ne sont pas tuberculeux, comme POLLOSSON, entre autres, semble l'avoir établi.

La piqûre, éraflure, ou coupure, ayant ouvert la porte au bacille, est parfois guérie depuis plusieurs jours, quand apparaît à son niveau un petit *nodule cutané*, qui rougit peu à peu et devient légèrement douloureux ; les papilles de la peau sont hypertrophiées, et, entre elles, se voient des sillons quelquefois fissurés et légèrement suintants.

Dans d'autres circonstances, le tubercule suppure franchement et il reste une petite *ulcération*.

Le tubercule anatomique peut donc présenter un mode de début et des *formes évolutives* variables : être précoce ou tardif, sec ou suppuré. Mais il constitue en général une lésion *bénigne* et *locale*.

Ce n'est pas cependant une règle absolue[1] : la tuberculose peut gagner les voies lymphatiques, provoquer des adénites, envahir les viscères. En plaidant naguère la cause du personnel subalterne des amphithéâtres parisiens, P. POIRIER a montré de nouveau, combien est grande parmi eux la mortalité par tuberculose et il attribuait ce fait aux manipulations professionnelles. Il existe certainement chez eux bien d'autres causes débilitantes, mais si le terrain est prêt, une chose certaine, c'est que la matière à inoculation ne fait pas défaut.

Le *diagnostic* du tubercule se fait par le commémoratif et par la profession. Mais il est difficile, pour ne pas dire impossible, d'affirmer la nature tuberculeuse, en l'absence d'examen microscopique ou d'épreuve expérimentale.

Traitement. — Il faut tenir grand compte, dans le choix des

[1] Voy. une des dernières discussions de la *Soc. de Dermat. et Syph.* 9 mars 1899 : phtisie aiguë, obs. de HALLOPEAU; phtisie au contraire très lente, obs. de BESNIER.

moyens, de l'état du sujet. Or nous venons de voir que les lésions tuberculeuses de la peau peuvent se rencontrer chez des sujets, sains, douteux ou phtisiques indiscutables. Chez les derniers, la tuberculose cutanée, quelle que soit sa forme, sera plus ou moins respectée : on sait en effet, que les tuberculeux viscéraux un peu avancés supportent mal des opérations, d'ailleurs assez inutiles pour eux. Il faudra se contenter de *pansements*, de petites cautérisations légères. L'iodoforme, la pointe fine du thermocautère, les attouchements à la teinture d'iode, au chlorure de zinc ou leurs succédanés (car il faut savoir varier, à cause de la durée) seront à la base du traitement externe. Si l'ulcération est douloureuse, ce qui n'est pas rare, s'adresser à la cocaïne, à l'orthoforme.

Avec un bon état général et des lésions qui s'y prêtent, on pourra tenter l'extirpation suivie d'une suture : celle-ci tiendra ou ne tiendra pas, mais le caractère superficiel des lésions autorise la tentative à tout hasard. Aux extrémités, et pour le tubercule anatomique en particulier, une bonne *pointe de feu* et même plusieurs sont souveraines, très expéditives et pas plus douloureuses que le bistouri, bien au contraire.

Atteint d'un tubercule anatomique, rebelle, de l'annulaire, Woltersdorf[1] a eu l'idée de s'appliquer la méthode de Bier (stase veineuse artificielle) par le moyen d'un anneau, qu'il garda en dépit du gonflement du doigt... Il en fut récompensé par la guérison, au bout de quatre mois. Le fait ne plaide pas beaucoup en faveur de la rapidité de la méthode !

A propos du lupus, nous indiquerons quelques autres procédés dont on pourrait également tirer parti.

D. Lupus tuberculeux. — **Pathogénie**. — Depuis Bazin, et grâce à lui, les cliniciens avaient accumulé les documents en faveur de la nature tuberculeuse du lupus (Besnier[2], Re-

---

[1] G. Woltersdorf (de Greifswald), Heilung lokaler Hauttuberculose. *Deut. med. Woch.*, 8 oct. 1896, p. 668.

[2] E. Besnier. Le lupus et son traitement. *Ann. de Dermat. et syph.*, 1880, p. 686 ; 1883, p. 377.

NOUARD[1], LELOIR, etc.). La démonstration était indirecte mais très
probante : nombre de lupeux, pourvu qu'on les suive assez longtemps, deviennent phtisiques ; d'autre part, il est assez commun de voir la peau, qui entoure les fistules, en rapport avec
des lésions tuberculeuses profondes, prendre le caractère des
lésions lupeuses.

Il ne manquait donc que la sanction du microscope ou de la
bactériologie. C'est en 1882, que SCHUCHARDT et KRAUSE, puis
CORNIL et LELOIR [2] démontrèrent, dans les coupes histologiques,
la présence du bacille. Les mêmes auteurs et d'autres encore
(H. MARTIN, BENSON) firent avec succès des inoculations de
matières lupiques. Mais le virus tuberculeux est, en l'espèce, un
virus très atténué, demandant des procédés et des terrains d'inoculation un peu spéciaux [3]. ARLOING en fit le virus scrofuleux et
l'attribut de cette dyscrasie, plus ou moins ballottée d'un chapitre de pathologie à l'autre, la scrofule.

Nous avons déjà remarqué plus haut que la peau est vraisemblablement peu favorable à l'évolution du bacille de KOCH. Le
lupus, avec ses caractères de tuberculose atténuée, en est une
nouvelle preuve. Le tubercule élémentaire y prend même une
forme assez spéciale, celle du nodule de FRIEDLÆNDER ; la zone
des cellules embryonnaires est traversée par un grand nombre
de fines trabécules conjonctives, qui ressemblent au réticule du
tissu lymphoïde, quand on vient à expulser par le brossage les
cellules, qui encombrent ses mailles. Ce nodule n'a que peu de
tendance à la caséification.

Remarquons, avant de clore ce paragraphe, que parmi les
formes de lupus, il en est une, « le lupus érythémateux », qui
est contestable en tant que tuberculose. VIDAL, BROCK, KYDE,
SCHWIMMER le récusent.

Étiologie. — Le lupus vulgaire se rencontre surtout dans

[1] RENOUARD. Du lupus et de ses rapports avec la scrofule. Th. de
Paris, 1883-1884, n° 204.

[2] CORNIL et LELOIR Arch. de physiol., 1884, p. 325.

[3] Voy. LELOIR. Congrès pour l'étude de la tuberculose, 1891,
30 juillet.

l'*enfance* et la *jeunesse* ; le maximun de fréquence est de un à trente ans. Les *femmes* y sont plus exposées que les hommes.

On le considère comme une tuberculose d'inoculation, précisément à cause de son *siège* sur les parties découvertes du corps : mains, visage[1]. E. Besnier a décrit le lupus vaccinal dû à l'emploi d'une lymphe contaminée et Bayet[2], celui qui fait suite aux interventions sur les foyers tuberculeux. De nos jours, en ce qui concerne le lupus naso-facial, on semble admettre surtout et d'abord l'inoculation des *muqueuses.*

Anatomie pathologique. — Le *nodule lupeux*, lésion élémentaire du lupus, est un véritable follicule tuberculeux : il est formé par un réticulum délicat, dont les mailles sont remplies de cellules arrondies à noyaux distincts et de noyaux libres : on y rencontre aussi des cellules géantes. En somme, il ne diffère du follicule de Charcot que par la présence de ce réticulum conjonctif, pénétré par les cellules embryonnaires ou épithélioïdes, et qui rappelle la trame des glandes lymphatiques, quand on vient à les soumettre au brossage.

Il faut considérer ce nodule (dit de Friedlænder) comme l'expression d'une tendance sclérosante. Au point de vue anatomique, le lupus est donc bien différent des formes caséeuses, si communes partout ailleurs : c'est déjà une tuberculose atténuée. Cette atténuation se rencontre encore plus manifeste dans les variétés étudiées par Leloir[3], sous le nom de formes scléreuses, myxomateuses, colloïdes, etc. Partout, on a la plus grande peine à retrouver des bacilles et, si l'on veut reproduire ces tuberculoses par l'inoculation, on n'y arrive qu'avec peine et, en tout cas, il faut s'adresser aux réactifs expérimentaux les plus sensibles (cobaye, par exemple).

[1] Cfr. Hallopeau et Wickham (*Congrès pour l'étude de la tub.*, 28 juillet 1888). Morsure de cheval et lupus consécutif du menton, chez un maréchal ferrant.

[2] A. Bayet. Du lupus secondaire aux interventions chirurgicales sur des foyers tuberculeux. *Ann. de la Soc. belge de chir.*, 1895, p. 122.

[3] H. Leloir. *Soc. de biol.*, nov. 1882 ; *France méd.*, 1888, II, n° 91, p. 1097 ; *Ann. de Dermat. et Syph.*, 1888, n° 10.

Le lupus occupe généralement la peau de la face : c'est du moins son *siège* apparent, car d'après l'opinion de Meisser, Schulze, Hollander, Jadassohn[1], Bender[2], il a probablement pour point de départ très fréquent les muqueuses : sur 380 cas, le dernier a trouvé 173 fois les muqueuses simultanément envahies et, dans 6 cas, il n'y avait pas trace de lupus cutané.

Symptômes et variétés. — 1° *Lupus tuberculeux ou lupus proprement dit.* — La lésion élémentaire du lupus est une *petite tumeur* variant du *volume* d'une tête d'épingle à celui d'un pois, suivant son âge, et faisant corps avec le derme. Sa *couleur* est au début simplement rouge, mais les particules tuberculeuses caséifiées, qu'elle contient, lui communiquent une coloration quelque peu vitreuse (lupus *colloïde* de Leloir), oranger ou sucre d'orge, en même temps qu'elle devient translucide. L'épiderme présente à sa surface un aspect grenu, un peu chagriné, ou bien un léger furfur, qui prépare la voie à une nécrose superficielle et à une *petite croûtelle*. Cette élevure est *molle au toucher* et se laisse facilement entamer à la curette. Leloir[3] appelle *gélatineux* un lupus caractérisé par de la transparence, une grande mollesse, quelquefois de petits kystes et de fines arborisations vasculaires.

Ce nodule lupique peut rester *solitaire* et la peau environnante, demeurer saine ; mais on en rencontre, la plupart du temps, un semis plus ou moins dense progressant vers les parties voisines. Quelques tubercules centraux subissent pendant ce temps une évolution sclérosante, en sorte qu'il se forme une *plaque* d'étendue variable, *rouge, violacée, marbrée* de taches plus pâles, de nature cicatricielle, et parsemée, surtout vers la périphérie, par des nodules encore en évolution. Tel est le lupus *disséminé non ulcéreux;*

---

[1] Jadassohn. Réunion générale des méd. Suisses, in *Sem. méd.*, 1898, n° 34, p. 279.

[2] Bender. Ueber Lupus der Schleimhaute. *Vierteljahresschr. f. Dermat. u. Syph.*, 1888, Heft. 6.

[3] H. Leloir. Sur la nature des variétés atypiques du lupus vulgaire. *France méd.*, 1888, II, n° 91, p. 1097.

il est dit *agminé,* quand les tubercules se pressent les uns contre les autres à de courts intervalles. Selon que les tubercules sont plus ou moins saillants, on a le lupus-*plan* et le lupus *élevé.* Dans ce dernier cas, ils peuvent offrir une certaine exubérance et mériter le nom de lupus *hypertrophique* (BAZIN) ou *éléphantiasique.* Si les vaisseaux cutanés sont très développés, on pourrait songer à l'acné rosée tuberculeuse, voire même à la lèpre.

Le *lupus ulcéreux* serait l'apanage des sujets fortement lymphatiques. C'est en somme une forme grave du lupus : les ulcérations débutent par des nodules ; elles sont plus ou moins étendues ou profondes, recouvertes de croûtes noirâtres. Quand leur marche est extensive, le lupus est dit *serpigineux.* Il est *térébrant* quand l'évolution ulcéreuse se fait surtout en profondeur.

De l'ulcération peuvent partir des végétations fongueuses plus ou moins exubérantes : d'où les variétés de lupus *papillomateux, fongueux, végétant.*

Ces lupus ulcéreux peuvent entraîner, surtout dans les formes *térébrantes,* des troubles graves et surtout des altérations esthétiques profondes, si l'on réfléchit que le siège de prédilection du lupus est à la face : les ailes du nez (fig. 57) les paupières peuvent être rongées, détruites, des cicatrices profondes tiraillent les commissures, tous désordres rappelant ceux que laissent derrière elles les brûlures étendues.

Les *complications* sont celles de toute plaie ulcéreuse. Mais quelques-unes méritent une mention particulière.

Tel est l'*érysipèle;* ses manifestations locales (bourrelet, œdème et rougeur de la peau) ne sont pas très nettes ; mais les symptômes généraux n'en existent pas moins. Depuis longtemps, on a remarqué la vertu curative de certains de ces érysipèles (ALIBERT, BAZIN, VERNEUIL, etc.) VASSILIEVF[1] en rapportait récemment un cas pour un lupus absolument rebelle à toute thérapeutique. La variole produisit une guérison temporaire dans une observation de BERNHARDT [2].

[1] E. VASSILIEVF. Lupus guéri par un érysipèle intercurrent. *Meditzinskoïé Obozriéié,* XLVIII, 3, 1895.

[2] BERNHARDT, *Gazeta lekarska,* 3 et 10, juin 1900.

L'érysipèle, la lymphangite donnent ainsi lieu à des *adénites*, qui pourront devenir spécifiques à leur tour. Cette lymphangite peut être d'emblée tuberculeuse au niveau des membres, où ce mode d'extension et le lupus, d'après JORDAN[1], seraient plus communs qu'on ne le croit.

Enfin, l'*épithélioma* est une dégénérescence encore assez commune des vieux lupus : ce n'est qu'un cas particulier de la dégénérescence maligne des ulcères ou cicatrices ; il s'agit presque toujours de sujets âgés.

Le *diagnostic* du lupus est ordinairement facile. Mais il peut présenter aussi des difficultés considérables. Les petites *gommes syphilitiques* ont une coloration rouge, jambonnée, et sont opaques, alors que les tubercules lupiques sont généralement transparents et un peu jaunâtres. La syphilis, ulcérée ou non, prend volontiers le type cyclique, que l'on ne retrouve que très imparfaitement dans le lupus. L'ulcération syphilitique, avec ses bords circinés, à pic, non décollés, son fond bourbillonneux, diffère assez notablement de l'ulcération lupeuse. Enfin le lupus atteint les sujets jeunes, tandis que le tertiarisme est l'apanage des sujets plus âgés. Il est vrai, qu'avec FOURNIER, il faut tenir compte de certains lupus syphilitiques héréditaires, qu'on ne peut guère reconnaître que par les anamnestiques ou la présence de stigmates syphilitiques.

La confusion avec l'*épithélioma* ulcéré est rarement possible. Ce n'est guère que chez les sujets âgés, qu'on retrouve de ces « ulcus rodens » plus ou moins circonscrits, capables d'en imposer pour un lupus ulcéreux. Mais l'âge permet déjà d'incliner vers l'épithélioma. Ce qui n'empêche pas, que le diagnostic peut demeurer incertain, même pour les spécialistes.

2° *Lupus érythémateux.* — Nous ne ferons guère que citer le lupus érythémateux, qui n'a d'intérêt que pour le dermatologiste, et qui n'est pas une forme absolument authentique de tuberculose. Beaucoup de raisons, surtout cliniques, tendent à le

[1] JORDAN. Lupus des mains et lymphangite tuberculeuse. *Congrès allemand de chir.*, in *Sem. méd* 1897, n° 20, p. 157.

faire au moins considérer comme une lésion para-tuberculeuse[1]. On le rencontrerait de préférence chez la femme ; les ailes du nez constituent son siège de prédilection (fig. 57). Mais il n'est guère de point du corps, où il n'ait été signalé (?).

L'infiltration embryonnaire du derme se localise surtout au voisinage des glandes sébacées.

Cliniquement, on trouve une plaque rouge, plus ou moins cicatricielle par place et vers son centre ; elle est recouverte par des squames épithéliales fines, dont plusieurs cerclent l'orifice agrandi des glandes cutanées. Dans la *forme acnéique*, ces squames constituent un revêtement plus ou moins épais, pénétrant dans les orifices des glandes sébacées et masquant la surface rouge du lupus.

Pronostic. — Le lupus est une affection sérieuse à bien des égards. D'abord c'est une tuberculose : et si bénigne ou localisée qu'elle reste en général, elle est une menace permanente pour le sujet qui en est porteur. De plus, c'est une affection défigurante, car elle occupe d'ordinaire la face et y produit un effet rien moins qu'esthétique, sans parler de l'action délabrante du lupus ulcéreux. Enfin, elle est extrêmement lente à guérir et oblige à une thérapeutique soutenue et fastidieuse.

Traitement. — Nous nous bornerons à une simple mention pour le *traitement général* ou *médicamenteux,* qui est celui de toute tuberculose.

Remarquons en passant, que Byron Bramwell[2], Metzlar[3], ont essayé ici le traitement thyroïdien : 0,25 à 0,50 centigrammes d'extrait sec de glande thyroïde. Cette méthode appliquée à 8 lupiques, a eu parfois un succès immédiat complet.

Le *traitement local topique* est légion, depuis les onctions les

---

[1] Voir Leredde. Les Tuberculides. *Sem. méd.,* 1800, n° 1, p. 1.

[2] Byron Bramwell. Two cases of lupus treated by thyroïd extract. *Brit. med. Jour.,* 14 avril 1894, p. 786.

[3] C. Metzlar. Schildkliertherapie bij lupus vulgaris. *Nederl. Tijdschr. v. Geneesk,* 7 nov. 1896, II, p. 745.

plus anciennes jusqu'à l'emplâtre plus récent d'UNNA [1] (créosote et acide salicylique).

Nous ne nous étendrons pas outre mesure sur ces topiques. Ils peuvent améliorer, voire même guérir; mais il n'y a guère là que des procédés d'attente. Citons au hasard la pommade picriquée à 10 ou 5 p. 100 (SPANNOCHI), les pansements à la poudre de permanganate de potasse (KAKZANOWSKY) [2], puis l'iodoforme, l'ichtyol, l'oxyde de zinc, le Vigo. Disons enfin que là où tout avait échoué, KLANS HANSSEN [3], après GERHARDT, a obtenu une guérison par la simple application permanente de la glace et JACQUET [4], par de simples pansements à l'eau bouillie.

Les *injections interstitielles antiseptiques* sont assez employées, mais avec des résultats variables; NIÉMTCHENKOVF [5] vante cependant, comme ayant une valeur radicale, les injections d'acide phénique à 5 p. 100 : elles doivent être faites à la périphérie et non à l'intérieur des lésions.

Le traitement antisyphilitique, sous forme d'*injections interstitielles* musculaires de calomel, avait déjà réussi à FOURNIER; CHARMEIL [6] et ASSELSBERG [7] les ont employées récemment de nouveau; le premier y joint l'iodure de potassium à l'intérieur. Tous deux ont obtenu de grandes améliorations et même des guérisons; d'après ASSELSBERG, les formes tuberculo-ulcéreuses sont celles, qui en tirent le plus de profit. Un élève de FOUR-

---

[1] Cfr. L.-H. BERNARD. Traitement du lupus tuberculeux. Th. de Bordeaux, 1895-1896, n° 22.

[2] In *Presse méd.*, 1899, n° 5, p. 33 (annexes).

[3] KLANS HANSSEN. Lupus mit Eis beheilt, in *Centralbl f. Chir.*, 1889, n° 36, p. 641.

[4] JACQUET. *Soc. méd. des hôp.*, 15 juillet 1898.

[5] V. A. NIÉMTCHENKOVF. Traitement radical des phlegmons, lupus, etc. Vratch, 1900, n° 22, p. 669.

[6] CHARMEIL. Du traitement du lupus, etc. *Echo méd. du Nord*, 1898, juillet, p. 328.

[7] ASSELSBERG. Action des injections de calomel dans le lupus, etc. *Ann. de dermat. et syph.*, IX, 1898, p. 10.

NIER, PAVIE [1], est moins enthousiaste et considère la méthode comme un procédé exceptionnel.

Les injections de la nouvelle tuberculine de Koch (tub. R) ne paraissent pas avoir beaucoup satisfait les expérimentateurs (ADRIAN [2], WELSCH [3]).

Les *scarifications*, inventées par BALMANNKO SQUIRE, préconisées par VIDAL, sont depuis longtemps considérées comme une méthode de choix. Elles sont encore très employées et donnent des résultats souvent avantageux : arrêt dans l'évolution de certaines formes ulcéreuses ou serpigineuses et minimum de cicatrices. Mais, on a observé, en cours de traitement, des tuberculoses généralisées, qu'AUBERT (de Lyon) et E. BESNIER ont attribué à l'inoculation des tissus sains par le scarificateur ; il nous semble, avec BROCQ [4], qu'il y a là quelque exagération.

On accorde cependant la préférence à l'ignipuncture répétée, portant sur les tubercules de la surface lupeuse, et assez profonde pour les détruire le plus complètement possible.

HOLLANDER emploie, dans un but analogue, l'air chaud et ses résultats paraissent excellents. La méthode consiste à faire arriver sur les plaques lupeuses un courant d'air, d'une température de 300°, grâce au passage à travers un tube porté au rouge. La brûlure peut être graduée depuis la simple hyperémie jusqu'à l'eschare [5].

Nous devons attirer enfin l'attention sur la *photothérapie* de M. R. FINSEN ; les résultats annoncés par l'auteur et contrôlés par plusieurs des visiteurs de l'institut photothérapique de Copenhague, semblent montrer qu'il y a là une méthode

---

[1] M. PAVIE. De l'action curative des injections intra-musculaires de calomel, etc. Thèse de Paris, 1897-1898, n° 64.

[2] C. ADRIAN. *Arch. f. Dermat. und. Syph.* Bd. XLV, Heft. 1.

[3] L. WELSCH. *Ibid.* Bd. XLIV, p. 359 (Festschrift).

[4] L. BROCQ. Indications des méthodes chirurgicales dans le lupus. *Presse méd.*, 1897, n° 66, p. 81.

[5] HOLLANDER. Ueber die Heissluftcauterisation, etc. *Deut. med. Woch.*, 1897, n° 43, p. 688 et *Berl. klin. Woch.*, 1899, n° 24, 521 (présentation de malades et photographies).

sérieuse et efficace. Le principe de la méthode est de faire agir sur les tissus morbides les rayons chimiques du spectre, doués comme on sait (DUCLAUX, ARLOING, BUCHNER) d'une grande activité microbicide. Mais, il importe que les tissus, soumis au traitement, soient rendus aussi exsangues que possible, l'hémoglobine absorbant les rayons chimiques ; on y parvient en comprimant les parties par des disques de verre. Sur 59 lupiques, 23 sont actuellement guéris et bien guéris, et 30 sont encore en traitement, mais semblent pour la plupart devoir suivre l'exemple donné par les premiers [1]. Les *rayons de Röntgen*, utilisés pour d'autres tuberculeuses, ont exercé une action également favorable sur des lupus vulgaires et érythémateux, traités par SCHIFF [2] ; mais il faut manier ce nouvel agent thérapeutique avec prudence, si l'on ne veut pas s'exposer à des nécroses étendues (JADASSOHN, KÜMMELL) [3].

D'après KÜMMEL, l'action des rayons X seraient de même nature que celle produite par la lumière, concentrée dans la méthode de FINSEN. HOLLANDER les a cependant expérimentés sans succès. SCHÖNBERG, R. HAHN et J. HIMMEL ont obtenu des guérisons ; mais après 20, 30, 50 et même 80 séances, il y a des récidives [4].

Le *traitement chirurgical radical* a commencé avec VOLKMANN, qui porta ses curettes sur les lésions du lupus. Mais, ces simples raclages laissent des plaies lentes à guérir. On a donc cherché mieux, en combinant l'*abrasion* ou l'*extirpation avec l'autoplastie*. LANG (de Vienne) a été le grand vulgarisateur de cette méthode, suivie depuis par POPPER, FABRY, CRAMER, URBAN, BRUNS, STIEDA, HELFERICH, HEIDENHAIN, etc. En France, dermato-

---

[1] Cfr. H.-R. FINSEN. *La photothérapie*, Paris, 1899.
J. BAUG. Die Finsen'sche Lichtherapie. *Monatsch. f. prakt. Dermat.*, XXVII, 1, 1899. — O.-B. PETERSEN. Même sujet, *Vratch*, 1889, n°s 46 et 47.

[2] E. SCHIFF. *Soc. impér. roy. des méd, de Vienne*, in *Sem. méd.*, 1898, n° 57, p. 304.

[3] KÜMMEL. *Congrès allemand de chir.*, 16 avril 1898.

[4] ALBERS SCHÖNBERG et R. HAHN *Münch. med. Woch.*, 1900, n°s 9-11.
— J. HIMMEL. *Arch. f. Dermat. u. Syph.*, 1899, L, 3

logistes et chirurgiens ont été et sont encore beaucoup plus
réservés. En 1890, Schwartz présentait à la Société de Chirurgie une autoplastie italienne pour lupus. En 1897, E. Nélaton
est venu, devant la Société de Dermatologie et Syphiligraphie,
plaider la cause du traitement chirurgical du lupus, et Brocq
s'en est déclaré partisan.

La méthode consiste à enlever aussi largement que possible
les tissus infectés, puis à réparer la perte de substance par une
autoplastie. Au début, celle-ci s'effectuait à la Thiersch; mais les
petits lambeaux de Thiersch se recroquevillent et donnent lieu
dans leurs interstices à des formations chéloïdiennes (Buschke)[1].
Le mieux est donc d'utiliser soit de très grands lambeaux
dermo-épidermiques, comme faisait Ollier, et comme le conseille Schultze[2], de façon à recouvrir du premier coup la surface cruentée, ou encore de recourir à la méthode italienne
modifiée, qui a fourni au professeur Berger, dans plusieurs cas,
de si remarquables succès.

Dans les formes assez communes, où le lupus occupe à la fois
la peau et la muqueuse du nez, Schultze fend le nez sur la ligne
médiane, fixe les ailes à un petit appareil prothétique à res-
sorts, pour les empêcher de se recroqueviller, puis il abrase,
cautérise, extirpe les productions lupiques intra-nasales. Quand
ces dernières sont guéries, le nez est suturé et l'on passe aux
lésions cutanées.

Tel est le traitement chirurgical moderne du lupus, en faveur
duquel plaidaient récemment Lang, Hebra, Gersuny[3], Urban[4],
Ch. Nélaton[5]. Les formes les plus favorables sont naturelle-

---

[1] A. Buschke. Die operative Behandlung des Lupus. *Berl. klin.
Woch.*, 1898, n° 47, p. 1039.

[2] F. Schultze. Behandlung des Gesichts-lupus vermittelst der radi-
calen Extirpation und Transplantation nach Thiersch. *Wien. klin.
Rundschau.*, 1898, n° 37, p. 589.

[3] In *Sem. méd.*, 1897, n° 40, p. 78.

[4] Urban. Aerztlicher Verein in Hamburg, 15 mars 1898, in *Berl.
klin. Woch.*, 1898, n° 31, p. 696.

[5] Ch. Nélaton. *Soc. dermat. et syph.*, 8 juin 1899.

ment celles où les muqueuses et les orifices naturels sont intacts. Dans le cas contraire, les difficultés ne sont pas cependant insurmontables.

Quant aux résultats éloignés, voici ceux de LANG [1] ; sur 49 malades opérés, 35 ont pu être suivis : parmi ceux-ci, 27 sont définitivement guéris. Chez les autres survinrent des récidives en un laps de temps variant de six mois à cinq ans et neuf mois.

Citons l'observation intéressante de SEELIGMANN [2], qui vit disparaître un lupus de la face après extirpation de lésions annexielles tuberculeuses.

E. GOMMES TUBERCULEUSES CUTANÉES. — La gomme tuberculeuse est une inflammation spécifique du derme et de l'hypo-derme, caractérisée par une tendance à la caséification rapide, d'où la formation de véritables cavernes cutanées. Besnier [3] en a donné une soigneuse description.

Elle peut se rencontrer à tout *âge*, mais affecte de préférence l'enfance et l'adolescence. La forme sous-cutanée se rencontrerait un peu plus fréquemment dans la première que dans la seconde. Elle est un des stigmates les plus communs de la *tuberculose*, *siège* de préférence à la face et au cou (BESNIER).

Elle *débute* par une petite *infiltration* dermique ou sous-dermi-que, recouverte par une *peau rouge un peu livide*. Elle s'accroît en surface, s'étalant sous ou dans le derme, mais proémine également un peu. Des nodosités secondaires se développent à son pourtour et fusionnent avec la masse principale. Ces petits foyers tuberculeux, se caséifiant peu à peu, le doigt éprouve au *palper* une sensation inégale, bosselée, qui se traduit quelque-fois, à la vue, par un *aspect gauffré* de la plaque d'infiltra-tion.

[1] E. LANG. Die Resultate der operativen Lupusbehandlung. *Wien. klin. Rundschau,* 1898, n° 13.

[2] L. SEELIGMANN. Ueber einen Fall von Spontanheilung eines ausged-ehnten Lupus faciei, etc. *Centralbl. f. Gynäk.,* 1899, n° 4, p. 110.

[3] BESNIER. *Dictionnaire encyclopédique des sciences médicales.* Articles *Dermatoses.*

17.

Après un temps variable, la gomme s'ulcère et se vide par *un ou plusieurs pertuis*. On trouve alors tous les caractères habituels de l'ulcération tuberculeuse ; les bords amincis, violacés, irrégulièrement circinés, recouvrent une ulcération souvent profonde, ayant décollé le derme et poussant de côté ou d'autre des culs-de-sac anfractueux. Le pus caséeux du début fait place à une sérosité louche, qui se dessèche plus ou moins, et forme des croûtes jaunes, pâles, masquant plus ou moins, des bourgeons charnus, plats ou exubérants, suivant le cas, mais pâles eux-mêmes et sans grande tendance cicatrisante. Entre les divers *orifices fistuleux*, la peau est violacée comme sur les bords ; les ulcérations la rongent peu à peu et les petites cavernes du début peuvent alors faire place à une caverne unique de grande dimension.

Dans quelques cas, cette ulcération peut prendre un certain caractère de phagédénisme et détruire la peau sur une vaste étendue et assez rapidement ; mais, en dehors de ces faits rares, ou des poussées inflammatoires subaiguës, causées par la malpropreté, une maladie intercurrente, le froid, etc., l'*évolution est lente*. La guérison, plus ou moins spontanée survient au bout de quelques mois, mais le mal laisse sa signature dans une cicatrice irrégulière, bridée, trouée et longtemps violacée.

Le *diagnostic* est généralement aisé, le sujet présentant d'ordinaire le masque ou d'autres attributs de la tuberculose. Mais, il faut songer à la possibilité d'une confusion avec la *syphilis*. Dans les cas douteux, il n'y a aucun inconvénient à recourir au traitement spécifique, dont pourront bénéficier d'ailleurs les formes bâtardes du « scrofulate de vérole ». Le diagnostic le plus difficile est celui de l'*actinomycose*, celle-ci simule toutes les lésions tuberculeuses. L'examen du pus, qui contient des grains jaunes parfois visibles à l'œil nu, est le seul moyen de faire le diagnostic.

Il ne faut pas non plus poser à la légère le diagnostic de gomme tuberculeuse. A la face, en particulier, bien de ces soi-disant gommes ne sont que des *adénites géniennes* (A. Poncet). On reconnaîtra ses dernières à leur siège spécial : région buccinatrice, sous-mentale, préauriculaire, mastoïdienne, etc.

Le *traitement* général doit avoir le pas sur le traitement chirurgical. C'est le plus important et il suffit, avec un peu de patience, des pansements convenables et des injections interstitielles (iodoforme, naphtol, etc.), à donner la guérison surtout chez les enfants. Le traitement chirurgical, sous forme d'un petit curettage ou d'une extirpation complète des tissus morbides, permettrait d'obtenir un bon résultat d'emblée. Mais il faut savoir qu'il échoue parfois et que l'on voit sa cicatrice se désunir et suppurer.

V. — PAPILLOMES

Les papillomes sont de petites tumeurs inflammatoires, caractérisées par une hypertrophie simple des différents éléments du derme.

La nature infectieuse des papillomes semble devoir être admise de nos jours sans conteste; ce qui n'empêche pas ces lésions de constituer un lieu de transition remarquable entre les processus inflammatoires et néoplasiques [1].

On doit les envisager comme un mode particulier de réaction de la peau ou des muqueuses, sous l'action de certaines influences, d'ailleurs très variables [2]. Verrues, crêtes-de-coq, condylomes, végétations syphilitiques, tuberculose verruqueuse, ne sont guère que des papillomes au point de vue histologique. Une origine spécifique, la forme, le siège viennent parfois les différencier.

Nous ne retiendrons naturellement que les modalités afférentes à la peau, celles que nous n'avons pas encore décrites, ou qui ne rentrent pas dans les cadres de la dermatologie ou de la pathologie régionale. Le type le plus net, qui nous reste à décrire, est ainsi la verrue vulgaire.

[1] Comme dans le cas de DURET; volumineux fibropapillome du derme plantaire (*Congrès de chir.*, 24 oct. 1896).

[2] L. DERVILLE et GUERMONPREZ. Papillome des raffineurs de pétrole. *Ann. de Dermat. et Syph.*, mai 1890.

Verrues. — On nomme verrues des excroissances insensibles, dures, sèches, hémisphériques, et ne dépassant le niveau de la peau que de quelques millimètres.

Étiologie. — Elles atteignent surtout les *enfants* et les *jeunes gens du sexe masculin*. Leur *siège* de prédilection est à la main et aux doigts (face dorsale); on les rencontre ensuite à la face, au cou[1]. Ailleurs, elles peuvent exister encore, mais deviennent rares.

Elles sont *contagieuses*. Cette contagion s'observe d'abord sur le sujet, qui en est porteur et qui s'inocule souvent lui-même[2], mais elles sont également transmissibles d'un sujet à un autre. MAJOCCI, CORNIL et BABÈS ont décrit le *bacterium porri*, qui est vraisemblablement le facteur causal et contagieux.

Au point de vue *anatomique*, la verrue se caractérise par l'hypertrophie simultanée du derme et de l'épiderme, dont aucun élément ne dévie de son type normal. Les papilles se montrent extraordinairement longues et grosses.

Symptômes. — La verrue est donc une petite *tumeur hémisphérique* : l'épiderme qui la recouvre est sec, résistant, fendillé, crevassé et noirâtre. Cette coloration n'est guère le fait que de l'encrassement des multiples saillies, résultant de l'hypertrophie papillaire. Il est facile de se convaincre, en abrasant la verrue, que les papilles sont en fort relief au-dessus du niveau cutané. Quand la saillie verruqueuse est large, étalée, que l'épiderme est fortement fendillé et crevassé, on a le *poireau*. Les verrues sont *insensibles* : il ne survient de douleur, que si on arrache des fragments des villosités épidermiques ou si l'on vient à blesser le derme sous-jacent.

La verrue *disparaît souvent spontanément*, sans laisser de cicatrice, même quand elle a présenté une très riche et très multiple

[1] DELMAS. De la verrue vulgaire. Thèse de Bordeaux, 1897-1898, n° 116.

[2] O. LANZ vient de démontrer à nouveau et sur lui-même cette inoculabilité. *Deut. med. Woch.*, 1899, n° 20, p. 313 (Experimentelle Untersuchungen über die Gschwülstentwickelung).

floraison sur les mains, les doigts, la face du sujet. Dans le jeune âge, elles ne sont exposées à aucune dégénérescence spéciale ou grave ; mais chez les sujets âgés elles peuvent servir d'amorce à l'épithéliome. Le *pronostic* est donc bénin : l'esthétique seule en souffre un peu. Cependant quand elles sont nombreuses ou confluentes, elles peuvent occasionner quelque gêne.

Traitement. — Les remèdes populaires ne manquent pas ! citons entre autres le suc laiteux du figuier et celui de l'euphorbe des vallons.

Les verrues possèdent aussi un traitement interne : COLRAT vante les effets de la magnésie[1]. On pourrait essayer aussi la liqueur de FOWLER.

Mais le traitement externe paraît suffire dans la majorité des cas. Le plus simple est la cautérisation à l'acide nitrique, chromique ou salicylique, comme pour les cors au pied : ces caustiques, pour énergiques qu'ils soient, n'ont pas toujours une action instantanée : un de nos amis mit près de six mois à faire disparaître une verrue par l'acide azotique. La pointe fine du thermocautère pourrait être appelée à l'aide. BRAULT et HERVOUET[2] ont remarqué, qu'il suffit parfois de faire disparaître la verrure la plus ancienne, pour voir les autres disparaître spontanément. BROCQ conseille le traitement suivant : savonnage avec du savon mou additionné de 1/20 d'acide salicylique, puis application du collodion suivant :

Acide salicylique et ac. lactique. .	ãã 1 gr.	
Alcool à 90°.	1	
Éther à 62°	2,50	
Collodion élastique	5,50	

ou : { sublimé.	0,20 à 0,50 centigr.
collodion élastique. . . .	10 gr.

Quant à l'instrument tranchant et à la suture de la région

---

[1] COLRAT. *Soc. des Sc. méd. de Lyon,* in *Lyon méd.,* 1886, LIII, p. 45.

[2] HERVOUET. *Gaz. méd. de Nantes,* 16 juin 1900.

excisée, c'est une bien grosse méthode pour un bien petit mal.
En tout cas, on ne saurait la recommander à la face, si petite
que dût être la cicatrice ; car la verrue disparaît sans en laisser,
avec le traitement par les topiques[1].

[1] Signalons simplement les infections syphilitiques de la peau
que nous n'avons pas cru devoir placer ici dans ce chapitre sur les
infections cutanées.

CHAPITRE III

TUMEURS CUTANÉES

Elles sont assez fréquentes étant donné le contact nécessaire de la peau avec les éléments contagieux du dehors.

I. — VERRUES SÉNILES (CRASES DES VIEILLARDS)

Nous devons dire quelques mots de ces productions, en raison de leurs relations avec l'épithélioma.

Sur la peau des vieillards, principalement à la face (joues, tempes, sillons naso-jugaux, nez, etc...), on voit de petites taches, variant de l'étendue d'une lentille à une pièce de un franc ou deux, rarement plus ; ces taches sont jaune brunâtre ou brun noirâtre, et ont reçu pour cette raison le nom de « crasses des vieillards ». Leur surface est finement grenue, un peu croûteuse, ou bien presque lisse, mais toujours d'aspect un peu gras. Leur consistance est celle d'une croûte vulgaire. On peut les détacher avec l'ongle et, au-dessous, le derme apparaît avec des papilles hypertrophiées, que cette avulsion fait souvent saigner.

Le seul autre signe à noter est quelquefois un léger prurit, qui amène le malade à irriter et excorier lui-même ces « crasses », qui peuvent ainsi, la chose est bien connue, se transformer en épithélioma.

D'après BARTHÉLEMY [1], ces verrues sont constituées par une hypertrophie papillaire : la croûte est formée d'écailles épiderm iques et d'un peu de matière sébacée. On peut donc ranger ces verrues parmi les papillomes.

Le *pronostic* serait indifférent, sans la possibilité de la trans-

---

[1] BARTHÉLEMY. Des verrues séborrhéiques ou verrues plates de la vieillesse. *Ann. de Dermat. et Syph.*, 1881, p. 535.

formation épithéliale ou mélanique : ce sont les « crasses » ainsi transformées, qui constituent sans doute le *lentigo malin* de J. HUTCHINSON et W. DUBREUILH [1].

Le *traitement* consiste simplement en une propreté méticuleuse. Il est peut-être prudent de ne pas aller au delà, pour ne pas irriter inutilement ses productions et amener ce que l'on cherche à éviter : la transformation épithéliale.

Mais au moindre doute, à la moindre extension ou induration du papillome, il sera bon de l'extirper au bistouri.

II. — CORNES CUTANÉES

On désigne sous le nom de cornes des productions analogues aux ongles et aux cornes, par leur aspect et leur structure, mais capables de se développer dans les diverses régions du tégument externe.

Les cornes peuvent se montrer sous deux formes : généralisées ou plus ou moins solitaires.

1° CORNES GÉNÉRALISÉES. — Elles sont vraisemblablement le résultat d'une dystrophie cutanée. INGRASSIAS, FABRICE de HILDEN, SAINT-GEORGE ASH, ALIBERT nous en ont transmis de siècle en siècle quelques exemples extraordinaires. Rappelons que le mal était héréditaire et familial dans le cas des frères Lambert, les « hommes-porc-épic », observés par ALIBERT.

La rareté et l'ancienneté de ces cas de généralisation ne permet pas de se prononcer sur la thérapeuthique.

2° CORNES SOLITAIRES OU A ÉRUPTION DISCRÈTE. — *Étiologie.* — Leur *siège* de prédilection est à la face et au crâne dans 60 p. 100 des cas (IASTREBOVF) [2], mais on peut les renconter un peu partout : elles respectent cependant assez généralement les faces plantaire et palmaire du pied ou de la main. Les *muqueuses*

---

[1] W. DUBREUILH. Lentigo malin des vieillards. *Soc. fr. dermat. et Syph.*, 2 août 1894.

[2] IASTREBOVF. *Liétopiss rousskoï Kirouxgii*, 1895, p. 911.

elles-mêmes peuvent offrir des cornes ; aux organes génitaux
des deux sexes, elles ne sont pas une rareté : elles sont d'ailleurs
presque aussi souvent cutanées que muqueuses.

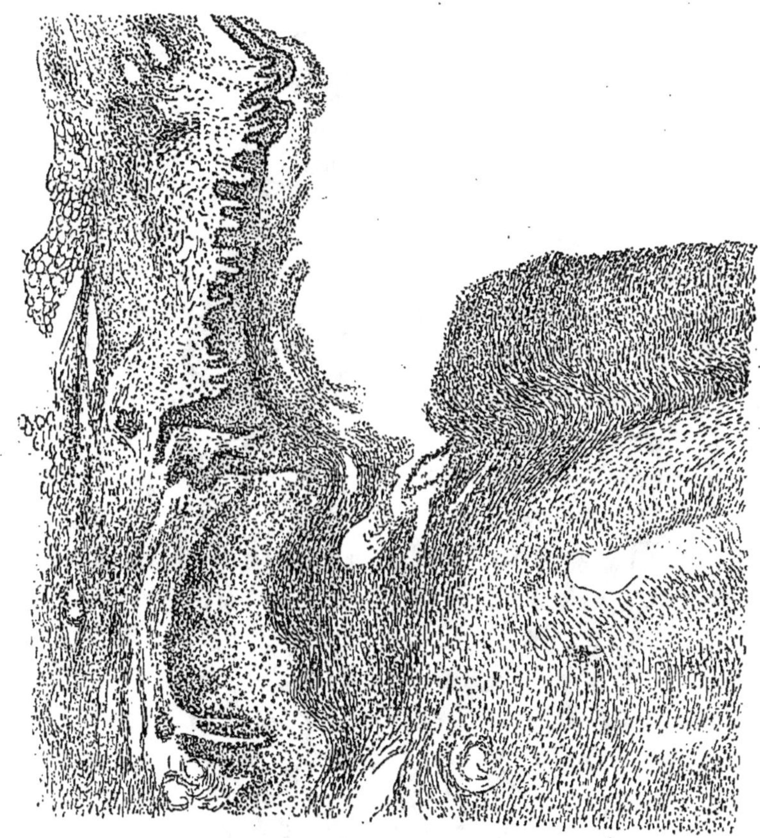

Fig. 58.

Corne très dense du bord radial de l'avant-bras ; le derme est sain,
    l'épiderme est épaissi, au-dessous et sur les bords de la produc-
    tion cornée, mais les papilles qui les pénètrent sont très fines et
    très étroites. On retrouve leur trajet général à des ondulations de
    la masse cornée tout entière soudée et à part cela homogène
    (PERAIRE et PILLIET).

On les rencontre surtout chez les gens d'un certain âge : le
sexe n'aurait qu'une influence indifférente (VILLARD). Les irri-

tations locales et la *malpropreté* jouent le principal rôle dans leur apparition : les grattages, côupures, contusions, plaies

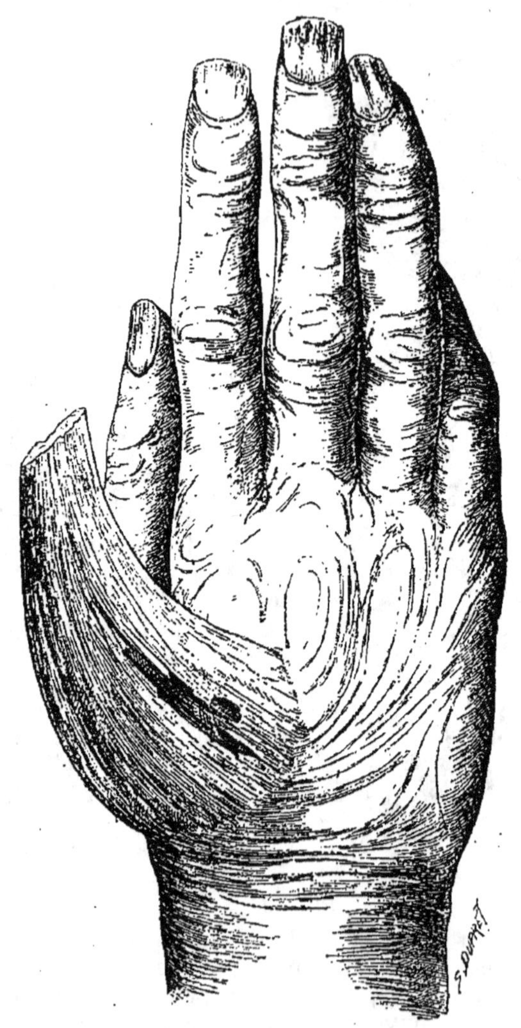

Fig. 59.
Corne du dos de la main chez une femme âgée (Péraire et Piliet).

opératoires (moignon pénien dans un cas de Caldoin) se retrouvent presque constamment à l'étiologie. Il est encore assez com-

mun de voir la corne se greffer sur une lésion pathologique préexistante : *verrue*[1], *cancroïde*[2], *lupus*, et même *kystes sébacés*
encore clos. Le Damany[3] en a rencontré chez un *blennorrhagien*
et a pu réunir 6 observations ana-
logues : chez son malade les
cornes reparaissaient avec l'écoulement.

Anatomie pathologique. —
La corne cutanée s'implante sur un
relief dermique d'aspect papillaire. Sur cette base elle se dresse
avec des *formes* assez variables.

Tantôt, elle est petite et plate,
plus large que haute. Tantôt, elle
est allongée et conique. Ce dernier type est le plus commun.
Mais elle peut se recourber, devenir spiroïde, se bifurquer, voire
même devenir rameuse ; ses flancs
pourront être striés, cannelés.

Sa *couleur* est jaune-brunâtre,
comme le tissu corné vu sous
grande épaisseur : elle devient
noirâtre vers le sommet. Sa *consistance* est en général dure et

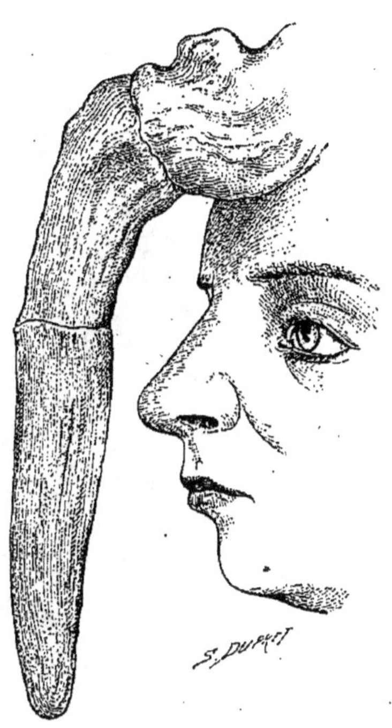

Fig. 60.
Corne du front.

sèche ; elle peut être molle et elle l'est toujours un peu vers la
base. Quand on l'arrache, on trouve au voisinage de son centre
et surtout de sa base une substance blanc jaunâtre, pulpeuse,
analogue au contenu des kystes sébacés et qui n'est rien autre

[1] J. Prochnov. Einige interessanten Fälle von Geschwülsten. *Deut.
Zeitschr f. Chir.*, 1891-1892, XXXIII, p. 383.

[2] Polaillon. Corne épithéliale chez un cancéreux. *Soc. de chir.*,
18 février 1885.

[3] Le Damany. Productions cornées de la peau chez un blennorrhagien. *Presse méd.*, 10 juin 1897.

chose que des cellules épidermiques en voie de kératinisation.
La *longueur* est parfois extraordinaire : 9 pouces (RINDFLEISCH)[1],
30 centimètres[2] (fig. 59, 60, 61, 62).

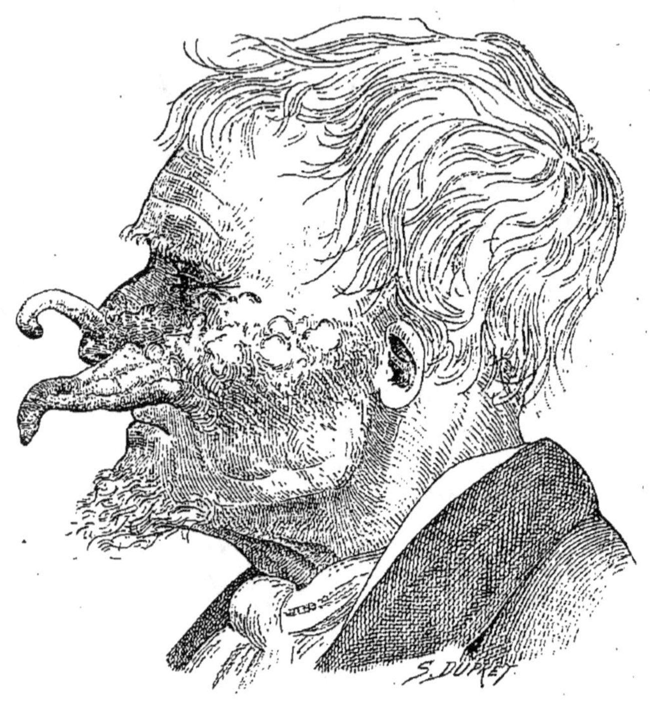

Fig. 61.
Cornes du nez et de la joue.

On a considéré jusqu'ici et on considère encore ces tumeurs
(SPIETSCHKA)[3] comme des *papillomes*.

Mais, d'après PÉRAIRE et PILLIET[4], elles s'en distinguent par la
forme extrêmement effilée de leurs papilles et leur vascularisa-

[1] RINDFLEISCH. Lehrbuch der pathologischen Gewebelehre, p. 263.

[2] In. KELSCH. Art. : *Cornes. Dict. encycl. des Sc. méd.*, 1877.

[3] T. SPIETSCHKA. Beitrag zur Histologie des Cornu cutaneum. *Arch.
f. Dermat. und Syph.*, 1887, XLII, Heft. 1.

[4] M. PÉRAIRE et A. PILLIET. Tumeurs cornées du membre supérieur. *Revue de chir.*, juin 1898, p, 521

tion[1] (fig. 58);, par contre elles se rapprochent beaucoup de la morphologie des ongles; de même que ces derniers, elles offrent des granulations noires. On devrait donc les considérer comme des productions unguiformes aberrantes, c'est-à-dire comme de véritables monstruosités de la peau.

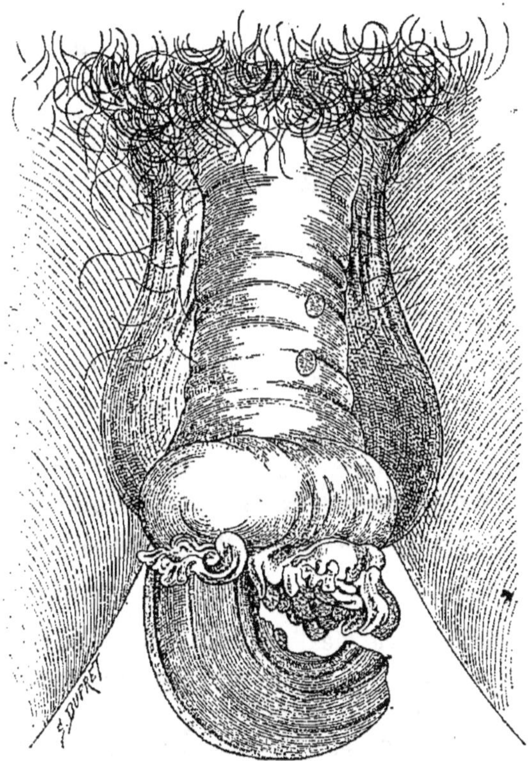

Fig. 62.
Cornes du gland et du prépuce.

Symptômes. — Nous venons d'indiquer les caractères extérieurs de la corne. Nous n'avons que peu de mots à ajouter sur les troubles, dont elle peut être le point de départ.

[1] D'après A.-B. Natanson, les vaisseaux des papilles s'atrophient dans les cornes anciennes et le tissu conjonctif subit la dégénérescence vitreuse (*Vratch*, 1899, n° 43, p. 125

La corne est *insensible*, mais elle peut devenir l'occasion de *douleurs*, quand elle comprime le derme, ou de *gêne*, quand des pressions, frôlements, chocs viennent à porter sur elle et, par son intermédiaire, sur la peau. Le sommet de la corne peut aussi, par exemple, s'infléchir et menacer par son accroissement de perforer la peau.

La corne tombe quelquefois ; mais cette « mue » est suivie d'une nouvelle croissance.

La peau circonscrivant la base de la corne peut s'*enflammer* et être ainsi cause de nouvelles gênes et de nouvelles douleurs. On a vu la transformation cancroïdale de la base d'implantation de la corne (BOYER, DENUCÉ).

Le seul *traitement*, qui convienne à la corne, est une extirpation emportant largement sa base d'implantation.

III. — ÉPITHÉLIOMAS DE LA PEAU[1]. ENDOTHÉLIOMES

Par la juxtaposition des termes épithéliomes et endothéliomes nous n'entendons nullement établir un rapprochement de nature, encore moins une synonymie : il n'y a là qu'une indication « pour mémoire » et nous dirons un peu plus loin, où en est cette question de l'endothéliome.

Notre description va viser avant tout l'épithéliome cutané, qui constitue en général des tumeurs ulcéreuses à évolution relativement lente, mais à récidive commune, douées par conséquent d'une malignité indiscutable.

Nous laissons de côté l'épithéliome des régions cutanéo-muqueuses, c'est-à-dire, du pourtour des orifices naturels : leurs caractères anatomiques ou cliniques, leur malignité plus grande en font une classe à part, à rapprocher du cancer des muqueuses. Et leur siège bien défini en fait surtout une affection régionale.

L'épithélioma cutané, que nous allons décrire, est en somme le cancroïde de LEBERT, le cancer cutané de MICHON (thèse de

---

[1] Voy. l'excellent mémoire de LAGOUTTE. Des épithéliomas de la peau de la face. *Lyon méd.*, 28 oct. 1894, p. 273 et seq. LXXVII.

concours 1848), l'épithélioma de Hannover et Thiersch, et, si l'on remonte plus loin le « rodent ulcer » des Anglais, le « noli me tangere » de l'ancienne chirurgie. Nous nous bornerons à une simple mention pour les formes de transition, à propos de l'anatomie pathologique, formes qui d'ailleurs prêtent parfois, à discussion, ou qui relèvent de la dermatologie pure.

Etiologie. — L'épithélioma de la peau est l'apanage des *sujets âgés* (de soixante à soixante-dix ans, surtout). F. Selberg[1] en a rencontré un chez un enfant de six mois. Même en laissant de côté le cancroïde labial, il est un peu plus commun dans le sexe masculin[2].

Il est de notion vulgaire, qu'il apparaît de préférence sur les endroits *chroniquement enflammés* ou *irrités*, que ce soit par des frottements, grattages, coupures, cicatrices[3], vieilles fistules ou vieux lupus, eczémas, verrues, cornes, kystes sébacés, naevi[4], etc... Retenons, dans cette énumération, les vieux lupus, surtout la forme acnéique (Audouard), et les verrues ou crasses des vieillards (Audouard, Busch, Volkmann, Schuchhardt)[5].

Remarquons au passage la faible influence de l'*hérédité*; elle ne fut probable ou prouvée que 7 fois sur les 184 observations des statistiques de Boude et Ohren.

[1] F. Selberg. *Arch. f. path. Anat. u. Physiol.*, CXLV, Heft 1, 1897.

[2] 70 hommes et 61 femmes dans la statistique de la clinique de Czerny (H. Boude, *Arch. f. klin. Chir.*, XXXVI, p. 207 et 213), 47 hommes et 25 femmes dans celle de Schönborn (de Dresde); Ohren, *Arch. f. klin Chir.*, XXXVII, p. 307).

[3] Surtout celles des brûlures (40 fois sur 90), in Camille, Thèse de Paris, 1888.

[4] J. Reboul. Sur les transformations et dégénérescences des nævi. *Arch. gén. de méd.*, 1893, I et II.

E. Tailhefer. Le nævo-carcinome. *J. des mal. cut. et syph.*, 1897.

[5] K. Schuchhardt. Beiträge zur Entstehung des Carcinoms aus chronischen eutzündlichen Veränderungen der Hautdecke, etc. *Volkmann's Samml. klin. Vortr.*, 1885, n° 257. R. von Volkmann. Ueber den primären Krebs der Extremitäten, *ibid.*, 1889, n°s 334-335.

Certaines irritations *professionnelles* : brûlures de la peau dans les usines de goudron, de paraffine (Volkmann), les incrustations cutanées de suie (cancer des ramoneurs des auteurs anglais), peuvent jouer aussi le rôle de facteur prédisposant (Spencer)[1]

Anatomie pathologique. — L'épithélioma cutané *siège* la plupart du temps à la face : joues, nez, angles de l'œil, tempe, cuir chevelu[2], etc.

Les formes histologiques (car, les formes macroscopiques, nous les décrirons à la séméiologie) du cancroïde cutané, c'est-à-dire de la forme clinique que nous avons définie au début, sont celles décrites depuis longtemps par Cornil et Ranvier sous les noms d'épithélioma pavimenteux stratifié, tubulé et lobulé. Il s'y est ajouté quelques variétés récentes : épithélioma calcifié (Malherbe), ou calcifié avec cellules géantes (Stieda[3]), épithéliomas à cellules géantes (Audry[4]), etc., et tous les épithéliomas glandulaires ou typiques. On retrouve la reproduction de cette description dans toute étude de l'épithélioma en général : nous n'avons pas à la refaire.

Nous voulons simplement insister sur l'histogénèse et sur les

---

[1] Spencer. *Soc. méd. de Londres*, in *Sem. méd.*, 1890, n° 48, p. 406.

[2] Voici les chiffres de Boudc et Ohren (réunis). Nous nous bornons à ces chiffres, dont la valeur est dans ce fait, qu'ils sont la pratique intégrale de deux observateurs :

Nez	65
Joue	55
Paupières	22
Front	13
Tempe	17
Oreille externe	8
Lèvre supérieure (peau)	2
Menton	1

[3] H. Stieda. Ueber das verkalkte Epitheliom. *Beitr. z. klin. Chir.*, XV, 3, 1896. Pilliet considère ces épithéliomas comme des kystes dermoïdes calcifiés (*Bull. Soc. Anat.*, 1890, p. 274, et 1898, p. 357).

[4] Ch. Audry et Constantin. Cellules géantes et épithélioma. *Arch. prov. de chir.*, 1898, n° 9, p. 553.

transitions nombreuses, qui conduisent des formes les plus bénignes aux formes les plus malignes. Nous ne disons pas des épithéliomas « typiques » aux plus « atypiques ». Car le « typisme », dit Schuchhardt, n'est même pas un critérium pour juger la valeur nocive d'un épithéliome.

Le point de départ des tumeurs cutanées épithéliales est multiple ; le réseau malpighien, aussi bien que les appareils sébacés[1] ou sudoripares[2] (Verneuil, P. Broca) semblent capables d'engendrer l'épithélioma. Cependant sur une pièce recueillie par Schuchhardt[3], et que l'auteur considère comme un épithélioma tout à ses débuts, les phénomènes de prolifération et d'hypertrophie frappaient simultanément toutes les couches de l'épiderme et même le derme. Remarquons aussi, que certaines variétés d'épithéliomas dites typiques (adénomes, adéno-épithéliomes, hydradénomes, etc.), d'après Darier, Jacquet, Unna, n'auraient pas les glandes sudoripares pour origine, mais des traînées épithéliales incluses dans le derme, lesquelles seraient un reliquat de la période embryonnaire[4].

Quoi qu'il en soit, les épithéliomas glandulaires sont-ils moins malins que les épithéliomas malpighiens? La réponse est difficile, étant donné qu'on ignore souvent quel a été le point de départ exact.

Une chose certaine, c'est qu'un grand nombre d'épithéliomas bénins semblent bien avoir les glandes pour origine[5].

[1] Voir Feuardent. De l'épithélioma sébacé. Thèse de Paris, 1888-1889, n° 386.

[2] Voir J. Darier. Contribution à l'étude de l'épithélioma des glandes sudoripares. *Arch. de méd. exp. et d'an. path.*, 1889, I, p. 115 et 267.

[3] K. Schuchardt. Zur Entwicklungsgeschichte des Hautkrebses. *Arch. f. klin Chir.*, 1892, XLIII, p. 255.

[4] Darier. *Ann. de Dermat. et syph.*, 1887, et *Arch. de méd. exp.*, 1889.

Jacquet. *Congrès de Dermatol.*, 1889.

Unna. Histopathologie der Hautkrankheiten.

[5] Voir la thèse d'un élève de Malherbe (de Nantes). Allaire. Contribution à l'étude de l'épithélioma intra-glandulaire. Thèse de Paris, 1891-1892, n° 18.

Mais ces épithéliomas bénins présentent une variété de types, histologique ou clinique, presque infinie : la confusion est augmentée par leur synonymie exubérante et des descriptions pas toujours concordantes. Au temps où les adénomes ou polyadénomes sudoripares et sébacés apparaissaient avec Broca et Verneuil, Virchow décrivait le molluscum contagiosum sous le nom d'epithelioma contagiosum et le faisait provenir des follicules pileux; depuis, il est vrai, Darier en a fait une psorospermose et Neisser[1] une affection microbienne. De son côté, O. Israel[2] décrit un épithélioma folliculaire, fort voisin dans sa pensée de l'epithelioma contagiosum. L'hydradénome de P. Broca est devenu le cystadénome de Besnier, le syringo-cystadénome de Darier[3], et Besnier considère comme telle une pièce étiquetée par Kaposi : lymphangioma tuberosum multiplex. D'ailleurs Unna, Lakasiewicz, Lesser et Beneke portèrent dans un cas analogue, et chez le même malade, des diagnostics histologiques tous différents.

Voici donc des épithéliomas bénins, ordinairement « typiques » d'après la formule de Malassez, et qui peuvent offrir les plus grandes difficultés de diagnostic histologique; inutile d'ajouter qu'elles seront plus grandes encore en clinique. D'ailleurs, c'est un fait bien connu, que ces épithéliomas typiques peuvent subitement devenir malins ; de simples tumeurs glanduliformes, ils passent au carcinome épithélial. Darier, Audry, Nové-Josserand ont récemment cité des cas de ces épithéliomas bénins et multiples, coexistant avec le cancroïde vulgaire.

Il nous faut laisser franchement de côté ces variétés, que les dermatologistes classent difficilement : elles regardent surtout en effet la pathologie spéciale; il n'en faut retenir qu'une

[1] Neisser. Ueber das Epithelioma sive Molluscum contagiosum. *Vierteljahreschr. f. Derm. und Syph.*, 1888, Heft 4.
Gaucher et Sergent, avec bien d'autres, repoussent absolument les interprétations histologiques parasitaires de Neisser. *Arch. de méd. exp.*, 1898, sept., p. 657.

[2] O. Israel. Ueber folliculäre Epitheliome der Haut. *Arch. f. klin. Chir.*, 1892, XLIII, p. 221.

[3] In Thèse J. Bernard, Paris, 1896-1897, p. 576.

chose, leur structure épithéliomateuse, la transition qu'elles constituent entre les types normaux de l'épithélium et ses déviations les plus métatypiques, la parenté relative des phénomènes inflammatoires et néoplasiques, et enfin la transformation possible des formes les plus bénignes en les formes les plus malignes.

Endothéliomes. — Ici se pose une question préalable non encore résolue. BILLROTH décrivit jadis des tumeurs, accompagnées d'une dégénérescence hyaline particulière du stroma conjonctif et même des éléments cellulaires, sous le nom de *cylindrome*. Celui-ci fut l'endothéliome de GOLGI et de RINDFLEISCH, et on le considère en Allemagne comme une tumeur à part ; en France, on en fit avec CORNIL et RANVIER, MALASSEZ [1], un épithélioma alvéolaire avec envahissement muqueux.

Remarquons d'abord, que les soi-disant endothéliomes offrent à peu de chose près les mêmes localisations et les mêmes signes que le cancroïde et que le diagnostic clinique a été jusqu'ici impossible (VAN DUYSE, TUSINI, HINSBERG). Peut-être seraient-ils moins malins que l'épithéliome, surtout dans leur forme calcifiée (PERTHES ?) ; on a conclu naturellement, *a posteriori*, que beaucoup d'épithéliomes étaient des endothéliomes, mais ce travail de revision rétroactive étant impossible, il faut attendre les faits.

Mais on peut se demander, si vraiment l'endothéliome est une entité histologique. Par définition ce serait une tumeur, créée

[1] MALASSEZ. Sur le cylindrome. *Arch. de phys. norm. et path.*, 1883, XV, p. 122 et seq.

[2] H. BRAUN. Ueber Endotheliome der Haut. *Arch. f. klin. Chir.*, 1892, XLIII, p. 196.

VAN DUYSE. *Ac. de méd. de Belgique*, 27 avril 1895.

TUSINI. Sopra alcune varieta di endotheliomi. *Osservazioni istologiche e cliniche*, Roma, 1898. — HINSBERG. *Beiträge, z. klin. Chir.*, XXIV, 1, 1899.

D'après THORN (*Arch. f. klin. Chir.*, LVI, Heft 4, 1897), ces endothéliomes calcifiés sont des épithéliomes calcifiés de Malherbe. Voir en outre thèse, Paris, novembre 1900. Des pierres de la peau.

par la multiplication de l'endothélium des vaisseaux lymphatiques ou sanguins, ou même des espaces lymphantiques, et par
la dégénérescence hyaline du tissu conjonctif et quelquefois des
cellules. Mais, en dehors de certains cas bien typiques, il semble
que les préparations décrites sous ce nom aient la plus grande
analogie avec le sarcome (ALMKVIST) [1]. PILLIET avait été justement
frappé des rapports vasculaires des proliférations cellulaires du
sarcome, ce qui le conduisit à soutenir son origine angioblastique. J. JOLLY [2] fit à son tour remarquer, que nombre d'endothéliomes ne sont peut-être que de l'angiosarcome, voire même
de la simple sarcomatose cutanée ; et nous avons dit, que pour
ROBIN et surtout MALASSEZ, l'endothéliome n'est qu'une forme
de l'épithélioma.

La conclusion à tirer, nous semble-t-il, est que cette question
de l'endothéliome appelle de nouvelles recherches. D'ailleurs,
peut-être, il ne s'agirait pas tant de créer une tumeur nouvelle,
que de classer, dans les cadres déjà existants, les formes plus ou
moins nouvelles de néoplasies observées.

Symptômes. — Le cancroïde cutané *débute* par un petit
épaississement épithélial et dermique, le plus souvent au niveau
de ces « loci minoris resistentiæ » signalés à l'étiologie. La
petite carapace épidermique s'exfolie dans un grattage, ou sou-
levée par la minime exsudation, qui se fait au-dessous d'elle, et il
se montre alors un *petit ulcère*, qui est la première étape de ce
« rodent ulcer » des auteurs anglais.

Le cancroïde cutané est généralement solitaire, mais on peut
observer des *tumeurs multiples* ; cela se voit surtout à la face et
pour les cancroïdes succédant aux « crasses » des vieillards.
VOLKMANN, BILLROTH, V. BERGMANN, SCHUCHARDT, SCHIMMELBUSCH en
rapportent des exemples, et MANDRY [3] citait récemment deux cas

[1] IOHAN ALMKVIST. Ett fall af plexiformt sarkorm (endotheliom), etc.
Nord. med. Arkiv., 1894, n° 26, p. 1.

[2] J. JOLLY. Étude anatomo-pathologique d'un angiome sarçoma-
teux. *Arch. de med. exp. et d'anat. path.*, 1895, VII, p. 621.

[3] G. MANDRY. *Beiträge zur klin. Chir.*, 1892, VIII, 3.

d'épithéliomas symétriques, développés, l'un au niveau d'ulcères des deux jambes, l'autre, aux deux paupières supérieures.

L'*ulcération* offre une coloration rouge pâle ; de petites dimensions, elle figure une simple crevasse, à fond plat, humide ; un peu plus étendue, elle offre quelques *bourgeons*, également pâles, et quelques anfractuosités. Une *sérosité* peu abondante, mais trouble ou sanieuse, suinte de sa surface et forme des *croûtes* brunes, qui la recouvrent plus ou moins entièrement, et masquent son étendue. Les *bords* de l'ulcération sont à pic, un peu éversés. Au palper, on trouve une légère *induration* de ces bords et du plan sous-jacent à l'ulcère.

L'*évolution* du « rodent ulcer » est en général lente, parfois même extrêmement lente : PILLIET et GUILLAIN[1] citent un malade atteint d'épithéliome de la racine du nez depuis vingt ans et opéré 9 fois, pour récidives, par TILLAUX. BUTLIN[2] signale la possibilité de voir l'ulcère se cicatriser par-dessus l'épithéliome, qui continue à évoluer dans la profondeur.

Mais cette bénignité d'allure est loin d'être constante ; la plaie s'agrandit, le suintement devient ichoreux et fétide, le fond bourgeonne, les bords se gauffrent, un champignon exubérant se développe ; en même temps, les tissus plus profonds, muscles, os, sont entamés. Le néoplasme n'a pas d'ailleurs attendu cette époque pour infecter les lymphatiques et produire des *adénites*. L'invasion du système lymphatique n'est nullement proportionnelle à la gravité du cancroïde initial ; elle peut être absente, ou tout au moins non évidente, avec des épithéliomes d'apparence grave, et inversement. Il faut cependant reconnaître que ces métastases ganglionnaires et à fortiori viscérales sont relativement rares dans l'épithélioma uniquement cutané, à tel point qu'on les avait mises en doute ; c'est VELPEAU[3], qui eut le mérite de faire rejeter cette confiance en la bénignité du cancroïde de la peau.

---

[1] PILLIET et GUILLAIN. Épithéliome de la face à marche très lente. *Soc. Anat.*, mai 1898, p. 323.

[2] BUTLIN. *Pathol. Soc. of London*, 3 nov. 1896, Lancet, 1896, II.

[3] Trois observations de tumeurs épithéliales généralisées communiquées par M. VIRCHOW et M. VELPEAU. *Gaz. méd. de Paris*, 1855,

Ces tumeurs cutanées occupant la face de préférence, il est aisé
de comprendre les désordres qui accompagnent leur évolution.
Que l'on place un de ces « rodent ulcers » sur les paupières, les
ailes du nez (fig. 63), la joue, et l'on verra les saillies normales

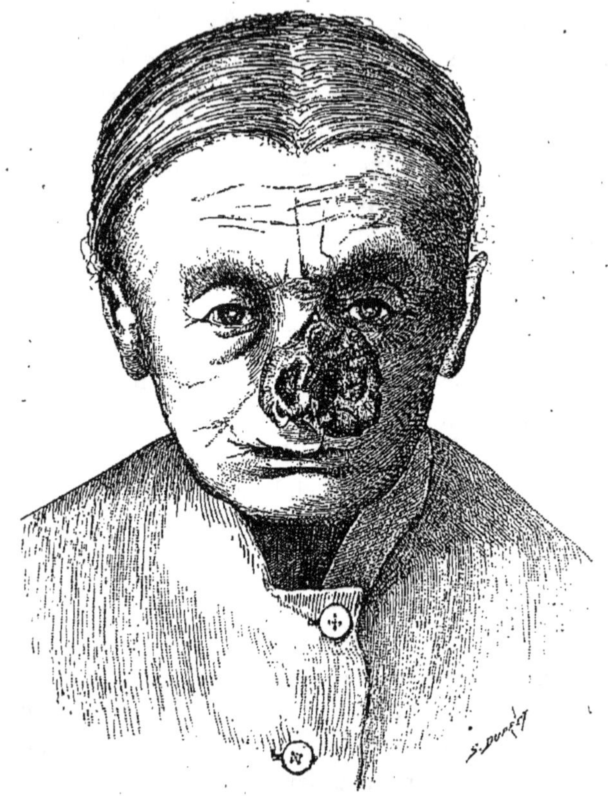

Fig. 63.
Épithélioma du nez (CZERNY et TRUNECCK).

de la face s'effondrer, dévorées par le cancer, ou être remplacées
par des bourgeons ichoreux et saignants, qui finissent par enlever
au visage toute expression humaine! L'œil, qui cesse d'être protégé, est envahi par la panophtalmie, les fosses nasales s'ouvrent
béantes au raz des joues, etc. On peut voir, à l'Hospice de Bicêtre,
des malades, chez lesquels bouche, nez et orbites ne forment

plus qu'une seule cavité! Au niveau de la tempe et du front, les os sont rapidement mis à nu; il peut se faire des abcès extra ou sous-duremériens, des phlébites, des thromboses, et le sujet succombe à des *complications cérébrales*. Au voisinage des cavités naturelles, oreille, nez, bouche, voies lacrymales et orbite, le néoplasme envoie des prolongements dans l'intérieur de ces cavités, prolongements qui peuvent amener des *désordres fonctionnels* graves et rendre toute intervention illusoire.

Rappelons que l'*endothéliome* ou *cylindrome* est capable de méfaits analogues; Barozzi et Lesné [1] citaient récemment un cas de cylindrome énorme de la face et du cou; la tumeur avait été opéré six fois en douze ans.

A côté des formes circonscrites et ulcéreuses, on peut observer les formes *diffuses* et *infiltrées*. Borelius [2] en signale un bel exemple ayant envahi l'aîne, les bourses, le pénis, la moitié inférieure du ventre, chez un malade ayant reçu quelques semaines avant un coup de pied; c'est en somme le cancer en cuirasse de Velpeau, comme le remarque l'auteur.

L'épithéliome de la face a parfois des caractères de *multiplicité* et de facilité de *récidive* extraordinaire. A propos d'un cas analogue d'Hutchinson, Dubreuilh cite un autre exemple, dans lequel l'affection sembla se *transmettre* au frère du malade, qui finit par présenter un épithéliome du larynx [3].

L'*épithélioma* des *extrémités* a des caractères et une évolution semblables à celui de la face; la seule différence est que des fonctions moins essentielles se trouvent menacées. Il a peu de tendance à envahir le réseau lymphatique, mais il récidive également avec la plus grande facilité [4].

L'épithélioma peut devenir *mélanique*, quoique assez rarement.

[1] Barozzi et Lesné. *Bull. Soc. Anat.*, mars 1897, p. 266.

[2] Jacques Borelius. Ett fall af utbredd cancer uppkommen efter trauma. *Ups. läkar fören*, 1886-1887, p. 580.

[3] J. Hutchinson, W. Dubreuilh. *Soc. franç. Dermat. et Syph.*, 7 avril 1893.

[4] Ch. Labiche. L'épithélioma de la main. Thèse de Paris, 1896 1897, n° 404.

Comme toutes les mélanoses, il semble s'aggraver et se généraliser, dès qu'on le touche chirurgicalement. C'est le vrai « noli, me tangere » (GORGON)[1].

Remarquons, avant de finir, l'extrême variabilité du type cancroïdal au point de vue de la gravité, de l'évolution et de la curabilité. Il y a là toute une série de points obscurs, dont la solution appartient à l'histologie ou à la bactériologie, mais sur lesquels nous sommes encore très mal renseignés.

Diagnostic. — Ce diagnostic est, règle générale, assez facile : l'âge du malade, l'induration, l'aspect de l'ulcération, qui n'est ni celui de la tuberculose ni celui de la syphilis, l'indifférence du traitement ioduré, permettent d'acquérir une conviction ferme et rapide dans la très grande majorité des cas. Mais, il est des faits encore assez communs, où le diagnostic demeure hésitant ; nous avons vu un malade, pour lequel on avait porté le diagnostic d'épithélioma, puis de furoncle ulcéré du menton, et qui avait en somme une syphilide. En Angleterre, un cas de lupus, suivi d'épithéliome, et qui avait progressivement attaqué le membre supérieur, fit quelque sensation, car on le considéra tout d'abord comme de la lèpre[2]. Ici encore il faudra songer à l'actinomycose.

Traitement. — L'épithélioma cutané a une très riche thérapeutique. On peut la classer ainsi : topiques divers, caustiques, traitement chirurgical ou extirpation.

Les *topiques* proposés sont légion : le chlorate de potasse intus et extra (en pansements humides ou en poudre) est un des plus anciens et peut-être des plus efficaces. BERGERON, et plus près de nous, RECLUS[3] et son élève HYVERNAUD s'en sont constitués les

[1] J.-F. GORGON. Épithéliomatose et sarcomatose mélaniques cutanées Thèse de Paris, 1896-1897, n° 322.

[2] ABRAHAMS. *Soc. de pathol. de Londres*, in *Sem. méd.*, 1890, n° 49, p. 415.

[3] P. RECLUS. Épithéliomas de la peau, bistouri ou chlorate de potasse. *Gaz. des hôp.*, 1889, n° 26, p. 202.

HYVERNAUD. Thèse de Paris, 1886-1887, n° 194. Il faut surveiller les reins pendant le cours de ce traitement.

défenseurs. L. Brocq[1] a obtenu d'autre part un succès avec la poudre d'aristol.

Les matières colorantes, qui ont une grande affinité pour les cellules épithéliales, furent introduites dans la thérapeutique du cancroïde par von Mosetig-Moorhof et ont été surtout vantées en France par Darier[2] : cet auteur associe le bleu de méthylène à l'acide chromique de la façon suivante : la plaie ulcéreuse, anesthésiée, est touchée avec une solution concentrée de bleu de méthyle :

```
Bleu de méthyle. . . . . . . . . . . . . . .  1
Alcool. . . . . . . . . . . . . . . . . . . .  5
Glycérine . . . . . . . . . . . . . . . . . .  5
```

Les parties colorées sont ensuite touchées avec un stylet trempé dans l'acide chromique au 1/5 : il se développe une réaction pourpre. Nouvelle application de bleu, puis pansement. On recommence tous les deux ou trois jours jusqu'à ce que le derme reformé n'absorbe plus la couleur.

On a beaucoup parlé récemment de la méthode de Cerny-Trunecek : attouchements quotidiens avec une solution alcoolique d'acide d'arsénieux[3].

Ce procédé semble avoir donné aux auteurs des résultats superbes. Nombre de dermatologistes français ou étrangers[4] l'ont fortement préconisé. Mais il y a quelques voix discordantes[5]. Il faut, en effet, tenir grand compte des formes anatomiques (encore peu connues) de l'épithélioma : la variété,

[1] L. Brocq. *Soc. méd. des hôp.*, 25 avril 1890.

[2] Darier. *Acad. de méd.*, 22 mai 1894.

[3] Pour les détails de la méthode, voy. *Sem. méd.*, 1897, n° 21, p. 161. La guérison radicale du cancer, par S. Cerny et C. Trunecek (de Prague) ; même sujet, *Sem. méd.*, 1899, n° 13, p. 97.

[4] Cosma. Tratamentul cancerului epithelial prin acid arsenios. *Spitalul*, 1899, n° 2, p. 25.
Gastou et Henry. *Soc. fr. Dermat. et Syph.*, 10 nov. 1898.
Dolzy. *Bull. méd. du Nord.*, 27 nov. 1898.

[5] Dubreuilh, Laubie. *Soc. Anat. et phys.* Bordeaux, in *Jour. de méd. de Bordeaux*, 1898, n° 8, p. 91.

dite embryonnaire, et la variété épithéliale cornée ne sont que peu ou pas modifiées. Par contre, la méthode agit heureusement sur le type papillomateux, celui qui se rapproche des verrues séniles[1]. HERMET, BROCQ[2] remarquent aussi qu'elle n'empêche pas les récidives.

L'acide arsénieux est d'ailleurs, depuis longtemps, employé et vanté à l'égard de l'épithélioma. F. HUE[3] (de Rouen) lui doit de nombreux succès en l'employant sous forme d'injections interstitielles. Mais, chose singulière, ARBUTHNOT LANE[4] a vu le traitement arsenical prolongé déterminer des tumeurs épithéliales !

DENISENKO, ROBINSON[5] ont vanté l'action de *l'extrait de chelidoine* intus et extra. Mais DUHRSSEN n'en a obtenu que des effets négatifs.

La *pyoktanine*, mise en avant par MOSETIG[6], semble n'avoir guère agi que sur des sarcomes et l'on sait ce que ce groupe pathologique mérite de réticences. BILLROTH nie en tout cas la valeur de cette substance ; de même, le professeur LE DENTU, RICHELOT, RECLUS, BAZY[7]. Citons encore les injections interstitielles *d'alcool* vantées et employées par HASSE depuis vingt ans, dit-il, et avec succès[8]. JABOULAY vient de recommander la quinine, également en injections interstitielles.

Les substances précédentes agissent déjà comme *caustiques*. Les suivantes jouent ce rôle surtout et avant tout : acide chromique, lactique, nitrique, pâte de Vienne, de Canquoin, poudres et pâtes arsenicales, etc... Toutes ces méthodes comptent des

---

[1] Et qu'on guérissait déjà avant CERNY et TRUNECEK. Voy. G. ROBILLARD. Thèse de Paris, 1898-1899, n° 451.

[2] HERMET, BROCQUE. *Discuss. Soc. dermat. et syph.*, 9 février 1899.

[3] HUE. Cancer et acide arsénieux. *Normandie méd.*, 1895, 1er nov.

[4] A. LANE. Trans. of the *Clin. Soc. of London*, 1894, XXVII, p. 102.

[5] In *Sem. méd.*, 1896, p. 449, CLXII et CCXLVI.

[6] VON MOSETIG-MOORHOF. In *Tribune méd.*, 1891, p. 212.

[7] LE DENTU, etc. *Soc. de chir.*, 29 avril 1891.

[8] HASSE. *Congrès Allemand de chir.*, 1896.

succès, mais elles demandent une certaine délicatesse de touche dans leur maniement, surtout au voisinage d'organes importants, tels que l'œil. D'ailleurs, elles guérissent en détruisant, en escarrifiant : c'est dire que, dans certaines circonstances, on pourrait dépasser le but qu'on s'était proposé.

Le *grattage* constitue une méthode assez infidèle, car il peut laisser des tissus malades.

L'instrument tranchant et l'extirpation large sont donc le traitement idéal et doivent, en tout cas, faire renoncer aux curages, curettages ou ablations incomplètes.

Malheureusement ces différentes méthodes, de valeur sans doute inégale, ne peuvent pas être choisies selon le bon plaisir du médecin. Autrement dit, les *indications opératoires*, dans l'épithélioma cutané, sont infiniment délicates. Les anciens auteurs, constatant d'une part la lenteur et la bénignité de certaines néoplasies cutanées et, d'autre part, leur étendue quelquefois immense, les proclamaient des *noli me tangere*. De nos jours, l'antisepsie, les perfectionnements de l'autoplastie, ont modifié les points de vue.

Il faut éliminer de suite les *épithéliomas inopérables* du fait de leur étendue, de leur profondeur, de l'infection ganglionnaire avancée, de l'état général. A leur égard nous recommanderons les différents topiques, notamment le chlorate de potasse et la méthode de Hue. On aura même souvent la satisfaction d'obtenir des résultats inespérés.

A l'égard des épithéliomas petits, superficiels, d'une évolution lente et localisée, on peut commencer par le traitement topique, mais sans trop s'y attarder. En cas d'échec, le sujet n'étant ni trop âgé, ni trop cachectique, l'extirpation est indiquée. On lui donnerait d'emblée la préférence, si une certaine diffusion en profondeur faisait craindre, dès le début, que la méthode topique fût trop lente à agir.

Ces extirpations nécessitent souvent d'assez grands délabrements et par suite des *autoplasties*. Celles-ci n'offrent rien de particulier en l'espèce, sinon qu'on pourrait avec profit suivre le conseil de Verneuil : panser d'abord à plat la perte de substance, extirper les récidives, s'il s'en montre, et *secondairement faire l'autoplastie*. Cette opération en deux temps serait sans doute d'une bonne pratique chez les sujets affaiblis. Cependant quelques chirurgiens font l'*autoplastie d'emblée*.

Les résultats du traitement chirurgical ne sont pas trop mauvais, si l'on considère qu'on s'adresse à du cancer. Sur 107 épithéliomas cutanés, Hugo Bonde a trouvé comme résultats éloignés de l'intervention :

45   p. 100 vivant sans récidive ;

26   p. 100 morts de ou avec récidives ;

9,4 p. 100   — de maladies intercurrentes ;

18,8 p. 100   —   —   inconnues ;

Ohren a compté sur 58 cas qu'il a pu suivre :

26 récidives locales ;

3 morts sans récidives locales, mais avec de la carcinose viscérale ;

29 morts sans récidives. (Morts de maladies intercurrentes.)

Mais il faut remarquer, qu'en raison de l'âge des sujets et de la fréquence des récidives, la survie post-opératoire n'est jamais bien longue : Ohren n'en compte que 9 ayant dépassé le terme de trois ans sans avoir offert de récidives. — Au point de vue thérapeutique le cancer de la peau a donc une marche lente mais fatalement progressive, d'ailleurs comme pour tous les cancers.

IV. — FIBROMES DE LA PEAU. MOLLUSCUMS

On nomme *fibroma molluscum*, *dermato-fibromes*, *molluscum pendulum*, ou *molluscum* tout court, les fibromes dermiques.

Le terme de molluscum s'est trouvé pendant un certain temps fort répandu dans la dermatologie : il désignait un peu toutes les tumeurs saillantes, plus ou moins pédiculées, que pouvait présenter le derme. De nos jours, on se contente de désigner sous ce nom les fibromes de la peau. Bazin en sépara l'epithelioma molluscum, Hardy, le mycosis, etc.

Anatomie pathologique. — Les fibromes se présentent à l'état de tumeur isolée ou généralisée. Nous reviendrons plus loin sur ce caractère ainsi que sur leur morphologie extérieure.

.Nous allons nous borner à indiquer leurs principales particularités anatomiques ou histologiques.

Ils sont plus ou moins entremêlés de lobules lipomateux,
surtout les gros molluscums, et ces lobules se prolongent parfois

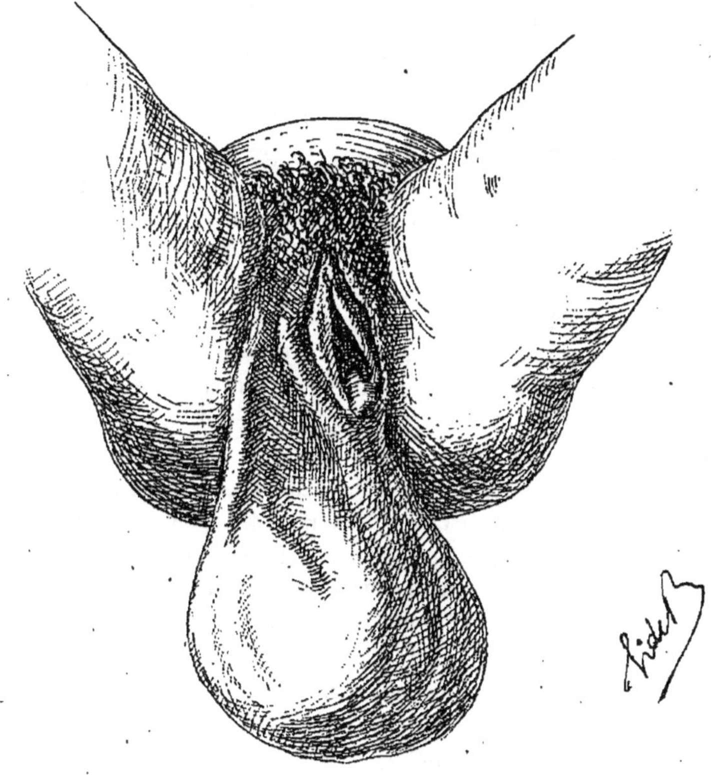

Fig. 64.

Fibro-molluscum de la grande lèvre, rectocèle (GELDORER).

dans le pédicule jusqu'à la base d'implantation de la tumeur,
(TERMET)[1].

BESNIER[2] distingue deux variétés : celui qui naît dans le
derme et celui qui naît dans l'*hypoderme*. Cette distinction n'est

[1] A. TERMET. *Bull. Soc. Anat.*, juin 1897, p. 499.
[2] E. BESNIER. Les dermatofibromes. *Ann. de dermat. et syph.*,
1880, p. 206.

pas toujours aisée à faire, soit au point de vue clinique, soit au point de vue anatomique.

On les divise encore en *fibromes durs* et *fibromes mous*.

Les premiers offrent la structure du fibrome fasciculé.

Les seconds laissent sourdre à la pression un liquide albumineux jaunâtre. Ils sont formés d'un tissu fibreux, à travées ordinairement lâches, séparées même par de grands intervalles, au sein desquels on rencontre de petites cellules étoilées ou des leucocytes migrateurs. Ceux-ci se disposent en traînées tout autour ou le long des vaisseaux lymphatiques, ce qui a fait admettre à RECKLINGHAUSEN l'origine lymphatique de ces sortes de tumeur.

Les vaisseaux sont ordinairement rares et leur paroi quelquefois embryonnaire.

On peut rencontrer d'assez nombreuses variétés histologiques : le tissu fibreux est dans certains cas absolument scléreux, d'autres fois myxomateux, ou encore entremêlé d'angiome, de sarcome, de calcifications, de fibres musculaires lisses en plus ou moins grande abondance. Dans ce dernier cas, il s'agit habituellement de fibro-molluscums du scrotum ou des grandes lèvres (fig. 64), et l'origine de ces fibres lisses devient facile à expliquer : elles proviennent, selon toute apparence, des fibres dartoïques [1].

L'*histogénie* de ces sortes de néoplasmes est douteuse. VIRCHOW, KAPOSI, DUHRING les font provenir du tissu conjonctif des glandes cutanées ou de la gaine des vaisseaux. Nous connaissons en partie l'opinion de VON RECKLINGHAUSEN. D'après cet auteur [2], le tissu conjonctif, qui entoure les vaisseaux sanguins ou lymphatiques, les nerfs, les glandes, n'offre pas une structure identique. Sa viciation dans le sens néoplasique crée donc des tumeurs de type différent : le fibro-molluscum serait ainsi un lymphangiome fibreux dans sa forme solitaire et un neuro-fibrome dans sa forme généralisée. Cette opinion s'ap-

---

[1] Voy. LEREFAIT. Contribution à l'étude des aberrations morphologiques du fibro-molluscum. Thèse de Paris, 1884-1885, n° 133.

[2] Cfr. BARRY. Étude clinique sur le molluscum pendulum. Thèse de Paris, 1884-1885, n° 134.

puierait sur des cas de fibromes généralisés accompagnés de
troubles nerveux, sur la présence de filets nerveux dans certains
molluscums et sur l'identité du tissu conjonctif du périnèvre
et de ces neuro-molluscums. Il s'agit là de constatations bien
fines, aussi ne faut-il pas s'étonner que LAHMANN, PHILIPSON ne
les aient pas retrouvées et en contestent la réalité. Ceci est d'autant plus naturel, que, si le neurofibrome, solitaire ou géné-

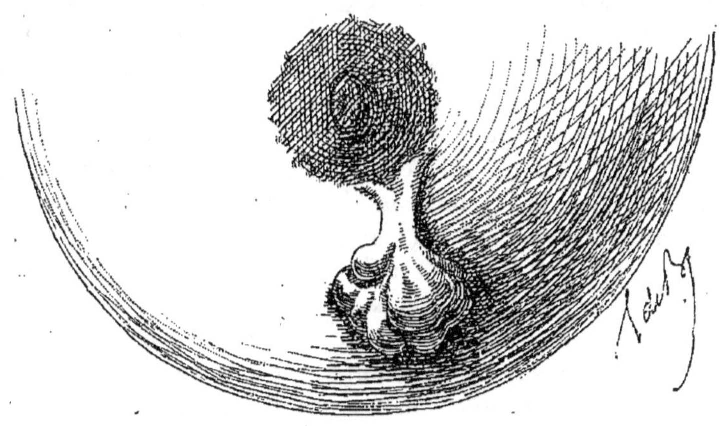

Fig. 65.

Fibro-molluscum du sein gauche (DE BOVIS).

ralisé, est indéniable, le fibro-molluscum n'a souvent rien de
commun avec lui. Il faudrait d'ailleurs mettre dans la même
classe les lipomes multiples et symétriques (fig. 67 et 68), dont
les parentés nerveuses sont également soutenues. Et dans cette
voie, il serait peut-être difficile de s'arrêter. WESTPHALEN[1] a en
tout cas publié un de ces cas de transition, dont fourmille la
pathologie : il s'agissait de fibromes multiples de la peau et
des nerfs (grand sympathique compris) avec dégénérescence
sarcomateuse de quelques-uns des fibromes cutanés.

Symptômes et variétés. — Le molluscum peut se présenter

[1] WESTPHALEN. Multiple Fibrom der Haut, der Nerven und Ganglien mit Uebergang in Sarkom. *Virchow's Archiv*, 1899, CXIV.

sous les formes les plus diverses : celle de tumeur petite, solitaire, énorme, multiple, sessile, pédiculée, etc...

1° Parmi toutes ces formes, il est un *type commun*, vulgaire, que nous allons d'abord décrire. Le molluscum se présente le plus souvent comme une tumeur de *petit volume*, grosse comme une lentille ou un pois, par exemple, appendu à un *pédicule* plus ou moins grêle et occupant les paupières supérieures, la nuque, le cou, le dos, la région présternale, le pourtour de l'auréole du sein (fig. 65), la grande lèvre (fig. 64) [1], le scrotum, le fourreau de la verge, etc... Autant vaudrait dire peut-être qu'il est *ubiquiste*, mais il offre une certaine élection pour les régions sus-nommées. Il est parfois *symétrique*, sa couleur est rose pâle ; mais elle peut être rouge foncé ou violacé, dans les formes *télangiectasiques*, qui sont, si l'on veut, une combinaison d'angiome et de molluscum. Sa *surface* est plissée, chagrinée comme celle d'un grain de raisin sec. Il est *mou* au toucher ; le doigt fait facilement glisser l'une sur l'autre ses deux faces cutanées opposées, entre lesquelles sont intercalés quelques très petits nodules plus consistants : c'est la sensation que donne le grain de raisin exprimé et ne contenant plus que son noyau et quelques débris de sa pulpe (BAZIN). Il est donc, jusqu'à un certain point, exprimable ou *réductible ;* mais cette réduction est le fait de la compressibilité de ses éléments, si peu denses, beaucoup plus que d'une réduction vraie.

Ce *type habituel* peut offrir quelques variantes ou particularités : la tumeur, au lieu d'être flétrie, sera pleine et donnera une sensation nettement lobulée, comme un petit lipome ; le pédicule sera d'une gracilité extrême, ou bien extrêmement court et même absent : on ne sent alors qu'une sorte de grain, enchâssé dans le derme ou l'hypoderme ; la tumeur offrira quelques poils de duvet, ou même des poils bien développés ; les glandes sébacées montreront des orifices agrandis et sécréteront un enduit gras abondant, etc...

2° Parmi les *types rares* nous trouvons d'abord les molluscums

---

[1] P. MAUCLAIRE. Du molluscum pendulum de la vulve. *Ann. de Gynécol.*, déc. 1894.

volumineux. Ces molluscums énormes gardent plus ou moins
la forme et les caractères du petit molluscum vulgaire ; mais
habituellement leur peau est épaissie, leur surface arrondie

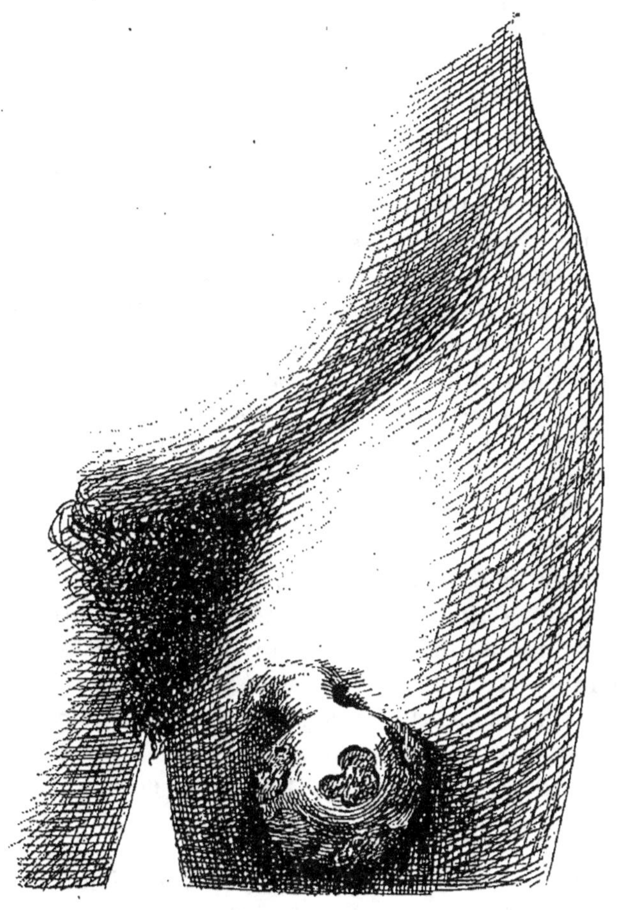

Fig. 66.

Nævo-carcinome (molluscum crural ayant subi la dégénérescence
cancéreuse) (DE Boyis).

et leur stroma fibro-lipomateux. Le pédicule peut être très
court, ou mince et plat, ou extrêmement long et grêle, retenant
le molluscum à la façon d'un bilboquet. Nous avons observé un

fibro-molluscum de la fesse, gros comme une tête d'enfant d'un an et qui descendait jusqu'à mi-cuisse ; CHASSAIGNAC en présenta un, en 1866, qui s'insérait au sternum et tombait sur le pubis ; LAGRANGE et DURET [1] en montrèrent un allant des grandes lèvres au genou, etc...

3° Le fibro-molluscum offre avec l'éléphantiasis (ou les pseudo-éléphantiasis) des formes de transition : c'est quand il forme de gros replis cutanés non pédiculés ; il prend alors le nom de *dermatolysis* et il semble que nombre de ces cas aient été décrits sous le nom d'*éléphantiasis télangiectode*. Il s'agit, comme nous disions, de formes de transition difficiles à classer : *le lipome, le fibrome, l'éléphantiasis, le molluscum se donnent la main pour créer ces états, véritables monstruosités de la peau*.

4° Il faut citer enfin le *molluscum généralisé*. Chaque tumeur, prise en particulier, offre une forme quelconque de celles qui viennent d'être décrites : la forme vulgaire est naturellement la plus commune. Parmi ces multiples petites tumeurs, il en est qui peuvent présenter un développement énorme. Nous avons fait remarquer que, dans certains cas, les molluscums paraissent observer une topographie en rapport avec les territoires nerveux ou une distribution symétrique. Ils sont rares à la paume des mains ou à la plante des pieds. On a pu noter également des troubles de l'innervation sensitive (BERGMANN, MICHEL) [2]. Enfin, certains sujets offrent un développement physique et intellectuel imparfait (HEBRA), ce qui permet de voir encore dans le molluscum une sorte de viciation tératologique.

Étiologie. — Les données étiologiques ne viennent pas jeter grand jour sur les origines du fibro-molluscum. L'*âge* et le *sexe* n'offrent aucune donnée bien importante ; la tumeur paraît cependant plus souvent *acquise* que congénitale. On a parlé d'*hérédité*, soit du molluscum, soit, plus généralement, des nævi.

---

[1] LAGRANGE et DURET. Enorme fibrome éléphantiasique. *Bull. Soc. Anat.*, 1873, p. 459.

[2] MICHEL. Art. : *Molluscum*, in *Dict, encycl. des Sc. méd.*, 1875,

Mais les uns et les autres sont si *fréquents*, que cette considération perd de sa valeur.

Les *troubles nerveux* sont rares ; exceptionnels aussi les désordres physiques ou intellectuels. Ces faits ne valent d'ailleurs que pour un nombre très restreint d'observations, où le caractère *tératologique* du fibro-molluscum paraît primer tout le reste. Le *traumatisme* ou les *frottements* sont aussi mis en cause, mais ils le sont pour tous les néoplasmes. Enfin, au Brésil, la moindre plaie, donnerait chez les *nègres*, des fibromes mous de la peau (Tschudi, Laugrand) ; mais ne s'agirait-il pas de quelque lésion parasitaire ? Nous sommes donc dans une ignorance à peu près complète aussi bien de l'histogenèse, que de l'étiologie, et de la pathogénie du fibro-molluscum.

Évolution. — Le fibro-molluscum est une affection indolente et parfois peu gênante, malgré son volume énorme : la tumeur s'accroît en effet lentement et les malades s'y accoutument. Le sujet dont nous parlions plus haut avait son molluscum de la fesse depuis plus de quinze ans et il avait passé la soixantaine ; il l'aurait peut-être gardé, si cette tumeur ne lui avait servi de billet de logement !

La disparition spontanée peut s'observer. On a vu ces néoplasmes s'enflammer, s'ulcérer, donner lieu à des hémorragies. Chez la femme, lors des périodes menstruelles, ils se tuméfient et deviennent sensibles.

La dégénérescence sarcomateuse ou carcinomateuse est encore signalée. Nous en avons observé deux cas pour notre part. Malassez [1], Chambard [2], Lerefait [3] (de Bovis) en ont cité ou groupé plusieurs exemples (fig. 66).

Le *Diagnostic* est des plus faciles.

Traitement. — Le fibro-molluscum est parfois disgracieux,

[1] Malassez. *Bull. de la Soc. Anat.*, 1871, p. 25, 87, 145, 151.

[2] Chambart. Contribution à l'étude de la transformation cancéreuse des néoplasmes bénins de la peau. *Ann. de Dermat. et Syph.*, 1883, n° 2, p. 64.

[3] Lerefait. Thèse de Paris, 1884-1885, n° 133.

s'il siége au visage, souvent gênant, quelquefois douloureux ou enflammé. Ces différentes raisons peuvent donc amener le malade à solliciter une intervention.

Elle est bien simple en général : une ligature à la base de la tumeur, pour les plus petits, un coup de ciseau et un point de suture pour les moyens, une incision en quartier d'orange autour de la base pour les plus gros, constituent pour ainsi dire toute l'opération.

Les molluscums sessiles ou à pédicule épais, la dermatolysis, exigeront un peu plus de soin, voire même un peu d'autoplastie, si la base était très étendue. Mais si la base est étendue, la peau est généralement étirée, libérée, en quelque sorte, par le poids et les tiraillements du néoplasme ; aussi manque-t-on rarement d'étoffe pour recouvrir la perte de substance.

V. — TUMEURS DIVERSES

Myomes de la peau. — Ces tumeurs, parfois associées au molluscum, sont assez rares et nous résumons simplement la description qu'en donne Phélisse[1]. Ils existent comme le fibromolluscum, soit à l'état solitaire, soit à l'état de tumeurs multiples.

Les *myomes généralisés* sont habituellement pris pour des fibromes mous. On ne les reconnaît le plus souvent que par l'examen histologique. Dans un cas, Verneuil y rencontra des fibres striées analogues à celles du cœur (Société anat., 1858). Ils forment de petites saillies un peu rougeâtres, dont la couleur disparaît sous la pression du doigt : on les a vus s'accompagner de troubles angio-neurotiques (œdème, rougeur des membres) et de troubles très marqués de la sensibilité (hyperesthésie vive au moindre contact). Le pronostic est cependant bénin.

Les *myomes isolés* ont été vus un peu partout, même à la face palmaire de la main ou des doigts. Mais on les rencontre de

[1] Georges Phélisse. Contribution à l'étude des myomes de la peau. Thèse de Paris, 1886-1887, n° 308.

préférence dans les régions contenant des fibres musculaires lisses en une certaine abondance : scrotum, grande lèvre, aréole du mamelon.

Leurs caractères cliniques les rapprochent beaucoup du molluscum, car ils tendent à se pédiculiser : le froid, les excitations diverses, l'électrisation déterminent quelquefois leur rétraction. La variété sous-cutanée peut produire une modalité de tubercule sous-cutané douloureux.

Nous omettons les trop rares observations de *névrome simple* et de *névrome plexiforme* [1] de la peau et qui sont d'ailleurs mieux à leur place dans une étude générale sur les névromes. Signalons enfin deux cas de *chondrome* de la peau (UNNA, TAILHEFER) ; dans le cas de TAILHEFER [2], il semble qu'il s'agit de la transformation d'un nævus ou d'un molluscum, si l'on en juge par la forme pédiculée.

LYMPHANGIOME. — Il en existe de nombreuses variétés sur la peau.

1° Le *lymphangioma multiplex* a été décrit par KAPOSI [3] : POSPIELOVF [4], LESSER [5], BENECKE [6] en ont cité de nouvelles observations.

On peut y joindre le *simplex* et *circumscriptum*, étudié récemment par BURGSDORF, BROCQ et BERNARD, FREUNDWEILER [7], et qui se définit de lui-même.

---

[1] Voir une de nos observations in Oppenheim. *Archives générales de Médecine*, novembre 1897.

[2] TAILHEFER. Sur un chondrome de la peau. *Arch. prov. de chir.*, 1897, n° 12, p. 743.

[3] HEBRA et KAPOSI. Lehrbuch der Hautkrankheiten, 1876, II, p. 282.

[4] POSPIELOVF. *Vierteljahreschr. f. Dermat. u. Syph.*, 1879, p. 521.

[5] E. LESSER. Lehrbuch der Hautkrankheiten, 1890, 6ᵉ édit., Angioma.

[6] BENECKE, cité par M. JOSEPH, Lehrbuch der Hautkrankheiten, 1892.

[7] B. TH. BURGSDORF. Contribution au lymphangiome de la peau (en russe). *Vratch*, 1894, n° 33, p. 903.

Ces lymphangiomes forment de petites tumeurs, disséminées irrégulièrement sur la peau, de préférence sur celle du tronc ; elles ont une *forme* arrondie ou ovoïde ; leur *volume* varie d'une lentille à une noix. Leur *saillie* est légère et leur *coloration* un peu brune ou tirant sur le rose-violet. Leur *surface* est lisse, non desquamante, un peu brillante. Par place, ces petites tumeurs s'agglomèrent pour former des masses bosselées, atteignant le volume d'un œuf de pigeon. Elles sont insensibles, élastiques, réductibles au palper : si elles s'y prêtent, on peut constater leur *transparence.*

Les sujets *jeunes* et du sexe *féminin* sont le plus souvent atteints.

L'*évolution* est lente et, au bout d'un certain temps, la tumeur demeure stationnaire.

Au point de vue anatomique, KAPOSI, BIESIADECKI[1], POSPIELOVF, NEUMANN, et AUSPITZ,[2], ont trouvé le derme criblé de vaisseaux lymphatiques néoformés. Le liquide contenu dans les vaisseaux ou espaces lymphatiques est séreux.

2° Le *lymphangiome kystique* offre généralement une origine et des rapports profonds : il s'observe surtout au cou et il a été bien décrit par LANNELONGUE et ACHARD.

3° Le *lymphangiome caverneux*, bien qu'il envahisse la peau, est souvent en même temps une affection régionale : macrocheilie, macroglossie, macromélie. Il s'associe souvent aux formes précédentes.

Ces diverses modalités anatomiques s'accompagnent dans quelques cas de *varices lymphatiques* (BROCQ) ou *lymphangioma varicosum* de TORÖK.

4° Il faut encore rattacher au lymphangiome de la peau, au moins dans quelques cas, ce que C. FOX, DUBREUILH, MIBELLI, PRINGLE, BROCQ, etc., ont décrit sous des noms divers et qu'on englobe aujourd'hui sous celui d'*angiokératome.* Plusieurs de ces formations sont des angiomes vasculaires : quelques autres sont des angiomes lymphatiques ; d'autres

---

[1] Cité par KAPOSZI. *Loc. cit.*, 283.

[2] Cités par POSPIELOVF.

enfin sont mixtes (hémato-lymphangiome de Torök)[1].

Elles forment des petites élevures verruqueuses, aplaties ou conoïdes, grosses comme une tête d'épingle ou un peu plus. Elles débutent par de petites taches roses ou rouges au-dessus desquelles se forme peu à peu le revêtement corné. On les rencontre surtout au niveau de la main et des doigts.

ANGIOMES[2]. — Nous ne pouvons guère parler ici que des formes les plus superficielles et les plus légères.

Ils sont souvent désignés dans le langage populaire sous le nom de taches, envies, signes, etc... On les englobait autrefois dans la classe des « nævi » avec le nævus pigmentaire, qui n'a rien de commun avec eux.

Les nævi vasculaires sont le plus souvent d'*origine congénitale*, mais un grand nombre disparaissent après la naissance. Ils n'en constituent pas moins, dans leurs formes légères, une affection très commune.

Ils offrent une *coloration* tirant soit sur le rouge, soit sur le bleu violacé. On les distingue de ce chef en nævi artériels et nævi veineux. Comme nous l'avons montré ailleurs, il y a là une apparence ne répondant pas toujours à la réalité. La pression du doigt les fait pâlir : les cris, les efforts, la déclivité, le froid leur donnent une nuance plus foncée. Ils sont parfois érectiles et ils augmentent chez la femme au moment des époques ou de la grossesse. Au point de vue de la *forme*, il faut distinguer la tache et la tumeur. La *tache* ne forme souvent qu'un petit point rouge : « grain de beauté » ou « piqûre de puce »; mais elle peut être un vrai placard recouvrant une grande partie des membres ou de la face (taches de vin). La *tumeur* constitue de petites saillies, de dimensions très variables et de forme tout aussi variée : sessile, plane, conique, pédiculée, etc. MARJOLIN[3] présenta un angiome, qui simulait un bigarreau, et VIRCHOW cite une

---

[1] Voy. ESCANDE. Thèse de Bordeaux, 1893 ; Piffault, thèse de Paris, 1893.

[2] P. MAUCLAIRE et R. DE BOVIS. Les angiomes. Paris, 1896.

[3] MARJOLIN. *Bull. et méd. Soc. chir.*, I, p. 641.

femme, atteinte d'un angiome frontal, qui prenait la forme d'un membre viril, quand la malade se mettait en colère. Cette érectilité est surtout le propre des formes caverneuses de l'angiome.

Nous avons insisté ailleurs sur l'extension énorme que présentent parfois ces nævi vasculaires, sur les troubles trophiques, et notamment les hypertrophies des parties molles et squelettiques, qui les accompagnent. Un bel exemple en a été récemment présenté par J. HELLER [1] : l'angiome occupait presque toute une moitié du tronc, les organes génitaux et les membres supérieurs et inférieurs du même côté. Il offrait de nombreuses nodosités : les doigts de la main étaient allongés, les os d'un côté étaient de 3 à 5 ou 6 centimètres plus longs que leurs congénères.

Comme *variétés* intéressantes de l'angiome cutané, on peut signaler l'*angiokératome* déjà mentionné à propos du lymphangiome [2]. Quand son substratum est vasculaire sanguin, il constitue de petites taches rouges ou violacées, d'aspect verruqueux. Les observateurs ont souvent mentionné, comme facteur étiologique, l'asphyxie locale des extrémités et surtout les engelures. VILLARD et PAVIOT [3] ont décrit également des *tumeurs næviformes sudoripares*, caractérisées par le développement excessif des glandes sudorales et une certaine vascularisation. A part le premier caractère, il semble qu'on ait eu affaire à des angiomes.

Nous n'énumérerons pas les diverses transformations ou complications possibles de l'angiome : anévrysmes cirsoïdes, kystes, phlébolithes, inflammation, hémorragies, dégénérescence sarcomateuse, etc. Rappelons que le nombre, l'étendue des taches ou

[1] J. HELLER. Telangiectasie der rechten Körperhalfte mit Angioelephantiasis. (Cette dernière expression prête à la confusion.) *Berl. klin. Woch.*, 1898 n° 45, 1002.

[2] La distinction entre les angiokératomes lymphatique ou vasculaire n'est pas peut-être très aisée ; il se peut aussi que les deux formes, se transforment l'une dans l'autre, comme le fait semble s'être passé dans une observation de A. RENAULT (*Soc. de dermat, et syph.*, 15 nov. 1894). Remarquons que LEREDDE vient tout dernièrement de considérer l'angiokératome comme parfois de nature tuberculeuse (*Ann. de Dermat. et syph.*, 1898).

[3] VILLARD et PAVIOT. *Congrès de méd. int.*, Bordeaux, séance du 10 août 1895.

des tumeurs est parfois tel, qu'on peut parler d' « angiomatose ».

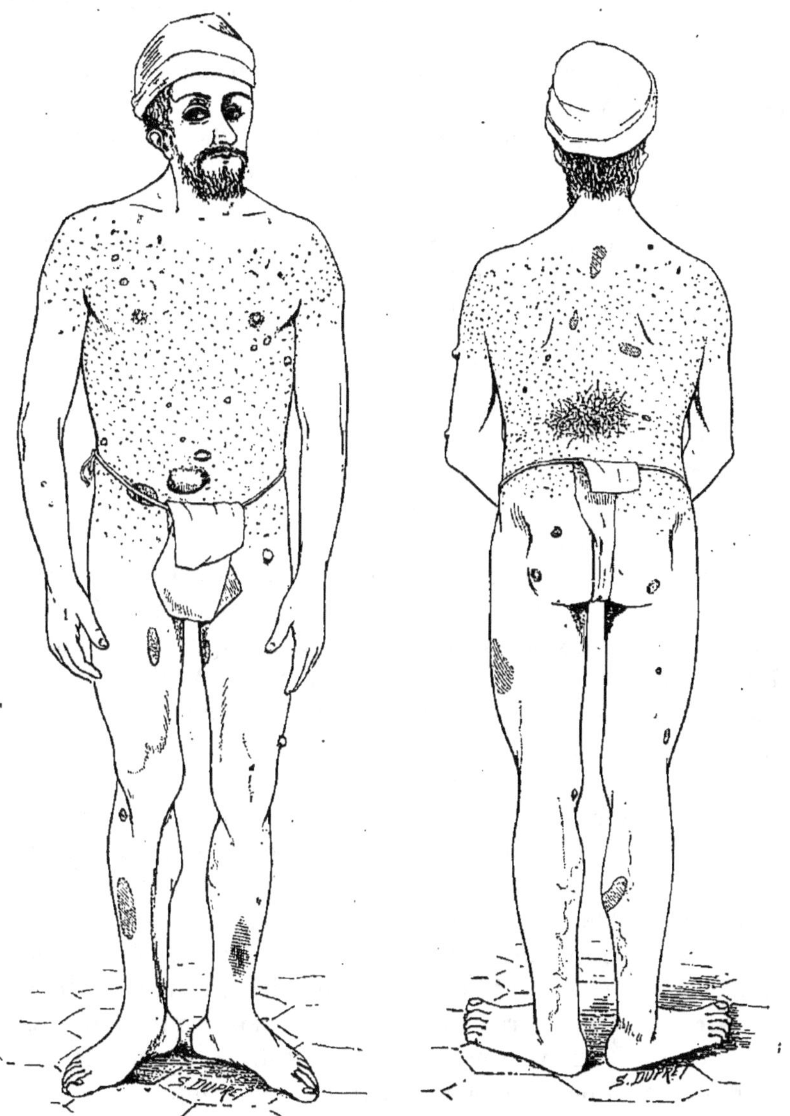

Fig. 67 et 68.
Lipomes multiples (au nombre de 50) (obs. pers.).

Au point de vue *thérapeutique* nous insisterons simplement

sur la nécesité de n'obtenir que des cicatrices minimes, en raison du siège souvent apparent (face) de ces productions. La ligature, quand elle est possible, la pointe fine du thermocautère, l'électrolyse (courants faibles, 15 à 20, 30 miliampères au plus), le bistouri enfin constituent les meilleures méthodes. En dehors de la face, on peut être moins scrupuleux et redouter un peu moins les procédés à cicatrices. De nos jours, les caustiques, les coagulants, l'écrasement, l'inoculation vaccinale, etc., n'ont plus pour eux les mêmes avantages qu'autrefois : celui d'une bénignité relative.

Nævi pigmentaires. — Les nævi pigmentaires n'offrent qu'un intérêt restreint au point de vue chirurgical.

Beaucoup d'entre eux forment de toutes petites *taches*, à peine saillantes, de coloration brune, de consistance un peu ferme, et recouvertes de quelques poils. Placées au visage, elles sont souvent très appréciées de leurs propriétaires, qui entretiennent avec un soin jaloux la petite touffe pileuse, qui les surmonte. Il fut même un temps où le nævus pigmentaire était très fort à la mode et les marquises du siècle dernier tenaient beaucoup à leurs « mouches ».

Mais la « mouche » devient quelquefois la bête noire du malade. Elle forme une *tumeur* large saillante, rugueuse, très foncée, presque noire. Dans d'autres circonstances, les tumeurs ou taches sont extraordinairement nombreuses ou étendues. J.-L. Faure [1] parle d'une « femme panthère », qu'il eut l'occasion de voir s'exhiber sur un théâtre forain ; les tigrures de sa peau n'étaient que le résultat d'une multiplicité énorme de nævi. Dans un curieux mémoire de F.-L. Neugebauer [2] sur les « pilosites anormales », on trouve plusieurs exemples de ces immenses nævi chez des sujets anormalement velus (fig. 69 et 70).

[1] In *Traité de chirurgie clinique et opératoire de Le Dentu et Delbet*, I, p. 781.

[2] F.-L. Neugebauer. In *Gazeta lekarska*, 1897, et *Kroniki lekarskii*, 1898 (Varsovie).

Les nævi pigmentaires sont capables de certaines dégéné-

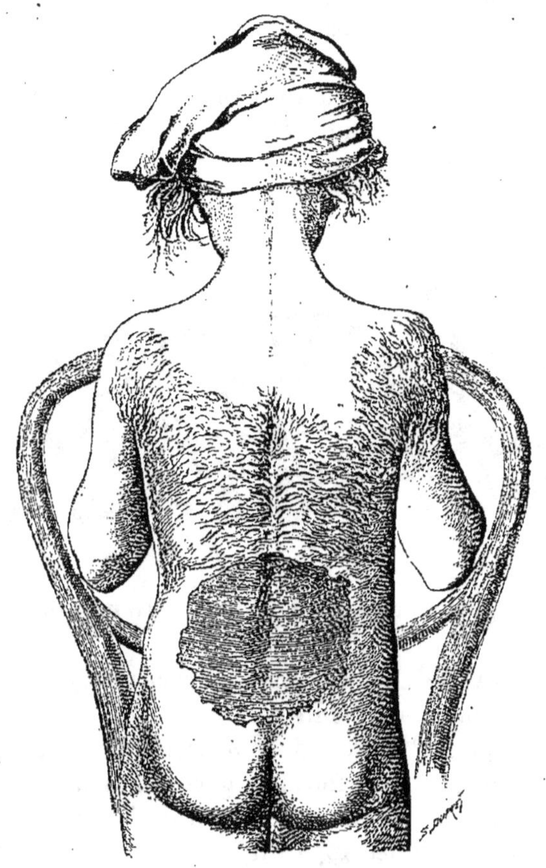

Fig. 69.

Nævus pileux du tronc (NEUGEBAUER).

rescences néoplasiques, lipomateuses (P. VON WHALTER, LARCHER),
sarcomateuses, épithéliales ou mélaniques [1].

[1] Cfr. J. REBOUL. *Loc. cit.*
L. GRAU. Ueber nævi pigmentosi und deren Beziehung zum Melano-
sarcoma. *Arch. f. path. Anat. u. Phys.*, CXXXIV, 2, 1893.
G. DULAR. Sarcome mélanique développé sur une tache pigmentaire. *Soc. Anat.*, 1897, p. 186.

Les immenses nævi sont plus ou moins en dehors des ressources de la chirurgie. Les nævi circonscrits pourront être attaqués par les caustiques, le thermocautère ou le bistouri, comme les angiomes et les molluscums. On se guidera, dans le choix des procédés, sur le but à obtenir, c'est-à-dire sur le degré de cicatrice permise.

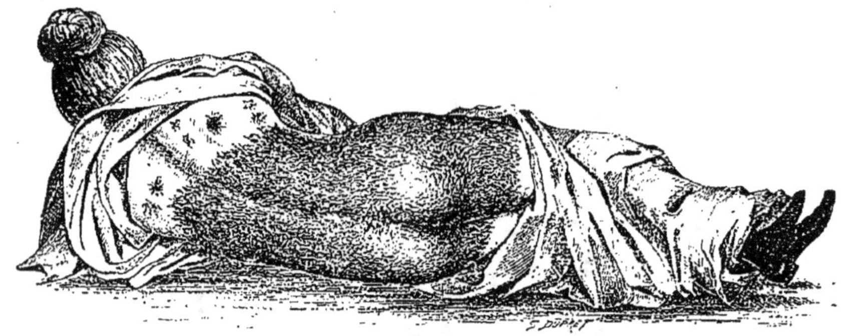

Fig. 70.

Nævus pileux du tronc et du bassin (Naugebauer).

Sarcomes de la peau. — 1° *Sarcome généralisé.* — Le sarcome peut envahir la peau secondairement, ce qui ne saurait nous arrêter. Mais il peut s'y développer *primitivement* et c'est alors, dans quelques cas, sous forme de *tumeurs multiples et disséminées*, bien connues depuis la description de Kaposi et Perrin [1].

La sarcomatose cutanée apparaît chez des sujets d'un certain âge (quarante à soixante ans) : Karewski [2] l'a vue chez un nouveau-né, sous forme d'angio-sarcome. Les tumeurs débutent souvent par la main et le pied ; elles remontent vers la racine des membres, de préférence du côté de la flexion, et peuvent se disséminer partout. On les sent d'abord plus qu'on ne les voit ; elles ne forment en effet, au début, que de tout petits

[1] L. Perrin. De la sarcomatose cutanée. Thèse de Paris, 1885-1886, n° 103.

[2] Karewski *Soc. de méd. Berl.*, 17 décembre 1894, in *Sem. méd.*, p. 579.

nodules, devenant peu à peu gros comme une lentille, un pois, une noisette, au plus, et enchâssés dans le derme ou l'hypoderme. Leur nombre est très variable (de 30 à 40 au moins jusqu'à un milier et plus). Ils sont arrondis ou ovoïdes et aplatis vers le sommet. La peau, normale au début, se pigmente peu à peu au-dessus de ces noyaux et offre une coloration de plus en plus brune, pouvant aller jusqu'au brun-rouge, violacé, presque noir. Il existe au niveau des nodules une sensation de picotement, de prurit ou de distension pénibles.

Ces nodules évoluent très différemment ; les uns se résorbent, d'autres deviennent de plus en plus saillants et tendent à se pédiculiser ; d'autres s'ulcèrent ou se gangrènent, mais c'est rare. Il y a généralement de la leucocytose et souvent des adénites. Pendant ce temps, de nouveaux noyaux se développent ; le sujet entre dans une période de dépérissement et de marasme et il finit par succomber ; sa fin est parfois avancée par les généralisations viscérales.

Le sarcome généralisé peut être aussi *pigmentaire*, c'est-à-dire mélanique (S. *idiopathicum multipl. pigmentosum* de Kaposi). Cette variété ne semble pas cependant très maligne, car, récemment, Kaposi [1] lui attribuait une survie de six à huit ans, en général. Elle s'observe chez les sujets ayant dépassé la quarantaine ; Stukobenkovf [2] l'a pourtant vue chez un enfant de treize ans. Au point de vue histologique, on trouve quelques hémorragies et des foyers pigmentaires ; c'est du sarcome à petites cellules rondes ; elles sont quelquefois fusiformes (Kaposi, Kazanskiï) [3]. L'abondance des vaisseaux mériterait à cette variété le nom de télangiectasique aussi bien que celui de pigmentaire (Merk) [4].

Au point de vue *anatomique*, la sarcomatose cutanée est fort difficile à séparer du *mycosis fongoïde* [5]. Le mycosis fongoïde,

[1] Kaposi. *Wiener. klin. Woch.*, 1894, nᵒˢ 22 et 23.

[2] M. J. Stukobenkovf. *Vratch*, 1891, nᵒ 18, p. 452.

[3] V. Kazanskiï. *Vratch*, 1895, nᵒ 16 et 17, p. 437 et 469.

[4] L. Merk. Ueber Sarkomatosis cutis. *Arch. f. Dermat. u. Syph.* 1899, XLV, Heft 2.

[5] Voy. Brodier. *Gaz. des Hôp.*, 1893, nᵒ 118, p. 1118.

d'après J.-L. FAURE, englobe trois ordres de lésions : *a*) le mycosis fongoïde *vrai*, qui se développe à la suite d'une période eczématiforme ou lichénoïde et qui est probablement de nature infectieuse ; *b*) le mycosis fongoïde *lymphosarcomateux*, étudié histologiquement par VIDAL et BROCQ ; et enfin *c*) une forme de mycosis, que KAPOSI, CORNIL et RANVIER, LEREDDE et WEIL [1] rattachent à la *lymphadénie* cutanée. La première de ces formes serait assez facilement séparée du sarcome de la peau, grâce à sa période eczémateuse préparatoire. La seconde est en somme une variété de sarcomatose cutanée. Quant à la troisième, on sait toutes les difficultés d'analyse, que présente au point de vue histologique et clinique le lymphadénome.

La question est donc fort complexe. Il n'est même pas jusqu'au sarcome, dont l'existence est plus ou moins menacée de démembrement ; on peut assurément douter de la disparition d'une tumeur sarcomateuse, mais le fait est, qu'à l'heure actuelle, on a vu disparaître plus d'une fois des tumeurs prises pour du sarcome, même au microscope, preuve que nous n'avons pas encore de criterium d'une valeur absolue [2].

Le *traitement* chirurgical de cette affection n'existe pas, comme bien l'on pense, en raison de sa dissémination. Quand la lésion est localisée on peut l'enlever et s'attendre à la récidive locale ou à distance au bout de quelques mois. La trêve fut de deux ans chez un de nos opérés pour un sarcome cutané de la région deltoïdienne enlevé des plus largement et qui récidiva en plusieurs points de la peau, mais à une distance très grande.

Le traitement médical et local le plus en vogue est l'arsenic intus ou extra, ou à la fois par ces deux voies (KÖBNER). A l'extérieur, on l'emploie sous forme d'injections hypodermiques dans les tumeurs ; on commence par 2 gouttes de liqueur de Fowler, étendue d'un peu d'eau, et on accroît progressivement

[1] LEREDDE et E. WEILL. Etude histologique de trois cas de mycosis fongoïde. *Arch. de méd. exp. et d'an. pathol.*, 1898, X, p. 124.

[2] Bœck (de Christiana) vient de décrire, par exemple, un *Sarcoïde bénin* de la peau, curable spontanément ou sous l'influence de l'arsenic (*La Policlinique*, 1900, n° 8).

la dose, jusqu'à 10 ou 15 gouttes pour redescendre ensuite.
Plusieurs observations, avec
examen microscopique, semblent démontrer l'efficacité de
la méthode (KÖBNER, FRÆN-
KEL)[1]. Ces injections se font
tous les deux jours. REBOUL[2]
a employé dans le même but
le naphtol camphré avec un
succès, presque complet.

2° *Sarcome localisé.* — A. *Simple.* — Le sarcome localisé se
développe de préférence sur les
extrémités (fig. 71). Il a souvent
pour point de départ un nævus,
une excoriation ou une lésion
cutanée quelconque. Une observation de MARTEL[3] le montre évoluant autour des glandes
sudoripares de l'aisselle. Son
évolution et ses signes ne dif-
fèrent pas de ceux du sarcome
en général. Mais sa limitation
apparente ne doit pas conduire à des interventions, par-
cimonieuses : il faut faire une
large ablation du mal et l'amputation, devant laquelle on

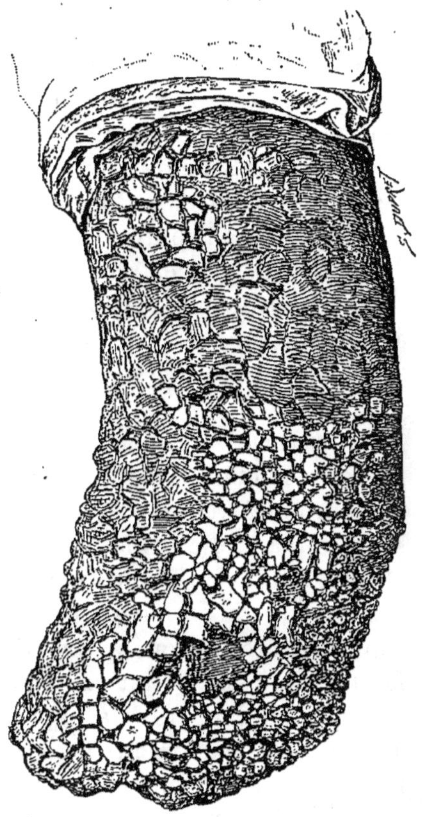

Fig. 71.
Sarcome de la plante du pied
(KAZANSKI).

recule souvent au premier abord, est fréquemment rendue
nécessaire ultérieurement.

[1] A. FRÆNKEL. *Soc. de méd. Bal.*, 19 novembre 1894, in *Sem. méd.*, 1894, p. 547.
Voy. aussi C. NICOLLE et A. HÉBERT. *Normandie méd.*, 1er sept. 1897.
[2] J. REBOUL. Un cas de mycosis fongoïde ou sarcomatose cutanée, etc. *Gaz. des hôpitaux*, 1890, n° 138, p. 1281. Etait-ce bien du sarcome ?
[3] MARTEL. *Soc. de chir.*, 27 mars 1889.

Ces récidives, quand elles demeurent cutanées et qu'on les opère avec constance, peuvent laisser de longues survies au malade : ROTHAMEL [1] cite un cas, où on fit 11 opérations en vingt-quatre ans sur le même sujet, actuellement vivant! Chez un malade âgé de 70 ans, j'ai été forcé de faire la 7e intervention incomplète d'ailleurs, pour un sarcome ayant débuté dans la région mammaire, des flèches de Canquoin limitèrent beaucoup la marche du néoplasme.

N'oublions pas les réserves, qu'impose le groupe sarcome, et l'essence probablement assez différente de toutes les tumeurs ainsi dénommées. Elles sont causes sans doute de succès thérapeutiques singuliers.

B. *Sarcome mélanique localisé.* — Il se développe souvent au niveau des mêmes régions cutanées que le sarcome localisé. Sa couleur noirâtre, les poils, qui le recouvrent parfois, le font considérer d'abord comme un nævus. Il garde cet aspect quelque temps, en s'accroissant avec une certaine lenteur. Il n'est pas rare alors, qu'on dirige contre lui quelques efforts thérapeutiques, cautérisation, extirpation, pour le faire disparaître. A la suite de cette irritation traumatique, mais souvent aussi en l'absence de tout trauma apparent, l'affection se généralise tout à coup à la peau ou aux viscères [2]. Jusqu'à plus ample informé, il est donc à conseiller de respecter les néoplasmes mélaniques de la peau, pour peu qu'on se doute de leur nature sarcomateuse. LASSAR [3] dit avoir obtenu la disparition d'une tumeur mélanique par le traitement arsenical.

---

[1] ROTHAMEL. Dixième récidive de sarcome de la région antérieure de la cuisse. *Jour. de méd. de Bordeaux*, 1898, n° 10, p. 115.

[2] La tumeur mélanique a gardé cependant une allure bénigne, dans une observation curieuse de E. BECKER : le malade était porteur de nombreuses autres petites tumeurs cutanées : angiomes et papillomes (*Beitr. z. klin. Chir.*, XIV, 1, 1895).

[3] LASSAR. *Soc. de méd. Berl.*, 25 juillet 1894, et *Sem. méd.*, 1894.

VI. — KYSTES SÉBACÉS

Définition. — Les kystes sébacés sont des tumeurs plus ou moins sphériques, remplies par une masse concrète au semi-liquide de nature graisseuse ou épidermoïdale. On les connaît, encore sous le nom de loupes ou de tannes.

Anatomie pathologique. — Les kystes sébacés *siègent* de préférence au niveau du cuir chevelu, des épaules, du sternum, du scrotum; mais, ayant pour origine les glandes sébacées de la peau, ils sont presque forcément ubiquistes.

Le *contenu* est d'aspect très variable : il peut n'être qu'une sorte de pâte blanchâtre, ou jaunâtre, ou bien une masse demi-liquide trouble, de coloration jaune ou brune, tenant en suspension des grumeaux caséeux abondants : c'est la bouillie athéromateuse des anciens auteurs[1]. Dans le premier cas, le kyste porte encore le nom de *stéatome*, et dans le second celui de *kyste athéromateux*. Les deux formes peuvent coexister comme dans un cas que nous avons opéré. Ce liquide peut être cependant plus ou moins fluide ou homogène et on a, selon le cas et les apparences, le kyste *huileux* ou le *mélicéris* (kyste mielleux).

Ces masses demi-solides ou liquides, d'*odeur* habituellement âcre et repoussante, sont, au point de vue *chimique*, formées de matière grasses. Au point de vue *morphologique*, ce sont des cellules épithéliales, plus ou moins dégénérées, mais encore reconnaissables.

Le *contenant*, c'est la paroi et les enveloppes du kyste. Nous ne parlons pas des caractères de l'enveloppe cutanée ; car nous y reviendrons. Mais, au-dessous d'elle, on trouve une *paroi*

[1] Les auteurs allemands usent encore des expressions de *kystes athéromateux* et d'*athérome*. D'ailleurs, ils englobent sous la même dénomination les *kystes dermoïdes*, les *kystes traumatiques épithéliaux* et même les *lymphangiomes kystiques*. Voy. A. DOHLEN, *Beitrag zur Kentniss der sogenannten Atheromcysten am Halse* (*Beitr. z. kl. Chir.*, XX, 2, 1898).

propre, fibroïde, parfaitement isolable, à surface externe lisse, à surface interne plus ou moins encombrée de dépôts sébacés. Elle peut s'incruster de sels calcaires, dans les vieux kystes parfois il se forme de véritables petits kystes séreux surajoutés. Au point de vue histologique, elle est formée de tissu conjonctif fibreux, à strates parallèles, et sur sa face interne, on trouve des cellules épithéliales cubiques, qui s'aplatissent et subissent une dégénérescence granulo-graisseuse d'autant plus avancée, qu'on se rapproche davantage du centre du kyste.

Pathogénie. — La pathogénie des kystes sébacés garde avec peine son individualité, à côté et à cause des kystes dermoïdes : entre les deux affections, la confusion est peut-être encore facile.

Il y a déjà longtemps, que BOERHAVE et VAN ZWIETEN expliquaient le kyste sébacé par la rétention des produits de l'appareil pilo-sébacé. Cette doctrine, bien qu'admise généralement, fut niée, au début de ce siècle, par BICHAT, MECKEL, BROUSSAIS, qui considéraient la loupe comme un épanchement enkysté ; mais l'appui contemporain ou ultérieur d'A. COOPER, de LEBERT, de SIMON (de HEIDELBERG), de VIRCHOW, de P. BROCA finit par faire triompher l'opinion ancienne.

Cette *doctrine de la rétention* se fonde sur un certain nombre de faits : *a)* d'abord le contenu essentiellement gras du kyste ; *b)* le pédicule, qui le relie à la peau, sous forme d'un tractus fibreux, et le point noir que le kyste porte à son sommet : ces deux faits ont été interprétés, l'un, comme le vestige du canal excréteur, l'autre, comme l'orifice de ce même canal ; *c)* sur les formations similaires, quoique de moindre développement, et qui reproduisent, pour ainsi dire en miniature ou à ses débuts, le kyste sébacé : tels le *millium* ou le *comédon*. On peut, entre elles et les différents kystes ou loupes, établir une série continue de lésions progressivement croissantes ou décroissantes.

Un peu après le début de ce siècle, PH. VON WHALTER, et plus près de nous F. FRANKE [1] ont voulu faire du kyste sébacé un kyste

---

[1] F. FRANKE. Ueber das Atherom. *Arch. f. klin. Chir.*, 1887, XXXIV, p. 507 et 859.

par inclusion. Ces auteurs se fondent sur l'absence assez fréquente des particularités anatomiques, signalées par Lebert et
Virchow, sur le siège de certains kystes sébacés à la paume des
mains (où il n'y a pas de glandes sébacées), ou même au-dessous
des aponévroses. Mais c'est ici, qu'il y a peut-être exagération ou
confusion : il est assez naturel, qu'entre un kyste dermoïde et
une loupe ancienne et dégénérée le diagnostic histologique ne
soit pas aisé. Mais entre les formes typiques de ces deux lésions
il y a encore d'assez notables différences : l'origine, le siège, la
profondeur, les connexions sont tout autres. Le kyste sébacé est
une lésion acquise, superficielle, alors que le dermoïde est congénital et adhérent aux plans profonds. Enfin les soi-disant kystes
sébacés de la paume de la main pourraient bien n'être que des
kystes épithéliaux traumatiques, et les sous-aponévrotiques, de
purs lymphangiomes kystiques.

Nous passons sous silence les microcoques trouvés par Poncet[1]
(de Cluny) dans le sébum des kystes, et dont il a voulu faire les
agents pathogènes de la maladie. Ces microbes sont là comme
partout dans notre peau : tout ce qu'ils peuvent expliquer ce sont
les suppurations secondaires.

Étiologie. — L'étiologie ne fournit que des données assez
vagues. Nous ne revenons pas sur le *siège,* déjà indiqué. L'*âge*
adulte, de vingt à quarante ans, et le *sexe masculin* sont le plus
ordinairement en cause.

On dit que les kystes ne sont pas rares sur les cuirs chevelus
secs et les crânes *chauves;* mais la calvitie ne les rendrait-elle
pas tout simplement plus apparents? Il nous semble plutôt, que
la loupe se montre, chez les sujets quelque peu portés à négliger
l'hygiène de leurs cheveux.

L'*hérédité* est bien affirmée par A. Cooper et d'autres. Mais,
la loupe est si commune, qu'il ne faudrait pas accorder à ce facteur
une importance exagérée.

Enfin, les cicatrices, les inflammations (érysipèle, dermatoses
diverses et surtout eczéma) pourraient favoriser l'apparition

---

[1] Poncet (de Cluny). *Soc. de chir.*, 26 mai 1886.

des kystes en amenant l'oblitération des conduits glandulaires.

Symptômes. — Qu'il soit petit ou gros, et hors le cas de dégénérescences ou de complications, le kyste sébacé se présente avec des caractères à peu près constants.

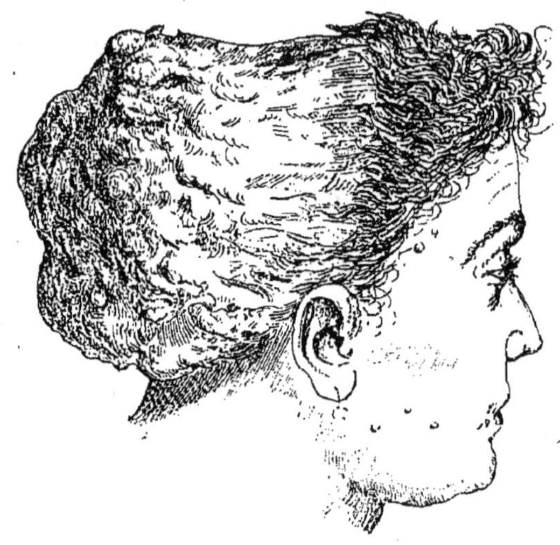

Fig. 72.

Loupes ayant subi la dégénérescence cancéreuse (PORET).

A la *vue*, il forme une *tumeur hémisphérique* ou sphérique tronquée, appliquée sur le cuir chevelu dans la très grande majorité des cas. Ses *dimensions* sont des plus variables il en est d'à peine gros comme une lentille, il en est d'aussi gros qu'une noix de coco (A. COOPER). La *peau* est normale, s'il n'y a pas d'inflammation : elle est seulement plus ou moins amincie. Vers le sommet de la tumeur, on y peut reconnaître le fameux *point noir*, vestige de l'orifice glandulaire oblitéré, indiqué par CRUVEILHIER, et que COOPER retrouva sur son propre dos, en se regardant dans une glace. Ce point noir est quelquefois énorme : il était du volume d'une pièce d'un franc sur un de nos malades ; mais il fait défaut quelquefois, surtout au cuir

chevelu. Au *palper*, la tumeur peut être extrêmement tendue,
au point de fournir une simple sensation de rénitence ; mais on y
perçoit le plus souvent de la *fluctuation*. Il faut en excepter cependant les cas, où le contenu est simplement une pâte épithéliale :
le palper donne alors une sensation de mollesse particulière. Les
rapports avec la peau dépendent de la texture de celle-ci et de

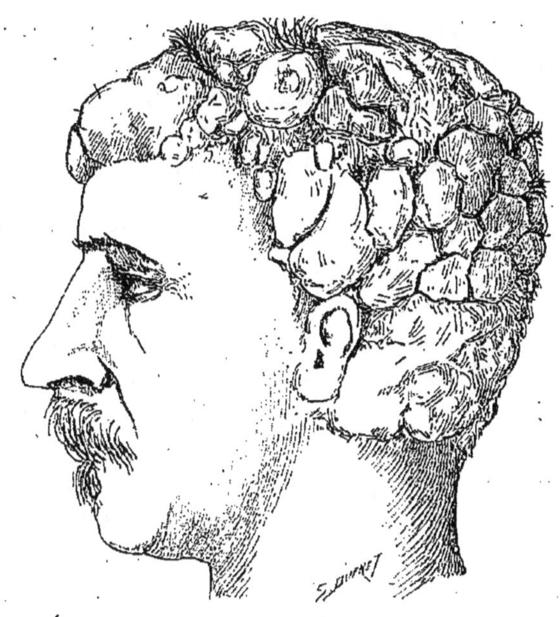

Fig. 73.
Loupes ayant subi la dégénérescence cancéreuse (PORET).

l'ancienneté du kyste : au cuir chevelu la peau passe sans grandes adhérences au-dessus de lui si la tumeur est récente. A la
face, l'adhérence intime entre la peau et les peauciers, l'absence
d'un plan cellulaire régulier ou suffisamment développé, fait que
la loupe constitue avec le derme un tout difficile à séparer.

Quant aux symptômes *fonctionnels* ou *subjectifs* ils sont évi
dents.

Ces kystes peuvent donc, au cours de leur *évolution*, acquérir
un volume considérable. Il n'est pas rare non plus de les voir
s'infecter ; la peau rougit et le contenu devient plus ou moins

franchement purulent. Cette purulence peut conduire à l'*ouverture et à la guérison spontanée* du kyste, mais l'infection peut s'atténuer et ne laisser derrière elle qu'une rougeur légère de la peau.

L'infection chronique peut amener aussi la *calcification* des parois. On a vu encore des *cornes épidermiques* se développer dans l'intérieur de la cavité.

Enfin, mais rarement, la loupe peut subir la dégénérescence cancroïdale ; niée par LEBERT, JOBERT DE LAMBALLE, BROCA, elle fut démontrée, timidement, par CRUVEILHIER et indiscutablement par L. TRIPIER[1], KIRMISSON, PONCET[2] (fig. 72 et 73).

Diagnostic. — Il est extrêmement facile. Mais on pose souvent le diagnostic un peu à la légère.

Mais, il faut avouer, d'autre part, que ses caractères n'offrent rien de bien pathognomonique, les erreurs sont assez naturelles. DE BOVIS nous a dit avoir vu ouvrir, chez un jeune homme de vingt-trois ans, une encéphalocèle traumatique, diagnostiquée kyste sébacé ; une autrefois, il s'agissait d'un kyste sébacé de l'angle interne de l'œil, pris pour une tumeur lacrymale, une autre fois encore, d'une gomme tuberculeuse de la joue, prise, pour un kyste sébacé. A. BROCA parle d'un athérome de la paroi abdominale pris pour un sarcome, etc. Dans un cas de SÉDILLOT, on pouvait penser à un anévrysme, car le kyste s'enfonçait derrière la fourchette sternale et s'était mis en rapport avec l'aorte et le tronc brachio-céphalique, qui lui imprimaient des battements. Enfin les kystes dermoïdes exposent à tout autant de confusions. Nous ne saurions beaucoup approfondir ces divers diagnostics, qui relèvent surtout de la pathologie des régions. L'essentiel, c'est d'avoir présent à l'esprit les caractères du kyste sébacé, d'une part, et d'autre part ceux des affections plus sérieuses, telles que la méningocèle, l'encéphalocèle, avec les-

---

[1] L. TRIPIER. *Dict. encyclop. des sc. méd.* Art. : *Loupe.*

[2] *Soc. de chir.*, 1889 et thèse A. PONET, de la Dégénérescence épithéliomateuse des loupes du cuir chevelu. Thèse de Lyon, 1893-1894, n° 862.

quelles une confusion pourrait rééllement avoir des inconvénients.

Traitement. — Le seul traitement, qu'il convient d'opposer aux loupes, est le traitement chirurgical. L'opération étant facile et rapide, on peut se contenter de l'anesthésie locale (cocaïne, pulvérisations réfrigérantes, méthode de Schleich, etc., etc.). D'un coup de bistouri la tumeur est fendue d'outre en outre : on voit alors, au-dessous des lèvres de l'incision cutanée, la paroi propre : on la saisit avec une pince à arrêt, et en s'aidant du doigt, de la sonde, des ciseaux ou du bistouri, on la décolle sur toute son étendue : les tractions suffisent quelquefois pour la ramener en entier. L'hémorragie est insignifiante. On peut panser à plat ou suturer. La première conduite est peut-être la meilleure, en raison de la valeur très douteuse du contenu, au point de vue antiseptique, et de l'inflammation ou distension fréquente de la peau.

Si celle-ci n'est ni dystrophiée ni enflammée, le mieux est évidemment de disséquer le kyste, sans l'ouvrir ni le crever (ce qui n'est pas toujours aisé), et de chercher ensuite une réunion « *per primam* ».

VII. — KYSTES ÉPIDERMIQUES (ÉPITHÉLIOÏDES)

Définition. — Les kystes épidermiques, kystes traumatiques épithéliaux (Garré), épithélioïdes (F. Franke), sont de petites tumeurs pleines et plus souvent kystiques, à contenu plus ou moins épais, et qui ont été surtout observés, jusqu'ici, au niveau des mains ou des doigts.

Nous sommes obligés de nous contenter de cette définition fort vague, la nature exacte de ces productions n'étant pas encore bien élucidée.

Historique. — Leur histoire est toute récente, car la première observation authentique est celle de Muron (1868). A partir de la thèse de Demay (1880), qui en cite un nouveau cas, les faits se font un peu plus nombreux (Troquart et Arnozan, Küster,

Chavasse, Gross, etc.). En 1887 et 1889, Reverdin (de Genève) et Labougle [1] leur consacrent deux excellentes monographies.

A la suite de ces deux auteurs, les travaux se sont considérablement multipliés, surtout à l'étranger. Citons en particulier ceux de Garré, Wörtz et Tikhovf [2].

Anatomie pathologique. — Les kystes épithéliaux *siègent* de préférence à la face palmaire de la main.et des doigts : ceux-ci sont atteints dans plus des deux tiers des cas.

La tumeur est généralement indépendante des parties superficielles ou profondes. Trinka [3] a cependant noté la fréquence des *adhérences* aux gaines des fléchisseurs et E. Martin [4] a vu, d'autre part, une fistule cutanée, consécutive à un ongle incarné, conduire à un de ces kystes.

Ils sont généralement *uniques*. Leur *volume* varie d'un pois à une noisette ; leur *forme* est sphérique ou ovoïde ; leur consistance est variable et rappelle celle du kyste sébacé.

La *face externe* est d'ordinaire lisse et unie, mais offre parfois une adhérence assez intime avec le voisinage. La face *interne* est jaunâtre, grisâtre, blanche ou nacrée, suivant les cas. Entre ces deux faces, la paroi du kyste offre une épaisseur très variable, mais ne dépassant guère 2 millimètres.

[1] Labougle. Anatomie pathologique et pathogénie des kystes épidermiques de la main. Th. de Bordeaux, 1889-1890, n° 5, et *Tribune méd.*, 1893, n° 21, p. 411 ; même sujet.

[2] Kummer. *Soc. de chir.*, 26 nov. 1890 (rapp. de Nimier). — J. Blumberg. *Deut. Zeitsch. f. Chir.*, XXXVIII, 6, 1894. — R. Le Fort, *Revue de chir.*, déc. 1894. — Garré. *Beitr. z. kl. Chir.*, 1894, XI. — De Manny. Thèse de Paris, 1894-1895. — P. Tikhovf. *Med. Obozr.*, XLIII, 7, et XLVI, 13, 1895 et 1896. — H. Bohm. *Arch. f. path. Anat. u. Phys.*, CXLIV, 2, 1896. — E. Martin. *Deut. Zeitschr. f. Chir.*, XLIII, 6, 1896. — A. Wörtz. *Beitr. z. klin. Chir.*, XVIII, 3, 1897. — F. Franke. *Centralbl. f. Chir.*, 1898, n° 14, p. 369. — Cabello. Thèse de Paris, 1896-1897, n° 614.

[3] Trinka. Eine seltene Pradilectionsstelle von Atheromen. *Centralbl. f. Chir.*, 1898, n° 6, p. 164.

[4] E. Martin. Beitrag zur Lehre der traumatischen Epithelcysten. *D. Zeitschr. f. Chir.*, XLIII, Heft 6, p. 597.

Le *contenu* rappelle la matière sébacée : il peut donc être presque fluide ou au contraire ferme et épais comme du suif. On n'y a jamais rencontré ni poils, ni ongles, ni dents.

Au point de vue histologique, la paroi présente deux types extrêmes entre lesquels se placent de nombreux intermédiaires ; ou bien elle est formée de cellules épithéliales aplaties, cornées, reposant sur une membrane fibroïde, ou bien elle offre tous les caractères de la peau normale : papilles, couche malpighienne, etc.

Les vaisseaux de la portion fibreuse de la peau sont peu nombreux. Il est à remarquer, que l'épithélium ne constitue pas toujours une couche continue à la face interne de la paroi conjonctive[1]. Au-dessous de celle-ci, on peut trouver aussi des cellules géantes, dont la signification semble assez facile à dégager : c'est une des formules de réaction du tissu conjonctif à l'égard des corps étrangers (Wörz, König et Bohm). Tikhovf[2] a rencontré des glandes sudoripares dans la paroi, mais le fait n'a pas peutêtre grande valeur au point de vue pathogénique.

Le *contenu* est formé par des détritus granulo-graisseux, entremélés de cellules cornées, de cristaux de cholestérine. Le sang, qu'on peut y rencontrer, a probablement pour cause la rupture secondaire et traumatique d'un vaisseau pariétal.

Pathogénie. — Il ressort de l'anatomie pathologique, que les kystes épidermiques des doigts se rapprochent singulièrement des kystes dermoïdes et des kystes sébacés. D'ailleurs, entre ces deux dernières affections, existent de nombreux points de contact.

Reste à se demander comment se développe l'épithélioïde. Le siège et l'histologie ne permettent pas d'admettre une origine sébacée (théorie de Kuster) : les éléments épithéliaux de la paroi

---

[1] Labougle attire l'attention sur ce fait et le rapproche des observations de Nicaise (*Assoc. avanc. des sc.*, 1883). — König a tout récemment fait la même constatation pour des kystes « athéromateux », sébacés ou dermoïdes (*Arch. f. klin. Chir.*, 1894, XLVIII, Heft 1, p. 164).

[2] *Loc. cit.*, XLVI, 17.

-ne rappellent en rien ceux des glandes grasses. Il en est de même de la théorie, qui incrimine les glandes sudoripares (DERNAY, CHAVASSE).

Mais faut-il accuser le *traumatisme* (GROSS, REVERDIN, GARRÉ) ou la *congénitalité* (LALITTE, GUERMONPREZ) ?

Le premier facteur semble indiscutable. Son rôle a été démontré expérimentalement par KAUFMANN[1], qui a vu se développer des kystes après l'inclusion sous-cutanée des lambeaux épidermiques; chirurgicalement, par HOFMEISTER, qui avait enveloppé une suture nerveuse d'un lambeau de THIERSCH; et pathologiquement, par des observations d'ongle incarné (E. MARTIN), de corps étrangers (KUMMER), suivis de l'apparition de kystes.

Mais, le plus souvent, on ne trouve pas trace de traumatisme dans les antécédents (LABOUGLE, F. FRANKE) et on est forcé d'admettre une origine congénitale ou, tout au moins, une formation aux dépens de débris embryonnaires, inclus dans la profondeur du derme. Mais, il faut avouer, que, jusqu'ici, l'embryologie des extrémités ne nous fournit pas de grandes indications et, d'autre part, tant de traumatismes de la main, même avec effraction dermo-épithéliale, peuvent passer inaperçus ! .

Étiologie. — Ces tumeurs s'observent surtout à l'*âge adulte;* elles sont très rares chez les enfants, ce qui ne plaide pas en faveur de la congénitalité ; très rares aussi chez la *femme* (4 femmes contre 44 hommes, d'après CABELLO).

Les *professions manuelles* sont les plus exposées, ce qui explique leur siège[2]. Enfin, le *traumatisme* est relevé dans la moitié des cas environ. Il était très net dans une de nos observations.

Symptômes. — Les kystes épidermiques se présentent sous

---

[1] KAUFMANN. *Virchow's Archiv.*, XCVII, p. 236, cité par KÖNIG, *loc. cit.*

[2] HARLEY considère cependant comme kyste épithélial traumatique une tumeur analogue en partie intra-cranienne (*Annals of surgery*, 1896, n° 5).

la forme de petits *nodules indolores*, rarement gênants. Après une *période de latence*, qui peut durer des mois et des années, la tumeur, sous l'influence d'un traumatisme quelconque, augmenté et atteint le volume d'un pois, d'une noisette et même d'une noix.

A sa surface, la *peau* est généralement normale, à moins que le kyste ne soit enflammé ; elle est intacte, à moins de l'existence d'un pertuis, vestige d'un ancien ongle incarné (E. MARTIN). Au palper, on trouve une tumeur lisse, arrondie, adhérant généralement à la peau, rarement aux parties profondes, dure mais élastique, et ne devenant fluctuante que dans les cas de suppurations ou de fluidité exceptionnelle du contenu.

Les troubles *fonctionnels* sont ordinairement légers.

Le *diagnostic* de ces petites tumeurs expose à de nombreuses erreurs ; cependant leur siège un peu spécial (peau de la paume des mains, des doigts), leur indépendance habituelle des parties profondes, leur consistance, permet d'éliminer les tumeurs tendineuses, celles des gaines, des os, les chéloïdes, etc.

Le *pronostic* est essentiellement bénin et le *traitement* chirurgical des plus simples : une incision en quartier d'orange permet de les extirper. Les plus gros peuvent, au niveau des doigts, donner quelque peine, quand il s'agit d'affronter les lèvres de la perte de substance.

VIII. — TUBERCULES SOUS-CUTANÉS DOULOUREUX

On appelle tubercules sous-cutanés douloureux de petites tumeurs circonscrites, développées dans l'hypoderme, et s'accompagnant de douleurs spontanées ou provoquées d'une intensité si marquée, qu'elles deviennent le principal caractère de l'affection.

Ce mot de « tubercules » n'a aucune signification nosologique ; il est pris dans son acception étymologique et implique seulement l'idée d'une petite masse circonscrite, inflammatoire, néoplasique ou autre. Personne ne l'a changé, parce qu'il est consacré par l'usage et une des premières descriptions, qui en furent données, celle de WOOD (1812). Avant l'intervention du microscope, des idées plus ou moins erronées ont régné sur sa nature.

FRANCO serait un des premiers, qui en ait fait mention et qui en ait opéré. CAMPER y voit des ganglions développés le long des nerfs, opinion partagée par M. A. PETIT, PORTAL, DESCOT.

DUPUYTREN, se fondant sur les douleurs, les récidives et certains cas de transformation en tumeurs malignes, les considérait comme cancéreuses et les appelait tumeurs squirrheuses enkystées.

VELPEAU admet qu'ils puissent être pénétrés par un petit filet nerveux. NÉLATON le nie. Avec PAGET, LEBERT, SANGALLI, intervient le microscope et on en fait des fibromes. Mais P. BROCA fit admettre leur nature variée [1].

Symptômes. — Le tubercule douloureux a été rencontré partout, mais, il aurait une certaine élection pour le voisinage des *articulations*, en particulier celle du genou, pour la *jambe* et pour la *mamelle*.

La *tumeur* est généralement unique. Elle constitue un petit noyau arrondi, plus ou moins résistant, mobile sous la peau et sur l'aponévrose sous-jacente. La peau a gardé sa coloration normale, à part quelques arborisations vasculaires, souvent commandées par la nature même du tubercule (angiome).

La *douleur* est le signe le plus remarquable de ces tumeurs. Il est rare qu'elle précède leur apparition ; souvent même, elle ne se manifeste qu'assez longtemps après. Au début, elle ne se réveille qu'à la pression, puis, peu à peu, elle éclate au moindre attouchement ou frôlement. Enfin elle peut devenir spontanée, continue, intermittente ou paroxystique. L'intensité de la douleur suit parfois cette même marche progressive : insignifiante d'abord, elle devient d'une violence extraordinaire, au point d'arracher des cris au malade, lors des crises paroxystiques. Une syncope peut même les terminer.

Ces crises, tout d'abord espacées, se rapprochent peu à peu ou reviennent sous la moindre cause ; choc, pression, frôlement des vêtements, froid, émotions morales, etc.

[1] Cfr. P. ROY. Contribution à l'étude des tubercules sous-cutanés douloureux. Thèse de Paris, 1892-1893, n° 5.

Cette répétition des crises, l'endolorissement local et général qu'elles laissent derrière elles, la susceptibilité nerveuse qu'elles exaltent et la dépression morale qu'elles causent, finissent par mettre le malade dans une situation psychique morbide, surtout si le sujet est prédisposé. Elles ouvrent la voie à l'hystérie, à la mélancolie, à l'épilepsie partielle, etc. Chose remarquable, mais commune dans les états nerveux, les pressions un peu profondes sur le tubercule sont parfois bien supportées, alors que de plus légères provoquent des crises. Les concrétions phosphatées sous-cutanées sont rares.

Le *diagnostic* ne présentera de difficultés un peu grandes, que si le tubercule est extrêmement petit et s'il a engendré un de ces états psychiques, plus ou moins voisins de l'aliénation mentale, et qui risquent d'égarer les recherches. Les concrétions phosphatées sous-cutanées sont rares.

Anatomie pathologique. — Le tubercule forme une tumeur *circonscrite*, généralement *encapsulée*, et occupant les couches sous-cutanées. Sa nature, son siège, ses rapports offrent des variantes infinies.

a. *Nature*. — C'est le *fibrome* qui est le plus souvent mentionné. Mais on a observé toutes les tumeurs du type conjonctif : lipome, myxome, chondrome (BENETT), myome (BILLROTH), etc. Le sarcome est rare.

Il est très possible aussi, qu'il s'agisse, de temps à autre, de ces petits *ostéomes* étudiés par POIRIER et MONIN[1] et qu'on rencontre si souvent le long des faces du tibia et du cubitus. On sait d'autre part, que l'exostose de croissance est souvent une tumeur fort douloureuse. Parmi les paraplasmes, les *angiomes*, et notamment les formes fibro-adipeuses (TRÉLAT, TERRILLON)[2], tiennent

---

[1] E. MONIN. Des nodules osseux sous-cutanés. Th. de Paris, 1889-1890, n° 150. PROFICHET. Nodules calcaires de la peau. Th. de Paris, 1900.

[2] Cfr. P. MAUCLAIRE et R. DE BOVIS. Etude sur les variétés fibro-adipeuses de l'angiome. *Arch. des sc. méd.*, 1896. — P.-A. GUILLAUME. Contribut. à l'étude du tubercule sous-cutané douloureux et en particulier de l'angiome circonscrit douloureux.. Thèse de Paris, 1896-1897, n° 543.

une place importante. Certaines *formations glandulaires*, kystes, adénomes, ont parfois constitué le tubercule.

b. *Rapports.* — La caractéristique douloureuse du tubercule sous-cutané avait fait songer à une tumeur de structure nerveuse et, en fait, TRIPIER, VIRCHOW et quelques autres en ont vu de constitués par des *névromes*. Ces cas sont relativement exceptionnels. Mais ce qui l'est peut-être moins, bien que les dissections ou recherches histologiques soient à ce point de vue peu nombreuses, ce sont les rapports de la tumeur avec les nerfs. On a vu un filet nerveux traverser, côtoyer ou sous-tendre la tumeur. TRÉLAT et MONOD, en particulier, ont observé la névrite des filets nerveux inclus dans un angiome douloureux. Ajoutons cependant que plusieurs observations ont été négatives.

c. *Siège.* — Nous l'avons déjà indiqué : la jambe et la jonction du genou sont les lieux d'élection. Il faut citer encore la mamelle, la face et le voisinage des articulations en général. C'est le plus souvent dans l'hypoderme que siège le tubercule, mais il peut, notamment sur la face interne du tibia, adhérer au périoste et aux os.

Étiologie. — On cite un grand nombre de causes et toutes d'ailleurs, sauf une ou deux, sont assez banales : le froid, les chocs, les piqûres, etc. Ces facteurs étant très variables et inconstants, on ne peut tabler sur eux. La *grossesse* pourrait avoir plus d'influence et ceci semble très naturel, quand on songe à l'influence aggravante ou congestive, qu'exerce cet état sur la plupart des états pathologiques. Le *sexe* est une cause prédisposante évidente ; une statistique de PAGET compte 23 femmes et 5 hommes ; la ménopause n'est pas non plus indifférente. Mais, le grand facteur, et la preuve indirecte en est fournie par le nombre considérable de sujets du sexe féminin, c'est la *névropathie*. Tel tubercule qui serait peu ou pas douloureux chez un sujet, dont le système nerveux est dans un juste équilibre, deviendra un objet d'inquiétude, puis de souffrances, puis de douleurs insupportables, chez celui qui présente une susceptibilité neuro-psychique trop vive.

Traitement. — Le traitement *médical* sera dirigé d'après cette dernière indication : on essayera bien les antispasmodiques et les anti-névralgiques, mais sans leur accorder une confiance illimitée ; on emploiera concurremment une hygiène générale, destinée à combattre les tendances nerveuses du sujet en observation.

On échoue souvent ; il faut en venir alors au traitement *chirurgical*, assez facilement accepté, souvent même demandé. On extirpera le tubercule et il nous semble qu'on aurait rarement lieu de recourir de nos jours à des procédés indirects : sections, avulsions, élongations nerveuses.

Un petit appareil *prothétique* simple, c'est-à-dire une plaque percée d'un trou, et qui supprimerait ainsi les frottements, pourrait rendre service au cas, où le malade refuserait une opération.

IX. — CHÉLOÏDES

La chéloïde est une tumeur formée par du tissu cicatriciel. Elle n'est donc pas une tumeur au sens histologique. C'est de la comparaison à une écrevisse, qu'elle a tiré son nom, tout comme le cancer a emprunté le sien au crabe. Cette appellation n'a qu'une valeur clinique, mais elle est passée dans le langage et n'a aucune chance d'être remplacée par le nom peu connu, et assez baroque, de « oulome ».

Nous allons décrire la chéloïde *vraie*, qu'on oppose à la *fausse* chéloïde, celle des grandes cicatrices chirurgicales ou pathologiques. Mais, il n'y a sans doute, entre les deux, qu'une différence imperceptible ; car il semble démontré, que la chéloïde vraie reconnaît pour cause une cicatrice, parfois à peine visible, mais constante.

Étiologie. — Son *lieu d'élection* est la région présternale : on peut cependant la rencontrer à peu près partout.

Son point de départ semble être une de ces infinies *cicatricules* du derme, consécutives aux furoncles, à l'acné, à l'hydrosadénite, etc.

Les *sujets jeunes*, les *femmes*, les *nerveux* seraient plus volontiers atteints. On a noté plusieurs fois l'*hérédité*. Le tempérament *scrofuleux* est en tout cas un facteur prédisposant important.

Au point de vue *pathogénique*, la chéloïde fut longtemps considérée comme une sorte de cancer, à cause de ses récidives. BAZIN en fit d'abord une scrofulide maligne, puis une variété de sa diathèse fibro-plastique. Une chose certaine, de nos jours, c'est que la chéloïde ne contient aucun élément cancéreux. D'autre part, il semble établi par l'observation anatomique et clinique, qu'elle se développe toujours autour d'une petite cicatrice cutanée. Son processus serait donc identique à celui de la fausse chéloïde, et il reste alors à invoquer je ne sais quelles prédispositions dystrophiques ou autres, pour expliquer son apparition. Un cas de FISCHER sert de type à ces malades, qui ont, pour ainsi dire la chéloïde dans le sang : le sujet présentait une vingtaine de chéloïdes présternales ; ayant reçu une blessure au niveau du bras, la cicatrice, qui en résulta, finit au bout de deux ans par devenir chéloïdienne [1].

Anatomie pathologique. — L'histologie n'a découvert dans ces malformations que du tissu fibreux. Au début, le stroma est entremêlé de cellules embryonnaires, qu'on retrouve plus tard encore autour des appareils glandulaires. Ceux-ci sont atrophiés pour les uns (MALASSEZ et LANDOUZY [2]), intacts ou seulement comprimés, pour les autres. La couche papillaire garde son contour régulier.

Symptômes. — La chéloïde *débute* par une tache, une papule, une pustule, une tuberculose, c'est-à-dire d'une manière très variable. Cette première altération dermique, au lieu de se résoudre, persiste, s'hypertrophie et arrive à constituer une tumeur plus ou moins volumineuse, saillante et assez caractéristique. Elle est ordinairement *isolée*.

Elle est vaguement *arrondie*, dans son ensemble ; mais, à la

---

[1] L. FISCHER. Ein Beitrag zur Kentniss des Keloïds. *Inaug. Dissert*. München, 1889.

[2] *Bull. Soc. Anal.*, 1871, p. 61 et 65.

vue, on peut déjà constater, que de ses bords partent des *prolongements* divers. La peau offre une *coloration rose*, pouvant prendre dans certaines circonstances (*croissance de la tumeur, périodes menstruelles, irritation*) un ton plus vif presque violacé. A la périphérie, se montrent des arborisations vasculaires. La tumeur est *bosselée*, et ces bosselures prennent des aspects très variables, avec les prolongements qui s'en détachent. A la périphérie, peuvent exister des nodi séparés. L'épiderme est lisse, luisant, mais intact ; les poils subissent diverses dégénérescences : atrophie simple ou bien hypertrophie, mais friabilité. Au *palper*, on trouve une tumeur plus ou moins molle, au début, mais dont la consistance s'accroit généralement avec le temps, tout en demeurant *élastique*. Le derme seul est envahi, car la tumeur est mobilisable sur les plans sous-jacents. Enfin, l'on sent des prolongements, plus ou moins développés que le néoplasme pousse dans le derme avoisinant.

Ces tumeurs sont souvent *prurigineuses et douloureuses*. Les douleurs varient sous des influences diverses : conditions météorologiques, menstruations, excercices physiques, émotions morales, etc.

L'évolution de la chéloïde est *progressive*, mais non *indéfinie*. Elle régresse quelquefois ; on l'a même vue guérir spontanément. Elle s'ulcère rarement. Par contre, le dernier trait de la maladie et le plus distinctif est sa tendance presque invincible à *récidiver* après extirpation.

Traitement. — Le traitement de la chéloïde relève surtout de la petite chirurgie.

En effet, si l'on intervient par l'extirpation radicale on obtient quelques succès, mais encore beaucoup plus d'échecs. Dans la cicatrice opératoire le mal reparait plus gravement. En tout cas, si l'on veut ou si l'on croit pouvoir recourir au traitement radical, il faudra s'en prendre à des chéloïdes facilement extirpables, que le bistouri puisse largement dépasser, et telles que la peau puisse être exactement suturée sans tiraillements ; il faut enfin obtenir une réunion *per primam*. Et même dans ces conditions, la chirurgie contemporaine échoue, comme on peut s'en convaincre par une discussion récente de la Société de chirurgie « sur les tumeurs bénignes qui récidivent », et où il semble que beaucoup de chéloïdes, vraies ou fausses, se soient glissées.

Car le même traitement semble convenir aux deux formes. Les moyens que nous allons indiquer n'ont qu'une valeur palliative ; ils suppriment ou atténuent les sensations pénibles, arrêtent l'évolution souvent, amènent la rétrocession quelquefois, mais ne guérissent qu'assez exceptionnellement.

Le Vigo est un *topique*, préconisé par presque tous les dermatologistes ; on essaye un peu de *compression* avec les bandelettes, qu'on renouvelle tous les jours. Cet emplâtre, si recommandé de tous, n'est peut-être qu'un « baume de patience ». Dans la voie des baumes ou pommades, citons la pommade au pyrogallol, à l'ichtyol, à l'acide chrysophanique, etc.

Une méthode un peu plus active, et chose assez singulière, sans inconvénient, est la scarification répétée de la tumeur (VIDAL). LAWRENCE[1] recommande de faire bien saigner et d'exercer ensuite une compression telle, qu'elle ne gêne pas la circulation veineuse. On l'associe avec le Vigo ou les pommades et on la répète tous les huit jours. BESNIER pratique les scarifications au galvanocautère.

MARIE et BALZER viennent de recommander les *injections d'huile créosotée* et BROCQ a cité un cas de succès par le *massage* et les *douches sulfureuses* [2].

D'après BROCQ, l'électrolyse serait une méthode assez efficace ; on n'emploie que des intensités faibles (5 milliampères). Les aiguilles sont enfoncées à des intervalles assez rapprochées ; le courant est interrompu, dès qu'apparaît autour d'elles une petite escarre cutanée blanc jaunâtre.

Tous ces procédés demandent, avant de conduire au but désiré, à être variés, combinés, pris et repris : médecin et malade doivent savoir ménager leur patience.

[1] H. LAWRENCE. Keloïd and intractable falls of chronic inflammation, etc., *Brit. med J.*, 1898, 16 juillet.

[2] BALZER. L. BROCQ. *Soc. dermat. et syph.*, 8 décembre 1898.

CHAPITRE IV

PARASITES DE LA PEAU

Les parasites de la peau relèvent, pour la plupart, de la dermatologie ou de la pathologie exotique. Il est d'usage cependant d'en étudier un certain nombre dans les traités de pathologie externe. Telle est, en première ligne, l'éléphantiasis. Nous signalerons ensuite la filaire de Médine et les mycoses (actinomycoses et botryomycose) ; et nous nous bornerons ensuite à de simples mentions pour quelques autres affections rares ou mal connues.

I. — LES ÉLÉPHANTIASIS

Au lendemain des découvertes de Patrick Manson, la définition de l'éléphantiasis semblait facile : méritaient ce nom toutes les déformations monstrueuses du derme, où se rencontrait la filaire, et n'étaient plus que des états éléphantiasiques tous ceux où elle n'existait pas.

Malheureusement beaucoup d'observateurs et de faits protestent contre une division aussi tranchée. Sans parler de l'éléphantiasis des pays chauds, qui n'est sans doute pas toujours filarienne, fallait-il refuser le nom d'éléphantiasis à celle qui se développe dans nos climats, et qui n'est pas due à la filaire ?

La clinique donnera peut-être un jour une sanction pratique aux distinctions plus fermes d'une parasitologie ou d'une bactériologie mieux éclairées.

Mais, en attendant, nous devons nous contenter de définir *les* éléphantiasis, c'est-à-dire le syndrome ; nous le définirons : *une fibrose hypertrophique du derme et des tissus sous-jacents, en-*

démique sous certaines latitudes, siégeant le plus souvent aux membres inférieurs et aux organes génitaux, débutant et s'accroissant par des poussées inflammatoires, qui amènent progressivement la déformation monstrueuse des parties atteintes.

Historique. — Il a régné et il règne encore dans cette question une certaine confusion, qui s'est trouvée d'ailleurs aggravée par celle de la terminologie. Les médecins grecs, observateurs exacts de la lèpre, lui donnèrent le nom d'éléphantiasis. Mais l'éléphantiasis des Grecs n'avait rien de commun avec l'affection que nous étudions, et qu'ils paraissent avoir ignorée. Quant aux auteurs latins, s'ils la connurent, ils firent comme les compilateurs du moyen âge, ils la confondirent avec la lèpre.

Aux médecins arabes, et à Rhazès en particulier, revient le mérite d'avoir décrit avec précision une maladie endémique dans les pays, où ils observaient, et appelée depuis, pour cette raison, éléphantiasis des Arabes.

Les médecins du moyen âge ne surent pas conserver les distinctions faites par les Arabes : trompés par la similitude des noms, ils firent de l'éléphantiasis des Grecs et de celui de Rhazès une seule et même maladie.

Il leur manquait en effet des matériaux d'observation suffisants. Cependant, là où l'endémie lépreuse sévissait avec rigueur, comme dans le nord de l'Europe, on sut toujours garder à cette dernière son individualité.

L'expansion du monde civilisé, à partir du xviiie siècle, ramena les occidentaux à la doctrine des arabistes, en même temps qu'aux foyers de l'éléphantiasis.

En 1714, Prosper Alpin étudie le volumineux scrotum des Égyptiens ; Towne, Hillary, Hendy en font autant, dans le cours du siècle, pour ce qu'on appelait « le mal des Barbades ». La campagne d'Égypte provoque les travaux de D. Larrey, qui ouvrent la voie à ceux d'Allard, de Bonillaud, des Mohamed-Ali, père et fils, de Clot-Bey, Godart, etc. Des médecins hollandais, anglais, brésiliens, observant à Java, aux Indes, dans l'Amérique du Sud, fournissaient pendant ce temps des travaux, qui allaient se multipliant comme les foyers reconnus de la maladie.

Avec Otto Wucherer, Patrick-Manson et plus récemment Sabouraud, la question des éléphantiasis est sortie du domaine de l'observation pure, pour entrer dans celui de la parasitologie ou de la microbiologie.

De plus, durant ces dernières années, la question s'est compliquée : la fréquence et l'endémicité de l'éléphantiasis des pays chauds avait monopolisé l'attention des auteurs : tout lui était rapporté. Mais les cas européens, de plus en plus nombreux, (Vulpian, Virchow, Besnier) ont provoqué une opposition assez naturelle entre l'éléphantiasis endémique et l'éléphantiasis de nos climats ou « nostras ». D'autre part, les travaux de J. Renaut ont éclairé d'un jour nouveau la physiologie pathologique, en montrant, qu'entre l'œdème simple et l'éléphantiasis, au point de vue anatomique, il n'y a pas un abîme, mais un simple échelonnement de lésions croissantes.

Division. — A l'heure actuelle, il faut donc voir dans le syndrome clinique ou anatomique de l'éléphantiasis un aboutissant de causes diverses. Nous commencerons par jeter un coup d'œil sur les états éléphantiasiques et sur les éléphantiasis nostras : ils serviront à mieux comprendre l'éléphantiasis des pays chauds, qui est certainement le type le plus parfait du groupe.

I. — Pseudo-éléphantiasis et états éléphantiasigènes

Les états éléphantiasiques, ou plus simplement *pseudo-éléphantiasis*, sont caractérisés par des déformations, des œdèmes, des hypertrophies souvent considérables, comme dans les éléphantiasis typiques. Mais ces lésions, d'origines très diverses, et d'aspect un peu bâtard, se prêtent mal à constituer des espèces distinctes. Plusieurs cependant peuvent aboutir à des éléphantiasis typiques ; c'est ce que nous avons voulu laisser entendre par l'expression : *états éléphantiasigènes.*

On peut grouper ces faits, d'après leurs causes, sous quatre chefs principaux.

1° *Pseudo-éléphantiasis d'origine veineuse.* — Un obstacle au cours du sang veineux, que cet obstacle siège sur l'appareil vasculaire périphérique ou central, aboutit à l'œdème. Si cet œdème

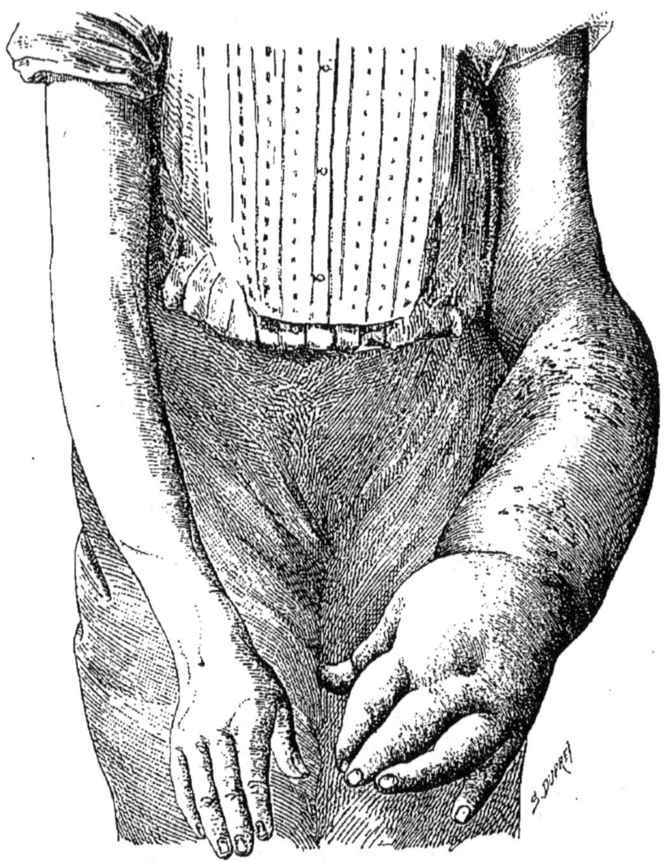

Fig. 74.

Éléphantiasis tuberculeux du bras (Gastou).

s'établit avec lenteur, si une certaine phlogose l'accompagne, on conçoit qu'il s'y joigne la sclérose des tissus envahis, d'où l'induration et l'hypertrophie des parties atteintes. Pareils phénomènes ont été observés dans les *cardiopathies* ou les *néphrites*.

Mais, le cachet originel est, en pareil cas, toujours assez apparent. Par contre, dans les obstructions du système veineux périphérique, *varices simples, phlegmatia alba dolens*[1], *compressions néoplasiques* des gros troncs, on peut voir quelque chose d'assez analogue à l'éléphantiasis des Arabes. RANSOM[2] et A. WEILL[3] ont observé chez des femmes obèses, astreintes à des stations debout prolongées. ou dont les jambes étaient étreintes par des jarretières serrées, une hypertrophie molle, à gros bourrelets cutanés périmalléolaires.

2° *Pseudo-éléphantiasis d'origine lymphatique.* — On les observe, quand l'inflammation ou la destruction pathologique ou opératoire de vastes territoires lymphatiques vient créer des barrages sur le trajet des vaisseaux blancs. Les modifications pathologiques ou accidentelles siègent, tantôt sur les réseaux ou les gros troncs, tantôt sur les glandes (fig. 74).

L'érysipèle, les lymphangites à répétition, quelles que soient leurs causes : tuberculose[4], lichen[5], syphilides[6], paraissent s'attaquer surtout aux réseaux.

Les adénites aiguës ou chroniques réalisent le second mécanisme. HUMBERT[7] a vu une sorte d'éléphantiasis des organes

[1] H. VAQUEZ. Des troubles nerveux consécutifs aux phlébites. *Gaz. hebd.*, 1892, n° 33, p. 390 et 392.

[2] RANSOM. The treatment of a case of elephantiasis by the elastic bandage. *Med. Record*, 22 avril 1893, p. 505.

[3] A. WEILL. Un cas d'œdème éléphantiasique des membres inférieurs. *France méd.*, 1897, n° 34, p. 529.

[4] CHARCELLAY. Thèse de Paris, 1879, n° 94. — BOITEUX. Eléphantiasis tuberculeuse. *Rev. de chir.*, 1882, p. 125. — MATHIEU. Lupus éléphantiasique, etc. *Gaz. des hôp.*, 1883, p. 968. — G. THIBIERGE. Lupus éléphantiasique, etc. *Gaz. des hôp.*, 1896, p. 675.

[5] GASTOU. *Soc. dermal et syph.*, 15 nov. 1894.

[6] CLARAC. Thèse de Paris, 1881. — LANDAU. *Berl. klin. Woch.*, 21 mai 1888. — EICHHORST. *Arch. path. Anat.*, CXXXI, n° 3, 1893. — TOURNIER. *Prov. méd.*, 1889, n° 14, 165. — EMERY et GLANTENAY. *Soc. dermal. et syph.*, 19 février 1898. — DUCASTEL. *Soc. dermat. et syph.*, 20 juillet 1893.

[7] HUMBERT. Un cas d'éléphantiasis de la verge avec lymphorragie. *Soc. méd. des hôp.*, 10 mai 1894.

génitaux à la suite d'un double bubon de l'aine, d'origine blennorrhagique. BALZER [1], dans des circonstances analogues, a vu le menbre inférieur et les bourses être atteintes.

BERNABEI [2] a présenté une malade atteinte de lésions éléphantiasiques du bras gauche, survenues à la suite d'adénites tuberculeuses multiples de la région cervico-axillaire. Une action chirurgicale trop complète, surtout si les voies lymphatiques sont déjà malades, aura, on le comprend, le même effet : tel fut le sort de deux opérés de RIEDEL [3], à la suite de l'extirpation de leurs glandes inguinales. Il est intéressant de remarquer, que ce fut grâce à des lymphangites ou érysipèles à répétition, que les membres de ces malades finirent par prendre des proportions et un aspect insolites.

Bon nombre des cas qui nous occupent, lorsqu'ils atteignent la perfection du genre, prennent le nom d'*éléphantiasis nostras* et l'on ne s'étonnera plus alors que SABOURAUD y ait rencontré des streptocoques.

3° *Pseudo-éléphantiasis d'origine lymphatico-veineuse* [4]. — Les jambes en poteau des variqueux sont bien connues de tous. Sur ces membres déformés par l'œdème se développent des inflammations à répétitions, aboutissant à des dermites diverses bien étudiées par A. BROCA [5] ; JEANSELME [6] est venu compléter cette

[1] D'après MERMET. Œdème éléphantiasique consécutif à un lubon blennostrumeux *Gaz. des hôp.*, 1894, p. 570.

[2] C. BERNABEI. *Ac. roy. des Phys. de Sienne*, in *Presse méd.*, 1898, n° 67, p. LV.

[3] RIEDEL, Dauerndes Œdem und Elephantiasis nach Lymphdrüsenextirpation. *Arch. f. klin. Chir.*, 1894, XLVII, 3, p. 216. — TH. MEYER (*Soc. de méd. Berl.*, 18 mai 98) a observé de simples œdèmes, à la suite de l'extirpation des glandes inguinales ou axillaires.

[4] On pourrait classer dans ce groupe une sorte d'éléphantiasis du bras, observée par TUFFIER, et consécutive à un traumatisme violent (*Soc. de chir.*, 2 mars 1898).

[5] A. BROCA. Étude clinique sur quelques lésions cutanées des membres variqueux (eczéma, syphilis, ecthyma). Thèse de Paris, 1885-1886, n° 117.

[6] JEANSELME. De l'éléphantiasis et de l'eczéma consécutifs aux ulcérations des membres variqueux. Thèse de Paris, 1887-1888, n° 117.

étude, en se plaçant au point de vue des déformations éléphantiasiques, qui en découlent. Celles-ci sont le plus souvent séparables de l'éléphantiasis des Arabes : nous reviendrons plus
loin sur ce diagnostic. Mais, l'analogie est souvent bien grande.
En tout cas, obstructions veineuses, obstructions lymphatiques
et même troubles trophiques se donnent ici la main.

4° *Pseudo-éléphantiasis d'origine tropho-nerveuse.* — On connaît les œdèmes angio-neurotiques : leur durée prolongée est
capable d'aboutir à de graves altérations de forme : MATHIEU [1],
THIBIERGE [2], G. MEYER [3], en ont cité des exemples et FOLET leur
a consacré un intéressant travail [4].

Mais, dans cette classe, les états morbides les plus divers et
les moins définis se touchent : pseudo-lipomes de Potin, lipo-
matose ou fibromatose diffuse et symétrique [5], névrome plexiforme, neurofibromatose [6], états angiomateux [7], etc. Certains cas
même semblent rebelles à une classification quelconque [8]. Dans
un cas de JOSEF PROCHNOV [9] la tumeur tenait le milieu entre
l'éléphantiasis verruqueuse et l'épithélioma.

[1] A. MATHIEU. Pseudo-éléphantiasis neuro-arthritique ou rhumatismal. *Ann. de dermat et syph.*, 1893, p. 11.

[2] THIBIERGE. *Soc. méd. des hôp.*, 27 avril 1894.

[3] G. MEYER. *Berl. klin. Woch.*, 26 nov. 1894.

[4] FOLET. Etude sur la pathogénie de quelques états éléphantiasiques. Th. de Paris, 1895-1896, n° 1.

[5] MOSES. *Soc. de méd. de Berlin*, 26 nov. 1890, et *Sem. méd.*, 1890,
p. 450.

[6] V. CZERNY. *Arch. f. klin. Chir.*, 1875, XVII, Heft 3, p. 357.
— VON BERGMANN. *Soc. de méd. Berl.*, 16 oct. 95. — J. COLLET et
E. LACROIX. Malformation congénitale de la face et du crâne avec
éléphantiasis des parties molles. Névrome plexiforme, etc. *Gaz.
hebd.*, 1893, n° 48, p. 569. Voir une de nos observations de névrome
plexiforme, in Oppenheim. *Archives générales de médecine*, 1898.

[7] FLORN. Eléphantiasis et angiome caverneux de la cuisse. *Finska
läkaresälsk. förhandl.*, 1873, XIV, p. 39.

[8] Voir M. SUBERT. Des états éléphantiasiques. Th. Paris, 1898-1899
n° 484.

[9] J. PROCHNOV. Einige interessanten Fälle von Geschwülsten.
Deut. Zeitschr. f. Chir., 1891-1892, XXXIII, p. 396.

L'incertitude des barrières nosographiques facilite les confusions. Telles lésions relevant de difformités ou d'hypertrophies congénitales, d'angiomatoses diffuses, du molluscum, de l'acné hypertrophique, sont cataloguées « éléphantiasis » par leurs observateurs.

Nous n'insistons pas sur les caractères cliniques de ces états, car ils échappent un peu à la description par leur multiplicité. D'ailleurs, à côté de types, très rapprochés de l'éléphantiasis nostras ou endémique, on en trouve beaucoup, qui ne sont que de simples œdèmes. Nous nous bornerons donc, à propos du diagnostic de l'éléphantiasis endémique, à séparer ces formes frustes ou imparfaites des types adultes ou parfaits, qu'il nous reste à décrire.

II. — ÉLÉPHANTIASIS NOSTRAS

Dans nos climats se rencontrent des difformités hypertrophiques des membres inférieurs, ou d'autres régions du corps, en tout comparables à celles qui s'observent dans les pays chauds. Telles étaient, par exemple, celles dont BESNIER[1] fit l'objet de ses magistrales leçons. On les appelle des *E. nostras*.

Comme facteurs étiologiques, on peut trouver quelques-uns de ceux que nous énumérons pour l'éléphantiasis des Arabes : tels la misère, l'humidité, les refroidissements. La malaria ou la syphilis est souvent notée dans les antécédents du malade. Mais, ce qu'on trouve plus souvent encore signalé, ce sont des accès de lymphangites ou d'érysipèles. Parfois cependant l'étiologie est muette comme dans le cas de J. RENAUT[2].

Dès lors la parenté morbide entre les pseudo-éléphantiasis lymphatiques ou lymphatico-veineux et le soi-disant E. nostras apparaît évidente. Les pseudo-éléphantiasis ne sont souvent que

[1] BESNIER. Des éléphantiasis. *Gaz. des hôp.*, p. 1878, p. 1017, 1035, 1841, 1083 et 1099.

[2] J. RENAUT. Observation pour servir à l'histoire de l'éléphantiasis et des œdèmes lymphatiques. *Arch. de physiol.*, juillet 182, n° 4, p. 499.

le premier degré d'une éléphantiasis adulte typique, indifféren-
ciable même de l'E. des Arabes, mais que son caractère spora-
dique fait maintenir dans un groupe à part.

Décrire l'*éléphantiasis nostras* serait donc nous exposer à des
redites, quand nous aurons à décrire la forme endémique. En
dehors de la sporadicité, la seule différence est peut-être dans
un développement moindre des lésions. Mais, on comprend que
cette remarque générale devienne sans valeur, une fois qu'on
se trouve en présence d'un cas clinique. D'ailleurs, l'E. nostras
peut s'accompagner de lymphangites ou de poussées érysipéla-
teuses aussi pernicieuses que celles des pays chauds : leur pathogénie est très probablement différente, mais dans les deux cas il
peut en résulter une terminaison fatale[1].

**Physiologie pathologique et pathogénie des Éléphantia-
sis nostras et des pseudo-éléphantiasis.** — Les travaux de
J. RENAUT ont montré, ce que la clinique pouvait déjà pressentir,
le rôle capital, que jouent les inflammations et l'obstruction du
réseau lymphatique. Dans presque tous les états éléphantiasiques
existe un œdème dû aux barrages, aux « nœuds de lymphangite oblitérante » (J. RENAUT), qui amènent la transsudation de
la lymphe dans les espaces plasmatiques du tissu cellulaire. Mais,
entre l'œdème lymphatique et l'œdème veineux il y a une différence capitale. La lymphe joue en effet un rôle protecteur. C'est
elle, qui par le drainage incessant du derme, par la digestion
continue de tous les principes étrangers microbiens ou amicro-
biens, assure l'intégrité de la texture et de la fonction cutanées.
Qu'un barrage vienne à se produire sur un point quelconque du
circuit lymphatique, et voilà cette lymphe stagnante et inutile.
Bien plus, elle est nuisible, car n'étant plus bactéricide elle devient bactéricole. Le premier degré de tout état éléphantiasique
est donc un simple trouble mécanique : l'œdème par stase. Vient
ensuite l'infection, due à ce que les germes pathogènes ne trouvent plus devant eux la défense phagocytique, ou la trouvent

[1] JAGOT. Eléphantiasis terminée par la mort à la suite de poussées aiguës d'érysipèle. *Arch. méd. d'Angers*, 1897, I, p. 67.

tellement diminuée, qu'elle est vaincue d'avance. Ainsi se développe une première lymphangite ou un premier érysipèle ; mais l'infection persiste, si la lymphe ne reprend pas son cours normal. Et alors ce sont des lymphangites et des érysipèles, voire même des phlegmons, répétés, incessants. La moindre cause les ramène.

Les conséquences de ces inflammations persistantes, nous les décrirons à l'anatomie pathologique. Les lymphatiques se dilatent et s'obstruent, le tissu cellulaire s'infiltre, mais il s'enflamme chroniquement aussi, et c'est de la combinaison si particulière de cette phlogose sclérosante et de l'œdème, que naît l'éléphantiasis.

Partout où se trouveront réunies ces deux conditions : fibromatoses inflammatoires torpides et infiltrations lymphatiques plastiques, nous aurons une éléphantiasis. Le coup d'œil, que nous venons de jeter sur les états éléphantiasigènes, permettait déjà de le supposer.

Mais quel est l'agent de ces lymphites, de ces adénites aboutissant, soit à des œdèmes plus ou moins hypertrophiques, soit à de véritables éléphantiasis?

La découverte de la filaire, dont nous aurons à reparler bientôt, a conduit naturellement à rechercher ce parasite dans les E. nostras. En 1894, FOURNIER et MENDEL [1] déclaraient que cette recherche avait été jusqu'ici négative : nous ne sachions pas qu'elle ait été depuis positive. Par contre, SABOURAUD, en recueillant le sang des sujets atteints de poussées aiguës au cours d'une E. nostras, y a toujours trouvé le streptocoque. Cette découverte complète ce que faisaient pressentir la clinique ou la physiologie pathologique : l'*E. nostras* n'est en somme qu'une vulgaire streptococcie, dernier terme de processus également streptococciques.

Mais, à côté de ces formes d'E. nostras évoluant par poussées aiguës, il y a ce que BESNIER appelait les « formes froides ». Pour celles-ci la pathogénie est encore obscure; pas d'érysipèles, pas de lymphangites, pas de dermites; étiologie souvent muette.

---

[1] *Soc. de dermat. et syph.*, 8 juin 1894.

et l'on ne sait vraiment à quoi rattacher les obstructions ganglionnaires observées.

Il est d'autres « formes froides » encore, ce sont celles où un
trouble trophique (?) congénital paraît en cause. Ces pachy-
dermies, difficiles à classer, et dans lesquelles l'élément parasitaire ne joue aucun rôle ou qu'un rôle très secondaire, méritent
le nom de malformations de la peau, plutôt que celui d'éléphantiasis.

Anatomie pathologique des éléphantiasis. — Les désordres anatomiques sont les mêmes, quelles que soient les variétés que l'on considère.

Nous laissons de côté les caractères macroscopiques et extérieurs des éléphantiasis pour éviter les répétitions. Remarquons
simplement que nous allons retrouver dans les tissus les mêmes
particularités qu'à leur surface : l'épaississement, l'induration,
la déformation.

Le derme est doublé, triplé d'épaisseur ou plus encore : sa
surface est plane, lisse ou bourgeonnante. Le pannicule adipeux
sous-cutané atteint des 5, 6, 8 et 10 centimètres d'épaisseur ;
toutes les coulées cellulaires de la région sont aussi notablement
épaissies. L'induration est à peu près constante, mais variable ;
car, entre les faisceaux conjonctifs, criant plus ou moins à la
coupe, se trouve répandue la sérosité lymphatique.

L'œdème est-il très prononcé, la sclérose est plus ou moins
voilée par lui et la région a une consistance molle, flasque
ou même gélatineuse ; l'œdème est-il peu marqué, ou la sclérose
très intense, l'ensemble est alors ferme, induré, lardacé.

Les muscles sont atrophiés ou dégénérés ; les artères et surtout
les veines, épaissies ; dans la paroi de ces dernières peuvent se
trouver des plaques cartilaginiformes. Les ligaments périarti-
culaires sont indurés, hypertrophiés, et ont perdu toute souplesse ;
d'où de véritables ankyloses cerclées fibreuses. Le périoste, tra-
vaillé par une inflammation lente, sécrète de nouvelles couches
osseuses, irrégulières, ou des stalactites, qui viennent à leur tour
entraver le libre jeu articulaire.

Le microscope montre les détails suivants, du côté du derme

et de l'hypoderme, qui sont certainement les parties les plus atteintes. Le feston papillaire est tantôt réduit à une ligne à peine sinueuse (*E. glabra seu levis*), tantôt extraordinairement accentué : les papilles hypertrophiées, végétantes ou framboisées (*E. tuberosa, verrucosa, frambœïdes*), soulèvent un épiderme, lui-même hypertrophié, dont les squames s'accumulent dans les sillons interpapillaires. Les petits vaisseaux sanguins présentent des adventices épaisses, parfois même de l'endartérite ou de l'endophlébite. Mais les lésions les plus remarquables siégent sur le réseau blanc : les vaisseaux lymphatiques sont énormément ectasiés ; des leucocytes sont souvent englobés dans un coagulum fibrineux, obstruant leur lumière. Comme VIRCHOW, REJCHMANN, l'ont montré, leur endothélium prolifère et leurs parois s'hypertrophient. Mais l'ectasie ne se limite pas aux vaisseaux, elle envahit les espaces plasmatiques du tissu cellulaire (J. RENAUT), c'est-à-dire les origines même du réseau lymphatique ; les espaces se montrent, en coupe, avec des figures diverses, triangulaires ou stellaires, et on les trouve, eux aussi, obstrués de leucocytes et de caillots lymphatiques. VULPIAN aurait observé la dilatation des glandes de la peau : cette constatation n'a pas été renouvelée. Quant aux follicules pileux, ils sont souvent atrophiés ou en voie de désorganisation. Les nerfs sont intacts ou ne présentent d'altérations que sur leurs plus petits troncs, et celles-ci n'ont pas de tendance à se transformer, comme dans la lèpre, en névrites ascendantes.

On retrouve des lésions analogues sur les troncs lymphatiques plus volumineux. Partout l'hypertrophie et la dilatation. Les ganglions n'échappent pas eux-mêmes. Ainsi se constituent les varices lymphatiques et les adéno-lymphocèles, qu'on trouve si souvent associées aux lésions des éléphantiasis.

III. — ÉLÉPHANTIASIS ENDÉMIQUE

C'est la forme typique, si l'on peut dire. Comme son nom l'indique, elle est endémique en certains pays.

On l'appelle encore *Éléphantiasis des Arabes, E. des pays chauds* et, depuis P. MANSON, *E. filarienne.*

Étiologie. — *Causes prédisposantes générales.* — Le *climat* est une des plus importantes : l'éléphantiasis sévit surtout entre le 35° parallèle Nord et le 35° Sud.

Mais les différents *pays*, compris dans cette marge, sont très inégalement frappés : alors que les uns (Australie, Nouvelle-Zélande, Haute-Abyssinie. Nubie, Inde supérieure) sont à peu près indemnes, d'autres sont très rigoureusement frappés. Citons en particulier le Delta du Nil, du Gange, la côte de Coromandel, les îles de l'Océanie (et, entre toutes, l'archipel de la Société), le Brésil, etc.

Dans chacun de ces pays, les localités, même voisines présentent à leur tour une aptitude très inégale à faire fructifier l'endémie. Le *terrain* joue donc un grand rôle. Les foyers les plus actifs de l'endémie sont les pays de littoral et les terrains d'alluvion.

Ces terrains sont en même temps humides, marécageux, pourvus quelquefois d'*eaux potables de mauvaise qualité.*

La *fréquence* des manifestations éléphantiasiques varie beaucoup d'un pays à l'autre : mais elle atteint, notamment en certaines îles de l'Océanie, des proportions fantastiques : la moitié de la population à Samoa !

·*Causes prédisposantes individuelles.* — C'est dans l'*âge adulte* que se rencontre le maximum de fréquence. L'éléphantiasis est rare avant sept ou huit ans et BRASSAC[1] rattache au sclérème la plupart des *éléphantiasis congénitales.*

Ce n'est pas l'opinion de MONCORVO[2], qui a défendu leur existence et même leur fréquence. Par contre, il faut apporter une certaine réserve à l'égard des faits de cette nature, quand il s'agit d'E. nostras. Les brides amniotiques, les néoplasies congénitales,

---

[1] BRASSAC. *Dict. encyclop. des sc. méd.* Art. : *Eléphantiasis,* XXXIII, p. 498, Paris, 1886.

[2] MONCORVO. Sopra un nuovo caso di elefantiasi congenita. *Pediatria,* nov. 1894. — DU MÊME. Trois nouveaux cas d'éléphantiasis congénitale. *Ann. de dermat. et syph.,* 1895, n° 11. Dans les mêmes annales de 1893, 1892, on trouvera d'autres articles du même auteur sur le même sujet.

des tératologies diverses, encore mal classées, peuvent la simuler.

Les deux sexes sont atteints dans les mêmes proportions, là où les usages sociaux imposent à la femme des travaux aussi ou même plus pénibles qu'à l'homme.

La prédisposition de la *race nègre* est peut-être plus apparente que réelle. Beaucoup de facteurs y concourent : hygiène défectueuse, insuffisance protectrice du vêtement, travaux pénibles, etc. D'après Brassac la décadence de nos Antilles et, peut-être, un certain degré de « créolisation » de plus en plus avancé, a égalisé les conditions du nègre et du blanc, et chez ce dernier l'éléphantiasis serait de nos jours beaucoup plus commune [1].

Quant à l'*hérédité*, si elle paraît évidente, elle s'explique beaucoup mieux par la simultanéité d'action du milieu ambiant sur la collectivité familiale. En tout cas, par l'hérédité se transmettent les *tempéraments*, intermédiaires propices à l'action des causes éléphantiasigènes.

La *classe pauvre*, les sujets *débilités*, que ce soit du fait de l'alimentation, de l'habitat malsain ou de toute autre cause (causes psychiques, fièvres graves), paient comme partout, le plus lourd tribut. Mais tout cela n'agit que très indirectement et l'on ne peut plus, avec Godart, s'en prendre directement et uniquement au poisson pourri ou à quelque autre viciation alimentaire.

Il nous reste à indiquer deux facteurs très importants : la *syphilis* (D. Larrey) et la *malaria* (Claudio da Silva, Clarac). Ils ont supporté pendant longtemps tout le poids de l'étiologie et de la pathogénie. Il nous faudra donc revenir sur ce sujet ; bornons-nous à dire, que, quel que soit l'agent de l'éléphantiasis, ces deux infections semblent jouer un rôle important dans son évolution.

Causes déterminantes. — Brassac attribue un rôle considérable au *refroidissement*, si commun dans les pays tropicaux, grâce aux

---

[1] D'après Uthemann, l'éléphantiasis s'observe assez fréquemment dans la population blanche de Samoa. Uthemann. Ein Beitrag zur Elephantiasiskasuistik. *Deut. med. Woch.*, 1895, n° 49.

écarts brusques de température. L'indigène, dont la demeure n'est qu'un bivouac, et le vêtement un simple cache-misère, y est particulièrement exposé.

Le *traumatisme*, sous forme de contusion plus ou moins étendue est un facteur très redouté dans les foyers endémiques.

Clot-Bey incriminait les ablutions rituelles génitales dans le lympho-scrotum des Égyptiens, et l'on pourrait ajouter la *malpropreté ;* car l'eau des piscines servant aux ablutions ne se renouvelle pas souvent.

Quant à la *contagion*, on lui accorde encore moins de créance qu'à l'hérédité ; quand elle paraît exister, elle est justiciable d'une interprétation analogue.

Pathogénie. — La première théorie pathogénique sérieuse fut celle de D. Larrey, qui considérait le lympho-scrotum comme syphilitique. Bien que les médecins de l'armée, en Algérie, aient apporté de nombreux documents en faveur de cette opinion, Clot-Bey et Mohamed Ali-Bey n'ont jamais voulu voir dans la syphilis qu'une coïncidence. Mais, comme la syphilis peut produire des pseudo-éléphantiasis, il est très juste d'admettre qu'elle puisse favoriser une éléphantiasis typique.

Une seconde théorie, défendue encore et surtout au Brésil, attribue l'éléphantiasis à la malaria. La malaria règne en effet à peu près dans les mêmes contrées que l'éléphantiasis ; de plus dans quelques pays (la Réunion, Maurice, Brésil), il y a des lymphangites aiguës, ou pernicieuses, dont la nature maremmatique semble indiscutable (Azéna, Claudio da Silva) [1]. De là à comparer celles-ci aux lymphangites marquant le début de l'éléphantiasis, il n'y a qu'un pas. Plusieurs objections se dressent pourtant : les lymphangites éléphantiasiques, si elles rappellent un accès paludéen, n'en ont pas cependant la régularité ; la quinine est sans action sur elles et sur l'éléphan-

[1] Mais il en est d'autres, qu'on pourrait appeler « para-palustres ». Lesueur-Florent a vu, à Madagascar, des adéno-lymphites guéries par la quinine, chez des sujets indemnes d'ailleurs de malaria ; d'autre part, chez ses paludécns, il n'a observé aucun cas de ces lymphangites. *Arch. de méd. nav. et colon.*, juillet 1896, LXVI, 64.

tiasis confirmée. Enfin, objection capitale, l'éléphantiasis règne en des pays où la malaria est inconnue (îles océaniennes, entre autres) ; mais nous n'irons pas jusqu'à dire, que l'éléphantiasis n'est jamais paludique ; car, si la quinine n'a pas de prise sur cet état, c'est qu'il est peut-être un produit de cachexie. En tout cas, la malaria, en affaiblissant les individus, joue au moins le rôle de facteur prédisposant : l'on sait très bien que le nègre n'est pas à l'abri de l'infection malarique et l'objection qu'on voudrait tirer de la race se trouve alors sans valeur. Nous conclurons donc en disant que le paludisme est un agent étiologique prédisposant certain, et qu'il est un agent pathogène possible.

La filaire du sang a été rendue responsable, durant ces dernières années, d'une série de manifestations morbides, qu'on a groupées sous le nom de filariose. MEIRELLES (de Rio-Janeiro) rapprochait déjà, en 1835, le craw-craw, l'hydrocèle chyleuse, l'hémato-chylurie et l'éléphantiasis, en montrant leur existence alternative sous les mêmes latitudes ou sur les mêmes sujets. En 1863, DEMARQUAY[1] découvrait dans une hydrocèle chyleuse la filaire, que découvrait à nouveau, trois ans plus tard, OTTO WÜCHERER dans les urines chyleuses. Cette constatation s'étendit bientôt à toutes les manifestations filariennes externes. Mais, LEWIS fit faire un pas de plus à la question, en trouvant la filaire dans le sang des sujets éléphantiasiques ou chyluriques. En 1876, BANCROFT observa le premier la filaire adulte dans le pus d'un abcès lymphatique : cette découverte complétait l'étude morphologique de la filaire dans nos tissus, car jusqu'ici on ne l'avait vue qu'à l'état embryonnaire. Mais il restait à établir le cycle de l'évolution filarienne : c'est ce qu'ont fait un auteur russe FEDCHENKII, et surtout P. MANSON (d'AMOY). Nous résumons leurs découvertes en quelques mots : la filaire adulte se rencontrerait dans les marais ; par contagion ou ingestion, elle pénètre dans l'organisme humain, où elle fait élection de l'appareil glandu-

---

[1] DEMARQUAY. Note sur une tumeur des bourses contenant un liquide laiteux (galactocèle de Widal) et renfermant des petits êtres vermiformes, que l'on peut considérer comme des helminthes nématoïdes à l'état d'embryon. *Gaz. méd. de Paris*, 1863, p. 665.

laire lymphatique. Elle y pond ses œufs et les jeunes larves se répandent dans le sang en suivant le courant lymphatique. Elles y périraient toutes sans l'intervention du « culex mosquito ». Celui-ci, tout en se gorgeant de sang humain, pendant ses repas nocturnes, se charge de larves. Or, c'est dans le corps du moustique femelle seulement, que les embryons de filaire peuvent atteindre leur complet développement. Cette évolution se fait durant les cinq ou six jours, où cet insecte, réfugié sur le bord d'une mare, digère, en attendant la mort, son unique repas d'une seule nuit. Rendue libre, la jeune filaire infecte la mare, où l'avait portée le moustique, et en attendant qu'elle puisse infecter à nouveau un organisme humain.

Le rôle de la filaire dans la production de l'éléphantiasis, soutenu d'une manière dubitative par LEWIS, fut affirmé et appuyé de nombreuses démonstrations par PATRICK MANSON. C'est elle qui produirait, mécaniquement, l'entrave de la circulation lymphatique, en obstruant les ganglions. Ainsi s'expliquent les adénites et les varices lymphatiques, qui accompagnent souvent l'éléphantiasis ou qui la préparent. Quand les vaisseaux blancs se rompent, une lymphorragie se produit ; si elle demeure interstitielle, on a l'œdème lymphatique ; si elle se produit à l'extérieur on a les fistules lymphatiques.

Bon nombre d'auteurs n'ont pu cependant retrouver la filaire dans l'E. des pays chauds. Il peut y avoir parfois erreur de technique ; en effet, P. MANSON [1], dans ses dernières communications, distingue trois variétés de filaires : nocturna, levis et praestans. Celle-ci se rencontre dans tous les vaisseaux à toute heure du jour, mais elle est rare. La nocturna se montre en abondance, mais elle ne se trouve que la nuit dans les vaisseaux sous-cutanés ; durant le jour, elle se réfugie dans les vaisseaux profonds et l'on comprend alors la nécessité de l'intervention du moustique noctambule dans les phases évolutives de la filaire. Quoi qu'il en soit, la filaire n'est pas constante et P. MANSON lui-même ne l'a pas toujours retrouvée.

[1] Cité par A. CÉGAN. De l'éléphantiasis exotique. Ses rapports avec la filaire du sang. Thèse de Paris, 1893-1894, n° 262.

D'autre part, bon nombre de sujets filariés n'ont aucune manifestation de la filariose. Mais à cela on peut répondre, comme pour les microbes, que la filaire ne constitue pas à elle seule toute la maladie : il lui faut encore un terrain propice.

Enfin, il est loisible d'arguer de concomitance, tout comme pour la malaria.

Malgré ces objections la théorie parasitaire a pour elle la majorité des auteurs. Elle explique en effet très bien l'étiologie de l'éléphantiasis endémique : l'action de l'humidité, des eaux, des traumatismes, etc.

Un point reste à expliquer : si la filaire agit mécaniquement par de véritables thromboses lymphatiques, comment comprendre les poussées inflammatoires de l'éléphantiasis ? La filaire est-elle capable à elle seule de produire la phlogose, qui paraît être une des deux conditions habituelles de la physiologie pathologique de l'éléphantiasis? La réponse à cette question est encore à fournir ; mais on pourrait supposer *a priori*, qu'à la filaire revient l'acte mécanique et à des infections secondaires le rôle inflammatoire. L'éléphantiasis aurait ainsi une origine mixte et assez naturelle, étant donnée la dernière théorie qu'il nous reste à indiquer : la théorie microbienne.

D'après celle-ci, c'est le streptocoque qui serait responsable des poussées et finalement des déformations éléphantiasiques : Sabouraud [1], dans l'E. nostras, il est vrai, n'a trouvé que le streptocoque; mais de leur côté, Moncorvo [2], Ballantyne [3] ont fait les mêmes constatations pour l'E. congénitale des pays chauds. Mais ces faits sont encore trop isolés, d'une portée trop limitée pour autoriser une conclusion générale.

Quant à la fréquence tropicale des localisations morbides sur l'appareil lymphatique, elle trouve, sinon son explication, du moins un fait d'observation qui la justifie. Les pays chauds

---

[1] Sabouraud. Eléphantiasis nostras. *Ann. de dermat. et syph.*, 1893.

[2] Moncorvo. *Loc. cit.*

[3] J.-W. Ballantyne. *Edinburg. med. J.*, février 1896, et *Centralbl. f. Gyn.*, 1896, n° 46, p. 1179.

font par excellence les tempéraments lymphatiques : Corre imagina dans cet ordre d'idée le mot de *lymphatexie*. Qu'il s'agisse en effet de la filaire, du miasme palustre, de la syphilis, ou d'un microbe quelconque, l'appareil lymphatique est très souvent atteint. La simple fatigue, une marche forcée, la croissance suffisent à amener des tuméfactions ganglionnaires. Rien d'étonnant alors, que les agents divers de l'éléphantiasis, trouvant dans l'appareil lymphatique un terrain tout préparé, le fertilisent à leur avantage : doctrine peu précise d'ailleurs, c'est toujours celle du « locus minoris resistentiæ ».

Siège. — L'éléphantiasis des Arabes peut siéger un peu partout : elle a cependant deux localisations si communes que les autres passent au dernier plan : ce sont les membres inférieurs et les organes génitaux.

Symptômes. — *A.* ÉLÉPHANTIASIS EN GÉNÉRAL. — *Début.* — L'infection lymphatique, qui caractérise les éléphantiasis, s'installe d'une manière brusque, *pyrétique*, ou lente et insidieuse, *apyrétique*.

Cette dernière forme, décrite par Duchassaing, doit être bien rare, au moins dans l'éléphantiasis des Arabes ; car, dans l'éléphantiasis nostras, E. Besnier a décrit des « formes froides ». Cependant, d'après Clarac, le début non fébrile serait assez commun aux Antilles. Le lympho-scrotum des Égyptiens suivrait aussi ce mode initial.

La forme *pyrétique* est la plus commune. Ses caractères lui méritent le nom d'*accès lymphangitique* (A. Broca)[1]. On trouve en effet, comme superposés, un accès paludéen et une lymphangite. Le malade est pris brusquement d'un frisson plus ou moins violent, pendant lequel la température s'élève rapidement : la fièvre dure de vingt à trente heures, avec une ou deux rémissions ; le tout s'accompagne d'une céphalalgie intense, d'agitation et même de délire, d'une soif vive et de vomissements bilieux pénibles. En même temps apparaît sur un point du corps,

---

[1] *Traité de chirurgie S. Duplay et Reclus.* Art : *Eléphantiasis.*

membres inférieurs en général, un placard rouge, marbré de lividités, légèrement tuméfié, douloureux, et d'où partent des traînées également rouges, indurées, aboutissant à des ganglions engorgés. Tantôt, c'est le tableau de l'érysipèle, tantôt, celui de la lymphangite, qui domine ; mais, les lymphatiques sont si souvent atteints, que leur induration douloureuse a, pour Brassac, une valeur diagnostique considérable : c'est ce qu'il appelle le *signe de la corde*.

Au bout de deux ou trois jours, symptômes généraux et locaux s'amendent. Le premier accès ne laisse après lui que des traces nulles ou insignifiantes et le malade ou le médecin, non prévenus, pourraient s'en croire quittes. Malheureusement, après un certain temps, un nouvel accès survient, puis un troisième et ainsi de suite ; dans le cours d'une année, on en compte de trois à huit en moyenne, sans que leur apparition soit sujette à aucune régularité. Ces nouvelles crises, qui ne sont jamais suivies d'une résolution complète, laissent un œdème léger, qui s'accroît après chacune d'elles. Et, bien que les symptômes généraux ou l'inflammation locale perdent généralement de leur intensité, dans ces retours offensifs, le membre n'en va pas moins s'hypertrophiant, se déformant de plus en plus : au bout de quelques mois ou de l'année, l'éléphantiasis est évidente.

Éléphantiasis confirmée. — Dans l'E. confirmée on peut décrire la forme lisse et la forme végétante.

Dans la *forme lisse* (E. *glabra, levis*), tantôt la peau est unie, blanche, mate et comme cireuse ; tantôt elle est rouge, ou plus ou moins pigmentée (E. *fusca, nigricans*), surtout quand il s'y ajoute une imprégnation épidermique sordide. Si l'on cherche à la pincer, elle forme la « peau d'orange ».

Dans les *formes végétantes*, on a parfois une hypertrophie papillaire, très fine, comme une sorte de velouté, et qui siège de préférence vers ou dans les plis cutanés normaux, exagérés par l'hypertrophie des tissus : on les retrouve donc au niveau des chevilles, des espaces interdigitaux, du pli de l'aine, etc... Dans d'autres circonstances, l'hypertrophie papillaire s'agmine, de manière à constituer des tumeurs verruqueuses (*E. verrucosa*) : pressées les unes contre les autres, on les voit souvent former des lobes, grâce aux plis cutanés qui les isolent.

Quant à l'épiderme, il est normal ou épaissi. Son hypertrophie constitue l'*E. cornée* et ses larges squames, plaquées sur des saillies verruqueuses aplaties, prennent parfois un aspect crocodilien. Si les sillons de la tumeur sont nombreux, il s'accumule dans les plis, se mélange aux sécrétions de la peau et forme des croûtes, au-dessous desquelles on peut trouver le derme ulcéré. Mais celui-ci n'est parfois que simplement dénudé par la chute de l'épiderme : ses papilles se montrent alors à nu et quand elles sont hypertrophiées et bourgeantes on a l'*E. framboisée.*

Dans le derme et l'hypoderme, on peut rencontrer aussi des noyaux indurés, plus ou moins diffus ou circonscrits ; ces noyaux ou tubercules ont mérité à certains cas d'éléphantiasis le nom d'*E. tuberosa* et sa confusion avec la lèpre.

Au point de vue de la consistance, on rencontre des *E. dures* ou *squirrheuses* et des *E. molles*. La différence provient de la prédominance de l'œdème lymphatique ou de la sclérose réactionnelle. Dans ce dernier cas, le derme fait corps avec les tissus sous-jacents et ceux-ci se plaquent sur les os ; dans le premier cas, les parties sont souples, caoutchoutées, ou même flaccides et tremblotantes comme une masse de gélatine. Il est rare qu'on trouve l'œdème vrai, séreux, celui qui garde l'empreinte du doigt, quand on vient à appuyer sur lui.

Les fonctions de la peau sont peu altérées au début. Mais, avec le temps, elle se dystrophie : les poils deviennent durs, cassants, laineux. La sudation diminue, mais le suintement des ulcères ou l'humidité, entretenue par le tassement des plis cutanés ou des tumeurs verruqueuses, vient en quelque sorte la remplacer. Sa sensibilité s'émousse, mais les trouble nerveux restent toujours limités à la région malade.

Marche. — L'éléphantiasis, une fois constituée, le malade n'en reste pas moins exposé au retour de ces accès lymphangitiques, qui ont marqué le début ; mais, les poussées générales ou locales vont en diminuant d'intensité.

Pendant ce temps, les parties malades se tuméfient de plus en plus ; à la suite d'une plaie ou d'une contusion, il se forme des ulcères ; le derme épaissi surplombe leur fond, qu'occupent des bourgeons charnus, souvent d'un rouge vif, mais dont l'exubérance est parfois aussi grande que leur vitalité est insuffisante.

Les lymphangites aiguës se transforment en lymphangites chroniques : des cordons, durs, bosselés, véritables varices lymphatiques, traduisent l'engorgement des vaisseaux blancs. Sur leur trajet, un ulcère peut se former, un vaisseau lymphatique s'ouvrir et une fistule intarissable s'en suivre. Elle laisse écouler un liquide lactescent ou séreux, coagulable. Par l'orifice de la fistule on peut voir saillir une houppe de bourgeons charnus (BONHOMMET) [1]. Enfin, les ganglions tuméfiés sont parfois creusés de petites cavernes lymphatiques, communiquant avec des lymphatiques ectasiées : c'est l'adénolymphocèle.

B. ÉLÉPHANTIASIS DES RÉGIONS. — 1° *Membres inférieurs.* — C'est la localisation la plus commune : 90 à 92 p. 100 des cas observés. Mais cette fréquence varie un peu avec les pays.

Grâce à l'éléphantiasis, une des deux jambes, et quelquefois les deux, est transformée en une sorte de masse cylindrique ou de poteau informe, selon qu'il s'agit d'une éléphantiasis lisse ou tubéreuse. La régularité de la masse est d'ailleurs toujours plus ou moins interrompue par des sillons profonds, qui ont pris la place des plis cutanés normaux du cou-de-pied, du jarret, du pli de l'aine, et par les gros lobes qu'ils limitent ou subdivisent, en se partageant eux-mêmes en sillons secondaires de directions plus ou moins bizarres. Suivant la comparaison de BESNIER, la peau fait l'effet, avec tous ces plis, d'un vêtemen trop ample. La saillie du mollet se perd naturellement dans cette masse ; le pied garde un peu mieux sa forme, surtout à la région plantaire, qui est toujours normale : elle le doit à sa texture serrée et aux pressions qu'elle supporte.

---

[1] L. BONHOMMET. Des lymphangiectasies cutanées et particulièrement d'une forme de lymporrhagie végétante avec éléphantiasis. Thèse de Paris, 1895-1896, n° 315.

La bouffissure du membre ne se développe pas régulièrement de bas en haut : c'est plutôt le contraire. Et cette constatation clinique s'accorde bien avec les observations anatomiques ou expérimentales de J. RENAUT[1] et de BODDAERT[2] ; ces auteurs ont remarqué, que l'extravasation lymphatique se produit tout d'abord en amont des obstacles rencontrés par la lymphe. Or, dans l'éléphantiasis des membres inférieurs, le barrage siège sans doute aux ganglions de l'aîne.

Les déformations présentent naturellement tous les degrés, soit sur une jambe, soit sur les deux, inégalement atteintes ; mais elles sont parfois monstrueuses ; on a vu le périmètre des membres inférieurs atteindre 80, 90, 97 centimètres (HENDY) et BRASSAC ajoute que ces cas ne sont pas exceptionnels. L'appellation de « jambe d'éléphant », après cela, n'a plus rien d'extraordinaire.

Les gênes fonctionnelles ne sont pas toujours aussi prononcées qu'on pourrait le croire, surtout quand il s'agit de ces races exotiques, d'une si remarquable endurance.

2° *Eléphantiasis des organes génitaux.* — Elle se rencontre dans les 10 à 12 p. 100 en moyenne ; mais, aux Indes et surtout en Egypte, cette proportion est dépassée ; par contre, on y observe un peu moins d'éléphantiasis des membres inférieurs. L'homme serait plus atteint que la femme, excepté en Egypte (GODART).

Cette variété a été l'occasion d'une synonymie variée et parfois baroque : sarcocèle des anciens Grecs, de CELSE et de D. LARREY, « carnes ad testes », de P. ALPIN ; « oschéochalasie » et « oschéotératie sarcomateuse », d'ALIBERT. Et c'est pour un cas, accompagné de fistules lymphatiques, que FUCHS créa sa « pachydermie lactifluente ».

L'éléphantiasis génitale, chez l'homme, s'en prend surtout aux bourses : elles sont transformées en une masse volumineuse, atteignant parfois les genoux, pouvant peser des 94 kilog. (HAS-

---

[1] J. RENAUT. *Arch. de physiol.*, 1872, *loc. cit.*

[2] BODDAERT. Recherches expérimentales sur les localisations et le mode de développement de l'œdème lymphatique. *Ac. roy. de méd. de Belgique.*, 28 sept. 1895.

HIMOTO), et obligeant les malades à marcher un peu comme les tambours. Il y a souvent des fistules lymphatiques, d'où encore l'appellation de « lympho-scrotum ». La peau des pubis, attirée

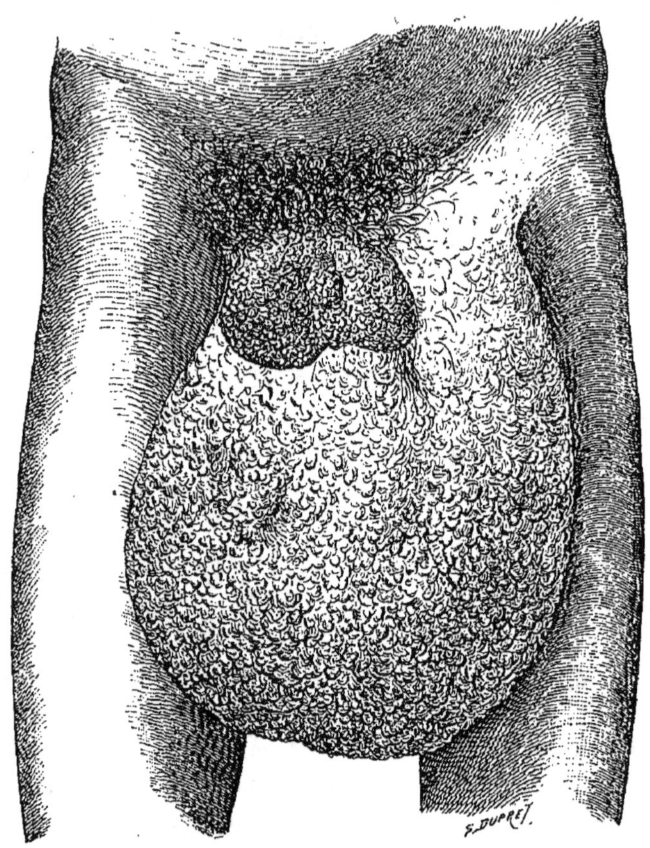

Fig. 75.
Éléphantiasis des bourses.

en bas, fait que les poils, s'écartant les uns des autres et paraissant raréfiés, n'occupent plus que la partie moyenne de la tumeur. La verge, débordée par la masse éléphantiasique, disparaît : son fourreau s'étale et un point, déprimé comme un ombilic, marque seul la direction du méat uréthral, profondément caché. L'urine sort en bavant et irrite la peau des bourses.

Le prépuce, le gland, le pénis peuvent être individuellement pris : il en résulte des appendices monstrueux, allant du battant de cloche à la verge de mulet (GODART) (fig. 75).

Les testicules, dans l'éléphantiasis des bourses, sont souvent indemnes, quelquefois atrophiés, et très communément abrités derrière une hydrocèle séreuse ou chyleuse. Le professeur LE DENTU[1] a étudié le premier l'éléphantiatis primitive du testicule : celui-ci prend une forme ovoïde, parfois bosselée, résultant d'une sclérose hypertrophique de l'organe. Une hydrocèle cloisonnée ou uniloculaire l'accompagne. Le diagnostic en est difficile et ne se fait guère que par le commémoratif des séjours tropicaux, et par l'échec du traitement ioduré.

Chez la femme, les petites lèvres, le clitoris, le capuchon du clitoris peuvent être pris isolément. Mais ce sont les grandes lèvres qui sont envahies de préférence ; la vulve agrandie s'ouvre béante entre deux replis énormes et verruqueux ; suivant la comparaison de GODART, on dirait une pastèque fendue par le milieu. SOUTZ AMARAL a vu les grandes lèvres toucher le sol, quand la malade était debout.

Les éléphantiasis des autres régions du corps sont exceptionnelles et même sujettes à caution ; tout ce que nous avons dit à propos des états éléphantiasigènes tropho-nerveux, des malformations congénitales, etc., trouve ici son application. Le membre supérieur est le plus fréquemment atteint ; mais, les erreurs sont encore faciles, car nous voyons RASCH[2] en publier un cas et SCHEUBE[3], qui avait connu le malade, venir déclarer que son confrère s'était trompé.

Durée. Terminaisons. — La durée de l'éléphantiasis est si

---

[1] LE DENTU. Adéno-lymphocèle inguino-scrotale et intra-abdominale. Des accidents testiculaires se rattachant à l'éléphantiasis. *Revue de Chir.*, 1898, n° 1, p. 1.

[2] RASCH. Ein Fall von monströser Elephantiasis aus den Tropen. *Berl. klin. Woch.*, 1896, n° 49.

[3] SCHEUBE. Bemerkung zu Rasch's Aufsatz, etc., *Berl. klin. Woch.*, 1897, n° 1, p. 13.

considérable, qu'il est presque impossible d'en fixer le terme. Mais, la gêne croissante, les fistules lymphatiques, le marasme, peuvent amener une sorte de cachexie, qui use lentement les malades, quand une complication ne vient pas quelquefois brusquement terminer leur vie. La guérison spontanée est exceptionnelle.

Complications. — Les *phlegmons*, la *gangrène* se montrent, soit primitivement, soit à la suite de quelques poussées aiguës. Au Brésil, les lymphangites pernicieuses, qui tuent comme un véritable accès pernicieux, et avec lesquelles l'éléphantiasis n'est probablement pas sans parenté, déterminent la mort en quelques heures. Cependant les complications infectieuses semblent rares, et les jambes éléphantiasiques, œdémateuses et ulcérées, semblent jouir du même privilège que les vieux membres variqueux, si négligemment pansés, si rarement enflammés.

Nous avons signalé les *lymphorragies*, qu'il est difficile de séparer du tableau de la maladie, mais qui épuisent le malade, surtout quand elles arrivent à fournir 2 kilogrammes de liquide par vingt-quatre heures, comme dans un cas de Wong.

Mentionnons pour mémoire les manifestations diverses de la *filariose* (craw-craw, chylurie, hématuries etc...) dans les E. filariennes.

Aux organes génitaux, il n'est pas rare, surtout chez l'homme, de trouver en même temps des *hernies* inguinales.

Variétés. — Elles ont été presque toutes décrites avec les symptômes généraux ou régionaux. Nous rappelons seulement l'*Eléphantiasis congénitale*. D'après Moncorvo, elle débute à la naissance ou peu de temps après : ses localisations sont analogues à celles de l'éléphantiasis des adultes ; quant à sa forme, c'est plutôt une *E. levis* ou *glabra* avec induration. Virchow fut un des premiers à la décrire et nombre d'observations en furent depuis publiées ; mais, nous pensons que, dans nos climats, au moins, ces cas devraient être soumis à une critique sérieuse[1]. Au

---

[1] G. Reinbach, par exemple, en cite une consécutive à la constriction du pied par bride amniotique. Zur Pathologie und Thera-

Brésil, par contre, les séries de faits publiés par MONCORVO sont dignes de remarque, surtout quand on se rapppelle, que cet auteur et BALLANTYNE y ont trouvé le streptocoque. MONCORVO prétend, que ce microbe passe de la mère au fœtus par le placenta. Remarquons aussi que le père, dans l'observation de BALLANTYNE, était syphilitique ; BRASSAC, de son côté, croit qu'on est souvent en présence du sclérème.

Quant à l'*El. telangiectodes*, la description de JAMES WHITE[1] nous fait penser, qu'il s'agit, dans beaucoup de cas, de ces déformations congénitales, telles que le fibro-molluscum[2] ou l'angiome[3], et qu'on décore cependant du nom d'éléphantiasis.

Diagnostic. — La confusion entre l'éléphantiasis et la *lèpre*, est possible dans les cas de léprome diffus et en nappe. De même, dans les cas où la lèpre s'ulcère, elle peut s'accompagner de poussées pseudo-érysipélateuses, dont le dernier terme est un aspect éléphantiasique : HEBRA et KAPOSI disent l'avoir observé ; LELOIR[4] fait aussi remarquer, que les lépromes nodulaires ou en nappe peuvent être masqués par un œdème dur et pachydermique. L'association des deux maladies crée probablement l'*E. paralytique* de DUCHASSAING. Mais, on le voit, il s'agit là de cas en somme exceptionnels et la recherche des stigmates propres à la lèpre, zones anesthésiques, troubles nerveux, etc..., permettrait d'orienter ou de compléter le diagnostic.

Entre l'*E. endémique* et l'*E. nostras* le diagnostic n'a pour ainsi dire pas de raison d'être, car le commémoratif permet l'étiquet-

pie der durch amniotische Schnürrfurchen hervorgerufener Elephantiasis congenita. *Beitr. zur klin. Chir.*, 1898, XX, Heft 3.

[1] JAMES C. WHITE. *Encycl. internat. de Chir.*, III, p. 16.

[2] Eléphantiasis des grandes lèvres. F.-W. KIDD, *Dublin Journ. of med. sc.*, 1897.

[3] WAITZ. Vorstellung eines Falles von Elephantiasis congenita. *Congrès allemand de Chir.*, in *Centralbl. f. Chir.*, Beilage, 1889, p. 110.

[4] H. LELOIR. Traité théorique et pratique de la lèpre, Paris, 1896

tage des deux affections, qui sont, pour le reste, absolument semblables. On ne s'en étonnera pas, puisque, dans tous ces cas, c'est toujours le système lymphatique, qui donne le ton aux manifestations morbides. Remarquons simplement, que l'E. nostras aurait une marche plus lente, des déformations moins accentuées et une tendance ulcéreuse moindre que la forme endémiqne.

Les états éléphantiasiques et en particulier ceux des membres variqueux se rapprochent assez des éléphantiasis endémiques. D'après JEANSELME [1] le diagnostic est possible même en l'absence de commémoratifs tropicaux ; chez les variqueux, la marche n'est pas paroxystique, l'accroissement est lent ou nul dans l'intervalle des accidents inflammatoires, l'hypertrophie est modérée ; le pied est surtout atteint, alors qu'il est plutôt respecté dans l'éléphantiasis endémique. L'induration est œdémateuse, c'est-à-dire gardant l'empreinte du doigt, au lieu d'être caoutchoutée ; la piqûre fait soudre du sang et non de la lymphe coagulable. Enfin il y a des troubles de sensibilité, qui manquent dans l'éléphantiasis des Arabes.

Pronostic. — Au point de vue vital, le pronostic n'est pas absolument grave ; l'éléphantiasis est cependant une source de complications dangereuses, mais leur menace n'est pas immédiate et leur effet n'est pas fatal. Au point de vue de la fonction, le pronostic est plus grave, bien que les races inférieures supportent admirablement cette maladie. Elle est donc surtout une infirmité ; car la chirurgie n'a qu'assez peu de prise sur elle.

Traitement des éléphantiasis. — Nous citons pour mémoire le traitement prophylactique, qui est plutôt une question d'hygiène coloniale. Il peut se résumer en quelques mots : propreté, protection des membres inférieurs, surveillance des eaux de boisson, diminution des heures de travail dans les terrains marécageux. Le changement de climat, au début, permettrait

---

[1] JEANSELME. *Loc. cit.*, p. 55.

d'enrayer ou d'améliorer l'éléphantiasis. Le Dentu le conseille pour les éléphantiasis testiculaires.

TRAITEMENT MÉDICAL. — Nous ne nous attarderons pas à citer les préparations sulfurées, iodurées, arsenicales, les saignées, les vésicatoires et les escharotiques, qui, faute de mieux, par esprit de système ou préjugé populaire, ont joui çà et là d'une certaine vogue. Ce sera cependant une bonne pratique que d'administrer la quinine pendant les accès lymphangitiques ; bien qu'elle ne donne pas des résultats bien brillants, elle permet au moins de lutter contre la fièvre et l'hybridité éléphantiasimalarique, toujours incriminable.

Le traitement local, dans les crises lymphangitiques, est purement palliatif et consistera surtout en un cataplasme antiseptique ou un pansement humide, pour diminuer la tension des parties. A leur défaut, on aurait recours à des vaselines antiseptiques ou à des pommades mercurielles faibles. Le membre sera immobilisé dans une attitude élevée, pour faciliter la circulation de retour.

TRAITEMENT CHIRURGICAL. — Toutes les méthodes ont pour but de provoquer la résorption des exsudats lymphatiques de la région engorgée. On conçoit que le résultat puisse être recherché et même atteint par d'assez nombreux procédés.

1º Les *mouchetures* et les *scarifications* dérivent à l'extérieur l'excès de lymphe transsudée. Les premières sont une méthode populaire en certains pays ; mais les médecins la redoutent, en raison des fistules, des inflammations, des phlegmons, des gangrènes qui peuvent suivre. Les scarifications, vantées par les médecins égyptiens, ont donné en tout cas un succès à Jacquet pour un état éléphantiasiforme des bourses [1]. Le *séton* fut employé par D. Larrey, mais n'a conservé, pour des raisons analogues à celles que nous donnions pour les mouchetures, que peu de faveur.

2º La *ligature de l'artère principale* du membre, proposée dans

[1] L. Jacquet. *Soc. dermat. et syph.*, 10 février 1898.

les cas extrèmes par Lábat, est devenue pour Carnochan la méthode de choix. Mais les critiques de Fayrer et la forte mortalité opératoire a peu encouragé les chirurgiens. Cependant Clement Lucas [1] l'a pratiquée encore récemment et, dans un cas, où on l'aurait crue plutôt contrindiquée (éléphantiasis due à une thrombose), il en obtint un bon résultat. La *compression* artérielle digitale (Dufour, de Dainville) ou instrumentale (Gosselin) compte quelques succès. La ligature ne nous parait guère admissible que pour les cas désespérés et servirait de préface, en cas d'échec, à l'amputation.

3° *Sections nerveuses.* — C'est peut-être aussi dans le but d'amener une action vaso-motrice ou trophique, et favoriser ainsi les résorptions, que Morton [2] a fait la section du sciatique. Dans un premier cas, le résultat fut négatif, mais il fut positif dans un second, où il exécuta la *résection* du nerf.

4° La *compression* est aussi ancienne que la description de Rhazès, qui est le père de la méthode. La bande de caoutchouc lui a donné un regain de faveur. Elle n'est malheureusement applicable qu'aux membres. Ceux-ci sont d'abord débarrassés de leurs croûtes et incrustations sordides ; s'il y a des ulcères, on essaie de les guérir ou tout au moins de les modifier. La bande est appliquée, chaque matin, soit directement sur la peau, soit après interposition d'une couche d'ouate. On donnera la préférence à ce dernier mode, quand l'éléphantiasis est trop irrégulièrement accidentée. On pourra y joindre l'élévation du membre. Le bandage doit naturellement être l'objet d'une rigoureuse surveillance, afin d'éviter les eschares.

Cette méthode est souvent efficace, mais lente, et peu de malades ont la patience ou le loisir d'attendre son effet. En tout cas, ce serait, avec l'électrolyse, la meilleure dont nous disposions.

5° Nous citerons encore le *massage forcé*, associé ou non avec les fomentations et les *sueurs locales* (Mestre, Bentley).

[1] R. Clement Lucas. *Clinical Soc. of London*, 22 janvier 1897, in *Lancet*, 1897, I, p. 315.

[2] Morton. *Assoc. orthopéd. américaine*, in *Gaz. des hôp.*, 1887, n° 87, p. 716.

Les sueurs locales pourraient être obtenues par la pilocarpine en injections sous-cutanées (0,01 à 0,02 centigrammes par jour); V. Poulet[1] a obtenu un résultat brillant et rapide, là où la compression avait échoué.

6° L'*électrisation* par les courants continus, associés de temps à autre à la faradisation, serait d'après Moncorvo, Silva Araujo, Vieira de Mello la méthode de choix. Ses défenseurs ont confirmé, à plusieurs reprises, les bons effets qu'ils en avaient retirés. Malgré un beau succès d'Albert Weill[2], cette méthode est peu connue et peu employée dans notre pays.

7° A Montpellier, Tédenat[3] a utilisé les *injections interstitielles sclérogènes* de Lannelongue : résultat satisfaisant, mais encore trop isolé. Pospiélovf[4] a obtenu deux améliorations frappantes par les injections intra-musculaires de *calomel* (0,05 tous les quatre jours).

Traitement sanglant. — Il consiste en l'ablation des parties malades.

Aux membres, l'*amputation* est indiquée, quand les méthodes non sanglantes ont échoué et que le membre, volumineux, ulcéré, est une cause d'impotence ou de complications graves. C'est une opération sérieuse, en raison du shock qu'elle produit, la tumeur étant parfois énorme, et du niveau souvent élevé, où il faut pratiquer l'exérèse. Il est à remarquer cependant, que la mortalité, est plus faible qu'on ne le penserait *à priori*. Même avant l'antisepsie, on voyait les désarticulations, ailleurs si meurtrières, du coude et du genou donner de bons résultats (Mazaé-Azéma, Brassac).

D'après Mazaé-Azéma, il n'est pas nécessaire de dépasser les

[1] V. Poulet. Eléphantiasis des Arabes traitée avec succès par les injections sous-cutanées de pilocarpine. *Bull. gén. de Thérap.*, 1892, CXXIII, p. 507. Malgré l'épithète « des Arabes », il s'agit d'un cas d'E. nostras.

[2] Albert Weill. Traitement galvanique et guérison d'un cas d'œdème éléphantiasique des membres inférieurs. *Arch. d'Élect. méd.*, 1898, 15 mars, p. 135.

[3] In thèse Cézan. *Loc. cit.*

[4] In *Sem. méd.*, 1899, n° 10, p. 80.

limites du mal ; il suffit que la peau, laissée au-dessus de la section, n'ait encore subi d'autre altération que l'infiltration ; il n'y aurait pas de récidive.

Aux organes génitaux, chez l'homme, on a fait l'*oschéotomie*. Elle a été très couramment employée depuis LARREY par les médecins de l'Inde et de l'Égypte.

Les procédés sont assez nombreux. On peut en distinguer surtout deux : celui de LARREY et celui de DELPECH, perfectionnés tous deux par MOHAMED-ALI-BEY. Dans le procédé de LARREY, on enlève la masse morbide en laissant sur les côtés deux lambeaux, semblables à des grandes lèvres, qu'on rapproche ensuite par la suture. Le procédé anaplastique de DELPECH consiste à tailler trois lambeaux : deux latéraux destinés à reformer les bourses, un supérieur pour reconstituer le fourreau pénien : il est donc indiqué toutes les fois que la verge a totalement disparu dans la tumeur. Les modifications de MOHAMED-ALI-BEY père ont surtout pour but l'exploration et la libération des testicules, afin de les conserver s'ils sont sains, ce qui est le cas le plus commun.

L'oschéotomie a donné avant l'antisepsie de très brillants résultats : MOHAMED-ALI-BEY n'avait perdu qu'un seul malade sur 180 opérés. Une des grosses difficultés était l'hémostase et les chirurgiens n'évitaient les dangers de l'hémorragie que par une grande « maestria », conquise par une véritable spécialisation. Le volume énorme de la tumeur est aussi une gêne pour l'opérateur : JAUDEAU et BUFFON [1] renouvelèrent pour elle le « palan » de REVERDIN ; l'opération n'en dura pas moins cinq heures. En tout cas, de nos jours, grâce à l'antisepsie et la forcipressure, les dangers et les difficultés ont considérablement diminué.

Le chloroforme est, paraît-il, rarement employé ; les chirurgiens des tropiques s'en passent grâce au peu de sensibilité des parties atteintes et à l'endurance particulière des races noires,

---

[1] JAUDRAU et BUFFON. Eléphantiasis du scrotum ; oschéotomie par la méthode d'ALI-BEY. *Arch de méd. nav. et coloniale*, mai 1897, LXVII, p. 370.

jaunes ou cuivrées. Les amputations et l'oschéotomie donnent
d'excellents résultats éloignés et les récidives seraient à peu
près inconnues. Quant aux métastases post-opératoires, c'est un
danger imaginaire, inventé par ALLARD.

II. — DRACUNCULOSE

Sous cette dénomination, on entend les désordres produits par
la *filaire de Médine.*

Historique. — On aime bien faire remonter l'histoire de la
filaire de Médine jusqu'au serpent d'airain de Moïse. Mais on ne
peut voir là, comme dans des mentions plus ou moins fantai-
sistes de PLUTARQUE, de SORANUS, de GALIEN, que des indices his-
toriques (A. BROCA). Avec A. PARÉ, et par défaut d'observations
probantes, le « dragonneau » fut relégué parmi les animaux
fabuleux. Au début de ce siècle, LARREY et RICHERAND expliquaient encore les dragonneaux par les apparences vermiformes,
que prennent les fragments de tendons sphacélés.

Cependant la pathologie exotique se fondait et les médecins
coloniaux purent bientôt affirmer l'existence de la filaire (KÆMP-
FER, LIND, CHAPOTIN). MAISONNEUVE en montra le premier spé-
cimen, dûment constaté en France.

Synonymie et Étiologie. — Comme beaucoup d'affections
tropicales, la dracunculose ou son parasite ont une *synonymie*
fort riche : dragonneau, ver de guinée, filaire de Médine, sans
compter la terminologie latine (dracunculus, gordius, filaria
médinensis).

Ceci s'explique par la *distribution géographique* du mal.
L'Arabie Pétrée en est le foyer, sinon primitif et principal, du
moins le mieux connu ; on peut citer ensuite le Turkestan, les
bords de Gange, la Guinée, le Sénégal, la Haute-Égypte, l'Abys-
sinie, les Antilles et certaines contrées des deux Amériques, où
l'importation aurait été faite par les nègres, etc. En Europe,
elle n'a guère été observée que chez des sujets venant des pays
sus-mentionnés.

Le *parasite*, dont on ne connaît que la femelle, est un helminthe nématode, long de 15 à 20 centimètres à l'état adulte, mais pouvant atteindre 80, 90 centimètres, un mètre et plus ; large comme une plume de corbeau, régulièrement cylindrique, blanc opaque, légèrement strié en travers, mais offrant dans le sens longitudinal deux lignes opposées demi-transparentes. L'extrémité céphalique est effilée, munie d'une bouche orbiculaire. Le corps est rempli d'œufs.

L'*origine* et l'*évolution* sont un peu obscures. On a cru d'abord que la filaire s'introduisait par *voie cutanée ;* les indigènes, marchant nu-pieds dans des eaux souillées, étaient ainsi des victimes toutes désignées. Mais, d'après FEDSCHENKO[1], la filaire doit, pour arriver à se développer, passer par le corps d'un petit crustacé, le cyclope, vivant également dans les flaques d'eau. C'est donc par la *voie digestive*, que se ferait l'inoculation. Par contre, la *localisation aux membres inférieurs* devient assez peu explicable (513 fois sur 597 [2]).

Disons enfin, que le groupe des filaires mérite peut-être une revision, tant au point de vue de l'histoire naturelle, que de la physiologie pathologique.

Symptômes. — La dracunculose a une *période de latence*, qui serait d'au moins deux mois (d'après DAVAINE); mais elle pourrait atteindre trois ans ! (KÆMPFER).

La maladie *débute* par une sensation plus ou moins vive, ordinairement prurigineuse, localisée en un point des membres inférieurs, où se montre bientôt une tuméfaction, quelquefois allongée, d'aspect variqueux (*veine de Médine*), mais le plus souvent arrondie.

Avec les progrès de cette tuméfaction, on peut *sentir comme une cordelette* enroulée au-dessous de la peau, qui, elle, n'a nullement changé d'aspect. Cette cordelette, c'est le parasite enroulé sur lui-même : on le voit, on le sent parfois *remuer*. Ces mou-

---

[1] Cité Par VAN BAUDON, art : *Filaire. Dict. encycl. des sc. méd.*

[2] D'après J.-L. FAURE. *Traité de chirurgie clinique et opératoire Le Dentu-Delbet*, t. I.

vements ont offert, dans un cas de GUYON, des caractères vraiment extraordinaires ; le parasite se déplaçait d'une conjonctive à l'autre, presque instantanément, en passant à travers un tunnel sous-cutané, qu'il s'était foré au-dessous de la peau du nez.

Mais, au bout d'un temps variable, la région s'enflamme, la suppuration apparaît. Elle peut amener à sa suite la série habituelle de ses complications jusqu'à la mort inclusivement. Mais, c'est l'exception. L'abcès ou le phlegmon s'ouvrent à l'extérieur et le pus peut entraîner, quoique rarement, la filaire. Elle ou son cadavre reste : si elle vit encore, l'on voit parfois la tête pointer à l'extérieur, pour rentrer aussitôt, dès qu'on la touche. Cette persistance du parasite ou de ses restes fait que la suppuration est intarissable, ou que la région se couvre de fistules ; et le mal paraît inexplicable, si l'auteur ne s'est point encore montré. Aussi le diagnostic est souvent erroné, avant comme après la période de suppuration, surtout dans nos climats, où la filaire est une rareté. Il est vrai que le traitement chirurgical, tout indiqué, vient révéler bientôt le corps du délit.

ESPRIT[1] a donné une observation curieuse de tumeur du scrotum, d'aspect fibroïde, parsemée de nombreux petits grains, qui n'étaient autres que les embryons encapsulés de la filaire.

Traitement. — Il y a une *méthode classique* d'extirpation de la filaire ; c'est celle qui nous a été transmise par l'indigénat des pays contaminés. On donne un bain de pied froid aux malades : la filaire montre alors généralement sa tête ; on la saisit et on la fixe par un fil, puis on l'enroule doucement autour d'un bâtonnet, crayon par exemple, qui va servir de cabestan pour ramener progressivement la filaire. La manœuvre doit être conduite avec patience, sinon la filaire casse et tout ce qui en reste est perdu.

C'est le moindre défaut de la méthode, que sa lenteur rend facilement impatientante, puisqu'elle peut demander des semaines ou des mois. Un médecin de la marine française,

---

[1] G. ESPRIT. Tumeur du scrotum déterminé par des embryons de ver de Guinée. *Arch. de méd. milit.*, mai 1898, XXXI, p. 364.

E. EMILY [1], préconise à la place les injections interstitielles de liqueur de van SWIETEN (une seringue de Pravaz) ; elles tuent le parasite, amènent l'élimination et la guérison en trois ou quatre jours, s'il n'y a pas de complications.

Mais le « record » de la rapidité et de l'originalité appartient au procédé de T.-H. FOULKES [2], médecin de l'armée anglaise : on injecte de l'alcool coloré *dans* le corps de la filaire. La matière colorante sert à se rendre compte si l'injection a été exécutée d'une manière satisfaisante. Le ver se ratatine et durcit, une demi-heure après l'injection ; on peut alors l'extraire ; s'il se casse, ce qui en reste est résorbé « in situ », comme le serait un catgut stérile. Mais comment injecter la filaire et non pas les tissus voisins ?

En cas d'insuccès de ces divers procédés, il n'y a plus qu'à recourir à l'instrument tranchant, comme l'a fait récemment O. GUELLIOT [3]. L'orifice est débridé, le trajet fendu, la filaire cueillie ; le trajet cureté est rigoureusement désinfecté.

J.-L. FAURE propose d'extirper en bloc la tumeur, peau et filaire comprises, tout comme un néoplasme. Ce serait commode dans les cas de tumeur limitée ; à la période de fistulisation, cette ablation pourrait exiger d'assez gros sacrifices tégumentaires.

III. — ACTINOMYCOSE CUTANÉE

Historique. — LANGENBECK (1845) aurait observé le premier cas clinique d'actinomycose. DAVAINE en vit les parasites chez l'animal et LEBERT (1857), chez l'homme. RIVOLTA pensa que l'affection était infectieuse, mais c'est PONFICK qui eut le mérite de rapprocher l'une de l'autre l'actinomycose animale et l'actinomycose humaine. Les formes viscérales ou périosseuses frappèrent tout d'abord les cliniciens. Ce n'est qu'assez tard et peu à peu que se constitua l'actinomycose cutanée avec les observations de MULLER, BERTHA, PARTSCH, BRAATZ, etc.

[1] EMILY. *Arch. méd. nav. et col.*, 1894, LXI, p. 460.
[2] In *Sem. méd.*, 1898, n° 40, p. CLVIII.
[3] O. GUELLIOT. *Union méd. du Nord-Est*, 1898.

En France, les cas publiés sont encore assez rares : on les doit surtout à l'École lyonnaise (Poncet, Dor, Bérard). Cependant, les observations ou les travaux de Guermonprez, Derville, Monestié, Dubreuilh, Sabrazès, Taburet, Reboul, Duguet, Meunier, Ducor montrent qu'on peut la rencontrer partout. Mais elle est plus fréquente dans la région lyonnaise que dans la région parisienne.

Étiologie et pathogénie. — L'actinomycose est due à un champignon spécial, formant dans le corps humain de petits grains à structure radiée et provoquant autour d'eux de la suppuration. On admit tout d'abord que ce parasite pénétrait par voie alimentaire ou digestive, à l'heure actuelle on admet plutôt l'inoculation directe : le champignon pénétrerait par une brèche quelconque de notre épiderme ou de nos muqueuses.

Chez les bovidés, l'inoculation se ferait au niveau des gencives lors de la trituration des *graminées*, qui sont les vecteurs du parasite. Chez l'homme, par suite de l'habitude prise par plusieurs personnes de mâchonner des grains, des fétus de paille, des tiges de bois, le mécanisme serait analogue, avec cette condition adjuvante de plus, que la *carie dentaire* réalise très communément une porte d'entrée toute prête.

Les *professions rurales* ou celles mettant en contact avec les bestiaux prédisposeraient donc à l'actinomycose.

Les pailles humides ou moisies, que contiennent maints sabots, pourraient servir aussi de véhicule au champignon (Guermonprez).

L'affection est *contagieuse*, dans l'espèce humaine, mais à un assez faible degré.

Le *sexe masculin* est le plus souvent atteint. L'*âge* est sans influence. C'est aussi dans la *saison des récoltes* que s'observe le plus d'actinomycoses.

Au point de vue *géographique*, l'Allemagne, l'Autriche, la Hollande, la Russie, certains districts de l'Amérique du Nord fournissent de nombreux cas d'actinomycose. En France, avons-nous dit, c'est la région lyonnaise qui semble plus particulièrement atteinte.

Le *siège* le plus habituel de l'actinomycose cutanée est à la face et aux mains. Elle est *primitive* ou *secondaire* à un foyer plus profond. C'est surtout de la première que nous nous occuperons ; mais elle paraît assez rare, en comparaison de la seconde.

Anatomie pathologique. — Sur une coupe prise au centre des lésions, l'épiderme paraît sain ; le derme est entièrement infiltré par des éléments embryonnaires accumulés autour de l'ac-

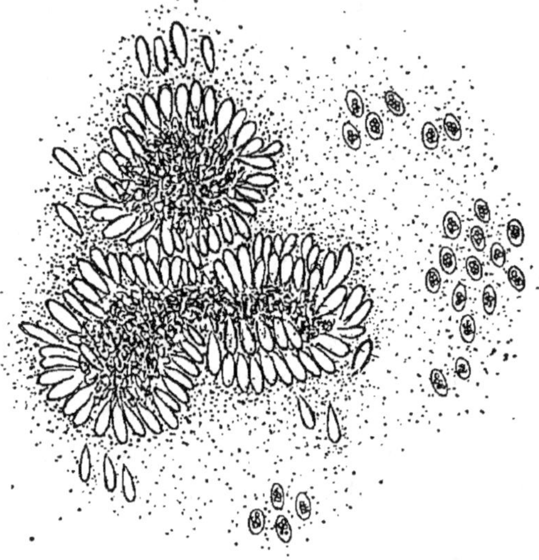

Fig. 76.
Parasite de l'actinomycose (d'après Poncet et Bérard).
Trois grains jaunes.

tinomycose comme autour d'une cellule géante. Les vaisseaux sont très développés : les capillaires irrégulièrement dilatés, friables, sont entourés, çà et là, de nombreux petits hématomes dus à la rupture de leurs parois. Les glandes sébacées ou les poils ont disparu ; par places, on aperçoit seulement quelques restes de glandes sudoripares. Vers le centre des lésions, au contact du parasite, les leucocytes dégénèrent et engendrent un petit abcès. C'est au sein de ce dernier qu'on retrouve le parasite sous forme de grains jaune soufre caractéristiques (fig. 76). A la périphérie de l'abcès s'organise une barrière conjonctive.

Le système lymphatique paraît indemne et les adénites concomitantes semblent dues simplement à des infections secondaires.

Symptômes. — L'affection *débute* le plus souvent par un
petit noyau sous-cutané, douloureux, qu'on prend généralement

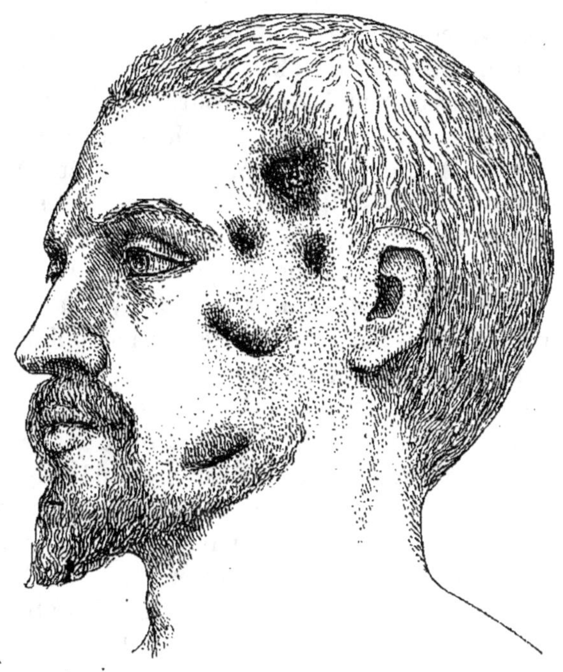

Fig. 77.
Actinomycose faciale (VILLEMIN).

pour une glande ; cette glande trouve, à la face, une explication
naturelle dans la carie dentaire. Le noyau soulève progressivement la peau et lui devient adhérent.

A la *période d'état*, l'actinomycose cutanée se présente sous
deux formes : la forme gommeuse et la forme anthracoïde.

a. Dans la *forme gommeuse*, le nodule actinomycosique rougit,
la peau qui le recouvre s'amincit et une *fistulette*, fort peu suintante, succède à l'ulcération. Le tout peut se cicatriser, mais

d'autres gommes, d'autres fistules peuvent se développer tout autour de la première. La distance qui les sépare, est souvent telle qu'il ne semble rester entre elles aucune relation. Des *croûtes* ferment ou obstruent quelques fistules; d'autres laissent déborder des bourgeons fongueux, gélatiniformes. Entre les nodules courent des *sillons*, circonscrivant autant de mamelons (fig. 77).

A la surface de ces placards, plus ou moins réguliers et de coloration rouge ou violacée, s'observent de petites *taches lenticulaires*, plus foncées ou ardoisées, entourant parfois un microscopique abcès folliculaire (DERVILLE). Elle sont dues à des fongosités transparaissant au-dessous du derme et prêtes à l'ulcérer.

Au *palper*, les parties saillantes des mamelons sont un peu mollasses ou pseudo-fluctuantes ; c'est à leur niveau que se forment les fistules et ulcérations fongueuses. Mais, tout autour existe une *induration ligneuse*, qui fait corps avec la peau. Celle-ci est *sèche*, privée de ses poils, ce qui tient à l'atrophie des appareils sudoripare et pilo-sébacé (KAPOSI).

Le *pus* séreux, grumeleux ou sanieux n'est sécrété qu'en très petite quantité. Vu par transparence, il offre de petits *grains jaune soufre*, gros comme une tête ou une pointe d'épingle. Ces grains ne sont rien autre que des touffes d'actinomycose.

L'affection n'est *douloureuse* que par *crises*, correspondant à des poussées infectieuses et à la formation de nouvelles fistules. On observe en même temps un ensemble de symptômes généraux (*céphalée*, fièvre, état saburral, etc.), dont la répétition peut user les forces du malade et déterminer une terminaison fatale.

Les *adénites*, concurremment observées n'ont rien de spécifique (ULLMANN).

b. Dans la *forme anthracoïde*, les orifices fistuleux sont plus ou moins ordonnés par rapport à un centre commun et sont tellement rapprochés, que la région prend l'aspect d'un crible. Il n'y a que peu ou point de suppuration. La peau est rouge ou violacée et l'induration toujours ligneuse.

LESER appelle *lupus actinomycosique* une variété dans laquelle, les fistules et les parties centrales venant à se cicatriser et à guérir, les lésions progressent par la périphérie, absolument comme dans le lupus.

Marche. Terminaison. — La marche est essentiellement chronique et la durée illimitée, l'actinomycose n'ayant presque pas de tendance à la guérison spontanée. Dans l'intervalle, le sujet peut succomber à une maladie intercurrente, à la généralisation de son actinomycose ou à la cachexie progressive, conséquences de la suppuration chronique.

Le *pronostic* de cette affection est donc grave, malgré les progrès réalisés durant ces dernières années au point de vue clinique et thérapeutique.

Diagnostic. — Le diagnostic de l'actinomycose cutanée repose sur sa chronicité, ses fistules multiples et ses caractères macroscopiques (grains jaunes) ou microscopiques (touffes d'actinomyces) du pus. Si les lésions sont suppurées sans être ouvertes, on pourrait recourir à la ponction exploratrice (TABURET, th. Bordeaux, 1893).

L'*adénite tuberculeuse* ne pourrait être confondue avec l'actinomycose que quand elle devient adhérente à la peau et fistuleuse. Mais les tissus sont plus mous, les foyers moins nombreux et le pus, simplement grumeleux. On n'observe pas à la surface de la peau les taches livides, rouges ou ardoisées, signalées par DERVILLE.

La *gomme tuberculeuse*, non ouverte, est molle, dépourvue de ces mêmes taches. Quand elle s'ulcère, elle offre des bords décollés et violacés. Elle est indolente, alors que l'actinomycose est souvent douloureuse.

L'iodure de potassium ne peut plus servir de critérium pour distinguer les *gommes syphilitiques*. Mais en faveur de ces dernières plaideront l'interrogatoire, l'aspect circiné, les bords à pic, le caractère bourbillonneux des ulcérations, la coloration rouge cuivrée de leurs bords et l'absence d'indurations ligneuses.

Le *sarcome* et l'*ostéo-sarcome*, notamment à la machoire, sont facilement confondus avec l'actinomycose. Mais, au début, un sarcome profond laisse la peau intacte ; quant au sarcome, primitivement ou secondairement superficiel, il ne produit pas habituellement de fistules multiples, mais de larges ulcérations à gros bourgeons suintants ; l'ichor, qui s'en écoule, ne contient ni grains ni actinomycoses.

Traitement. — Le traitement de l'actinomycose cutanée est médical ou chirurgical.

L'iodure de potassium est la base du *traitement médical.* Introduit par Thomassen (d'Utrecht), il a été vulgarisé, en France par Nocard (d'Alfort) et Meunier (de Tours). On le donne généralement à la dose de 2 à 3 grammes par jour, mais il faut souvent doubler et tripler cette dose. Ce traitement interne est souvent associé avec un traitement *topique ioduré* : pommades ou injections interstitielles. Sous l'influence de cette médication, il se fait une assez forte réaction locale : la peau rougit, le placard se tuméfie, les fistules sécrètent plus abondamment, le malade éprouve une assez vive cuisson. Ces symptômes s'atténuent bientôt, les lésions rétrocèdent et d'insignifiantes cicatrices sont les seuls vestiges de cette affection. Telle est du moins l'issue des cas favorables.

Il est en effet des lésions actinomycosiques rebelles à l'iodure de potassium (Poncet et Bérard) [1]. Pour les autres, l'iodure est même bien loin d'avoir une action rapide ; il faut souvent en continuer l'usage pendant des mois. Après guérison, l'on est encore exposé aux récidives, si le traitement est suspendu trop tôt (Jurinka) [2].

Le *traitement chirurgical* est notre dernière ressource. Les cas sont rares, où l'on peut être radical, c'est-à-dire emporter tout le mal en une seule opération. La diffusion des lésions actinomycosiques ne s'y prête généralement pas. Il faut donc se contenter d'inciser, gratter, exciser, nettoyer, comme dans les tuberculoses externes. Ces interventions partielles ont parfois de très heureux effets : ils pourraient être dus à l'action de l'oxygène de l'air sur le parasite (Tourner) [3].

Nous passons sous silence quelques autres méthodes thérapeutiques, telles que la tuberculine (Billroth), l'électrochimie de Gauthier (Darier), les injections de sublimé (Hochenegg), etc.,

[1] A. Poncet et L. Bérard. Assoc. fr. pour l'avancement des Sc., 1897, in *Gaz. des hôp.*, 1897, n° 94, p. 925.

[2] Jurinka. *Centralbl. f. Chir.*, 1896, n° 36, p. 862

[3] Tourner. *Vratch*, 1895, n° 42.

qui sont beaucoup moins pratiques ou d'une efficacité plus douteuse.

MYCOSES DIVERSES (BOTRYOMYCOSE CUTANÉE)

A côté de l'actinomycose vraie semblent exister plusieurs affections parasitaires, qui s'en rapprochent plus ou moins, mais qui ont ceci de commun, d'être causées par des champignons probablement de la même famille ou susceptibles d'un certain transformisme [1]. On vient ainsi de démontrer dans l'espèce humaine, l'existence d'une lésion parasitaire, due à un champignon en forme de grappe, et dénommée pour cette raison *botryomycose*. Dans l'espèce animale, elle existe surtout chez le cheval, et infecte de préférence la plaie de la castration, d'où son nom vulgaire de *champignon de castration*. Le parasite en fut décrit pour la première fois par BOLLINGER RIVOLTA JOHNE, RABE complétèrent cette étude. FABER et TEN SIETHOFF en ont observé le premier cas clinique chez l'homme ; mais ils se bornèrent à un examen anatomo-pathologique (1897). Presque en même temps, A. PONČET et L. DOR [2] publiaient quatre observations de botryomycose, dont une avec culture et inoculation positives. Depuis CHAMBON, DELORE, LENORMANT [3] en ont cité trois autres cas. Bien que SABRAZÈS et LAUBIE mettent en doute la spécifité de la botryomycose, il faut reconnaître cependant qu'elle a des caractères cliniques assez tranchés. LOUIS KITT, DE JONG, etc., il ne s'agirait que d'une variété de staphylocoque.

Elle se présente sous deux formes différentes : une forme diffuse et une forme néoplasique. La première rappellerait beaucoup l'actinomycose. La seconde se caractérise par de petites

[1] BODIN. Formes de reproduction semblables à l'actinomycose chez le microsporum Audouini du cheval. *Soc. Dermat. et Syph.*, 9 nov. 1899.

[2] A. PONCET et L. DOR. *Congrès fr. de chir.*, 18 oct. 1897, et *Archiv. génér. de médecine*, fév. 1900.

[3] CH. LENORMANT. Sur un cas de botryomycose (annulaire.) *Gaz. hebd. méd. et chir.*, 1900, n° 15, p. 169. Voy. SPICK, thèse de Lyon, 1899.

23.

tumeurs cutanées, végétantes et fongueuses, insérées sur la peau par un très court pédicule et siégeant de préférence à la main ou aux doigts. La masse végétante s'étale un peu au-dessous du pédicule et il faut la soulever un peu pour apercevoir ce dernier. L'aspect général est celui d'un champignon. Dans la petite quantité de pus sécrété, on trouve des grains jaune-paille, de la dimension d'un grain de sable. Traitées par l'extirpation, les tumeurs én question ont bien guéri. On ne sait rien de positif sur leur étiologie.

A. PONCET [1] a décrit également des *pseudo-actinomycoses* cervico-faciales : cliniquement, on croirait avoir affaire soit à un phlegmon ligneux de RECLUS, soit à l'actinomycose vraie. Dans ce dernier cas, cependant, les grains seraient moins volumineux et plus nombreux.

Rappelons, pour finir, que V. CARTER émit l'idée que le *pied de Madura* pourrait bien être une actinomycose. LEWIS et CUNNINGHAM ont combattu cette manière de voir, que la bactériologie n'a pas d'ailleurs confirmée. Il semble cependant démontré que le pied de Madura est dû à un champignon et que ce dernier est assez voisin de l'actinomycose (BROCQ) [2].

IV. — PARASITES DIVERS

Nous ne ferons que mentionner, soit à cause de leur rareté, soit à cause du petit nombre des observations, les lésions produites par les *larves d'œstres*. A ROBIN et MÉGNIN ont chacun fait connaître des lésions d'aspect furonculeux chez des malades venant respectivement du Brésil et du Guatémala [3]. Il s'agissait encore d'un malade originaire du Brésil dans le cas de « myiasis dermatosa œstrosa », observée par WILMS [4], et due à la larve de la « dermatobia noxialis ». En Russie, SANSON, SOKOLOVF, KOUCHEVF, OLISSOVF, KUMBERG [5] ont rencontré des lésions cutanées

---

[1] A. PONCET. *Congrès fr. de Chir.*, 19 oct. 1896.

[2] BROCQ. *Traitement des maladies de la peau.* Paris, 1893.

[3] *Bull. de la Soc. de biol.*, 1884, p. 143.

[4] WILMS. *Deut. med. Woch*, 1897, n° 33, p. 524.

[5] K.-G. SANSON. *Vratch*, 1895, n° 48, p. 1364. — J.-H. SOKOLOVF. *Ibid.*, n° 52. — H.-E. KOUCHEVF. *Meditzinskoïe Obozrienie*, 1896,

sous forme d'une ligne rouge, sinueuse, s'accompagnant parfois de tumeurs verruqueuses, et dues également à une larve d'œstre (du genre gastrophile); elles se rencontrent surtout chez les paysans et affectent les parties découvertes du corps. L'affection est peut-être assez fréquente, car Sokolovf l'a revue chaque été depuis 1889. Le traitement consiste à ponctionner l'extrémité périphérique de la traînée rouge, parfois assez longue (10 centimètres), et d'en extraire la larve, longue de un à un millimètre et demi. En raison de son caractère migrateur, Kumberg appelle l'affection « *dermatomyiasis linearis migrans œstrosa* ».

Malherbe [1] (de Nantes) a rencontré dans la peau le distoma hepaticum. Il en cite quatre autres observations.

XLV. — P.-M. Olissovf. *Vratch*, 1897, n° 7. — Kumberg. *Vratch*, 1898, n° 2, p. 36.

[1] Malherbe. Cas curieux de parasitisme chez l'homme. *Progrès méd.*, 1898, n° 4.

CHAPITRE V

AFFECTIONS DES ONGLES

MALFORMATIONS

Beaucoup de malformations sont traumatiques et auront l'occasion d'être rappelées ; beaucoup d'autres sont d'ordre trophique, c'est-à-dire sous la dépendance du système nerveux.

Le fait qui domine les premières, *malformations traumatiques*, c'est l'état de la matrice unguéale : détruite, elle ne régénère plus l'ongle ; contuse ou blessée, elle forme des espèces de cornes épaisses et rugueuses, n'ayant plus que de vagues ressemblances avec un ongle normal.

Les *malformations trophiques* sont la conséquence de lésions du système nerveux périphérique ou central. La lésion la plus commune est la transformation de l'ongle en une sorte de griffe, épaisse, striée, incurvée du côté de la flexion : c'est ce qu'on appelle l'*onychogrypose*, appellation qui a été plus ou moins étendue à toutes les malformations des ongles.

On peut signaler encore les sillons transversaux, que présentent les ongles, par arrêt momentané de la croissance, chez les sujets atteints de fièvres graves ou prolongées : scarlatine, fièvre typhoïde, etc. Pareil phénomène s'observe sur les ongles des membres fracturés.

LÉSIONS TRAUMATIQUES

Les *plaies* des ongles se lient assez intimement à l'histoire des traumatismes des doigts de la main, ou du pied : aussi ne ferons-nous que signaler leur conséquence, au point de vue de la croissance des ongles.

Si la matrice offre une plaie régulière, celle-ci se traduira sur l'ongle par un sillon ; ce sillon, quand la plaie s'accompagne de perte de substance, même légère, sépare l'ongle en deux moitiés, qui croissent juxtaposées, mais désormais indépendantes.

Dans le cas de plaies irrégulières et destructives, il ne reste plus que quelques lambeaux de matrice, séparés par de petits intervalles cicatriciels : chacun de ces lambeaux fabrique de l'ongle, sous forme d'une sorte de corne irrégulière, rugueuse, plus ou moins épaisse, parfois vicieusement implantée, mais ordinairement courte.

La *contusion* est simple ou compliquée de plaie.

Dans la contusion simple, il se forme un petit hématome qui transparaît facilement au-dessous de l'ongle sous forme d'une tache noirâtre, que la croissance de l'ongle entraîne peu à peu vers son bord libre.

S'il y a plaie, l'ongle peut être fendu, décollé, arraché, etc. Mais une mention spéciale doit être réservée aux chocs portant sur l'extrémité libre de l'ongle et déterminant la bascule de son extrémité postérieure ; il en résulte, à ce niveau, une petite plaie transversale ou en fer à cheval, faite par l'extrémité postérieure de l'ongle lui-même, c'est-à-dire de dedans en dehors.

Ces traumatismes, dès qu'ils sont un peu étendus, provoquent la chute de l'ongle. Il repousse plus ou moins régulier, selon que la matrice a été peu ou beaucoup intéressée.

Les *corps étrangers* sous-unguéaux sont très communs et une cause fréquente de panaris : ce sont des échardes de bois, des fragments d'aiguilles, des épines, etc... Ils provoquent une douleur vive, même en dehors de toute complication inflammatoire. On peut les voir quelquefois par transparence au-dessous de l'ongle. Les douleurs ou les complications possibles nécessitent l'extraction : si l'extrémité libre s'est perdue dans les chairs, il faut fendre l'ongle en se guidant sur la position visible ou présumée du corps étranger et l'extraire avec une petite pince.

LÉSIONS INFCTIEUSES. ONYXIS

1º ONYXIS SOUS-UNGUÉALES. — Ce sont celles qui proviennent, par exemple, d'une plaie ou d'un corps étranger septiques de la région sous-unguéale.

Une petite collection purulente, grosse comme la tête d'une épingle, se forme et transparaît au-dessous de l'ongle, plus ou moins près de sa surface ou de ses bords. Elle devient rapidement tout à fait sous-unguéale. La peau du doigt et des tissus unguéaux est rouge vif : il y a une douleur très vive, surtout à la pression, et des élancements pénibles. Abandonnée à elle-même, cette petite collection purulente peut se rapprocher peu à peu du sillon unguéal et s'y ouvrir ; mais l'orifice et le trajet, fort étroits, ont grande tendance à le refermer, ce qui ramène les signes de l'onyxis. D'autre part, cette onyxis peut servir de point de départ à un panaris. Autant de raisons pour ouvrir ces petites collections : il faut pour cela commencer par tailler l'ongle très court, puis, dans le sillon, on enfonce un bistouri ou des ciseaux pointus : on fait ainsi la voie du pus, mais pour empêcher qu'elle ne se referme, il faut exciser la portion d'ongle qui recouvre le foyer.

2º ONYXIS LATÉRALE. ONGLE INCARNÉ. — L'onyxis latérale ou ongle incarné, se caractérise par la pénétration du rebord de l'ongle dans la gouttière unguéale, qui s'ulcère et devient le siège d'un bourgeonnement fongueux et suppurant.

Étiologie. — C'est une affection extrêmement *commune* et *siégeant* presque exclusivement sur le gros orteil, d'ordinaire sur son bord externe : sur 54 onyxis latérales, GOSSELIN en compte 47 externes, 4 bilatérales, 3 internes. Les sujets sont généralement *jeunes*, quinze à vingt-trois ans, du *sexe masculin*. On accuse le lymphatisme (A. PONCET)[1] de favoriser l'apparition de l'ongle incarné : le diabète y prédisposerait aussi (VERNEUIL).

[1] A. PONCET. *Congrès de Chir.*, 17 mars 1888.

L'incarnation de l'ongle s'explique très facilement par les conditions faites au gros orteil dans la chaussure : cet orteil est plus ou moins refoulé vers l'axe du pied et son bord externe vient s'appuyer contre et le plus souvent sous le deuxième orteil : ce bord est donc refoulé vers l'ongle, et vient se couper sur lui ou l'angle antéro-externe, surtout si le malade se tient les ongles coupés trop courts et en rond (BOYER)[1].

L'attitude vicieuse du gros orteil est commandée par la chaussure ; on sait que les chaussures de bien des époques, y compris la nôtre, sont parfaitement irrationnelles : elles favorisent énormément le chevauchement des orteils, premier facteur prédisposant de l'onyxis latérale. Reste à se demander pourquoi l'adolescence est plus frappée. GOSSELIN pensait qu'à cet âge l'ongle était en avance sur le développement des chairs ; PONCET (de Lyon) a démontré, semble-t-il, le contraire : c'est le bourrelet plantaire et latéral, qui, trop large pour un trop petit ongle, déborde ce dernier et vient se couper sur lui. Un traumatisme ou une écorchure peuvent ouvrir la voie à l'infection (REGNAULT)[2].

Symptômes. — L'affection *débute* par une légère douleur et une petite rougeur du sillon latéro-unguéal, au voisinage de son extrémité antérieure. A ce niveau, il se forme, soit primitivement soit secondairement, une petite vésicule, à contenu louche ou purulent : en se crevant, elle laisse une minime ulcération. Avec des soins, les choses peuvent en rester là ; mais, si le malade continue à marcher, l'ulcération s'étend et gagne le sillon entier.

Une pression plantaire et surtout dorsale réveille des *douleurs* très vives. Aussi quelques malades sont obligés d'échancrer le bout de leur chaussure, pour arriver à marcher.

En examinent l'*orteil*, on s'aperçoit que ce dernier est un peu

[1] Nous répétons ce propos de BOYER sans beaucoup de conviction, car nous n'évitâmes un ongle incarné qu'en émoussant l'angle antéro-externe de l'ongle du gros orteil.

[2] F. REGNAULT. Des causes de l'ongle incarné. *Assoc. fr. avanc. des sc.*, 13 août 1894, Caen.

épaissi, plus ou moins *renflé* en massue : il est *rouge* et montre un sillon latéro-unguéal ulcéré, d'où débordent des bourgeons, relativement gros, pâles, suintants ; en reclinant ceux-ci, on aperçoit le bord de l'ongle ; au-dessous de lui se continue l'ulcération du sillon. Une sérosité ichoreuse, fétide, souille les bords de la plaie.

En l'absence de soins ou de repos, l'ulcération grandit, les bourgeons s'hypertrophient et masquent l'ongle de plus en plus ; du sillon latéral, ils passent au postérieur et même au sillon latéral opposé, et finissent quelquefois par recouvrir l'ongle tout entier. Pendant ce temps, l'orteil œdématié s'aplatit, se renfle de plus en plus et prend l'aspect d'une spatule.

La guérison spontanée est rare, car l'ongle résiste et continue à jouer presque indéfiniment son rôle de corps étranger.

Diagnostic. Variétés. — Le diagnostic est facile. Il faut cependant songer à deux diathèses pouvant provoquer des lésions toutes semblables : la *syphilis* et le *rhumatisme*. Nous étudierons l'onyxis syphilitique. Quant au *rhumatisme*, d'après Tronchet[1] (de la Rochelle), il donne lieu, soit à de petites tournioles inflammatoires simples, guérissant par résolution, soit à de véritables ongles incarnés ; le gros orteil, les 2e ou 3e orteils et le pouce sont par ordre de fréquence les plus souvent atteints. Le diagnostic est difficile, mais on peut y arriver en tenant compte des manifestations rhumatismales anciennes ou présentes et du siège : dans l'onyxis rhumatismale l'affection débuterait non par le sillon latéral, mais par le sillon rétro-unguéal.

Traitement. — La *prophylaxie* de l'ongle incarné est dans une propreté rigoureuse, la section carrée de l'ongle et une chaussure bien faite c'est-à-dire, ne rejetant pas le gros orteil vers l'axe du pied. Mais si l'ongle doit être coupé carré, il faut cependant en abattre l'angle même ; car l'ulcération commence au niveau même de cet angle. Quand elle s'est déjà développée,

---

[1] Tronchet. De l'onyxis rhumatismale. *J. de méd. de Bordeaux*, 16 février 1896.

on peut insinuer entre la rainure et l'ongle quelques brins de
coton ou de charpie, pour empêcher le contact de l'ongle et des
chairs.

L'onyxis une fois développée réclame une opération. Les procédés ne manquent pas; VEL-
PEAU en comptait déjà cent, et
ce chiffre a certainement depuis considérablement augmenté. L'arrachement de l'ongle est en effet insuffisant;
celui-ci repousse et l'incarnation se reproduit; la cautérisation du bourrelet fongueux
est également insuffisante, car
l'ongle continue à irriter par
sa pression la même région
qu'avant. Le procédé de GUYON
nous paraît incertain : en enlevant sur la face latérale du
gros orteil un coin ou quartier
d'orange du derme et de l'hypoderme on peut bien abaisser
momentanément, par la suture
de cette petite exérèse, les tissus de la rainure unguéale ;
mais la marche, la pression
du sol et celle du doigt voisin
auront vite fait de provoquer
la récidive.

Il faut donc détruire la
matrice de l'ongle.

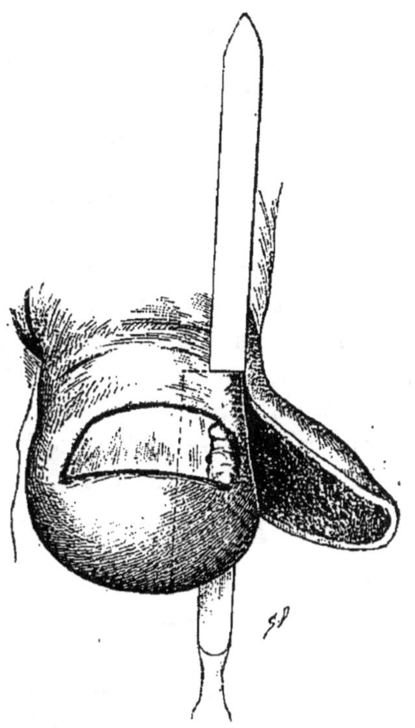

Fig. 78.
Extirpation de l'ongle incarné
(transfixion du lambeau). Procédé de TH. ANGER.)

Un procédé à peu près anonyme, mais partout exécuté, est le
suivant : une des branches d'une paire de ciseaux est insinuée à
plat sous l'ongle, puis redressée et l'ongle est fendu d'avant en
arrière en deux moitiés (DUPUYTREN); celle du côte malade est
arrachée avec une forte pince. On cerne ensuite au bistouri
les fongosités et la portion adjacente de la matrice unguéale

(FOLLIN) et on extirpe le tout jusqu'à l'os. On panse à plat.

GOSSELIN, plus radical, enlevait toute la matrice. Mais, le but de supprimer l'ongle est atteint par la simple extirpation de la lunule (QUÉNU[1], STOCQUART).

BAUDENS expédiait lestement l'opération en raclant d'un grand coup de bistouri tout le bord fongueux de la matrice unguéale. Le procédé de TH. ANGER est plus conservateur : on taille, en dehors du bourrelet fongueux, un lambeau externe (ou interne) qu'on rabat ; puis on enlève par transfixion le bourrelet fongueux avec la portion attenante de la matrice ; le petit lambeau externe est alors rabattu et suturé au reste de l'orteil (fig. 78).

On voit encore des récidives tenant à ce qu'un lambeau de matrice a été épargné, ou que la portion d'ongle restante s'est incarnée à son tour. Le procédé de TH. ANGER est celui qui arrive à donner les meilleurs résultats et que nous employons le plus souvent.

Pour ces diverses petites opérations, on peut très bien se contenter de l'anesthésie locale avec le mélange réfrigérant (glace et sel).

3° ONYXIS SYPHILITIQUE. — On distingue la syphilis unguéale et la syphilis péri-unguéale. La première semble être un simple trouble trophique.

a. A. FOURNIER distingue dans la syphilis *unguéale* quatre variétés : α) l'onyxis *craquelée* : l'ongle, sec et friable, s'écorne, s'ébrèche, quelque soin qu'on prenne à le couper ; β) le *décollement unguéal*, dont on s'aperçoit à l'étendue, de plus en plus grande, de la zone opaque qui le termine ; le décollement procède d'avant en arrière ; il s'arrête à un moment donné, pour faire place à un processus réparateur de sens inverse ; γ) l'*alopécie* unguéale est le dernier terme de ce décollement, quand il atteint la matrice, auquel cas l'ongle tombe, mais en laissant voir déjà son remplaçant ; δ) l'onyxis *hypertrophique* se caractérise par l'épaississement de l'ongle, surtout à son extrémité libre, qui est sèche, fendillée, irrégulièrement stratifiée.

---

[1] In rapport de RECLUS. *Soc. de Chir.*, 13 avril 1887.

b. La syphilis *péri-unguéale* est surtout un accident secondaire. A. FOURNIER en distingue trois variétés : sèche, inflammatoire et ulcéreuse.

La forme *sèche* est elle-même cornée ou squameuse. Dans le premier cas, il se développe une sorte de durillon péri-unguéal et, dans le second, une syphilide.

La forme *inflammatoire* ressemble à une tourniole au début, mais qui ne suppure généralement pas.

Si cependant une ulcération se développe à la suite de la forme sèche ou inflammatoire, l'on est en présence de la forme *ulcéreuse,* qui peut être aussi primitive. Elle siège aux mains ou aux pieds, mais de préférence sur le gros orteil.

De l'ulcération fongueuse, irrégulière et saignante, suinte une sérosité sanguinolente ou du pus mal lié. Un bourrelet saillant rouge foncé, ecchymotique, surplombe l'ulcération. Placée au début dans le sillon rétro-unguéal, l'ulcération envahit l'un et l'autre sillon latéral, fait même le tour de l'ongle et celui-ci, raccorni et brunâtre, finit par tomber. L'extrémité de l'orteil est alors recouverte en entier par une ulcération fongueuse, à bord rouge vineux, ecchymotique, prenant par places des tons cuivrés, et qui rend le pied absolument impotent. Le diagnostic n'est pas toujours aisé ; car le sujet pouvait avoir antérieurement une certaine tendance à l'incarnation et c'est alors dans le sillon latéral, et non rétro-unguéal, qu'évoluent les lésions spécifiques ; la différence résiderait dans une teinte plus blafarde des bords, un caractère plus atone des bourgeons charnus et une suppuration plus sanieuse.

La *syphilis tertiaire* pourrait aussi donner des lésions analogues à l'onyxis, grâce à de petits gommes périunguéales.

Le *traitement* spécifique est le premier indiqué. Localement on extirpera l'ongle, s'il est presque complètement décollé, car ce n'est plus qu'un corps étranger. Puis on pansera avec du Vigo, des pommades iodoformées, etc... Les bourgeons exubérants seront réprimés au nitrate d'argent ou au nitrate acide de mercure.

4° ONYXIS SCROFULEUSE. — Cette onyxis, sur la nature de

laquelle nous sommes encore assez mal édifiés, se rencontre avec une certaine fréquence chez les enfants scrofuleux. Il n'est pas rare que ces sujets offrent des extrémités froides et violacées, particulièrement au pourtour des ongles. Dans ces conditions, le moindre traumatisme, égratignure, écorchure, devient matière à une petite ulcération, que la négligence, la mauvaise qualité du terrain et des contacts sordides font rapidement progresser.

L'ulcération n'a rien de bien caractéristique ; elle siège sur un point quelconque du pourtour de l'ongle, dont elle finit par faire le tour ; elle est atone, fongueuse et ichoreuse. L'ongle est noirâtre et cette coloration débute par la lunule ; les fongosités le décollent petit à petit jusqu'à ce qu'il tombe ou soit arraché. L'ulcération peut gagner ensuite la phalangette, en amener la carie et par suite l'atrophie. En tout cas, la matrice unguéale est souvent compromise et l'ongle ne repousse qu'imparfaitement ou déformé. Le diagnostic se fait surtout par cet état cyanotique des extrémités, habituel aux scrofuleux, et par l'aspect général des malades.

Le traitement local consiste en des pansements convenables, ce qui manque généralement aux sujets atteints de ces sortes d'onyxis ; l'ongle sera arraché, s'il joue le rôle de corps étranger. Le traitement général est de règle, cela va sans dire

TUMEURS SOUS-UNGUÉALES

Des faits récents, bien observés et assez nombreux, ont été rassemblés dans la thèse de LEBOUC [1]. On peut y joindre les cas de KRASKE [2], concernant des angio-sarcomes ; les autres appartiennent un peu à toutes les variétés de néoplasme ; papillome, fibrome, myome et même épithélioma. Ils siègent au-dessous de l'ongle, plus ou moins près des sillons, surtout l'interne, et c'est le gros orteil qui est le plus communément atteint ; leur évolution

---

[1] L. LEBOUC. Etude clinique et anatomique sur quelques cas de tumeurs sous-unguéales. Thèse de Paris, 1888-1889, n° 359. Voy. aussi SIRARD : *Société de chirurgie de Lyon*, 1900, et Vincent, Thèse Lyon, 1900.

[2] KRASKE. *Centralbl. f. Chir.*, 1880, n° 38, p. 609, et *Münch. med. Woch.*, 1887, n° 46, p. 889.

amène le soulèvement ou le décollement de l'ongle, avec ou
sans ulcération. Ils atteignent de préférence le gros orteil des
jeunes sujets et l'on peut incriminer comme cause occasionnelle
la pression de la chaussure. Les douleurs sont vives et rendent
la marche pénible ou impossible ; on voit alors, que le sillon
antérieur de l'ongle est occupé par une petite saillie, qui le fait
bomber et qui n'est autre que le néoplasme en voie d'évolution ;
s'il siège au-dessous de l'ongle on peut l'apercevoir comme une
petite tache jaunâtre.

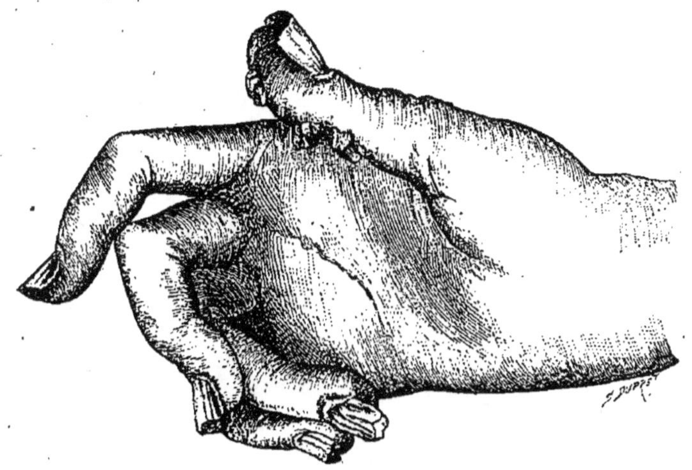

Fig. 79.
Hyperkératasis symétrique (COLCOTT FOX).

A côté des tumeurs, on peut placer l'hyperkératose ; dans un
cas de COLCOTT FOX [1], existaient de petites cornes cutanées aplaties
et sessiles sur la paume des mains et la plante des pieds, en
même temps que des saillies cornées des sillons unguéaux des
orteils et des doigts (fig. 79). Nous venons d'observer un cas absolument semblable.

Le pronostic des tumeurs unguéales est bénin, à part celui des
épithéliomas. Le traitement de choix est l'extirpation ; dans un
cas de GÉRARD-MARCHANT la tumeur, un papillome, repullula sur
place et nécessita l'amputation de la phalange.

[1] T. COLCOTT FOX. Symmetrical hyperkeratosis of the nail-beds and of
their area, etc. *Trans. of the clin. soc. of London*, 1897, XXX, p. 242.

TABLE DES MATIÈRES

Préface . . . .

PREMIÈRE PARTIE
AFFECTIONS CHIRURGICALES DES MUSCLES

Chapitre premier. — *Lésions traumatiques* 1

  I. Traumatismes directs (ruptures traumatiques) 1
    1° Contusion des muscles 1
    2° Plaies des muscles 8
  II. Traumatismes indirects. Ruptures musculaires 12
    1° Ruptures musculaires par distension 12
    2° Ruptures musculaires dynamiques 15
      A. Dans le corps du muscle. 15
      B. A ses insertions (ostéomes musculaires) 24
  III. Myocèles (hernies musculaires). 32
    1° Myocèles dynamiques (hernies vraies). 32
    2° Myocèles traumatiques (pseudo-hernies) 35

Chapitre II. — *Lésions infectieuses.* 40

  I. Myosites 40
    1° Aiguës 40
      A. Myosite localisée. 41
      B. Myosite symptomatique ou métastatique 45
      C. Myosite par infection générale 46
    2° Chroniques. 51
      A. Myosite scléreuse 51
      B. Myosite ossifiante 55
  II. Tuberculose des muscles 61
  III. Syphilis des muscles 64

Chapitre III. — *Infections parasitaires des muscles* 71
  Kystes hydatiques des muscles. 71

Chapitre IV. — *Tumeurs des muscles*.   78

DEUXIÈME PARTIE

AFFECTIONS CHIRURGICALES DES TENDONS

Chapitre premier. — *Lésions traumatiques*   84

    1° Plaies et sections tendineuses   84
    2° Ruptures des tendons.   104
    3° Elongation et arrachement des tendons   109
    4° Luxations tendineuses   112

Chapitre II. — *Lésions congestives et infectieuses*.   119

    1° Périténosites   119
    2° Syphilis des tendons   123

Chapitre III. — *Tumeurs*.   125

TROISIÈME PARTIE

AFFECTIONS CHIRURGICALES DES APONÉVROSES   127

QUATRIÈME PARTIE

AFFECTIONS CHIRURGICALES DES SYNOVIALES

TENDINEUSES

Chapitre premier. — *Lésions traumatiques*   129

Chapitre II. — *Infections des synoviales tendineuses*   130

    1° Synovites aiguës   130
      A. Synovite sèche, crépitante (aï douleureux)   130
      B. Synovite séreuse, ...   133
      C. Synovite purulente   135
    2° Synovites chroniques   142
      A. Forme sèche.   142
      B. Forme séreuse   144
      C. Forme plastique   145

Chapitre III. — *Tuberculoses des synoviales tendineuses*. . . .   148

CHAPITRE IV. — *Syphilis des synoviales tendineuses* 173

CHAPITRE V. — *Tumeurs des gaines tendineuses.* 176

CINQUIÈME PARTIE

AFFECTIONS CHIRURGICALES DES BOURSES SÉREUSES

CHAPITRE PREMIER. — *Lésions traumatiques* 181

    1° Plaies. 184
    2° Contusions 181

CHAPITRE II. — *Lésions congestives et infectieuses des bourses séreuses (Hygromas)* 183

    1° Hygroma aigu 183
    2° Hygroma chronique. 187

CHAPITRE III. — *Tuberculoses des bourses séreuses.* 201

CHAPITRE IV. — *Syphilis des bourses séreuses.* 205

CHAPITRE V. — *Tumeurs des bourses séreuses.* 207

APPENDICE. — Kystes synoviaux tendineux et articulaires (ganglions) 210

SIXIÈME PARTIE

AFFECTIONS CHIRURGICALES DE LA PEAU

CHAPITRE PREMIER. — *Lésions cutanées d'origine traumatique* . 220

    I. Contusions chroniques 221
      A. Phlyctènes ou ampoules. 221
      B. Durillons. 224
      C. Cors 225
    II. Plaies et ulcérations superficielles de la peau : excoriations 227

CHAPITRE II. — *Lésions infectieuses.* 229
    Généralités sur les infections cutanées 229

    I. Furoncle et anthrax 234
      1° Furoncle 234
      2° Anthrax. 254
    II. Hydradénite ou abcès tubéreux. 268

III. Bouton d'Orient. 271
IV. *Tuberculoses cutanées* 275
  1° Pathologie générale de la tuberculose cutanée. . . . 276
  2° Formes anatomiques et cliniques de la tuberculose
    cutanée 279
     A. Ulcération tuberculeuse. 279
     B. Tuberculose verruqueuse 282
     C. Tubercule anatomique 284
     D. Lupus tuberculeux 286
     E. Gommes tuberculeuses 297
V. *Papillomes*. 299

CHAPITRE III. — *Tumeurs de la peau* 303

  I.   Verrues séniles. 303
  II. Cornes cutanées 304
  III. Epithéliomas de la peau. Endothéliomes 310
  IV. Fibromes de la peau. Molluscums. 324
  V.   Tumeurs diverses 332
  VI. Kystes sébacés. 345
  VII. Kystes épidermiques (Epithélioïdes) 351
  VIII. Tubercules sous-cutanés douloureux 355
  IX. Chéloïdes 359

CHAPITRE IV. — *Infections parasitaires* 363

  I. Les Eléphantiasis 363
  II. Dracunculose (filaire de Médine). 395
  III. Actinomycoses et mycoses. 398
  IV. Parasites divers. 406

CHAPITRE V. — *Affections des ongles* 408

  Malformations, Lésions traumatiques. Lésions infectieuses. Tumeurs sous-unguéales. 408

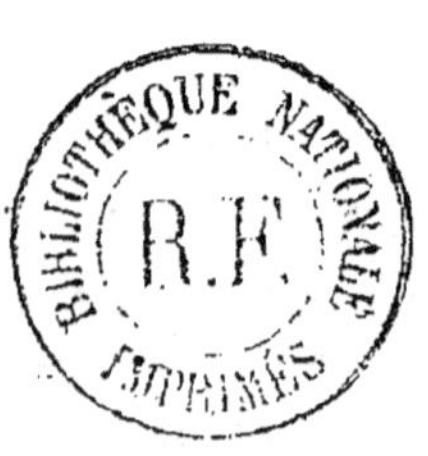